国家卫生健康委员会“十四五”规划教材
全国高等中医药教育教材
供护理学类专业用

中医临床护理学

第2版

护理

主 编 胡 慧

副主编 于春光 邓少娟 刘 伟 裘秀月

编 委（按姓氏笔画排序）

于春光（北京中医药大学）
王 丽（辽宁中医药大学）
王丽芹（黑龙江中医药大学）
邓少娟（广州中医药大学）
田淑霞（天津中医药大学）
危椠罡（福建中医药大学）
刘 伟（山东中医药大学）
刘向荣（长春中医药大学）
杨贵真（河北中医学院）
何 花（湖南中医药大学）
何 静（贵州中医药大学）
陆静波（上海中医药大学）
胡 慧（湖北中医药大学）
柏丁兮（成都中医药大学）
秦明芳（广西中医药大学）
钱凤娥（云南中医药大学）
徒文静（南京中医药大学）
舒 静（湖北中医药大学）
裘秀月（浙江中医药大学）

秘 书 舒 静（兼）

人民卫生出版社
·北 京·

图书在版编目（CIP）数据

中医临床护理学 / 胡慧主编 .—2 版 .—北京：
人民卫生出版社，2021.10（2023.8重印）
ISBN 978-7-117-31620-0

Ⅰ. ①中…　Ⅱ. ①胡…　Ⅲ. ①中医学 – 护理学 – 医学
院校 – 教材　Ⅳ. ①R248

中国版本图书馆 CIP 数据核字（2021）第 177574 号

中医临床护理学
Zhongyi Linchuang Hulixue
第 2 版

主　　编：胡　慧
出版发行：人民卫生出版社（中继线 010-59780011）
地　　址：北京市朝阳区潘家园南里 19 号
邮　　编：100021
E - mail：pmph @ pmph.com
购书热线：010-59787592　010-59787584　010-65264830
印　　刷：北京顶佳世纪印刷有限公司
经　　销：新华书店
开　　本：850 × 1168　1/16　　印张：25
字　　数：655 千字
版　　次：2016 年 6 月第 1 版　　2021 年 10 月第 2 版
印　　次：2023 年 8 月第 3 次印刷
标准书号：ISBN 978-7-117-31620-0
定　　价：76.00 元
打击盗版举报电话：010-59787491　E-mail：WQ @ pmph.com
质量问题联系电话：010-59787234　E-mail：zhiliang @ pmph.com

数字增值服务编委会

主　编　胡　慧

副主编　舒　静　于春光　邓少娟　刘　伟　裘秀月

编　委（按姓氏笔画排序）

于春光（北京中医药大学）
王　丽（辽宁中医药大学）
王丽芹（黑龙江中医药大学）
邓少娟（广州中医药大学）
田淑霞（天津中医药大学）
危蘩罡（福建中医药大学）
刘　伟（山东中医药大学）
刘向荣（长春中医药大学）
杨贵真（河北中医学院）
何　花（湖南中医药大学）
何　静（贵州中医药大学）
陆静波（上海中医药大学）
胡　慧（湖北中医药大学）
柏丁兮（成都中医药大学）
秦明芳（广西中医药大学）
钱凤娥（云南中医药大学）
徒文静（南京中医药大学）
舒　静（湖北中医药大学）
裘秀月（浙江中医药大学）

修订说明

为了更好地贯彻落实《中医药发展战略规划纲要(2016—2030年)》《中共中央国务院关于促进中医药传承创新发展的意见》《教育部 国家卫生健康委 国家中医药管理局关于深化医教协同进一步推动中医药教育改革与高质量发展的实施意见》《关于加快中医药特色发展的若干政策措施》和新时代全国高等学校本科教育工作会议精神,做好第四轮全国高等中医药教育教材建设工作,人民卫生出版社在教育部、国家卫生健康委员会、国家中医药管理局的领导下,在上一轮教材建设的基础上,组织和规划了全国高等中医药教育本科国家卫生健康委员会"十四五"规划教材的编写和修订工作。

为做好新一轮教材的出版工作,人民卫生出版社在教育部高等学校中医学类专业教学指导委员会、中药学类专业教学指导委员会和第三届全国高等中医药教育教材建设指导委员会的大力支持下,先后成立了第四届全国高等中医药教育教材建设指导委员会和相应的教材评审委员会,以指导和组织教材的遴选、评审和修订工作,确保教材编写质量。

根据"十四五"期间高等中医药教育教学改革和高等中医药人才培养目标,在上述工作的基础上,人民卫生出版社规划、确定了第一批中医学、针灸推拿学、中医骨伤科学、中药学、护理学5个专业100种国家卫生健康委员会"十四五"规划教材。教材主编、副主编和编委的遴选按照公开、公平、公正的原则进行。在全国50余所高等院校2 400余位专家和学者申报的基础上,2 000余位申报者经教材建设指导委员会、教材评审委员会审定批准,聘任为主编、副主编、编委。

本套教材的主要特色如下:

1. 立德树人,思政教育　坚持以文化人,以文载道,以德育人,以德为先。将立德树人深化到各学科、各领域,加强学生理想信念教育,厚植爱国主义情怀,把社会主义核心价值观融入教育教学全过程。根据不同专业人才培养特点和专业能力素质要求,科学合理地设计思政教育内容。教材中有机融入中医药文化元素和思想政治教育元素,形成专业课教学与思政理论教育、课程思政与专业思政紧密结合的教材建设格局。

2. 准确定位,联系实际　教材的深度和广度符合各专业教学大纲的要求和特定学制、特定对象、特定层次的培养目标,紧扣教学活动和知识结构。以解决目前各院校教材使用中的突出问题为出发点和落脚点,对人才培养体系、课程体系、教材体系进行充分调研和论证,使之更加符合教改实际、适应中医药人才培养要求和社会需求。

3. 夯实基础,整体优化　以科学严谨的治学态度,对教材体系进行科学设计、整体优化,体现中医药基本理论、基本知识、基本思维、基本技能;教材编写综合考虑学科的分化、交叉,既充分体现不同学科自身特点,又注意各学科之间有机衔接;确保理论体系完善,知识点结合完备,内容精练、完整,概念准确,切合教学实际。

4. 注重衔接,合理区分　严格界定本科教材与职业教育教材、研究生教材、毕业后教育教材的知识范畴,认真总结、详细讨论现阶段中医药本科各课程的知识和理论框架,使其在教材中得以凸显,既要相互联系,又要在编写思路、框架设计、内容取舍等方面有一定的区分度。

5. 体现传承，突出特色　本套教材是培养复合型、创新型中医药人才的重要工具，是中医药文明传承的重要载体。传统的中医药文化是国家软实力的重要体现。因此，教材必须遵循中医药传承发展规律，既要反映原汁原味的中医药知识，培养学生的中医思维，又要使学生中西医学融会贯通，既要传承经典，又要创新发挥，体现新版教材"传承精华、守正创新"的特点。

6. 与时俱进，纸数融合　本套教材新增中医抗疫知识，培养学生的探索精神、创新精神，强化中医药防疫人才培养。同时，教材编写充分体现与时代融合、与现代科技融合、与现代医学融合的特色和理念，将移动互联、网络增值、慕课、翻转课堂等新的教学理念和教学技术、学习方式融入教材建设之中。书中设有随文二维码，通过扫码，学生可对教材的数字增值服务内容进行自主学习。

7. 创新形式，提高效用　教材在形式上仍将传承上版模块化编写的设计思路，图文并茂、版式精美；内容方面注重提高效用，同时应用问题导入、案例教学、探究教学等教材编写理念，以提高学生的学习兴趣和学习效果。

8. 突出实用，注重技能　增设技能教材、实验实训内容及相关栏目，适当增加实践教学学时数，增强学生综合运用所学知识的能力和动手能力，体现医学生早临床、多临床、反复临床的特点，使学生好学、临床好用、教师好教。

9. 立足精品，树立标准　始终坚持具有中国特色的教材建设机制和模式，编委会精心编写，出版社精心审校，全程全员坚持质量控制体系，把打造精品教材作为崇高的历史使命，严把各个环节质量关，力保教材的精品属性，使精品和金课互相促进，通过教材建设推动和深化高等中医药教育教学改革，力争打造国内外高等中医药教育标准化教材。

10. 三点兼顾，有机结合　以基本知识点作为主体内容，适度增加新进展、新技术、新方法，并与相关部门制订的职业技能鉴定规范和国家执业医师（药师）资格考试有效衔接，使知识点、创新点、执业点三点结合；紧密联系临床和科研实际情况，避免理论与实践脱节、教学与临床脱节。

本轮教材的修订编写，教育部、国家卫生健康委员会、国家中医药管理局有关领导和教育部高等学校中医学类专业教学指导委员会、中药学类专业教学指导委员会等相关专家给予了大力支持和指导，得到了全国各医药卫生院校和部分医院、科研机构领导、专家和教师的积极支持和参与，在此，对有关单位和个人表示衷心的感谢！希望各院校在教学使用中，以及在探索课程体系、课程标准和教材建设与改革的进程中，及时提出宝贵意见或建议，以便不断修订和完善，为下一轮教材的修订工作奠定坚实的基础。

人民卫生出版社

2021年3月

前　言

本教材为全国高等中医药教育、国家卫生健康委员会“十四五”规划教材，由湖北中医药大学、北京中医药大学、广州中医药大学、浙江中医药大学、山东中医药大学等18所中医药院校联合编写，供护理学类专业本科学生使用。

中医临床护理学是中医护理理论连接临床实践的桥梁，它涵盖了内、外、妇、儿等各科病证，内容丰富，知识密集，涵盖古今，融炼中西。作为中医院校护理学专业的中医特色护理课程，在修订前我们收集了各使用院校师生的意见，在传承上一版的基础上整体优化。在教材内容的构建上，一方面凸显实用性和适用性，在精炼的前提下，去掉上一版第七章内伤发热和第十一章药毒，增加发病更普遍、中医护理更有特色的瘿病和白疕；另外因为2020年新型冠状病毒肺炎疫情暴发，人们充分认识到了在疫情防治中，中医药全疗程、全方位地发挥着积极作用，现在疫情仍未完全结束，充分了解疫病，积极预防是重要的手段，所以增加了第十七章疫病。另一方面，融入课程思政，丰富数字资源。中医药是中华民族的瑰宝，习近平总书记高度重视中医药学的发展和运用，强调要“坚持中西医并重，传承发展中医药事业”，“师也者，教之以事而喻诸德者也”，课堂、教材是重要的课程思政载体，融入课程思政元素，既有助于学生掌握知识技能，又可以促进情感目标的培养，良好医德的养成，中医药的传承与创新。教材数字资源将图文、音频、情境视频融入教材中，丰富了教学手段和教学方法。在教材设计上，笔者仍然紧紧围绕提升学生中医临床思维能力这一理念，增加综合实践训练，以典型病案的辨证施护过程为载体，以知识积累和中医技能掌握为主要内容，以学生为主体，让学生身临其境，在情景模拟中激发学生学习的积极性、主动性和解决问题的能力。通过本次修订，全书内容更精练，学术用语更准确，临床实用性更强，学生更好学。

本教材绪论由胡慧编写，第一章肺系病证由胡慧、舒静编写，第二章心系病证由何花编写，第三章脑系病证由何花、危椠罡编写，第四章脾胃病证由裘秀月编写，第五章肝胆病证由刘伟编写，第六章肾膀胱病证由田淑霞编写，第七章气血津液病证由王丽、刘向荣编写，第八章经络肢体病证由陆静波编写，第九章疮疡及周围血管病证由秦明芳编写，第十章乳房及肛门病证由王丽芹编写，第十一章皮肤病证由何静编写，第十二章月经及带下病证由徒文静编写，第十三章妊娠及产后病证由杨贵真编写，第十四章妇科杂病由王丽编写，第十五章儿科常见病证由于春光编写，第十六章儿科时行病证由钱凤娥编写，第十七章疫病由邓少娟编写，第十八章其他病证由柏丁兮编写。另外，综合实践训练由危椠罡、裘秀月、陆静波、秦明芳、杨贵真、于春光编写。

本教材由主编和秘书负责统稿、终审，秘书舒静做了大量工作，副主编于春光、邓少娟、刘伟、裘秀月在筹划和审稿过程中付出了大量的心血和汗水，编写团队相互学习、切磋、促进、提高；在病案的审定过程中，还得到了湖北中医药大学石君华主任医师的帮助，亲自修改审定，在此一并表示衷心的感谢！

由于编者水平有限，本教材恐仍有疏漏不足之处，恳请各院校师生和广大读者提出宝贵意见，以便进一步修订提高。

编者

2021 年 3 月

目　　录

笔记栏

绪论PPT

PPT课件

绪　　论

学习目标

1. 识记　中医临床护理学的定义。
2. 理解　中医临床护理学的源流与发展，中医临床常见疾病的辨证与施护原则。
3. 应用　中医临床护理学的学习方法。

一、中医临床护理学的定义与范围

中医临床护理学是运用中医学理论和中医临床思维方法，阐述临床各科常见病证的病因病机、辨证施护及预防康复规律的一门临床应用学科。它是中医护理学的主要内容，是开展中医临床护理工作的基础，也是中医护理基础理论连接临床实践的桥梁。

中医临床护理学研究的范围很广，包括内、外、妇、儿等各科病证。中医临床护理学以辨证施护为重点，分别从各科常见病证的概念、临床特征、病因病机、诊断与鉴别诊断、辨证要点、证候分型、治护原则、施护措施及健康教育等内容系统阐述，详细介绍各病证在病情观察、生活起居护理、饮食护理、情志护理、用药护理、中医护理技术的运用等方面的具体内容与要求，将理论与实践相结合、基础与临床相衔接，充分体现中医临床护理的特色与优势。学习中医临床护理学，掌握各专科病证相关中医护理的理论、知识和方法是开展中医临床护理实践工作的基础。

二、中医临床护理学的源流与发展

中医临床护理学源远流长，伴随着历史的进程和中医学实践的发展而逐步形成和发展，它总结了几千年来中国劳动人民预防与护理疾病的经验和成就，经历了从经验积累到理论形成，从一般护理、专科护理到辨证施护的不断发展完善过程。学习中医临床护理学的源流与发展，可以了解中医临床护理学的历史轨迹，探求学科发展的规律，从而继承和发扬其学术精华，推动中医临床护理学科的进一步发展与创新。

（一）中医临床护理学的源流

中医早期都是医、药、护一体，医生集看病、抓药、煎汤、护理于一身。中医学强调“三分治，七分养”，养即护，调养、调护。古籍中最常见的有调理、调养、调护、调慎、侍疾等记载。随着社会的进步和医学的发展，护理经验不断被挖掘整理，并逐步系统化、理论化。

1. 中医临床护理学的萌芽　原始人类历经采集、石器、渔猎、农牧等各个漫长的时期，积累了丰富的生活经验和生产经验，如按摩、骨折固定、热石止血、尸体包裹等，这就是中医临床护理的萌芽。

2. 中医临床护理学的奠基　春秋战国时期，社会生产力和科学文化得到了很大的发展，人们为了预防疾病，维护健康，对个人卫生、环境卫生、饮食卫生、精神卫生等已开始关注。《黄帝内经》总结了秦汉以前的医学成就，论述了中医护理的各个方面，如饮食起居的调理、情志调摄、某些病证的护理要点及针灸、按摩、四时调护等，体现了整体护理观念。《伤寒杂病论》创立了包括理、法、方、药在内的六经和脏腑辨证论治理论体系，也为辨证施护开创了先河；强调服药护理、饮食护理对疾病的作用，如桂枝汤方后注中详细讲明了煎服药的方法；还创建了猪胆汁灌肠法、急救护理法等护理技术。名医华佗创立了世界最早的外科护理及康复护理，他创编的"五禽戏"是我国最古老的医疗保健体操。这些为中医临床护理学的形成奠定了基础。

3. 中医临床护理学的充实　自两晋、唐宋、明清至近代，中医临床护理学不断得到充实与发展。

(1) 魏晋南北朝时期：东晋葛洪的《肘后备急方》集中医急救、传染病及内、外、妇、五官、精神、骨伤各科之大成，广泛涉及了护理要求，还十分重视导引术在养生保健中的实用价值，称之为"养身之大律"，"祛病之玄术"。南北朝时期龚庆宣所著《刘涓子鬼遗方》是我国现存最早的一部外科专著，书中记载对腹部外伤肠管脱出者还纳时要注意保持环境清洁、安静，还应注意外敷药的干湿，干后即当更换等护理要点。

(2) 隋唐五代时期：隋代巢元方等的《诸病源候论》论述了多种疾病的护理知识。如对中风、淋证、温热病的病情观察记录较详细，提倡以脉象来观察病情；介绍了外科肠吻合术后的饮食护理；强调妇女妊娠期间当注意饮食起居及精神的调养；介绍了乳痈的护理方法；首列"养小儿候"，主张小儿在和暖无风时应经常在阳光中嬉戏，才能耐受风寒，不易得病。唐代孙思邈在《备急千金要方》中更加详细地介绍了各科临证护理、投药、食疗、婴幼儿护理保健等内容，在儿科临证护理方面做出了巨大的贡献。唐代王焘在《外台秘要》中论述了传染病的护理，提出禁止带菌人进入产房和"不得令家有死丧或污秽之人来探"等探视制度。对于临证护理中的病情观察也很有创见，如对黄疸病的观察指出："每夜小便里浸少许帛，各书记日，色渐退白则瘥。"说明我国早在唐代就开始有了简单的护理记录。孟诜的《食疗本草》收录了可供食用又兼有治疗作用的瓜果、蔬菜、米谷、鸟兽、虫鱼等200余种，系统总结了食疗治病之效，不仅内容丰富，而且大都切合实用，对中医营养学及饮食护理的发展具有重大影响。唐代蔺道人《仙授理伤续断秘方》是我国现存最早的一部中医骨伤科专著，书中记载了创伤的护理，涉及外科的冲洗、敷药、包扎、固定、换药等许多护理技术，为伤科临床护理提供了宝贵的经验。

(3) 宋金元时期：宋金元时期是中医学史上的一个重要转折时期，医学百家争鸣、百花齐放，出现了影响较大的"金元四大家"(李杲、张从正、朱震亨、刘完素)等著名医家，中医临床护理学得到了更全面发展。宋代官修方书《太平圣惠方》阐述了根据不同药物的性质，选择不同的服药时间，强调"药气"和"食气"的关系；对饵汤、助药、作息等护理方法也有较详细的阐述。宋代陈自明《妇人大全良方》详细论述了妊娠随月数服药及将息法、将护孕妇论、产前将护法、产后将护法及孕产妇食忌、药忌等。李杲在《脾胃论》中，对脾胃病的精神调养、饮食起居调理以及用药宜忌等问题亦有详细论述。朱震亨在《格致余论》中倡导"养生""节欲""茹淡"，为生活护理提供了新的内容和理论依据。东轩居士的《卫济宝书》介绍了"五善七恶"之说，指出医护人员判断外科疾病善恶顺逆的标准；而且在"打针法"中指出对所制的刀、钩等外科器械要用"桑白皮、紫藤香煮一周时，以紫藤香末藏之"，这是世界上对外科手术器械进行煮沸消毒，并将香料药粉用于灭菌贮藏备用的最早文字记载。齐德之的《外科精义》有"论将护忌慎法"一篇，专门论述了病室环境宜安静，规定了探视制度，强调外科疮疡的康复护理。忽思慧的《饮膳正要》收集了各种奇珍异馔、汤膏、煎药238方，常用谷、肉、果菜230种，介绍了各种食物的性质、烹饪、饮食卫生要求以及食用、养生与医疗的关系；记载了养生避忌、妊娠食忌、乳母食忌、饮酒避忌等饮食护理内容。北宋钱乙在《小儿药证直诀》中积极主张婴儿某些疾病可以用浴体法将养，即每天给婴儿洗澡。陈文中《小儿病源方论》也提出养子真诀“背要暖，腹要暖，足膝要暖，头要凉”，“忍三分寒，吃七分饱”等小儿护理要点。

(4) 明清时期：中医临床护理在疾病的治疗康复、妇婴保健以及老年人的将养方面均占有相当重要的地位，在一些综合性著作及内、外、妇、儿、老年养生等专著中，均有丰富的记载，有的医著中还有专门论述护理的章节。如明代王肯堂《证治准绳·疡医》有专门一节“将护”；陈实功《外科正宗》有“调理须知”一节；清代袁开昌《养生三要》有“病家须知”；钱襄则有专著《侍疾要语》；吴有性的《瘟疫论》专有“论食”“论饮”及“调理法”三篇，详细论述了瘟疫患者的饮食宜忌；吴鞠通在《温病条辨·中焦篇》中，对热病的口腔护理有所记载，并针对流行性热病的不同病程制订了饮食菜单。叶桂的《温热论》总结了察舌、验齿、辨斑疹白痦等，为中医临证护理中病情观察增添了新的内容。随着对温病的深入探讨，明清时期在继承了汉、晋时期有关传染病预防知识的基础上，对于传染病的消毒、预防、隔离等问题，又提出了一些有效的措施，且有明确记载。李时珍在《本草纲目》中，对于“天行瘟疫”提出：取初病患衣服，于甑上蒸过，则一家不染，可谓是最简单的物理消毒法。明清时期，已广泛应用人痘接种术预防天花。1695年的《张氏医通》及1742年的《医宗金鉴》对接种人痘的方法做了较详细的记述，有痘衣法、鼻苗法、旱苗法、水苗法等。这种预防天花的措施，实为人工免疫法的先驱。养生保健护理也有了进一步的发展，《修龄要旨》是集气功、养生、保健、护理等内容的专书，阐述了四时调摄、起居调摄、四季却病、延年长生的重要性，并列举了十六段锦、八段锦导引法、导引却病法等。

中医临床护理发展到清代，理论与实践虽已日趋丰富与成熟，但由于历史条件的限制，仍然处于医护不分的状态，没有一支专门的护理队伍，未能形成独立的学科体系。鸦片战争之后，西方医学传入，中西文化出现了大碰撞，中西医之间的隔阂、重西抑中的矛盾不断激化。中医药事业一直处于备受政府歧视和排斥的地位，压制了中医药学的健康、良性发展。

(二) 中医临床护理学的形成

中华人民共和国成立后，党和政府高度重视中医药工作，制定了一系列促进中医药事业发展的政策，系统地构建起中医药医疗、教育、科研机构，使中医药事业能够保持和发扬自己的特色，形成独特、完整的理论体系。中医开始了医护分工，在中医院和一些综合性医院的中医病房，护士已有了专门编制，初步培养了一批中医护理专业人员，中医临床护理发生了根本变化，开始逐步形成独立的学科体系。

为了加强对中医药工作的领导，促进发展，党和政府十分重视中医管理机构的建设，大规模创办和发展中医药诊疗和科研机构。1952年，在卫生部医政局内设立了管理中医的行政机构中医科；1954年，卫生部设立了中医司。各省、市、自治区卫生厅(局)，相应地设立了中医处，地、市卫生局设立了中医科，有些县卫生局还设立了中医股。1955年12月，中国中医研究院宣布成立。1956年，一些省、市、区也相继成立了中医研究所。到1958年，全国共建有中医研究院、所17所，创办20所中医进修学校和143个中医进修班。1956年，卫生部和高等教育部决定在北京、上海、广州、成都4个城市筹建中医学院，培养具有研究、教学、医疗工作能力的高级中医人才。中国中医研究院成立后就开始组织专家整理中医典籍、编写中医教材。1960年，卫生部组织北京、上海、广州等5所中医学院，又编写了《医学史讲义》《医古文讲义》等教材。1958年2月，卫生部发出《关于继承老中医学术经验》的通知后，各地组织大批中医工作者对古典医籍和老中医的经验进行了整理、总结、研究工作。

笔记栏

1958~1959 年，南京和北京先后开办了中医护士学校，从此改变了过去由西医护校毕业分配到中医医院后再重新学习中医护理知识的局面。1958 年，江苏人民出版社出版了第一部中医护理专著《中医护病学》。1960 年，人民卫生出版社出版了《中医护理学概要》，总结了中医护理理论和实践。全国农村乡镇、城市街道迅速组织起数万个联合诊所，有的进而发展为中医医院或中医门诊部。到 1960 年，中医医院已从中华人民共和国成立初期的寥寥数所发展到 330 所，中医病床增至 14 199 张。这一切有力地促进了中医临床护理学的形成。

（三）中医临床护理学的发展

20 世纪 80 年代，中国进入了改革开放时期。随着现代医学模式的转变，社会物质文化水平的提高，人们健康观念的转变，中医事业迅速振兴、发展，中医临床护理也迅速发展。1984 年，卫生部中医司组织全国有关专家，编写了《中医护理常规和技术操作规程》，随后又组织了 3 次修订。许多中医院陆续建立中医护理研究室，中医病房实行了中医护理查房，护理人员开始重视护理档案的立档和管理，中医临床护理常规、技术操作规程和护理文件书写质量管理得到提高。国家中医药管理局进一步完善了全国中医院分级管理中护理工作的检查评分办法，提高了整体护理的水平，解决了长期以来中医医院护理工作中存在的职责不明和无章可循的问题，为中医临床护理实现规范化、标准化提供了依据。此外，中医护理学术活动开展得十分活跃而有成效。1984 年，中华护理学会中医、中西医结合护理专业委员会成立，从此，中医护理学正式成为一门独立的学科。中医、中西医结合护理专业委员会除举办多次中医护理学术交流会外，还重点研讨中医护理特色、中医护理病历书写、中医护理科研方向等重大课题，为各地培养了一批中医护理的骨干，对促进全国各地迅速开展中医护理起到了重要的作用。中医护理开始受到国际护理界的瞩目，全国许多省、市级中医院开始接待来自东南亚、欧美各国同行的参观学习，他们对中医护理的神奇和实用性表示了由衷的钦佩。1991 年，国家中医药管理局召开了首次中医护理工作会议，党和国家领导人为大会发来贺信、贺词，鼓励全体中医护理工作者发扬自尊、自信、自立、自强的精神，为开创具有中国特色的护理工作而共同努力。1985 年，北京中医学院率先开办中医护理专业，随后南京、湖北等中医学院也纷纷开设了中医护理专业，掀起了中医护理高等教育的大潮。

进入 21 世纪，中医护理开始蓬勃发展，走上了一个新台阶。“十一五”期间，《中国护理事业发展规划纲要》明确提出“发展中医护理”，“十二五”“十三五”纲要中更是提出要大力发展中医护理，大力开展中医护理人才培养，发挥中医护理特色和优势，注重中医药技术在护理工作中的应用，促进中医护理技术创新和学科建设。2009 年，国家中医药管理局第一次将“中医护理学”列为重点学科建设项目。2010 年，在中医医院管理年活动方案中，专门印发了“中医医院中医护理工作指南”。2011 年，国家中医药管理局在“十二五”重点专科建设项目中，第一次将中医护理列入重点专科建设项目，为临床重点专科专病中医护理规范化研究提出了要求，为中医临床护理的发展指明了方向。2013 年，国家中医药管理局下发了关于加强中医护理工作的意见，要积极推广实施中医护理方案。至 2015 年底，制订并实施中医护理方案 100 个，制订并推出了《护理人员中医技术使用手册》。围绕临床护理，积极开展中医护理经验筛选、梳理与传承，规范中医护理技术与方法的操作规程，建立中医护理效果评价标准，形成中医护理推广模式，促进中医护理学术创新，发挥中医药特色优势。要求中医医院每个科室至少开展 4 项以上中医护理技术，原则上中医院校毕业或中医护理专业护士比例在三级中医医院不低于 40%，在二级中医医院不低于 30%，中医医院应建有中医护理培训示教室。中医医疗机构和综合医院、专科医院的中医病房按照《中医医院中医护理工作指南》《中医护理常规、技术操作规程》等要求，积极开展辨证施护和中医特色专科护理，加强中医护理在老年病、慢性病防治和养生康复中的作用，提供具有中医药特色的康复和健康指导，加强中西医护理技术的有机结合，促进中医护理的可持续发展。

2014 年开始，国家中医药管理局开展了全国中医护理骨干人才培训项目，制定了《全国中医护理骨干人才培训项目实施方案》，培养一批热爱中医护理事业，理论水平较高，专业技术精湛，能较好地运用中医药知识技能开展护理工作的中医护理骨干人才，提升中医护理队伍的专业素质和服务能力。截至 2019 年，培养中医护理骨干人才 3 000 多名。

2016 年 12 月 6 日，国务院发表了《中国的中医药》白皮书。白皮书指出，中医药发展上升为国家战略，2016 年 12 月 25 日，中华人民共和国主席令（第五十九号）公布，《中华人民共和国中医药法》已由中华人民共和国第十二届全国人民代表大会常务委员会第二十五次会议审议通过，自 2017 年 7 月 1 日起施行。《中华人民共和国中医药法》的施行为继承和弘扬中医药、促进中医药事业健康发展提供了有力的法律支撑。中医药事业进入新的历史发展时期，中医护理事业的发展迎来了新的契机，中医临床护理如春风化雨，蓬勃发展。

中医高等护理教育的快速发展也有力地推动了中医临床护理的发展。全国 24 所高等中医药院校全部开办了中医高等护理教育，招收本科生、研究生，为中医临床护理输送了大量急需人才。2020 年 1 月，教育部公布了首批国家级一流护理学专业建设点，8 所中医药大学的护理学专业进入建设点名单。2020 年 11 月，教育部又公布了首批国家级一流本科课程，湖北中医药大学《中医护理学基础》、浙江中医药大学《中医临床护理学》入选为线下国家级一流本科课程，南京中医药大学《中医临床护理学》入选为线上线下混合式国家级一流本科课程。人民卫生出版社、中国中医药出版社推出了《中医临床护理学》全国规划教材，为中医临床护理人才的培养做出了重要贡献。

中医护理在长期的临床护理实践中，以中医药理论为指导，运用中医临床思维方法和中医特色技术以及规范的流程，成为中医药防治疾病的重要手段之一。专科专病中医护理方案不断规范，中医护理技术在临床中运用不断普及与创新，护理人员中医护理服务能力明显提升，中医护理特色优势逐步凸显。近年来，全国各大中医院纷纷开设中医护理门诊，以中医整体观和辨证施护为原则，为患者提供中医护理评估、体质辨识、情志调护、饮食指导、用药指导、运动指导及健康咨询等专业服务，并开展艾灸、耳穴贴压、拔罐、刮痧等多种中医护理治疗项目。随着“互联网＋护理服务”的发展，各省陆续将耳穴压豆、穴位按摩、刮痧、艾灸、拔罐（真空罐）等适宜技术纳入服务项目。在 2020 年新型冠状病毒肺炎疫情防治中，中医药全疗程、全方位发挥作用，艾灸等中医护理技术充分运用。中医护理以人为本、注重整体，辨证施护，与现代护理互相补充，依托互联网等信息技术和手段进一步发挥着重要作用。

随着社会经济的迅速发展，人们对健康高度关注，对中医药的服务需求也不断扩大，也对中医护理提出了更高要求。中医护理质量和水平关系到医疗质量和医疗安全，关系到人民群众的健康需求和对医疗服务的获得感。中医护理更应加快步伐，在继承历代医家学术思想和临床经验基础上，不断汲取现代医学科学发展所取得的新技术、新方法，不断发展，不断完善。

三、中医临床常见疾病的辨证与施护原则

辨证和施护，在中医临床护理过程中相互联系，不可分割。辨证施护是中医护理的基本特点，是中医护理临床实施正确、有效护理的保证，是理论联系实践的具体体现。

（一）辨证原则

1. 全面分析病情　通过望、闻、问、切四诊方法收集健康与疾病的相关资料，参考相关理化检查结果，取得对疾病客观情况的完整认识，这是全面分析病情，确保辨证正确的前提。在辨证时，要充分运用中医的整体观念，不仅要看到病证，还必须重视社会环境、自然环境对

笔记栏

人体的影响以及不同的特点。只有从整体观念出发，全面考虑问题、分析问题，才能取得比较符合实际的辨证结论。

2. 掌握病证病机特点　每种病证都有自己的临床特点和病机变化，掌握不同病证的特点和病机，有利于对各种不同的病证进行鉴别。

中医内科病证各有其不同的临床特点和病机变化。外感病主要应按六经、卫气营血和三焦进行证候归类。内伤杂病中肺系病证主要按肺气失于宣发肃降之病机特点进行辨证论治，以复肺主气、司呼吸的生理功能。心系病证应按血脉运行障碍和神明失司之病机特点进行辨证论治，以复心主血脉和心主神明的生理功能。脾（胃）系病证主要按中焦气机升降失常之病机特点进行辨证论治，以复脾（胃）主运化、升清降浊的生理功能。肝系病证主要按肝气疏泄不畅、肝阳升发太过、肝风内动等病机特点进行辨证论治，以复肝主疏泄、藏血濡筋等生理功能。肾系病证主要按肾阴、肾阳不足的病机特点进行辨证论治，以复肾主生长、发育、生殖，主骨、生髓等生理功能。气血津液病证、经络肢体病证应按其寒热虚实、隶属脏腑的不同进行辨证。

中医外科临床常用八纲辨证、脏腑辨证、经络辨证、病位辨证、分期辨证、局部辨证、辨善恶顺逆等。外科疾病大多生于体表，都有局部病灶，但根源在脏腑，又具有全身的症状，所以外科疾病辨证需局部辨证与全身辨证相结合，但应以局部辨证为主。另外，外科疾病多有明显的局部症状，容易直观地划分出不同阶段，比如化脓性疾病多有初期、成脓、溃后 3 个明显不同的阶段，肛门直肠疾病中内痔有三期等，所以还要重视分期辨证。从外科疾病的发生、发展、变化过程来看，它与气血、脏腑、经络、正气的关系极其密切。局部的气血凝滞、营气不从、经络堵塞，以致脏腑功能失和等，是总的发病机制，但概括而言，脱离不了阴阳的平衡失调或偏胜，因为阴阳平衡失调是疾病发生、发展的根本原因，气血、脏腑、经络均是寓于阴阳之中。

中医妇科疾病的发生，是淫邪、情志、生活、环境等致病因素在一定条件下，导致脏腑、气血功能失常，直接或间接损伤冲任的结果，与肾、肝、脾的关系尤为密切。

中医儿科疾病的病因以外感、食伤和先天因素居多，情志、意外因素及医源性伤害亦不能忽视。儿科疾病发生之后，寒热虚实等病性传变迅速，演变与夹杂较成人突出，易虚易实，易寒易热；但小儿脏气清灵，易趋康复。

3. 辨证与辨病、辨症相结合　“症”是症状和体征的统称，是“病”和“证”的外在表现，包括主观异常变化和客观异常体征。“证”即证候，是对疾病某一阶段病理的概括，由一组相对固定且相互联系的症组成，反映了疾病某一阶段的特点。“病”指的是疾病，在中医学中称为病证，是指具有相对特定的发生、发展过程及其规律的病理生理变化过程，不同病证之间具有较为明确的区别。同一病证发展过程中可以见到多种证候，同一证候也可以见于多种病证的不同阶段。辨证是运用望、闻、问、切四诊方法，收集患者各种症状及体征，在中医学理论指导下对当前的病机、病位、病性等做出判断。但辨证只能反映当前的主要病理变化，难以知道其病变过程及预后。辨病是指给出疾病病名，目的是从整体出发，从宏观角度认识病证的病机、病位、病性、病势的发展变化规律。辨病是中医护理的基础。辨病注重病证整个发展变化过程，有助于从整体水平把握病证的病机、病性和病势。无论病证当下在哪一阶段，只要归属该病证，必然符合该病的病机特点和病势发展规律，护理时必然顾及病证的特点。即使辨证相同，仍需根据病证的不同特点来进行护理。如辨证均为肾阳虚证，但护理水肿、泄泻、便秘却方法各异。因此，中医临床护理时应辨病与辨证相结合，在辨病的基础上辨证。应明确区分并理解症、证和病的概念，在临床实践中建立辨病为先的概念，辨证施护是中医护理特色，但临床上绝不能仅仅停留在辨证施护的层次，而是应该将辨证与辨病相结合。

（二）施护原则

1. 注重整体平衡　人体是一个以五脏为中心，配合六腑，通过经络，把五体、五官、九窍、四肢百骸紧密联系成的有机整体，构成人体的各个组成部分之间在结构上不可分割，在功能上相互协调、互为补充，在病理上则相互影响。而且人体与自然界也是密不可分的，自然界的变化随时影响着人体，人类在能动地适应自然和改造自然的过程中维持着正常的生命活动。这种机体自身整体性和内外环境统一性的思想即整体观念。在临床护理中，护理人员应根据疾病发生的原因、脏腑经络的变化、患者体质的强弱以及外界环境对患者的影响等进行全面的观察和了解，制订护理措施。对各种护理措施的运用要适可而止，不可矫枉过正，如攻邪时须注意勿伤正，补虚时须注意勿留邪，清热注意不要伤阳，散寒注意不要伤阴，补脾注意不要碍胃等，使阴阳达到相对平衡。

2. 谨守辨证施护　辨证施护就是运用中医学的理论和四诊方法，全面收集患者的有关资料（包括病史、症状、体征等），加以综合分析，并判断疾病的证候属性，有针对性地采取具体护理措施。“同病异护”与“异病同护”是辨证施护在临证中的基本应用。由于病因及病理发展阶段的不同，或由于个体反应差异，同一种疾病也可表现出不同的证候，治疗护理上应根据其具体情况，运用不同的方法进行治疗和护理。如感冒有风热、风寒、暑热、气虚等不同，施护方法也各有不同。在病情发展过程中，不同的疾病会出现相同的病机变化或同一性质的证候，可采用同一种治疗护理方法。如脱肛、子宫脱垂、胃下垂等是不同的疾病，但辨证均属中气下陷，故都可用补中益气的护治法则。

3. 明辨标本缓急　标和本是互相对立的 2 个方面，用以说明病变过程中矛盾的主次关系。标即现象，本即本质；本是主要矛盾，标是次要矛盾。以疾病而说，病因为本，症状为标。施护原则一般是先护治本，后护治标，即所谓“治病必求其本”；但在疾病发展过程中，标病转为主要矛盾时就有急则护治其标、缓则护治其本、标本同护治的不同。掌握疾病的标本就能分清施护的主次缓急原则。

当标病甚急，成为疾病的主要矛盾，如不及时解决就要危及生命，或影响本病预后时，必须采取紧急措施先护其标。如脾虚所致的鼓胀，此时脾虚为本，鼓胀为标，当鼓胀加重，腹大如釜，二便不利，呼吸困难时，就应攻水利尿，俟水去病缓，然后再健脾固本。急则护其标是为护本创造有利条件，在应急情况下的权宜之计，最终是为了更好地护本。标源于本，本护好了，标亦自然随之而愈。对于慢性病或急性病恢复期，如阴虚燥咳，燥咳为标，阴虚为本，在疾病热势不甚，且无咯血等危急症状时，应当滋阴润燥以止咳，阴虚之本得以护，则燥咳之标自除。标本俱急的情况下，必须标本兼顾，采用标本同护法。如素体气虚又患外感风寒，其病本为气虚体弱，病标为风寒束表，护宜益气解表，益气为护本，解表是护标。疾病的发展变化，常常矛盾万千，标本关系也可在一定条件下相互转化，临证时应掌握标本转化规律，运用标本理论，根据病情变化，灵活应用各种施护方法。

4. 把握动态变化　疾病从发生、发展到结局是一个动态的变化过程，此过程即为病程。邪正交争是疾病变化过程的基本矛盾，是疾病发生、发展变化和转归的决定性因素。在疾病过程中，致病因素的不同，体质的差异，外在环境条件的不一致，以及护理措施的差别，均会影响病程的演化，从而导致疾病过程复杂多变。因此，扶助正气，祛除邪气，使疾病向痊愈方向转化是施护的一个重要的法则，扶正与祛邪虽然方法不同，但两者相互联系，相辅相成。扶正是为了祛邪，通过增强正气，有助于机体抗御和祛除病邪；祛邪是为了扶正，消除病邪的侵害和干扰，使邪去正安，有利于正气的保存和恢复。

外感病证，初期邪气未盛，正气未衰，病较轻浅，可急发散祛邪；进入中期，病邪深入，病情加重，更当着重祛邪，减其病势；迨至后期，邪气渐衰，正气未复，既要继续祛除余邪，又要扶正以祛邪，使邪去正复。这是把握动态变化施护原则在外感病证方面的应用。内伤病证，初病之时，一般不宜用峻猛药物；进入中期，大多正气渐虚，护当轻补；或有因气、血、痰、火郁结而成实证，需用峻剂而护者，亦只宜暂用；及至末期，久虚成损，则宜调气血，养五脏，兼顾其实。如癥瘕，病之初起，其积未坚，护宜消散之；进入中期，所积渐坚，护宜软化之；转入后期，正气已虚，则宜攻补兼施，审其主次处理。

5. 顺应三因制宜　疾病的发生、发展受多方面因素影响，如时令气候、地理环境等，尤其是个体体质因素对疾病影响更大。因此，在护理疾病时，必须根据季节、气候、地区、患者的体质及年龄等不同特点而选用适宜的治疗方法，这就是因时、因地、因人制宜。

四时气候的变化对人体的生理功能、病理变化均会产生一定影响。即使一日之内，人体的气血也依经络循行有一定的流注次序，因此在病理状态下会出现“旦慧、昼安、夕加、夜甚”的时辰变化规律。护理应结合不同季节、不同时辰的特点，考虑用药的原则，称为“因时制宜”。如春夏季节，气候由温渐热，阳气升发，人体腠理疏松开泄，即便此时外感风寒，护理时一般也不可过用辛温发散之品，以防止开泄太过，耗气伤阴；而秋冬季节，气候由凉逐渐变寒，阴盛阳衰，腠理致密，阳气敛藏于内，此时若非大温大热之证，寒凉之品断当慎用，以防苦寒伤阳。

根据不同地区的地理环境特点，考虑施护原则，称“因地制宜”。如我国西北地区，地势高而寒冷少雨，故其病多燥寒，护宜辛润；东南地区地势低而温热多雨，故其病多湿热，护宜清化。地区不同，患病亦异，施护应当有别。即使有相同病证，施护亦应考虑不同地区的特点而区别对待。如辛温解表的药茶护理外感风寒证，在西北地区，药量可以稍重；而东南温热地区，药量则宜稍轻，或改用辛平宣泄之剂。

根据患者年龄、体质、性别、生活习惯等不同特点，来考虑施护的原则，称为“因人制宜”。如妇女由于有月经、怀孕、产后等特殊情况，施护必须加以考虑，慎用或忌用峻下、破血、滑利等药物。年龄不同，生理功能及病变特点亦不同，老年人气血衰少，生机减退，患病多虚证或正虚邪实，虚证宜补，而有邪实须攻者应慎重，以免损伤正气。在体质方面，由于每个人的先天禀赋和后天调养不同，个人素质有强有弱，还有偏寒偏热以及素有宿疾的不同，所以虽患同一疾病，但护理亦应有所区别，阳热之体慎用温补，阴寒之体慎用寒凉等。

6. 预防宣教为先　未病先防、既病防变、病后康复是中医强调预防为主的思想体现。未病先防可以通过精神调养，身体锻炼，合理饮食，构建良好的环境，以增强身体素质，提高防病功能，减少疾病的发生。既病防变是指在护理时，应密切观察病情变化，及早发现，及早处理，防止疾病的转变和发展。如《金匮要略》说：“见肝之病，知肝传脾，当先实脾。”病后康复强调疾病将愈时，正气渐复，邪气以衰，脏腑功能逐渐恢复，这时更应加强全面地调护，慎起居、调饮食、畅情志、适锻炼，以免病邪死灰复燃、疾病复发。在临床护理中，将健康教育贯穿于护理活动的各个阶段，始终贯彻预防为主的思想，做到“防治结合，以防为重”。帮助人们寻找导向健康最高水平的行为，以改善、维持和促进个体的健康，避免生活中的失衡、疾病和意外。指导患者改变不良习惯，做到合理营养，平衡膳食，适当睡眠，积极锻炼，定期体检，预防接种等，合理应用医疗保健服务。

四、中医临床护理学的学习要求与方法

中医临床护理学是一门实践性很强的课程，常言道：“熟读王叔和，不如临证多”，中医临床护理学理论必须和临床实践相结合。

(一) 学习要求

根据高等医学院校护理学专业教育标准及培养目标的要求，护理学专业学生必须具备

初步运用评判性思维和临床决策的能力,以保证安全有效的临床实践,遵循"早临床、多临床"原则,学生必须掌握中医临床护理学的基本理论、基本知识和基本技能,掌握中医临床护理常见病、多发病、疑难重症的一般护理原则和护理措施,了解重点疾病的研究现状。掌握学习、研究方法,提高自主性学习能力和临床实践能力。

(二)学习方法

在中医临床护理学课程的学习中,需要掌握一定的学习方法,通过强化中医护理学的基本理论,加强中医护理技能的培训和临床实践,不断提高中医临床思维能力。中医临床思维是中医护理岗位胜任力的核心能力之一,是确定护理诊断、制订护理方案的关键。中医临床思维能力决定中医临床护理的实践能力,从而直接影响临床疗效。

中医临床护理学分为理论学习和临床实践两部分。理论学习包括教学大纲所规定的课堂理论学习、示教实训学习,通过夯实中医理论,为提高中医思维能力打下坚实的基础。临床实践是直接面对患者,在临床带教老师的指导下进行护理实践,是巩固已学理论知识,提高中医护理能力的重要途径。

理论学习阶段,首先要熟悉基础,循序渐进。经常复习和联系前期基础课程,如中医基础理论、中医诊断学、中药学、方剂学、中医护理学基础等;同时,重视经典,为我所用,如《黄帝内经》《伤寒论》等经典著作对于中医临床护理理论和临床实践均有普遍指导意义,应重视阅读与学习。其次,在学习过程中,要明确概念、提纲挈领。重点掌握各个疾病的发病特点、辨证要点、证候分型及辨证施护,理解其病因病机、诊断依据及辨证论治,能正确分析各个疾病常见病证的具体病例,并解决临床护理问题。再次,注意辨证和辨病相结合。病是对疾病全过程的特点与规律所做的概括,而证是对疾病当前阶段的病位、病性等所做的结论。辨证与辨病相结合,有利于对疾病本质的全面认识。最后,重视重点病例示教学习和临床模拟实训,加深对中医临床疾病辨证施护的过程与方法的认识,为临床实践打好基础。

临床实践是中医临床护理学的重要学习阶段。临床实践一般分为6个阶段:即收集辨证资料、分析判断病证、制订护理计划、实施护理措施、客观评价记录、进行健康教育。

1. 收集辨证资料　运用望、闻、问、切四诊方法收集患者健康与疾病的详细资料,分析判断病情,为提出相应的护理问题、进行辨证施护提供依据。资料收集应包括基本信息、病史、症状、体征、辅助检查,以及饮食起居、生活习惯、情志状态、家庭状况、社会环境和对疾病的认识等。总之,应在中医基础理论的指导下,利用望、闻、问、切的方法,收集可靠的资料,四诊合参进行辨证分析,为辨明疾病的证型以及辨证施护打下基础。

2. 分析判断病证　临床上各病证的病因病机不同,患者的病情复杂多变,以及表现形式也具有个体差异,护理人员应通过四诊所得的健康与疾病的详细资料,运用八纲辨证、脏腑辨证等辨证方法进行分析,辨别病因、病位、病性,判断疾病的证型,找出现存的和潜在的护理问题,为制订恰当的护理计划提供依据。

3. 制订护理计划　根据以上所获得的临床病证资料,以辨证分析为基础,应用中医护理的知识与技能,按照主次顺序归纳总结出需要通过护理途径来减轻或解决的身心健康问题,并依照辨证施护原则,制订出详细的护理措施和要达到的预期目标,为解决护理问题明确方向。

4. 实施护理措施　根据"急则护标,缓则护本,标本同护"的护理原则,针对不同的证型实施相应的护理措施,并注意观察护理效果以及病证转归情况,随时调整护理计划,以辨证施护原则为指导,因人、因时、因地采取有效的护理措施,护理措施既要切实可行,又要真正体现以患者为中心。

5. 客观评价记录　护理记录是住院期间,护理人员对患者的病情观察和实施护理措施

笔记栏

的原始文字记录，是临床护理工作的重要组成部分，具有真实性、动态性，也是评价护理问题是否好转或解决的依据。在实施护理计划的过程中应及时观察病情发展变化及转归，利用各种反馈信息对护理效果进行评价，并及时、客观、准确地做好记录。

6. 进行健康教育　健康教育是临床护理工作的重要内容之一。必须遵循因人、因时、因地制宜的原则，在生活起居、饮食调理、情志调节、用药指导、运动保健、养生康复等方面，根据个体情况开展教育，指导学会自我调养、自我保健，提高自我康复和养生的能力，从而使健康教育的针对性和有效性得到提高。

通过临床实践，掌握中医临床护理工作方法、原则与内容，让各项中医护理操作技能逐渐达到熟练的程度，促进自身职业道德和职业情感的形成与发展。

（胡　慧）

扫一扫，测一测

复习思考题

1. 中医临床护理学的特色与优势体现在哪些方面？
2. 结合现实，谈谈中医临床护理学有哪些机遇与挑战。
3. 如何理解“预防宣教为先”的施护原则？

笔记栏

第一章 肺系病证

学习目标

1. 识记　肺系常见病证的临床表现，治护原则、方药及施护措施。
2. 理解　肺系常见病的病因病机及证候分析。
3. 应用　临床病证的辨证，并能运用施护措施开展辨证施护。

肺为五脏之华盖，其位最高，主气，司呼吸，外合皮毛。肺为娇脏，不耐寒热，其气以降为顺，肺又为清肃之脏，不容异物，外感和内伤均易损伤肺脏而引发病变。因肺系病证涉及心、脾、肝、肾、膀胱、大肠等脏腑，护理时应综合分析，密切观察患者呼吸、咳嗽、咳痰等情况，注意辨证施护，谨防变证。

第一节　感　　冒

01章01节PPT

PPT 课件

感冒是因感受触冒风邪所引起的常见外感疾病，临床表现以鼻塞、流涕、喷嚏、咳嗽、头痛、恶寒、发热、全身不适等为其特征。本病四季均可发生，尤以春、冬两季为多。病情轻者多为感受当令之气，称为伤风、冒风、冒寒；病情重者多为感受非时之邪，称为重伤风。在一个时期内广泛流行，证候多相类似者称为时行感冒。

西医学的上呼吸道感染、流行性感冒表现为本病特征者，均可参照本节辨证施护。

知识链接

历史沿革

早在《黄帝内经》已有外感风邪引起感冒的论述，如《素问·骨空论》曰："风者百病之始也……风从外入，令人振寒，汗出头痛，身重恶寒。"汉代张仲景《伤寒论·辨太阳病脉证并治》所论桂枝汤证、麻黄汤证，为后世辨治感冒的表虚、表实奠定了基础。感冒之名始见于宋代杨士瀛《仁斋直指方·诸风》，元代朱震亨《丹溪心法·头痛》始把感冒作为病证名。《丹溪心法·中寒附录》所言"伤风属肺者多，宜辛温或辛凉之剂散之"，对感冒的治疗有较大影响。清代李用粹对虚人感冒提出了扶正达邪的治疗原则，隋代巢元方《诸病源候论·时气病诸候》中提出"因岁时不和，温凉失节，人感乖戾之气而生病者，多相染易"，认识到其病与气候异常、病邪特殊有关，且有流行性、传染性，属于"时行病"。清代林珮琴在《类证治裁·伤风》中明确提出了"时行感冒"之名。

笔记栏

ER-1-1

感冒病因病机示意图

一、病因病机

1. 感受外邪　外感六淫之邪，以风邪为主，兼夹他邪，或感受时行疫毒，从口鼻、皮毛而入，导致肺卫失和而发病。风为六淫之首，流动于四时之中，故在不同季节，常与其他当令之气相合而伤人。如深秋及冬季多见风寒，春季多属风热，夏季则多夹暑湿，秋季多见燥气，梅雨季节又多夹湿邪。若四时六气反常，太过或不及，或非其时而有其气，则更易引起发病。时行疫毒是指具有传染性的天时暴戾之气，多因四时之令不正使之流行人间，以发病快、病情重、流行性广且不限于季节为其致病特点。

2. 正气虚弱　外邪侵袭人体是否发病，除与感邪的轻重有关外，关键在于正气的强弱。如气候突变，冷热失常，六淫及时行之邪肆虐，卫外之气未能调节应变，以致虚邪贼风伤人；或生活起居不当，寒温失调，如贪凉露宿、更衣脱帽、冒风淋雨等致肺卫功能失常，肌腠不密，以致外邪乘袭伤人；或因过度疲劳，耗伤体力，肌腠不密，营卫失和，而感受外邪，临床表现为“体虚感冒”。此外，肺有宿疾，如痰热、伏火或痰湿内蕴，肺卫调节功能低下，每易感受外邪且反复迁延。

感冒多因正气虚弱、外感六淫或时行疫毒之邪，致邪犯肺卫、卫表失和而为病。其病位在肺卫，多属外感表实证。因四时六气的不同以及体质的差异，在临床病理表现有风寒、风热、暑湿兼夹、气虚、阴虚之证。在病程中可见寒与热的转化或错杂。如表寒外束，内热已盛之寒包火；时行感冒疫毒较重，往往会内传脏腑或变生他病。

二、诊断与鉴别诊断

（一）诊断依据

1. 临床以卫表及鼻咽症状为主，出现鼻塞，流涕，喷嚏，咽痒、咽痛，头痛，肢节酸重，恶风或恶寒，或有发热等。

2. 病程一般 3~7 日。普通感冒多不传变，时行感冒少数可传变入里，变生他病。

3. 四季皆可发病，以冬、春两季为多。

4. 血常规、胸部 X 线片等检查有助于诊断。

（二）鉴别诊断

感冒与温病　许多温病早期有类似感冒症状，尤其是风热感冒。但一般来说，感冒发热多不高或不发热，服解表宣肺药后，多能汗出热退，多不传变。温病病势急骤，发热高，咳嗽胸痛，头痛较剧，传变迅速，由卫而气，入营入血，甚至出现谵妄、神昏、惊厥等。感冒四时常发，而温病多有明显的季节性，如春季多发温病。

三、辨证施护

（一）辨证要点

1. 辨风寒、风热和暑湿兼夹之证　风寒证恶寒重，发热轻，无汗，鼻塞流清涕，咽不痛，苔薄白，脉浮或浮紧；风热证发热重，恶寒轻，有汗，鼻塞流黄涕，咽痛或红肿，苔薄黄，脉浮数；暑湿证发于夏季，汗出热不解，鼻塞流浊涕，头昏胀痛，身重倦怠，心烦口渴，尿赤便溏，苔黄腻，脉濡数。

2. 辨常人与虚人　普通人感冒后，症状较明显，但易康复。体虚之人，卫外不固，感受外邪后常缠绵难愈，或反复不已。虚证还应辨别气虚和阴虚。气虚感冒者，兼有倦怠乏力，气短懒言，身痛无汗，咳嗽无力，脉浮弱等症。阴虚感冒者，兼有身微热，手足心发热，心烦口干，少汗，干咳少痰，舌红，脉细数。

3. 辨普通感冒与时行感冒 两者均可见鼻塞,流涕,喷嚏,咳嗽,头痛,恶寒,发热,全身不适等症。两者的鉴别见表1-1。

表1-1 普通感冒与时行感冒的鉴别

病名	发病季节	发病特点	临床表现	传变
普通感冒	冬春多见	不传染,散发性	病情轻,全身症状不重,发热不高,或不发热	多不传变
时行感冒	季节不限	传染性,流行性	病情较重,全身症状显著,多有高热	多有传变,继发他病

（二）证候分型

1. 风寒感冒

证候表现:恶寒重,发热轻,无汗,鼻塞声重,喷嚏,流清涕,咽痒,咳嗽,痰白清稀,头痛,肢节酸重,口不渴或渴喜热饮。舌苔薄白,脉浮紧。

证候分析:风寒上受,肺气失宣,故鼻塞声重、流清涕、咽痒、咳嗽;风寒外束,腠理闭塞,卫阳被郁,故见恶寒、发热、无汗;清阳不展,络脉失和,则头痛、肢节酸重;寒为阴邪,故痰白清稀,口不渴或渴喜热饮;舌苔薄白,脉浮紧,皆为风寒束表之象。

治护原则:辛温解表,宣肺散寒。

代表方:荆防败毒散或荆防达表汤加减。常用药物为荆芥、防风、生姜、柴胡、薄荷、川芎、桔梗、枳壳、茯苓、甘草、羌活等。

2. 风热感冒

证候表现:发热较重,微恶寒,汗出不畅,头痛,鼻塞流浊涕,咽喉红肿疼痛,咳嗽,痰黏或黄,口干欲饮。舌苔薄微黄,舌边尖红,脉浮数。

证候分析:风热犯表,热郁肌腠,卫表失和,故身热,微恶风寒,汗出不畅;风热上扰,则头胀痛,鼻流浊涕,咽喉肿痛,口干欲饮;风热犯肺,肺失清肃,则咳嗽痰黏或黄;舌苔薄微黄,舌边尖红,脉浮数,皆为风热侵于肺卫之征。

治护原则:辛凉解表,清肺透邪。

代表方:银翘散或葱豉桔梗汤加减。常用药物为连翘、淡豆豉、薄荷、淡竹叶、桔梗、甘草、金银花、芦根、牛蒡子、荆芥、葱白、栀子等。

3. 暑湿感冒

证候表现:发热,微恶风,汗出热不解,鼻塞流浊涕,头昏重胀痛,身重倦怠,心烦口渴,胸闷脘痞欲呕,尿短赤。舌质红,苔黄腻,脉濡数。

证候分析:暑湿伤表,表卫不和,故发热,微恶风,汗出热不解;暑湿犯肺,故鼻塞流浊涕;气机不展,故头昏重胀痛,身重倦怠,胸闷脘痞欲呕;暑热灼津,则心烦、口渴,尿短赤;舌质红,苔黄腻,脉濡数,皆为暑热夹湿之征。

治护原则:清暑祛湿解表。

代表方:新加香薷饮加减。常用药物为香薷、金银花、连翘、厚朴、扁豆等。

4. 体虚感冒

(1) 气虚感冒

证候表现:恶寒较甚,发热无汗,头痛身楚,咳嗽痰白,倦怠无力;平时恶风、易汗出,神疲体倦,稍有不慎反复易感。舌质淡,苔薄白,脉浮而无力。

证候分析:风寒外袭,卫表不和,故恶寒,发热无汗,头痛鼻塞;素体气虚,卫表不密,故平时稍有不慎反复易感,倦怠无力;腠理不固,故恶风,易汗出;舌质淡,苔薄白,脉浮而无力,均为气虚之象。

治护原则:益气解表。

代表方:参苏饮或玉屏风散加减。常用药物为人参、茯苓、甘草、苏叶、葛根、前胡、桔梗、枳壳、半夏等。

(2) 阴虚感冒

证候表现:身热,微恶风,少汗,头痛,心烦,干咳少痰,稍有不慎反复易感,头晕心悸,口干。舌红少苔,脉细数。

证候分析:素体阴虚,外感风热,或感邪后邪从热化,表卫失和,津液不能作汗达邪,故身热,微恶风,少汗,头痛,干咳少痰;阴津素亏,故见头晕心悸,口干;舌红少苔,脉细数,为阴虚内热之象。

治护原则:滋阴解表。

代表方:加减葳蕤汤。常用药物为玉竹、葱白、淡豆豉、桔梗、薄荷、白薇、大枣、甘草等。

(三) 施护措施

1. 病情观察　定时测量体温、呼吸和心率等变化,并做好记录;观察患者恶寒、发热、流涕、汗出及头身疼痛的情况,以辨别感冒的证候;观察患者症状有无变化,如鼻涕由稀变稠,由白变黄,则为寒郁化热;若患者出现心悸、胸闷等症状,应及时报告医生,遵医嘱吸氧、对症处理,以防发生邪热逆传心包等变证。

2. 生活起居护理　保持病室的空气新鲜流通,环境安静,光线柔和,炎热天气室温保持在 20~24℃。风寒感冒、气虚感冒者,病室宜偏温,注意防寒保暖;风热感冒、阴虚感冒者,病室宜通风、凉爽,忌直接吹风;暑湿感冒者,避免湿热环境。病情较重者,宜卧床休息,减少外出,避免劳累。根据气候变化及时增减衣被,忌汗出当风,以免复感外邪;体虚者避免到公共场所,防病邪乘袭。高热者,可给予温水擦浴,擦拭腋窝、腘窝、腹股沟等大动脉循行处,使腠理微开以散热,且不可用冷敷、冰敷,以防毛孔闭塞,汗不能出;汗出较多或汗出热退时,宜用温水毛巾或干毛巾擦身后更换衣被,同时注意保暖;保持口腔清洁,可用淡盐水或金银花煎水漱口,每日 2 次。时行感冒者,应注意呼吸道隔离措施,室内应每日消毒 1~2 次。

3. 饮食护理

(1) 一般护理:以清淡、富营养、易消化为原则。宜食高热量流质、半流质或软食,如肉末菜粥、蒸鸡蛋等,忌油腻、生冷、刺激之品。

(2) 辨证施食:风寒感冒者,饮食宜热,如饮热汤、生姜红糖茶,忌生冷刺激,如瓜果、清凉饮料等,饮食中可加葱、姜、蒜、胡椒等食物以助解表散寒;病轻者,可饮生姜葱白饮,取生姜、葱白、红糖适量煎汤,日服数次,以发汗散邪;也可食防风粥,取防风、葱白、生姜、粳米煮粥,趁热服用,盖被发汗,以助药力。风热感冒者,饮食稍偏凉,多饮水,宜食清热生津之品,如蔬菜、瓜果、清凉饮料等;高热口渴者,可频饮西瓜汁、金银花水,或用鲜芦根煎汤代茶频饮。暑湿感冒者,饮食宜祛暑化湿,宜多饮清凉之品,如藿香、佩兰煎水代茶频饮。气虚感冒者,饮食宜扶正,宜食温补食物,如山药粥、黄芪大枣粥,以补气扶正祛邪。阴虚感冒者,饮食以滋阴解表为主,宜食清补食物,如银耳、海参、猪肾汤等,忌燥热伤阴之品,如羊肉、狗肉等。

4. 情志护理　保持心情舒畅,乐观开朗,有利于增强正气,祛邪外达。感冒恶寒发热、头身疼痛等症状较甚者,可有焦虑、心烦等表现,应进行解释和安慰,向患者讲解疾病相关的知识,鼓励患者积极配合治疗。体虚感冒者,病情反复,应多给予安慰,保持情绪稳定,积极配合治疗和护理。

5. 用药护理　汤药宜轻煎,以防有效成分散失。服解表发汗药后应注意观察患者汗出及体温变化,以遍身微汗、热退脉静身凉为佳;不可过汗,中病即止,不必尽剂,防过汗伤阴,

笔记栏

忌服收涩生冷之品，以免妨碍药力。风寒感冒者，汤药宜热服，多饮热水或稀粥以助药力；服后需避风寒，稍加衣被以助发汗。风热感冒者，汤药宜温服；高热者，遵医嘱给予退热药，如瓜霜退热灵口服。暑湿感冒者，头晕、胸闷者时，遵医嘱口服人丹，或十滴水，或口服藿香正气液，以缓解症状。

6. 中医护理技术的运用　感受风寒而见恶寒、发热、无汗者，可行背部捏脊，取膀胱经腧穴及督脉，直至背部发热；鼻塞流涕严重者，按揉迎香、外关、合谷等穴；头痛者，可按摩头面部穴位，如太阳、印堂、百会、大椎、列缺等。外感暑湿兼发热、头身痛者，可用刮痧或拧痧法，取腋窝、肘窝、臂、肩、胸肋间隙、颈部和脊背两侧等部位；风热感冒者点刮太阳、印堂、百会及大椎、风门、肺俞、曲池等，线刮手太阴肺经上的列缺至尺泽。汗出不畅者，可艾灸曲池、大椎穴以透汗，高热无汗者可针刺十宣穴放血以退热。

（四）健康教育

1. 慎起居，适寒温。根据气候的变化及时增减衣被，冬春之季尤其注意防寒保暖，盛夏不可贪凉露宿，避免淋雨。

2. 饮食宜清淡、易消化、富营养，遵医嘱用药。恢复期注意加强营养，以扶助正气，防复感。

3. 感冒期间应适当休息，尽快恢复体力。恢复后加强身体锻炼，增强体质，抵御外邪。

4. 积极接种流感疫苗，在人群密集或不通风处佩戴口罩，防时邪疫毒。也可用贯众、板蓝根、生甘草等煎服以防病。

5. 易感冒者，坚持每天按摩迎香穴，或对搓两手大鱼际，直到搓热为止，每次搓 5~10 分钟，每天搓 2~3 次，以促进血液循环，强化身体新陈代谢，增强体质。

FR-1-2

扩展阅读——流行性感冒

第二节　咳　嗽

01章02节PPT

PPT 课件

咳嗽是指肺失宣降，肺气上逆，咳吐痰液的一种病证，是肺系疾病的主要症状之一。有声无痰为咳，有痰无声为嗽；但一般多痰、声并见，难以截然分开，故常咳嗽并称。咳嗽既是肺系多种疾病的一个症状，又是独立的病证。

西医学中的急慢性上呼吸道感染、急慢性支气管炎、支气管扩张、肺炎等疾病，以咳嗽为主要表现者，均可参照本节辨证施护。

知识链接

历史沿革

《黄帝内经》对咳嗽做了较为系统的论述。如《素问·宣明五气》曰："五气所病……肺为咳"，论述了本病的病因及病位。《素问·咳论》指出："五脏六腑皆令人咳，非独肺也。"强调脏腑功能失调，病及于肺，均能引起咳嗽，并以脏腑命名，分为五脏六腑咳。隋代巢元方《诸病源候论·咳嗽候》中有十咳之分，除五脏咳外，尚有风咳、寒咳、久咳、胆咳、厥阴咳等。明代张景岳《景岳全书·咳嗽》将咳嗽分为外感和内伤两类。在治疗上，清代喻昌《医门法律》创立温润和凉润治咳之法。

一、病因病机

1. 外感六淫　风、寒、暑、湿、燥、火六淫之邪，从口鼻或皮毛而入，侵袭肺系，或吸入烟尘秽浊之气，致肺失宣降，肺气上逆引起咳嗽。由于四时主气不同，因而人体所感受的致病外邪亦有区别。风为六淫之首，外感咳嗽常以风为先导，夹寒、热、燥等外邪入侵，表现为风寒、风热、燥邪咳嗽，其中又以风邪夹寒者居多。

2. 内邪干肺　内邪干肺可分为肺脏自病和他脏及肺。

(1) 肺脏自病：常由肺系疾病迁延不愈，或长期吸烟，致肺脏虚弱，耗伤气阴，肃降无权，肺气上逆发为咳嗽；或肺气亏虚，气不化津，津聚成痰，肺失宣降，气逆而咳嗽；或肺阴不足，失于濡润，甚则阴虚火旺，灼津成痰，痰阻气道，肺气失于肃降而上逆作咳。

(2) 他脏及肺：①肝火犯肺：情志失调，肝气郁结，气郁化火，火气循经上逆犯肺，肺失肃降，则致咳嗽，称为“木火刑金”。②痰湿蕴肺：如过食生冷、辛辣刺激、肥甘厚味醇酒等，伤及脾胃，脾失健运，酿湿生痰，上渍于肺，壅遏肺气，致肺失宣降，肺气上逆，发为痰湿咳嗽。痰湿郁久化热，痰热壅肺，则可发为痰热咳嗽。③肾精亏损：年老体弱，肾精亏损，气失摄纳，肺气上逆而发咳嗽。

咳嗽病位主要在肺，与肝、脾、肾关系密切。基本病机为邪气犯肺，肺失宣降，肺气上逆。病理因素主要为痰与火，痰有寒热之别，火有虚实之分，痰可郁而化火，火能炼液灼津为痰，痰火互为因果。外感咳嗽多属邪实，若不能及时祛邪外达，可演变转化，如风寒久郁化热，风热灼津化燥，肺热蒸液成痰等。内伤咳嗽多为正虚与邪实并见。

ER-1-3 咳嗽病因病机示意图

外感、内伤咳嗽可互相影响。外感咳嗽若迁延失治，邪伤肺气，则易反复感邪，而致咳嗽屡作，肺脏受伤，逐渐转为内伤咳嗽；内伤咳嗽，肺脏虚损，卫外不强，易受外邪引发或加重，在气候较冷时尤为明显。痰湿蕴肺，复感外邪，若为热化，则为痰热咳嗽；若为寒化，可致寒饮咳嗽。一般而言，外感咳嗽其病尚浅而易治，但夹湿、夹燥较为缠绵。内伤咳嗽多呈慢性反复发作，治疗难取速效，若日久迁延，可出现肺脾两伤，痰化水饮，病延及肾，成为痰饮咳喘。

二、诊断与鉴别诊断

(一) 诊断依据

1. 咳逆有声，咳痰，或伴喉痒。

2. 外感咳嗽多起病急，病程短，常伴有恶寒发热等表证；内伤咳嗽多为久病，常反复发作，病程较长，常伴有其他肺脏失调的症状。

3. 血常规、胸部 X 线片、肺功能等检查有助于诊断。

(二) 鉴别诊断

1. 咳嗽与哮病、喘证　哮病和喘证虽然也会兼见咳嗽，但各以哮、喘为其主要临床表现。哮病主要表现为喉中哮鸣有声，呼吸气促困难，甚则喘息不能平卧，发作与缓解均迅速。喘证主要表现为呼吸困难，甚至张口抬肩，鼻翼扇动，不能平卧。

2. 咳嗽与肺胀　肺胀常伴有咳嗽症状，但肺胀有久咳、哮、喘等病史，除咳嗽症状外，还有胸部膨满，胸闷如塞，喘逆上气，烦躁心慌，甚至颜面紫黯，肢体浮肿等症，病情缠绵，经久难愈。

3. 咳嗽与肺痨　肺痨以干咳，或痰中带血，或咳血痰为特征，常伴有低热、盗汗、消瘦等症状。其发病多由体质虚弱，气血不足，痨虫侵肺所致。与咳嗽的症状、发病机制不同。

4. 咳嗽与肺痈　肺痈以咳吐大量腥臭脓血痰为特征，多伴有咳嗽、胸痛、发热等症。病机为热壅血瘀，蕴毒化脓而成痈，与咳嗽不同。

三、辨证施护

（一）辨证要点

1. 辨外感和内伤　外感咳嗽，多为新病，起病急，病程短，常伴恶寒、发热、头痛等肺卫表证。内伤咳嗽，多为久病，常反复发作，病程长，可伴见他脏见症。外感咳嗽与内伤咳嗽可相互影响为病，外感咳嗽如迁延失治，邪伤肺气，更易反复感邪，而致咳嗽屡作，转为内伤咳嗽；肺脏有病，卫外不固，易受外邪引发或加重，特别在气候变化时尤为明显。

2. 辨寒热虚实　外感咳嗽以风寒、风热、风燥为主者多属实证，而内伤咳嗽中痰湿、痰热、肝火多属邪实，日久伤肺，可与正虚并见。恶寒，咳痰，鼻涕清稀色白，多属寒；恶风，咳痰，鼻涕稠黏而黄，多属热；病势急，病程短，咳声洪亮有力，属实；病势缓，病程长，咳声低弱，气怯乏力，属虚。咳嗽痰少或干咳无痰者，多属风燥、气火、阴虚；痰多者，常为痰湿、痰热、虚寒；痰白清稀者属寒；痰白而稠厚者属湿；痰黄而黏稠者属热；痰中带血者，多属肺热、气火、肺阴虚。

（二）证候分型

1. 外感咳嗽

（1）风寒袭肺

证候表现：咳嗽声重，气急或咽痒，痰白稀薄；常伴鼻塞，流清涕，头痛肢楚，发热，无汗。舌苔薄白，脉浮或浮紧。

证候分析：外感风寒，内袭于肺，肺卫失宣，肺气闭郁，不得宣通，故咳嗽声重，气急，咽痒，或兼鼻塞，流清涕；寒邪郁肺，气不布津，凝聚为痰，故痰白清稀；风寒外束于表，皮毛闭塞，肺窍不利，卫阳被遏，故伴见头痛肢楚，恶寒，发热，无汗等表寒证；舌苔薄白，脉浮或浮紧，为风寒在表之征。

治护原则：疏风散寒，宣肺止咳。

代表方：三拗汤合止嗽散加减。常用药物为麻黄、杏仁、甘草、荆芥、桔梗、白前、紫菀、百部、苏叶等。

（2）风热犯肺

证候表现：咳嗽频剧，气粗或咳声嘶哑，喉燥咽痛，咳吐不利，痰黏稠或黄；常伴鼻流黄涕，口渴，头痛肢楚，或身热，微恶风，汗出。舌苔薄黄，脉浮数或浮滑。

证候分析：风热犯肺，肺失宣肃而咳嗽频剧，气粗或咳声嘶哑，鼻流黄涕；肺热伤津则见口渴，喉燥咽痛；肺热内郁，蒸液成痰，故痰黏稠或黄，咳吐不利；风热犯表，卫表不和而见头痛肢楚，身热，微恶风，汗出等表热证；舌质红，苔薄黄，脉浮数，皆为风热在表之征。

治护原则：疏风清热，宣肺止咳。

代表方：桑菊饮加减。常用药物为桑叶、菊花、薄荷、桔梗、杏仁、甘草、连翘、鲜芦根、前胡、牛蒡子等。

（3）风燥伤肺

证候表现：干咳，连声作呛，喉痒，唇鼻干燥，咽干而痛，痰少难咯，或痰中带血，口干，或兼鼻塞、头痛、微寒，身热。舌红而干，苔薄白或薄黄，脉浮数或小数。

证候分析：风燥伤肺，肺失清润，故见干咳作呛；燥热灼津，则咽喉口鼻干燥，痰黏稠不易咳出；燥热伤肺，肺络受损，故痰中夹血；风燥外客，卫表不和，则见鼻塞、头痛、微寒、身热等表证；舌质红而干，苔薄白或薄黄，脉浮数或小数，均为燥热伤肺之征。

治护原则：疏风清肺，润燥止咳。

代表方：桑杏汤加减。常用药物为桑叶、淡豆豉、杏仁、浙贝母、南沙参、梨皮、苦桔梗、连翘、栀子等。

笔记栏

2. 内伤咳嗽

(1) 痰湿蕴肺

证候表现:反复咳嗽,咳声重浊,痰多色白黏腻,每于晨间咳痰尤甚,因痰而嗽,痰出则咳缓,胸闷,脘痞腹胀,呕恶食少,大便时溏。舌苔白腻,脉濡数。

证候分析:痰湿蕴肺,肺失宣降,故咳嗽痰多,咳声重浊,痰白黏腻;痰湿中阻,脾为湿困,脾失健运,气机不畅,故兼胸闷,脘痞腹胀,呕恶食少,大便时溏。舌苔白腻,脉濡数为痰湿内盛之征。

治护原则:燥湿化痰,理气止咳。

代表方:二陈汤合三子养亲汤加减。常用药物为半夏、茯苓、陈皮、甘草、白芥子、紫苏子、莱菔子、苍术、厚朴等。

(2) 痰热郁肺

证候表现:咳嗽气息粗促,痰多质黏厚或稠黄,咯吐不利,或咳血痰,胸胁胀满,咳时引痛,面赤,或身热,口干欲饮。舌质红,苔黄腻,脉滑数。

证候分析:痰热壅阻,肺失清肃,故咳嗽气息粗促,痰多质黏稠色黄,咯吐不爽;热伤肺络,故胸胁胀满,咳时引痛,或咳血痰;肺热内郁,则身热,口干欲饮。舌质红,苔黄腻,脉滑数均为痰热蕴肺之征。

治护原则:清热化痰,肃肺止咳。

代表方:清金化痰汤加减。常用药物为桑白皮、黄芩、栀子、知母、桔梗、贝母、瓜蒌、茯苓、甘草、橘红、麦冬等。

(3) 肝火犯肺

证候表现:气逆作咳阵作,咳时面红耳赤,咽干口苦,常感痰滞咽喉,难以咯出,量少质黏,咳引胸痛,症状可随情绪波动增减。舌质红,苔薄黄少津,脉弦数。

证候分析:肝郁化火,上逆侮肺,以致气逆作咳,咳则连声;肝火上炎,故咳时面红,口苦咽干;木火刑金,炼液成痰,肺热津亏,则痰黏难以咯吐;肝肺络气不和,故咳而引痛。舌质红,苔薄黄少津,脉弦数皆为肝火内盛之征。

治护原则:清肺泻肝,顺气降火。

代表方:黄芩泻白散合黛蛤散加减。常用药物为桑白皮、地骨皮、黄芩、甘草、青黛、海蛤壳、天花粉等。

(4) 肺阴亏耗

证候表现:干咳,咳声短促,痰少黏白,或痰中夹血,口干咽燥,或声音逐渐嘶哑,或午后潮红,颧红,盗汗,日渐消瘦,神疲。舌质红,少苔,脉细数。

证候分析:肺阴亏耗,虚热内灼,肺失肃降,则干咳,咳声短促;肺损络伤,故痰少或见夹血,口干咽燥,咳声嘶哑;阴虚火旺,故午后潮热,颧红,盗汗;阴精不足则形瘦神疲。舌质红,少苔,脉细数,为肺阴亏虚、阴虚内热之征。

治护原则:养阴清热,润肺止咳。

代表方:沙参麦冬汤加减。常用药物为沙参、麦冬、天花粉、玉竹、百合、桑叶、扁豆、甘草、川贝母、知母等。

(三) 施护措施

1. 病情观察 观察咳嗽的性质、程度、持续时间、节律及有无恶寒、发热、汗出、咳痰等症状;观察痰液的色、质、量及咳吐情况,如白痰、黄痰、湿痰、少痰或无痰、腥臭味痰等,若痰多或不易咯出,则应给予超声雾化,及时排痰;若出现高热不退、呼吸困难、咳痰腥臭、咯血或脓血相间,或出现胸闷喘憋、胸胁引痛、头晕头痛、尿量减少,或出现体温骤降、四肢不温、心慌、悸动不安、汗出、嗜睡等情况，应立即汇报医生，配合抢救。

2. 生活起居护理　减少环境的不良刺激，避免寒冷或干燥空气、烟尘、花粉及刺激性气体等。风寒袭肺者室内宜偏暖，切勿当风受凉；风热犯肺不宜过暖；风燥伤肺者室内湿度宜偏高；痰湿蕴肺者湿度宜偏低；痰热郁肺、肝火犯肺和肺阴亏耗者室温偏低。咳嗽胸闷者取半坐卧位，保持呼吸道通畅。

3. 饮食护理

(1) 一般护理：以清淡、易消化、营养丰富为原则。忌肥甘厚味、辛辣刺激、粗糙之品，戒烟酒。持续性咳嗽时，可少量频饮温水，以减轻咽喉部的刺激。

(2) 辨证施食：风寒袭肺者，饮食宜温热，如葱白、生姜、杏仁、紫苏叶，也可服杏仁粥以止咳；忌滋腻、收涩之品，如雪梨膏、川贝露、醋等，以免邪不外达，加重咳嗽；恶寒发热显著时，可用生姜、红糖、红枣加水适量煎服，盖被取微汗以解表散寒。风热犯肺者，宜食清热化痰止咳之品，如白萝卜、梨、枇杷、甘蔗、荸荠等，可用金银花、枇杷叶适量，泡水代茶，以清热润肺化痰。风燥伤肺者，饮食宜清淡，如梨、黄瓜、番茄、油菜等多汁食物，可多饮清凉饮料，如甘蔗汁、酸梅汤、白萝卜汁、雪梨汁等，以润燥止咳。痰湿蕴肺者，多食健脾利湿化痰之品，如赤小豆、薏苡仁、白扁豆、山药等，可常用莱菔汁、化橘红泡茶饮、陈皮水代茶饮，以理气化痰；忌助湿生痰之品，如糯米、甜食、肥腻辛辣食物。痰热郁肺者，宜食清热化痰之品，如丝瓜、冬瓜、竹沥水、枇杷叶粥、海带汤等；多饮新鲜果汁，如梨汁、苹果汁、荸荠汁等。肝火犯肺者，可多食芹菜、菊花、猕猴桃、柑橘等清肝泻火和绿豆百合粥、鲜藕汁、雪梨汁等清热生津止咳之品，忌食油炸、香燥食物。肺阴亏耗者，宜食滋阴润肺止咳之品，如银耳、百合、雪梨汁、枇杷汁、甘蔗汁等，忌燥热之品，如葱、蒜、羊肉；阴虚盗汗者，佐以银耳沙参粥、沙参玉竹老鸭汤等药膳；干咳作呛，痰少质黏难咳者，可用雪梨 1 只，去皮心，加川贝母 10g，冰糖适量，隔水蒸后服用，以润肺化痰，或用雪梨膏 1 匙，川贝母 1.5g，开水调服以润肺止咳。

4. 情志护理　病程较长者，予以安慰和鼓励，消除思想顾虑，增强康复信心。肝火犯肺者忌怒，避免情绪激动，保持心情舒畅。

5. 用药护理　指导患者遵医嘱服用祛痰、止咳的药物；服药后注意观察药后寒热、汗出、咳嗽及咳痰的情况；外感咳嗽者，忌用敛肺、收涩的镇咳药。

6. 中医护理技术的运用　刮痧对咳嗽有一定的治疗作用，如刮拭足太阳膀胱经的风门、肺俞，可祛风散邪、行气宽胸、化痰止咳；刮拭手太阴肺经的各穴，可疏通肺经气血，宣肺化痰，理气止咳；风热犯肺者加大椎、曲池，以清热祛风；痰湿蕴肺者加足三里、丰隆，以化痰止咳；肝火犯肺者加鱼际、行间，以泻肝清火。另外，穴位敷贴也可治疗咳嗽，但多适用于小儿咳嗽，一般取天突、膻中、肺俞等穴位；风寒袭肺者配大椎、风门、脾俞等穴；风热犯肺者配大椎、风门、大杼、大肠俞等穴；肺气虚弱者加膏肓；痰湿内盛者加脾俞。敷贴时注意辨证用药，冬季咳嗽反复者可于夏季三伏天行穴位贴敷。

课堂互动

寻找治肺止咳要穴

1. 肺关穴　位置：向手腕横纹方向按压，有一垂直骨缝，此即掌骨之大多角骨与小多角骨之骨缝线，正对食指掌面桡侧线，向上与鱼际线交处。

2. 天突穴　位置：位于颈前区，胸骨上窝中央，前正中线上。

3. 定喘止咳化痰点　位置：足背最高处两条筋之间的小窝。

以上穴位用力按压，边吐气边按压，每个穴按压 6 秒，重复 3 次可立即止咳。

笔记栏

（四）健康教育

1. 注意防寒保暖，保持室内洁净、空气新鲜，避免感冒。

2. 易感冒者，可按摩迎香穴，艾灸足三里，也可坚持耐寒锻炼，如用冷水洗脸，冷水浴等。

3. 饮食有节，富营养，忌辛辣香辣肥甘之品，戒烟限酒。

4. 加强锻炼，如散步、做呼吸操、打太极拳、游泳等。对于虚寒体质、慢性支气管炎等患者，提倡冬病夏治与扶正固本。

01章03节PPT

PPT 课件

第三节　哮　　病

哮病是一种发作性的痰鸣气喘疾病。发作时以喉中哮鸣有声，胸闷，呼吸急促困难，甚至喘息不能平卧为主要表现。本病常突然发作，迅速缓解，多见于冬、春季节，也有常年反复发作者，是一种反复发作且缠绵难愈的疾病。部分儿童、青少年至成年时，肾气日盛，正气渐充，辅以药物治疗，可以终止发作，但中老年、体弱久病者，难以根除，可以发展为肺胀。

西医学中支气管哮喘、哮喘性支气管炎、嗜酸性粒细胞增多症或其他肺部过敏性疾病等，以痰鸣气喘为主要表现者，均属本病证的讨论范围，可参考本节施护。

知识链接

历史沿革

《金匮要略》曰："咳而上气，喉中水鸣声，射干麻黄汤主之"，指出了本病的临床特征和治疗方药；又曰："膈上病痰，满喘咳吐，发则寒热，背痛腰疼，目泣自出，其人振振身瞤剧，必有伏饮"，描述了哮病发作的典型症状，并从病理上将其归属于"伏饮"。《诸病源候论·气病诸候》曰："肺病令人上气，兼胸膈痰满，气行壅滞，喘息不调，致咽喉有声如水鸡之鸣也"，将本病称为"上气"。元代朱震亨《丹溪心法》曰："哮喘必用薄滋味，专主于痰"，首创"哮病"病名，提出"未发以扶正气为主，既发以攻邪气为急"的治疗原则。明代虞抟《医学正传》曰："哮以声响言，喘以气息言"，对哮与喘做了明确的区别。清代《证治汇补·哮病》曰："哮即痰喘之久而常发者，因内有壅塞之气，外有非时之感，膈有胶固之痰。三者相合，闭拒气道，搏击有声，发为哮病"，论述了哮病的病机。后世医家鉴于哮必兼喘，故一般通称"哮喘"，为与喘证区分，故定名为"哮病"，又称"哮证"。

一、病因病机

1. 外邪侵袭　外感风寒或风热之邪，未能及时表散，邪气内蕴于肺，壅遏肺气，气不布津，凝液生痰而成哮病。或因吸入烟尘、花粉、动物毛屑、异味气体等，影响肺气的宣降，津液凝聚，痰浊内蕴，发为哮病。

2. 饮食不当　贪食生冷，脾阳受困，寒饮内停，或嗜食酸咸肥甘，积痰蒸热，或进食海膻等发物，而致脾失健运，饮食不化，水湿不运，痰浊内生，上干于肺，壅阻肺气而发哮病。

3. 情志失调　情志不遂，肝气郁结，木不疏土；或郁怒伤肝，肝气横逆，木旺乘土，均致

笔记栏

脾失健运，失于转输，水湿蕴成痰浊，上干于肺，阻遏肺气而发为哮病。

4. 体虚久病　素体禀赋薄弱，体质不强，或病后体弱，导致肺、脾、肾虚损，痰浊内生，成为哮病之因。肺气耗损，气不化津，痰饮内生；或阴虚火盛，热蒸液聚，痰热胶痼；或脾虚水湿不运，肾虚水湿不能蒸化，痰浊内生，均可成为哮病之因。一般体质不强，以脾虚、肾虚为主者，多见于幼儿，故有"幼稚天哮"之名，而病后所致者，以肺脾虚为主。

ER-1-4

哮病病因病机示意图

哮病的发生，乃宿痰内伏于肺，复因外感、饮食、情志、劳倦等诱因引触，其中尤以气候因素为主。本病病位在肺，常涉及脾胃。病理因素以痰为主，病机特点为痰阻气道，气道挛急，肺失肃降，肺气上逆而发为哮。病理性质属邪实正虚，发作期以邪实为主，缓解期以正虚为主，大发作期正虚与邪实并存。因体质和感邪的不同，发作期又有寒哮、热哮、寒包热哮之分，且因护理或治疗不当可相互转化。

二、诊断与鉴别诊断

（一）诊断依据

1. 呈反复发作性。常因气候突变、饮食不当、情志失调、劳累等因素诱发，起病急骤。发作前多有鼻痒、喷嚏、咳嗽、胸闷等先兆。发作时喉中有明显哮鸣声，呼吸困难，不能平卧，甚至面色苍白，唇甲青紫，约数分钟、数小时后缓解。严重者持续难平，可出现喘脱危象。

2. 平时如常人，或稍感疲劳、纳差、痰多。

3. 多与先天禀赋有关，有过敏史或家族史。

4. 血常规、胸部X线片、肺功能等检查有助于诊断。

（二）鉴别诊断

1. 哮病与喘证　见表1-2。

表1-2　哮病与喘证的鉴别

	哮病	喘证
不同点	以声响言，喉中哮鸣有声，是一种反复发作的独立性疾病	以气息而言，呼吸急促困难，喉中无哮鸣音，多种肺系急慢性疾病的一个症状
相同点	均有呼吸急促、呼吸困难	
联系	哮必兼喘，但喘未必兼哮	

2. 哮病与支饮　支饮亦可表现痰鸣气喘的症状，但多因慢性咳嗽经久不愈，逐渐加重而成咳喘，病势时轻时重，发作与间歇的界限不清，而哮病间歇发作，突然起病，迅速缓解，喉中哮鸣有声，区别明显。

三、辨证施护

（一）辨证要点

哮病首当辨虚实，其总属邪实正虚之证。发作时以邪实为主，当分寒、热、寒包热、风痰、虚哮的不同，注意是否兼有表证。常见症状有呼吸困难，呼气延长，喉中痰鸣有声，痰黏量少，咯吐不利，甚则张口抬肩，不能平卧，端坐俯伏，胸闷窒塞，烦躁不安，或伴寒热、苔腻、脉实等。而未发时以正虚为主，应辨肺、脾、肾三脏之所属。如肺虚者，气短声低，咳痰清稀色白，喉中常有轻度哮鸣音，自汗恶风；脾虚者，食少，便溏，痰多；肾虚者，常短气息促，动则加剧，吸气不利，腰酸耳鸣。若久病致虚实错杂，结合全身症状辨别其主次。

笔记栏

(二) 证候分型

1. 发作期

(1) 寒哮

证候表现:呼吸急促,喉中哮鸣如水鸡声,胸膈满闷如塞,咳不甚,痰少咯吐不爽,色白而多泡沫,口不渴,或渴喜热饮,形寒畏冷,天冷或受寒易发,面色青晦。舌苔白滑,脉弦紧或浮紧。

证候分析:寒痰伏肺,遇感触发,痰升气阻,以致呼吸急促,喉中哮鸣如水鸡声;肺气郁闭,不得宣畅,故见胸膈满闷如塞,痰色白而多泡沫;阴盛于内,阳气不能宣达,故形寒畏冷,面色青晦,口不渴,或渴喜热饮;舌质淡,苔白滑,脉弦紧或浮紧,皆为寒盛之象。

治护原则:宣肺散寒,化痰平喘。

代表方:射干麻黄汤或小青龙汤加减。常用药物为射干、麻黄、干姜、细辛、半夏、紫菀、款冬、大枣、甘草、紫苏子、杏仁、白前等。

(2) 热哮

证候表现:喉中痰鸣如吼,喘而气粗息涌,胸高胁胀,咳呛阵作,咳痰色黄或白,黏浊稠厚,咳吐不利,口渴喜饮,汗出,面赤,或有身热。舌质红,苔黄腻,脉滑数或弦滑。

证候分析:痰热蕴肺,壅阻气道,肺气上逆,故喉中痰鸣如吼,喘而气粗息涌,胸高气粗胁胀,咳呛阵作;热蒸津液聚痰,痰热胶结,故咳痰色黄或白,黏浊稠厚,咳吐不利;热盛则口渴喜饮,汗出,面赤,或有身热;舌质红,苔黄腻,脉滑数,均为痰热内盛之征。

治护原则:清热宣肺,化痰定喘。

代表方:定喘汤加减。常用药物为麻黄、黄芩、桑白皮、杏仁、半夏、款冬花、白果、竹沥、射干、甘草等。

(3) 寒包热哮

证候表现:喉中哮鸣有声,胸膈烦闷,喘咳气逆,咳痰不爽,痰黏色黄,或黄白相兼,烦躁,发热,恶寒,无汗,身痛,口干欲饮。舌尖边红,舌苔白腻或黄,脉浮数。

证候分析:肺热素盛,寒邪外束,或表寒未解,内已化热,热为寒郁,肺失宣降,而见喉中哮鸣有声,呼吸急促;肺气郁闭,不得宣扬,胸膈烦闷,见喘咳气逆,咳痰不爽,痰黏色黄,或黄白相兼;里热则见烦躁,口干欲饮,舌尖边红,舌苔白腻或黄;发热,恶寒,无汗,身痛,脉浮数,则为表寒之征。

治护原则:解表散寒、清热化痰。

代表方:小青龙加石膏汤或厚朴麻黄汤加减。常见药物为麻黄、石膏、厚朴、杏仁、生姜、半夏、甘草、大枣等。

(4) 风痰哮

证候表现:喉中痰涎壅盛,声如拽锯,喘急胸满,但坐不得卧,咳痰黏腻难出,或为白色泡沫痰液,起病多急。发病前自觉鼻、咽、眼、耳发痒,喷嚏,鼻塞,流涕,胸脘痞闷。舌苔厚浊,脉滑实。

证候分析:痰浊伏肺,风邪引触,壅塞气道,肺失宣降,故喉中痰涎壅盛,声如拽锯,喘急胸满;风善行数变,风邪上受,肺气不宣,则起病多急,发病前自觉鼻、咽、眼、耳发痒,喷嚏,鼻塞,流涕;舌苔厚浊,脉滑实,为风痰壅盛之象。

治护原则:祛风涤痰,降气平喘。

代表方:三子养亲汤加味。常用药物为白芥子、紫苏子、莱菔子、杏仁、厚朴、半夏、陈皮、茯苓、麻黄、地龙、僵蚕等。

(5) 虚哮

证候表现:喉中哮鸣如鼾,声低,气短息促,动则喘盛,发作频繁,甚则持续哮喘,口唇爪甲青紫，咳痰无力，痰涎清稀或质黏起沫，面色苍白或颧红唇紫，口不渴或咽干口渴，形寒肢冷或烦热。舌质淡或偏红，或紫黯，脉沉细或细数。

证候分析：哮病反复发作，痰气瘀阻，壅塞气道，故喉中哮鸣如鼾；肺肾两虚，摄纳失常，故声低，气短息促，咳痰无力，动则喘盛，甚则持续喘哮；肾阳虚则面色苍白，形寒肢冷，口不渴，舌质淡，脉沉细；真阴竭则烦热，颧红唇紫，咽干口渴，舌质偏红，脉细数。

治护原则：补肺纳肾，降气化痰。

代表方：平喘固本汤加减。常用药物为党参、黄芪、胡桃肉、沉香、冬虫夏草、五味子、紫苏子、半夏、款冬花、陈皮等。

2. 缓解期

(1) 肺脾气虚

证候表现：气短声低，喉中时有轻度哮鸣音，痰多色白质稀，自汗，怕风，常易感冒，倦怠无力，食少便溏。舌质淡，苔白，脉细弱。

证候分析：卫气虚弱，不能充实腠理，外邪易侵，故自汗，怕风，常易感冒；肺虚不能主气，气不化津，痰饮蕴肺，肺气上逆，故气短声低，喉中时有轻度哮鸣音，痰多色白质稀；脾虚健运无权，故食少便溏；中气不足，故倦怠无力；舌质淡，苔白，脉细弱，均为气虚征象。

治护原则：健脾益气，补土生金。

代表方：六君子汤加减。常用药物为：党参、白术、山药、薏苡仁、茯苓、半夏、陈皮、五味子、甘草等。

(2) 肺肾两虚

证候表现：短气息促，动则为甚，吸气不利，脑转耳鸣，腰酸腿软，不耐劳累。或五心烦热，颧红，口干，舌质红少苔，脉细数；或畏寒肢冷，面色苍白，舌淡胖，脉沉细。

证候分析：哮病久发，精气亏乏，肺肾摄纳失常，气不归原，故短气息促，动则为甚；精气亏乏，不能充养，故脑转耳鸣，腰酸腿软，不耐劳累；五心烦热，口干，舌红少苔，为阴虚之征；畏寒肢冷，舌淡胖，为阳虚之象。

治护原则：补肺益肾。

代表方：生脉地黄汤合金水六君煎加减。常用药物为：熟地黄、山茱萸、胡桃肉、人参、麦冬、五味子、茯苓、甘草、半夏、陈皮等。

(三) 施护措施

1. 病情观察　密切观察哮病发作持续时间及缺氧状况，注意面色、呼吸频率和节律、口唇及四肢末梢的发绀程度，气短喘促发绀时，及时给予低流量间歇吸氧。观察患者痰液的色、质、量，咳痰的难易程度，以判断其证候的不同，如寒哮者痰少咳吐不爽、色白而多泡沫；热哮者咳痰色黄或白、黏浊稠厚，咳吐不利；风痰哮者喉中痰涎壅盛、声如拽锯、咳痰黏腻难出或为白色泡沫痰液；虚哮者咳痰无力，痰涎清稀或质黏起沫。观察先兆症状及病情变化，哮病发作持续 24 小时以上，出现胸部憋闷如窒、汗出肢冷、面青唇紫、烦躁不安或神昏嗜睡、脉大无根等"喘脱"危候，立即汇报医生，做好气管插管或气道切开的准备，或用呼吸机辅助呼吸。对于反复发作者，注意了解患者生活习惯、职业及工作环境，发病前接触史，寻找病因及诱因。

2. 生活起居护理　病室保持干净、安静、安全、空气清新，注意气候变化，防外感，避免接触花粉、动物皮毛、油漆、毛毯等致敏物及烟尘，异味，有害气体。防寒保暖，衣被适中，温湿度适宜。寒哮或肺虚者，病室宜偏温，注意背部保暖，以免风寒之邪侵袭而加重病情；热哮者，病室宜凉爽通风，忌直接当风。注意作息有序，生活有节。哮病发作时绝对卧床休息；缓解期适当下床活动，循序渐进，加强身体锻炼，增强体质；久病卧床者，鼓励患者勤翻身，

笔记栏

经常拍背。

3. 饮食护理

(1) 一般护理:饮食以清淡、富营养、少量多餐为原则;忌辛辣刺激,如辣椒、咖啡等;禁烟酒;禁食发物之品,如水产品中的鲤鱼、螃蟹、虾等,禽畜类中的猪头肉、公鸡、鸡头等,蔬菜中的韭菜、春笋、香椿、黄花菜等,调味品中的葱、蒜、椒、甜酒酿等。

(2) 辨证施食:寒哮者,宜食温热散寒之品,如葱白、生姜,忌食生冷、油腻、海腥发物,可选食干姜茯苓粥或杏苏莱菔粥,以温肺散寒,降气平喘;热哮者,宜食萝卜、梨、荸荠、枇杷等新鲜蔬菜水果,可选食枇杷叶粥、川贝母粥、牛肺萝卜汤等,以清热宣肺化痰;肺脾气虚者,宜食健脾益气补肺之品,如山药、红枣、薏苡仁、莲子、猪肺、黄芪、灵芝等,可选用党参红枣汤以益气固表,或食用柚子肉炖鸡、山药半夏粥、陈皮茯苓粥等以理气化痰;肺肾两虚者,宜食补肾纳气补肺之品,如核桃、黑木耳、桑椹、紫河车、冬虫夏草等,食疗可选黄精虫草粥。

4. 情志护理　发作期时患者多有恐惧感,应多关心、安慰患者及家属,积极寻找诱因,解除其思想负担。因病情反复,患者易产生悲观、失望情绪,故应多关心、多安慰,鼓励患者培养乐观、豁达、宽容的心理素质,树立占用疾病的信心,积极配合治疗及护理。

5. 用药护理　注意服药方法,如中药汤剂寒哮宜热服,热哮宜温服;密切观察用药后反应,若服用含有麻黄的汤药后,应注意观察患者心率、血压的变化及出汗情况;发现患者有喷嚏、咳嗽等发作先兆征象时,应立即给药以制止发作。

6. 中医护理技术的运用　寒哮发作期,可艾灸定喘、肺俞、天突、膻中、气海等穴以温肺散寒,祛痰利气平喘;肺虚者,可艾灸肺俞、大椎、膻中、风门等穴;肾虚者,可灸肾俞、肺俞、神阙、气海、关元、风门、三阴交等穴以补肾。另外,耳穴贴压也可运用,取肾上腺、交感、肺、气管等穴,发热者加耳尖放血,喘息气促者加肾,胸闷者加神门,痰多者加脾以缓解症状。

(四) 健康教育

1. 避免诱因,减少发作。注意气候变化,防寒保暖,预防感冒;居室保持干净、安全,避免接触刺激性气体、工业有机尘、动物皮毛等,加强劳动防护;时值花粉飞扬之季,减少户外活动;戒烟酒;多休息,节制房事。

2. 发作期,掌握自身发病的症状、发作规律、先兆症状、用药情况及药后反应。饮食宜清淡、富营养,少食多餐。调摄情志,努力培养乐观、豁达、宽容的心理素质。掌握常用支气管舒张剂的用法和用量,随身携带吸入气雾剂。

3. 缓解期,根据个人体质及病情,选择呼吸操、太极拳、内养功、散步或慢跑等方法,适当锻炼,循序渐进,不宜剧烈运动。饮食有节,加强营养,宜多食萝卜、丝瓜、薏苡仁、柑橘等以化痰利湿,忌油腻、过冷、过热、过饱、禁食发物。

01章04节PPT

PPT 课件

第四节　喘　　证

喘证是以呼吸困难,甚至张口抬肩,鼻翼扇动,不能平卧为主要临床表现的病证。喘证的症状轻重不一,轻者仅表现为呼吸困难,不能平卧;重者稍动则喘息不已,甚则张口抬肩,鼻翼扇动;严重者,喘促持续不解,甚则发为喘脱。

西医学中的肺炎、喘息型支气管炎、肺气肿、肺源性心脏病、心源性哮喘、肺结核、硅沉着病以及癔症等疾病,以喘促为主要临床表现者,均可参照本节辨证施护。

笔记栏

知识链接

历史沿革

《黄帝内经》对喘证症状、病因、病位论述甚详。《灵枢·本脏》曰:"肺高则上气肩息咳",指出了喘证以肺为主病之脏,并以呼吸急促,鼻扇,抬肩为主要的临床特点。《灵枢·五邪》曰:"邪在肺,则病皮肤痛,寒热,上气喘,汗出,咳动肩背",指出喘证病因有外感和内伤之分。《素问·经脉别论》曰:"有所堕恐,喘出于肺,淫气害脾。有所惊恐,喘出于肺,淫气伤心。度水跌仆,喘出于肾与骨",提示喘证虽然以肺为主,但可涉及肾、心、肝、脾等脏。金元以后,诸多医家充实了内伤致喘的论说,辨证则以虚实为纲。《丹溪心法·喘促》曰:"六淫七情之所感伤,饱食动作,脏气不和,呼吸之息,不得宣畅而为喘急。亦有脾胃俱虚、体弱之人,皆能发喘",认识到喘证的病因多种多样。明代张景岳把喘证归纳成虚实两类,《景岳全书·喘促》曰:"实喘者有邪,邪气实也;虚喘者无邪,元气虚也。"指出了喘证的辨证纲领。清代叶天士《临证指南医案·喘》中进一步指出喘证"在肺为实,在肾为虚"的病机重点。《类证治裁·喘证》则明确指出"喘由外感者治肺,由内伤者治肾"的治疗原则。这些论点,对指导临床实践具有重要意义。

一、病因病机

1. 外邪侵袭　外邪之中以风寒、风热为主。风寒侵袭肺卫,未能及时表散,肺失宣降;或风热犯肺,肺热壅盛,甚则蒸液成痰,清肃失司,肺气上逆作喘。也有外寒未解,内已化热;或肺热素盛,寒邪外束,肺失宣降,气逆而喘者。

2. 饮食不当　恣食肥甘厚味,饮食生冷,或酒食伤中,致脾失健运,蕴生痰浊,上干于肺,壅阻肺气,升降失常,发为喘促。若痰湿郁久化热,或肺热素盛,痰受热蒸,痰热交阻。

3. 情志失调　情志不遂,忧思气结,肝失疏泄,肺气闭阻;或郁怒伤肝,肝气上逆侮肺,肺失肃降,升多降少,气逆而喘。

4. 久病劳欲　久病肺弱,或中气虚弱,肺之气阴不足,则气失所主而发生喘促。或劳欲伤肾,精气内夺,伤及真元,则气失摄纳而为喘。

喘证多因外感与内伤而致病,外感为六淫乘袭,内伤由饮食、情志、劳倦、久病等,致肺气上逆,宣降失职,或气无所主,肾失摄纳而成。其病位在肺和肾,与肝、脾、心有关。当心阳虚衰,不能下归于肾,可致阳虚水泛,凌心射肺之喘。

ER-1-5

喘证病因病机示意图

二、诊断与鉴别诊断

(一) 诊断依据

1. 以喘促气短,呼吸困难,甚至张口抬肩,鼻翼扇动,不能平卧,或口唇青紫为典型临床表现。

2. 多有慢性咳嗽、哮病、肺痨、心悸等疾病史,每遇外感、情志刺激及劳累而诱发。

3. 血常规、胸部X线片、心电图、肺功能、血气分析等检查有助于诊断。

(二) 鉴别诊断

1. 喘证与哮病　具体见哮病的鉴别诊断。

2. 喘证与肺胀　肺胀多为多种慢性肺部疾病长期反复发作,迁延不愈发展而来,以喘促、咳嗽、咳痰、胸部膨满、憋闷如塞等为临床特征,喘仅是肺胀的一个症状。喘证以喘促、呼

笔记栏

吸困难为主要表现，可见于多种急慢性疾病过程中，但喘证日久可致肺脾肾三脏虚损，发展为肺胀。

三、辨证施护

（一）辨证要点

1. 辨虚实和病位 喘证应首辨虚实。一般实喘在肺，乃外邪、痰浊、肝郁、邪壅肺气而致宣降不利，症见患者呼吸深长有余，呼出为快，气粗声高，伴有痰鸣咳嗽，脉数有力。虚喘在肺、肾，为肾虚纳气失常或肺肾两虚，肾不纳气，肺不主气；病程较长，病势徐缓，时轻时重，遇劳则甚，症见呼吸短促难续，深吸为快，气怯声低，少有痰鸣咳嗽，脉象微弱或浮大中空。肺虚者操劳后则喘甚，肾虚者静息时亦气息喘促，动则尤甚。喘证之病位不离于肺，但有肺脏本身病变者，有他脏（如脾、肝、肾）波及者，也有肺与他脏同病者。辨证时应分清病位重在何处，兼及何脏。

2. 辨标本缓急 喘证之标多为寒热、痰浊、肝气、火热等邪气，是造成肺宣肃失常的主要病理因素；喘证之本，主要为久咳肺虚、脾虚、肾亏，肺不主气，肾不纳气。喘证发作时，大多急而重，呼吸困难，喘憋不已，应立即畅利气机，豁化痰涎，迅速改善喘憋症状；若出现面色、舌色、指甲青紫，喘而汗出，或冷汗如油，胸闷如窒，脉急疾或浮而无根者，多为元阴元阳的外脱证，此时危急于顷刻之间，为喘脱危重证候，必须及时抢救。

（二）证候分型

1. 实喘

（1）风寒袭肺

证候表现：喘息，呼吸急促，胸部胀闷，咳嗽，痰多稀薄色白，头痛，鼻塞，喷嚏，流清涕，无汗，恶寒，或伴发热，口不渴。舌苔薄白而滑，脉浮紧。

证候分析：外感风寒，寒邪闭肺，肺郁不宣，肺气上逆，故喘咳，痰多稀薄色白，胸部闷胀；风寒束表，皮毛闭塞，卫阳被郁，故见恶寒、发热、无汗；经气不利，则头痛；肺气不宣，窍道不利，则鼻塞、喷嚏、流涕；舌苔薄白而滑，脉浮紧，为风寒在表之征。

治护原则：宣肺散寒。

代表方：麻黄汤合华盖散加减。常用药物为麻黄、紫苏、半夏、橘红、杏仁、紫苏子、紫菀、白前等。

（2）表寒里热

证候表现：喘逆上气，胸胀或痛，息粗，鼻翼扇动，咳而不爽，咳痰黏稠，形寒，身热，烦闷，身痛，有汗或无汗，口渴，溲黄，便干。舌质红，苔薄白或黄，脉浮数或滑。

证候分析：寒邪束表，肺有郁热，或表寒未解，内已化热；肺气上逆，故喘逆，息粗鼻扇，胸部胀痛，咳而不爽，咳痰黏稠；里热内盛，故烦热，汗出；热伤津液，则口渴，溲黄，便干；寒邪束表，则形寒，身痛，无汗；舌质红，苔薄白或黄，脉浮数或滑，为痰热内盛之征。

治护原则：散寒泄热，宣肺平喘。

代表方：麻杏石甘汤加减。常用药物为麻黄、黄芩、桑白皮、石膏、紫苏子、杏仁、半夏、款冬花等。

（3）痰热郁肺

证候表现：喘咳气涌，胸部胀痛，痰多黏稠色黄，或痰中带血，或目睛胀突，胸中烦热，身热，面红，有汗，咽干，渴喜冷饮，尿赤，或便秘。舌质红，苔黄或黄腻，脉滑数。

证候分析：痰热郁遏，肺失宣降，故喘咳气涌，胸部胀痛，痰黏稠色黄；热伤肺络，则痰中带血；痰热郁蒸，故见烦热，目睛胀突，身热面红，汗出，尿赤；津伤，则见咽干，口渴，便秘；舌质红，苔黄或黄腻，脉滑数，皆为痰热内盛之征。

治护原则：清热化痰，宣肺平喘。

代表方：桑白皮汤加减。常用药物为桑白皮、黄芩、知母、贝母、射干、瓜蒌皮、前胡、地龙等。

(4) 痰浊阻肺

证候表现：喘而胸满闷窒，甚则胸盈仰息，咳嗽痰多黏腻色白，咳吐不利；或脘闷，呕恶，纳呆，口黏不渴。舌质淡，苔厚白腻，脉滑。

证候分析：脾失健运，积湿成痰，痰浊干肺，肃降失职，故喘满窒闷，胸盈仰息，痰多色白黏腻；痰湿蕴中，脾胃不和，故见脘闷，呕恶，纳呆，口黏不渴；舌质淡，苔厚白腻，脉滑，为痰浊内盛之征。

治护原则：祛痰降逆，宣肺平喘。

代表方：二陈汤合三子养亲汤加减。常用药物为法半夏、陈皮、茯苓、紫苏子、白芥子、莱菔子、杏仁、紫菀、旋覆花等。

(5) 肝气犯肺

证候表现：常因情志刺激而诱发，突然呼吸短促，息粗气憋，胸闷胀痛，咽中如窒，但喉中痰声不著，平素常多忧思抑郁，或失眠，心悸。舌苔薄白，脉弦。

证候分析：郁怒伤肝，肝气犯肺，肺气不降，则喘促气憋，咽中如窒；肺肝络气不和，则胸闷胸痛；心肝气郁，则失眠，心悸；舌苔薄白，脉弦，为肝气郁结之征。

治护原则：开郁降气平喘。

代表方：五磨子饮加减。常用药物为沉香、木香、川朴花、枳壳、紫苏子、金沸草、赭石、杏仁等。

2. 虚喘

(1) 肺虚

证候表现：喘促短气，气怯声低，喉有鼾声，咳声低弱，痰吐稀薄，自汗畏风，易于感冒，或见呛咳，痰少质黏，烦热而渴，咽喉不利，面颧潮红。舌质淡红或有苔剥，脉软弱或细数。

证候分析：肺虚不主气，故喘促短气，气怯声低，喉有鼾声，咳声低弱，痰稀；气虚卫外不固，则自汗，畏风，易感冒；舌质淡，脉软弱，为肺气虚弱之象。若肺阴不足，虚火上炎，则见呛咳，痰少质黏，烦热，咽喉不利，面颧潮红；舌红剥苔，脉细数，为阴虚火旺之征。

治护原则：补肺益气养阴。

代表方：生脉散合补肺汤加减。常用药物为党参、黄芪、冬虫夏草、五味子、炙甘草等。

(2) 肾虚

证候表现：喘促日久，气息短促，呼多吸少，动则尤甚，气不得续，形瘦神疲，咳甚则小便失禁，面青唇紫，汗出肢冷，跗肿；或干咳，面红烦躁，口咽干燥，足冷，汗出如油。舌淡苔薄或黑润，或舌红少津；脉微细或沉弱，或脉细数。

证候分析：久病肺虚及肾，气失摄纳，气息短促，呼多吸少，动则尤甚，气不得续；阳衰，肢体失温煦，水湿泛滥，则肢冷，面青唇紫；舌淡苔薄、黑润，脉微细或沉弱皆为肾阳衰弱之征。或真阴衰竭，阴不敛阳，阳气浮越，则干咳，面红烦躁，口咽干燥，足冷，汗出如油；舌红少津，脉细数，为阴虚阳浮之象。

治护原则：补肾纳气。

代表方：金匮肾气丸合参蛤散加减。常用药物为附子、肉桂、山萸肉、冬虫夏草、胡桃肉、紫河车、熟地黄、当归等。

(3) 正虚喘脱

证候表现：喘逆剧甚，张口抬肩，鼻翼扇动，端坐不能平卧，稍动则喘剧欲绝，心慌动悸，烦躁不安，肢厥，面青唇紫，汗出如珠。舌淡无华或干瘦枯萎，少苔或无苔，脉浮大无根，或见歇止，或模糊不清。

证候分析：肺肾衰竭，气失所主，气不归根，则喘逆剧甚欲绝；心阳虚脱，则心慌动悸，烦躁不安；血脉失于温运，则肢厥，面青唇紫；阳脱阴液外泄，则汗出如珠；舌淡无华或干瘦枯萎，少苔或无苔，脉浮大无根，或见歇止，或模糊不清，为心肾阳气衰竭之征。

治护原则：扶阳固脱，镇摄肾气。

代表方：参附汤送服黑锡丹，配合蛤蚧散。常用药物为人参、黄芪、炙甘草、山萸肉、冬虫夏草、五味子、蛤蚧、龙骨、牡蛎等。

（三）施护措施

1. 病情观察　观察呼吸的频率、节律、深度，呼气与吸气的时间比例等；观察神志、体温、心率、血压、出汗、尿量及舌脉等情况；观察面色、唇甲发绀程度，气喘发作的时间和诱因。注意观察喘息的频率和咳嗽情况，以辨别其证型，若呼吸深长有余，气粗声高，伴有痰鸣咳嗽则为实喘；呼吸短促难续，气怯声低，少有痰鸣咳嗽，则为虚喘；若喘息急促，痰白清稀者，为风寒袭肺；喘咳胸胀，痰色黄稠，烦热者多为痰热郁肺；胸满而喘，痰多，色白黏腻者，多为痰浊阻肺；若有喘促短气，咳声低弱、自汗恶风、易感冒则为肺虚；若动则喘甚、气息短少，或小便余沥则为肾虚。注意观察病情变化，若患者出现喘息鼻扇，胸高气促，张口抬肩，汗出肢冷，面色青紫，脉洪大无根，为喘脱危象，应及时报告医生，配合抢救。

2. 生活起居护理　病室环境应安静、整洁、空气新鲜，避免粉尘和特殊气味刺激，严禁吸烟。保持温湿度适宜，风寒袭肺、虚证者病室温度宜偏高，并注意防寒保暖，及时增减衣物；痰热郁肺、肝火旺者病室温度宜偏低。喘证发作时取半坐卧位或端坐卧位休息，持续低流量给氧；症状缓解后，可适当下床活动，如散步、做呼吸操、练太极拳，以调节呼吸功能。

3. 饮食护理

(1) 一般护理：饮食以清淡、富营养为原则，宜食化痰之品，如冬瓜、陈皮、梨、枇杷等。多饮水及新鲜果汁。忌食辛辣、肥甘之品，忌食发物。

(2) 辨证施食：风寒袭肺者，宜食温肺散寒之品，如生姜、葱白等，可食核桃杏仁白果粥以宣肺平喘，忌生冷瓜果；痰浊阻肺者，可选食薏苡仁、冬瓜、赤小豆等健脾利湿化痰之品，忌食糯米、黏甜及油腻煎炸等食物，以免助湿生痰；痰热郁肺者，多食萝卜、鸭梨、枇杷、荸荠等以清热化痰宣肺，忌食辛辣、油腻、烟酒等；肝气犯肺者，可多食行气解郁之品，如香橼、佛手、金橘、萝卜、玫瑰等以疏肝理气化痰，忌食滋腻滞气之品，如豆类、红薯等；肺气虚者，宜食补益肺脾之品，如莲子、茯苓饼、人参、沙参、黄芪、百合粥、党参粥等；肾气虚者，可食血肉有情之品，如甲鱼及猪、牛、羊等动物的肾脏、骨髓或脊髓，多食核桃、黑芝麻、蛤蚧等补肾纳气定喘之品。

4. 情志护理　喘证发作易使患者产生忧虑、悲观、紧张、急躁等不良情绪，应关心体贴患者，多与患者沟通交流，指导患者利用多种方法分散注意力，减轻压力，调节情志。因"怒则气上"，则喘证患者尤当戒怒，遇事保持冷静沉着，避免因情志不畅加重病情。

5. 用药护理　寒证、虚证宜温热服，热证宜温服。麻杏石甘汤中生石膏宜先煎 30 分钟；麻黄汤不宜久煎，以免降低药效。病重者宜少量频服；服药后注意防寒保暖，避免风寒，观察胸闷、气促、咳痰、发绀等症状是否改善，注意汗出等情况。注意禁用镇静剂，慎用强烈的镇咳剂，以免痰液阻塞引起窒息而亡。

6. 中医护理技术的运用　可运用经穴推拿法，如上下左右或斜行分推上背部，掌根揉肩胛间区、膀胱经内侧线，反复重揉风门、肺俞穴区，可疏风散热、宣肺止咳；双拇指自下而上同揉肩胛间区、膀胱经内侧线，双手拇指挤压华佗脊穴（胸 7 至胸 1），再双手叠掌揉肺俞、肝俞、脾俞、肾俞，可调肺气、补虚损、理气化痰、止咳平喘；双手拇指重叠，交替压拨定喘穴，可止咳平喘、通宣理肺；揉擦胸前面；推双侧中府、云门，指压膻中，可疏散风热、肃降肺气、止咳平喘。还可运用灸法或拔罐法来改善患者的症状，如对于体质虚寒、喘息延绵者，可取定喘、肺俞、肾俞、大椎、神阙、中府、尺泽等穴进行艾灸；胸腹胀满者，于内关、中脘、足三里等穴中选 1~2 穴施行针罐；大便秘而不解者，在大肠或小肠俞、丰隆穴或天枢上施行针罐。另外，穴位敷贴可预防喘病发作，如使用消喘膏（白芥子、甘遂、延胡索、细辛研末加生姜汁调成膏状）在特定穴位于夏季三伏天进行贴敷，以扶正祛邪。

笔记栏

FR-1-6

扩展阅读——“冬病夏治”穴位敷贴治疗哮喘

（四）健康教育

1. 起居有常，寒热有节。居所环境宜冷暖适宜，空气新鲜，阳光充足，避免诱因，减少发作。

2. 饮食应有节、营养合理，忌肥甘厚腻、辛辣煎炸之品，戒烟酒。

3. 调畅情志，避免郁、怒、忧、思等不良情绪，树立战胜疾病的信心。

4. 加强身体锻炼，避免过度疲劳，劳逸结合。根据个人体力情况及病情，适当进行散步、打太极拳、做呼吸操等活动，以增强体质。

5. 随身携带吸入气雾剂，掌握使用方法和用量，以备不时之需。

6. 患感冒、咳嗽等肺系疾病时，应及时治疗，合理用药，防止病情迁延不愈、反复损伤肺气。

第五节 肺 胀

01章05节PPT

PPT 课件

肺胀是以喘息气促、咳嗽、咳痰、胸部膨满、憋闷如塞，或以唇甲发绀、心悸浮肿等为主要表现的一类病证。一般为多种慢性肺系疾患反复发作，迁延不愈而导致，病重时可出现昏迷、痉厥、出血、喘脱等危重证候。

西医学中的慢性支气管炎、支气管哮喘、支气管扩张、硅沉着病、肺结核病、肺间质纤维化等合并肺气肿，慢性肺源性心脏病等出现肺胀的主要表现时，均可参照本节辨证施护。

知识链接

历史沿革

《黄帝内经》最早提出肺胀病名，并有病机、证候的描述。如《灵枢·胀论》云：“肺胀者，虚满而喘咳。”《灵枢·经脉》亦云：“肺手太阴之脉……是动则病肺胀满膨膨而喘咳。”张仲景《金匮要略·肺痿肺痈咳嗽上气病脉证治》指出了本病的主症为“咳而上气，此为肺胀，其人喘，目如脱状”。隋代巢元方《诸病源候论·咳逆短气候》阐述了肺胀的发病机理：“肺虚为微寒所伤，则咳嗽，嗽则气还于肺间，则肺胀，肺胀则气逆，而肺本虚，气为不足，复为邪所乘，壅痞不能宣畅，故咳逆短气也。”元代朱震亨《丹溪心法·咳嗽》曰：“肺胀而嗽，或左或右不得眠，此痰挟瘀血碍气而病。”提示本病病机主要在于痰瘀阻碍肺气。清代李用粹《证治汇补·咳嗽》认为肺胀：“气散而胀者，宜补肺，气逆而胀者，宜降气，当参虚实而施治。”说明对肺胀的辨证施治当分虚实两端。

笔记栏

一、病因病机

1. 久病肺虚 内伤久咳、久哮、久喘、肺痨等慢性肺系疾患迁延失治，痰浊壅肺，日久导致肺虚，成为发病的基础。此外，长期吸烟，吸入粉尘，亦是损伤肺脏，肺失宣降的重要因素。

2. 屡感外邪 久病肺虚，痰瘀内结，卫外不固，易致六淫外邪反复乘袭，是肺胀日益加重的主要原因。六淫之中以风寒、风热多见，尤以风寒常见，故肺胀在冬春寒冷季节最易复发。

肺胀的发生多因久病肺虚，致痰瘀潴留，肺气壅滞，肺不敛降，气还肺间，胸膺胀满而成，每因复感外邪诱使发作或加剧。其病首先在肺，继则累及脾肾，后期及心。若肺病及脾，子盗母气，脾失健运，则可导致肺脾两虚；若久病肺虚及肾，金不生水，致肾气衰惫；肺虚治节失职，或肾虚命门火衰，均可病及于心，使心气、心阳衰竭，甚则可以出现喘脱等危候。

ER-1-7

肺胀病因病机示意图

肺胀的病理因素以痰浊、水饮、血瘀为主。痰浊的产生，病初由肺气郁滞，脾失健运，津液不归正化而成，渐因肺虚不能化津，脾虚不能转输，肾虚不能蒸化，痰浊愈益潴留，喘咳持续难已；久延阳虚阴盛，气不化津，痰从阴化为饮为水；病久势深，肺虚不能治理调节心血的运行，则血行涩滞而为血瘀。痰浊、水饮、血瘀三者之间又互有影响和转化，如痰从寒化则成饮；饮溢肌表则为水；痰浊久留，肺气郁滞，心脉失畅则血郁为瘀。

二、诊断与鉴别诊断

（一）诊断依据

1. 典型临床表现为喘息气促、咳嗽、咳痰、胸部膨满、憋闷如塞等。

2. 病程缠绵，时轻时重，病久可见面色、唇甲青紫，心悸，脘腹胀满，肢体浮肿，胸水，腹水，甚至喘脱等危重证候。严重者可见昏迷、抽搐或出血等症。

3. 有慢性肺系疾患病史及反复发作史。常有诱发因素，如外感、过劳、郁怒等。

4. 胸部体格检查、胸部X线检查、肺功能、心功能、血气分析等有助于诊断。

（二）鉴别诊断

1. 肺胀与哮病 哮病是一种发作性的痰鸣气喘疾患，常突然发病，迅速缓解，以夜间发作多见。肺胀为多种慢性肺部疾病长期反复发作，迁延不愈发展而来，以喘促、咳嗽、咳痰、胸部胀满、憋闷如塞等为临床特征，两者有明显区别。部分哮病长期反复发作，可使肺脾肾受损，痰瘀互结，肺气壅滞，不能敛降而发展为肺胀。

2. 肺胀与喘证 喘证与肺胀均可出现喘促、呼吸困难表现，喘证可见于多种急慢性疾病过程中。肺胀为多种慢性肺部疾病长期反复发作，迁延不愈而成，部分肺系疾病造成的喘证，日久可发展为肺胀。

三、辨证施护

（一）辨证要点

肺胀辨证以虚实为纲，一般感邪时偏于标实，病情稳定时偏于本虚。标实为外邪、痰饮、瘀血，早期以痰浊为主，渐而痰瘀并重，并可兼见气滞、水饮错杂为患。本虚为肺、脾、肾三脏虚损，应注意辨脏腑阴阳之偏重。早期以气虚或气阴两虚为主，后期气虚及阳，或可出现阴阳两虚，或阴竭阳脱之证，以肺、肾、心为主。重症患者痰瘀壅阻，正气虚衰，本虚与标实并重。

笔记栏

（二）证候分型

1. 表寒里饮

证候表现：咳逆喘满不得卧，气短气急，咳痰白稀量多，呈泡沫状，胸部膨满，口干不欲饮，面色青黯，周身酸楚，头痛，恶寒，无汗。舌质黯淡，舌苔白滑，脉浮紧。

证候分析：痰饮阻遏，肺气壅滞，肺气上逆，则胸部膨满，咳喘不得卧，气短气急，咳痰稀白量多，呈泡沫状；气机郁遏，津液不布，故口干不饮；阳郁不伸，血行瘀滞，则面色青黯；寒邪束表，故身楚、头痛、恶寒、无汗；舌质黯淡，舌苔白滑，脉浮紧，为表寒里饮之征。

治护原则：温肺散寒，化饮降逆。

代表方：小青龙汤。常用药物为麻黄、桂枝、荆芥、防风、生姜、干姜、细辛、半夏、茯苓、桂枝、白术、陈皮等。

2. 痰浊阻肺

证候表现：胸满，咳嗽痰多，色白黏腻或呈泡沫，短气喘息，稍劳即著，畏风易汗，脘腹痞胀，纳少，泛恶，便溏，倦怠乏力。舌质淡或淡胖，苔薄腻或浊腻，脉滑。

证候分析：痰浊阻肺，肺气壅塞，肺失宣降，则胸满，咳嗽，痰多色白黏腻，呈泡沫状；肺气虚弱，故短气喘息，稍劳即著；肺虚卫表不固，则怕风、易汗；痰浊内蕴，脾失健运，故见脘腹痞胀，纳少，泛恶，便溏，倦怠乏力；舌质淡或淡胖，苔薄腻或浊腻，脉滑，为痰浊内盛之征。

治护原则：燥湿化痰，降逆平喘。

代表方：三子养亲汤合苏子降气汤。常用药物为紫苏子、白芥子、莱菔子、前胡、半夏、厚朴、陈皮、茯苓、白术、甘草等。

3. 痰热郁肺

证候表现：咳逆喘息气粗，胸满，咳痰黄或白，黏稠难咯，身热，烦躁，目睛胀突，溲黄，便干，口渴欲饮；或发热微恶寒，咽痒疼痛，身体酸楚，汗出。舌红，苔黄腻，脉滑数。

证候分析：痰热郁肺，肺闭气逆，故喘咳息粗，胸满，痰黄或白黏稠；痰热扰心，则烦躁；热炽津伤，故身热，目睛胀突，口渴，便干，溲黄；风热侵袭肺卫，故见发热微恶寒，咽痒疼痛，身体酸楚，汗出；舌红，苔黄腻，脉滑数，均为痰热内郁之征。

治护原则：清肺化痰，降逆平喘。

代表方：越婢加半夏汤。常用药物为麻黄、石膏、知母、黄芩、杏仁、半夏等。

4. 痰蒙神窍

证候表现：神志恍惚，表情淡漠，嗜睡，或烦躁不安，谵妄，撮空理线，或昏迷，或肢体瞤动，抽搐，咳逆喘促，咳痰黏稠或黄黏不爽，或伴痰鸣。舌质淡或红，苔白腻或黄腻，脉细滑数。

证候分析：痰浊上蒙，则神志恍惚，表情淡漠，嗜睡；痰热扰神，则烦躁不安；痰热闭窍，则谵妄，撮空理线，昏迷；痰热内耗营阴，肝风内动，则肢体瞤动、抽搐；痰浊或痰热蕴肺，故喘咳，痰黏稠或黄黏，或伴痰鸣；舌质淡或红，苔白腻或黄腻，脉细滑数，为痰浊或痰热内蕴之征。

治护原则：涤痰，开窍，息风。

代表方：涤痰汤。常用药物为半夏、茯苓、橘红、胆南星、竹茹、枳实、石菖蒲等。

5. 肺肾气虚

证候表现：呼吸浅短难续，甚则张口抬肩，倚息不能平卧，咳嗽，痰白如沫，咳吐不利，胸满闷窒，声低气怯，心慌，形寒汗出，面色晦暗，或腰膝酸软，小便清长，或尿后余沥，或咳则小便自遗。舌淡或黯紫，苔白润，脉沉细虚数无力，或有结代。

笔记栏

证候分析：肺肾两虚，气失摄纳，故呼吸浅短难续，声低气怯；痰饮阻肺，故咳嗽，痰白如沫，胸满闷窒；肺病及心，心阳不振，故心慌，形寒，汗出；肾虚不固，膀胱失约，故小便清长，或咳则小便自遗；舌淡或黯紫，苔白润，脉沉细虚数无力，为肺肾两虚之象。

治护原则：补肺纳肾，降气平喘。

代表方：补虚汤合参蛤散。常用药物为人参、黄芪、白术、茯苓、甘草、蛤蚧、五味子、干姜、半夏、厚朴、陈皮等。

6. 阳虚水泛

证候表现：喘咳不能平卧，咳痰清稀，胸满气憋，面浮，下肢肿，甚则一身悉肿，尿少，脘痞，纳差，心悸，怕冷，面唇青紫。舌胖质黯，苔白滑，脉沉细数或结代。

证候分析：脾肾阳气衰微，气不化水，水邪泛滥，则面浮、肢肿、腹水；水凌心肺，故心悸，胸闷气憋，喘咳，痰清稀；脾失健运，则脘痞，纳差；阳虚寒水内盛，故怕冷，尿少；阳虚，血脉失于温煦而瘀滞，则面唇青紫，舌质黯，脉结代；舌胖，苔白滑，脉沉细数，为阳虚水停之象。

治护原则：温肾健脾，化饮利水。

代表方：真武汤合五苓散。常用药物为附子、桂枝、生姜、白术、茯苓、猪苓、泽泻、甘草、白芍等。

（三）施护措施

1. 病情观察　密切注意患者的呼吸、咳嗽、咳痰等情况，呼吸困难者，宜予持续低流量给氧，痰黏或难咯者，可拍背或雾化助其排痰，保持呼吸道畅通；观察患者呼吸的频率、声音，痰的色、质、量，汗出，纳食，二便以及舌苔，脉象等情况，以判断其证候；注意病情变化，如老年、久病体虚者，因感受外邪而病情加重，但因正气衰竭，无力抗邪，正邪交争之象不显著，无发热恶寒，应考虑有外邪的存在；若患者出现面色青紫，大汗淋漓，四肢厥逆，脉微欲绝等亡阳征象，应立即报告医生，配合抢救。

2. 生活起居护理　病房宜经常开窗通风，保持室内空气新鲜，温湿度适宜，避免寒冷、干燥空气、烟尘及特殊异味的气体刺激。痰浊阻肺、痰蒙神窍、阳虚水泛者室温可稍高，应安排在向阳的房间，注意防寒保暖；痰热郁肺者室内宜凉爽、湿润，避免直接当风。半卧位或前倾坐位卧床休息，缓解期适当下床活动，根据病情逐渐增加活动量，如做呼吸操、打太极拳等以增强体质，改善肺部功能。加强病室消毒，禁止吸烟。

3. 饮食护理

（1）一般护理：饮食宜清淡、富营养，多食果蔬，忌辛辣刺激、生冷、油腻、海膻发物等。

（2）辨证施食：痰浊阻肺者，宜食莱菔子、白果、粳米同煮粥，早晚餐温热服之；痰热郁肺，口渴，舌红津伤者，可多予荸荠汁、梨汁、莱菔汁；肺肾气虚者，缓解期可服沙参百合粥、黄芪党参粥或独参汤等；阳虚水泛，浮肿明显者，应忌盐，水肿消退后可进低盐饮食，或食用赤小豆汤、鲤鱼赤豆汤、大枣粥、薏苡仁粥等以利水湿。

4. 情志护理　患有肺胀者病程长，病情缠绵，反复发作，经久难愈，易产生焦虑、忧郁的心理，对治疗丧失信心。应加强情志护理，避免忧郁恼怒等不良情绪刺激，指导患者运用自我调节情绪的方法，嘱家属多给予关心爱护和精神支持，使患者保持良好健康的心态，增强战胜疾病的信心。

ER-1-8

扩展阅读——肺的养生保健——呼吸保健操

5. 用药护理　证型不同，服药方法不同，如有外感风寒者，汤药应热服；痰浊阻肺、阳虚水泛者，汤剂宜温热服；痰热郁肺者，宜温凉服；痰蒙神窍者，可服用安宫牛黄丸或至宝丹以化痰开窍醒神，慎用镇静剂，以免抑制呼吸。服药后注意观察神志、呼吸、咳嗽、咳痰、胸闷、发绀、浮肿等症状是否得到改善，使用利尿剂者注意观察尿量。

6. 中医护理技术的运用　可运用艾灸法，如阳虚水泛者，艾灸大椎、脾俞、肺俞、肾俞、命门、足三里、三阴交等穴可温阳化气行水；还可使用耳穴贴压，如虚证患者可取肺、平喘、神门、肝、肾、内分泌、皮质下、肾上腺等穴，用王不留行籽在每穴耳郭内外对贴。

（四）健康教育

1. 生活起居有常，避风寒，适寒温，勿过劳。调畅情志，避免烦躁、焦虑等不良情绪。

2. 坚持做呼吸保健操，适当进行锻炼，如散步、太极拳，以增强体质。

3. 避免感冒、触冒风寒，可适当进行耐寒训练，如洗冷水脸、温水擦浴等，提高机体抵御风寒的能力。

4. 饮食宜清淡、易消化、富营养，忌肥甘厚腻、生冷煎炸、海膻发物之品。

5. 虚证患者，可灸足三里，自我按摩肾俞、涌泉等穴位，以增强机体抗病能力。有条件者家中配备吸氧设备，每天定时进行氧疗以改善呼吸功能。

附：肺　　痨

一、概述

肺痨是由于正气虚弱，痨虫侵蚀肺脏所致，以咳嗽、咯血、潮热、盗汗及身体逐渐消瘦等为主要表现的具有传染性的慢性消耗性疾病。

本病发病多慢，初起时病情轻，逐渐加重，亦有急性发病，迅速恶化者。凡病情轻浅，为时较短，早期治疗可康复。若治疗不及时，迁延日久，病情较重者较为难治。晋代《肘后备急方》最早认识到本病具有传染性，指出“死后复传之旁人，乃至灭门”，并创立“尸注”“鬼注”之名。

在西医学中，肺结核、某些肺外结核等疾病，以咳嗽、咯血、潮热、盗汗及身体逐渐消瘦等为主要表现者，均可参照本节辨证施护。

二、病因病机

肺痨的致病因素主要有 2 个方面，一为痨虫感染，二为正气虚弱，两者可以互为因果。

1. 痨虫感染　痨虫感染是导致本病发病的外因，可通过与患者密切接触或感受病气致病。

2. 正气虚弱　先天禀赋不足或后天起居不慎，忧思劳倦，酒色过度，致精血耗伤，正气损伤；或大病久病之后失于调治，或患有宿疾，耗伤气血津液，正气亏虚；或生活贫困，营养不良，或产后体虚不复。在正虚的基础上感染痨虫，乘虚袭人而发病。

ER-1-9
肺痨病因病机示意图

本病的发病部位主要在肺，与脾、肾两脏的关系最为密切，其病理变化以阴虚火旺为主，初起肺体受损，肺阴受耗，肺失滋润，继则肺肾同病，兼及心肝，阴虚火旺，或肺脾同病，致气阴两伤，后期阴损及阳，终致阴阳俱伤的危重结局。

三、诊断与鉴别诊断

（一）诊断

1. 典型表现为咳嗽、咯血、潮热、盗汗及身体逐渐消瘦。不典型者仅可疲乏无力、微咳、食欲不振、身体逐渐消瘦。

笔记栏

2. 有与肺痨患者接触史。

3. 胸部X线检查、肺部计算机断层扫描(computed tomography,CT)、痰培养检查、结核菌素试验等有助于诊断。

（二）鉴别诊断

1. 肺痨与虚劳 两病都具有消瘦、疲乏、食欲不振等虚证特征,且有一定联系,肺痨可发展为虚损。肺痨主要病变在肺,具有传染性,以阴虚火旺为病理特点,以咳嗽、咯血、潮热、盗汗、消瘦为主要临床症状;而虚劳则由多种原因所导致,病程较长,病势缠绵,病变为五脏虚损而以脾肾为主,一般不传染,以气、血、阴、阳亏虚为病理特点,是多种慢性虚损病证的总称。

2. 肺痨与肺痿 两者病位均在肺,但肺痿是多种肺部慢性疾患后期的转归,如肺痈、肺痨、咳嗽日久等,若导致肺叶痿弱不用,俱可成肺痿。肺痨晚期,如出现干咳、咯吐涎沫等症者,即已转属肺痿。

四、辨证施护

（一）辨证要点

对于肺痨的辨证,当辨病变脏器及病理性质。其病变脏器主要在肺,以肺阴虚为主。久则损及脾肾两脏,肺损及脾,以气阴两伤为主;肺肾两伤,元阴受损,则表现阴虚火旺之象;甚则由气虚而致阳虚,表现阴阳两虚之候。同时注意四大主症的主次轻重及其病理特点,结合其他兼症,辨其证候所属。

（二）证候分型

1. 肺阴亏损

证候表现:干咳,咳声短促,或咯少量黏痰,或痰中带血丝或血点,血色鲜红,胸部隐隐闷痛,午后手足心热,皮肤干灼,口干咽燥,或有轻微盗汗。舌边尖红苔薄,脉细或细数。

证候分析:肺为娇脏,喜润恶燥,肺阴不足,失于清肃,气逆作咳,但阴亏肺燥,故无痰;燥热伤络而咯血,阴虚内热则过午低烧;阴虚阳盛,迫汗外溢而有盗汗。舌红,脉细数,为阴虚之候。此证多见于疾病初起阶段。

治护原则:滋阴润肺,清热抗痨。

代表方:月华丸。常用药为北沙参、麦冬、天冬、玉竹、百合、白及、百部等。

2. 阴虚火旺

证候表现:呛咳气急,痰少质黏,或吐稠黄痰,量多,时有咯血,血色鲜红,午后潮热,骨蒸,五心烦热,颧红,盗汗量多,口渴,心烦,失眠,性情急躁易怒,或胸胁掣痛,男子可见遗精,女子月经不调,形体日渐消瘦。舌红而干,苔薄黄或剥,脉细数。

证候分析:久病伤阴,肺伤咳甚,邪久化热,更损肺阴,故痰少而黏稠,不易咯出,甚至络伤而咯血痰;阴伤则火旺,水不制火,阳气升腾,症见两颧潮红而内热重,心烦而少寐,逼津外泄而盗汗重;脉络不和则胸疼;相火偏亢则遗精,冲任失养则月事失调;肺病及脾,生化失养,则见形体消瘦,肌肉疲倦少动。舌绛苔剥,脉沉细数,为久病伤阴,脏气亏虚之象。

治护原则:滋阴降火,补肺益肾。

代表方:青艽鳖甲散加减。常用药物为鳖甲、知母、当归、秦艽、柴胡、地骨皮、青蒿、乌梅、百合、桔梗、白芍等。

3. 气阴耗伤

证候表现:咳嗽无力,气短声低,咯痰清稀色白,偶或痰中夹血,或咯血,血色淡红,午后潮热,伴有畏风,怕冷,自汗与盗汗并见,面色㿠白,颧红,纳少神疲,便溏。舌质嫩红,或舌淡有齿印，苔薄，脉细弱而数。

证候分析：久病之体，阴病损阳，致使气阴两伤。肺不主气，脾失运化，则见体弱声微，面色皖白，纳呆便溏；肺虚卫外不固，故汗出畏寒；阳气衰则神疲体软，倦怠乏力，加之肺痨固有的阴伤颧红盗汗等症，形成气阴两伤证候。舌质嫩红，或舌淡有齿印，苔薄，脉细弱而数，皆为阴耗气伤之象。

治护原则：养阴润肺，益肺健脾。

代表方：保真汤。常用药物为太子参、生地黄、熟地黄、白术、茯苓、麦冬、白芍、知母、黄柏、五味子、地骨皮等。

4. 阴阳两虚

证候表现：咳逆喘息少气，咯痰色白，或夹血丝，血色暗淡，潮热，自汗，盗汗，声嘶或失音，面浮肢肿，心慌，唇紫，肢冷，形寒，或见五更泄泻，口舌生糜，大肉尽脱，男子滑精、阳痿，女子经少、经闭。舌质淡或光嫩少津，脉微细而数。

证候分析：久延而病重，阴伤及阳，肺脾肾三脏俱虚。肺虚气逆则咳逆喘息少气；精气虚衰则形体羸弱，大肉尽脱，男子滑精、阳痿，女子经少、经闭，五更泄泻；肺肾阴虚则潮热盗汗；病及于心则心慌，唇紫；虚火上炎则口舌生糜；卫阳不固则形寒自汗。舌质淡或光嫩少津，脉微细而数或虚大无力，则为阴阳两虚之象。

治护原则：滋阴补阳，培元固本。

代表方：补天大造丸。常用药物为人参、黄芪、白术、山药、麦冬、生地黄、五味子、阿胶、当归、枸杞子、山萸肉、龟甲、鹿角胶、紫河车等。

（三）施护措施

1. 病情观察　定时监测体温变化，观察身热起伏的时间、程度及规律；观察盗汗的部位、时间及汗出的多少，尤其注意午后及晚间的变化；观察咳嗽的声音、频率、程度，咯痰与否及难易程度，痰的色、质、量，以判断其证候变化。痰多难咯者，注意翻身拍背，必要时雾化。对咯血者，应观察咯血的色、质、量及面色、脉搏、血压等变化，及时留取血痰标本送检；若患者口中有血腥味、咽痒、胸闷、烦躁等表现时则为有大咯血先兆，应及时对症处理；发生大咯血时，配合医生抢救，防误吸而窒息；若出现喘逆气急，大肉尽脱，面浮肢肿，心慌唇紫，形寒肢冷等重症，及时做好抢救的准备。

2. 生活起居护理　本病具有传染性，应住专科医院或专科病房，做好呼吸道隔离工作。患者衣被、用品等应煮沸消毒后清洗，痰液等排泄物应消毒处理；阴虚盗汗，出汗较多者，晚上衣被不宜过暖；汗后及时擦干，更换衣物，勿受凉；平素注意保养元气，适当休息，爱惜精血。病情较轻者可适当锻炼，如做晨操、打太极、散步等；病情严重者应卧床休息。

3. 饮食护理

(1) 一般护理：加强营养，多吃瘦肉、奶类、蛋类、家禽、鱼虾、豆类及豆制品等富含蛋白质的食物；多食富含维生素 C 和维生素 B 的食物，如橘子、鲜枣、草莓；禁食辛辣、油炸及过热的食物，以免诱发咯血。

(2) 辨证施食：肺阴亏损者，宜多食银耳、百合、燕窝等滋阴润肺之品，可服用食疗之双耳羹、甲鱼滋阴汤、贝母冰糖炖豆腐等；阴虚火旺者，宜食滋阴润肺降火之品，如藕汁、萝卜汁、雪梨、枇杷等，可服用食疗之雪梨菠菜根汤或石斛 12g 煎水代茶饮；气阴耗伤者，宜进食补养气阴、益肺健脾的食物，如山药、莲子、扁豆、薏苡仁、红枣等，可服用食疗之莲子百合炖瘦肉、党参百合猪肺汤等；阴阳两虚者，宜进食滋阴温阳、补益精血之品，如桑椹、银耳、甲鱼、阿胶、黄芪、海参等，可服用食疗之羊髓生地羹、海参粥、虫草鸭子汤等。对于出汗较多者，可用浮小麦、糯稻根各 30g，碧桃干 15g，红枣 5~7 个，水煎服，以滋阴敛汗。

笔记栏

4. 情志护理 本病病程较长，应让患者及家属做好思想准备。初发患者常感到害怕，复发患者则担心不能治愈，因此，护理人员对发病者要以安抚为主，对复发者则着重于鼓励，增强其战胜疾病的信心。

5. 用药护理 指导患者按时服药，中药宜温服，抗痨西药不可擅自减量或停药；观察服药后反应，定期监测肝肾功能。中小量咯血者，可遵医嘱口服白及粉、三七粉、仙鹤草素等药物止血。

6. 中医护理技术的运用 临床可运用艾灸方法治疗肺痨。初时长期灸关元、神阙，以提高免疫力，强壮身体，抵抗痨虫入侵。中期因肺体受损，灸尺泽、肺俞、中府等穴。后期则补益脾肾，调和五脏六腑，灸中脘、肾俞、太溪等穴。另外，还可根据证型，辨证施灸。基础穴位为肺俞、膏肓、太溪；肺阴亏损型配穴行间、照海；阴虚火旺型配穴照海、涌泉；气阴耗伤型配穴脾俞、胃俞、气海；阴阳两虚型配穴神阙、照海。若患者出现满面通红、壮热、气大喘、烦躁口渴时应停止施灸。

（四）健康教育

1. 注意消毒隔离。患者避免出入公共场所，衣物和生活用品定期消毒后使用，痰液、痰杯、便器及时消毒处理。

2. 加强营养。多食用高蛋白食物，如肉类、蛋类、牛奶等，以补充营养、提高免疫力。

3. 盗汗的日常处理。出现大量盗汗时，应及时处理，勤换内衣、床单，保持干燥，并及时补充足够水分。

4. 适当活动。有高热、咯血等症状时应卧床休息，恢复期可循序渐进地适当活动及体育锻炼。

5. 坚持用药。患者及家属应明确全程治疗的重要性，督促患者按疗程用药。

6. 定期复查。定期复查肝功能、胸部X线检查以及痰结核分枝杆菌检查等，了解病情变化。另外，对密切接触者也应定期进行胸部X线检查，早发现早治疗。

病案分析

张某，男，39岁。于2017年8月21日入院。

主诉：咳嗽半月余，加重3天。

现病史：患者半月前感冒，一直未愈，曾先后服用感冒灵、阿莫西林胶囊，效果不显。现患者咳嗽剧烈，咳声嘶哑，痰黄稠，咯吐不利，时有发热，鼻塞，流黄涕，咽部疼痛，口干欲饮，大便干结。

查体：T：37.8℃，P：92次/min，R：25次/min，BP：125/80mmHg。患者神志清楚，精神欠佳，咽部明显充血。舌质红，苔薄黄腻，脉滑数。

胸部X线检查：双肺呼吸音稍粗，无干湿啰音。

请分析：

1. 患者所患疾病和证型，并提出诊断依据。

2. 分析其证候机理。

3. 主要的护理措施有哪些？

（胡慧 舒静）

复习思考题

1. 素体虚弱者如何预防感冒？
2. 川贝炖雪梨适用于哪些证型的咳嗽？为什么？
3. 哮病和喘证有什么不同？
4. 喘脱危证有哪些表现？如何预防？
5. 肺胀的临床特点有哪些？如何观察？

扫一扫，测一测

笔记栏

第二章 心系病证

学习目标

1. 识记　心系病证的发病特点，以及心悸、胸痹心痛、不寐的概念、辨证要点、证型特征及辨证施护。

2. 理解　心系病证的病因病机、诊断及辨证论治。

3. 应用　能正确分析心系病证，并解决临床护理问题。

心为君主之官，位于胸中，开窍于舌，其华在面，与小肠相表里，其主要生理功能是主血脉，藏神明。心系病证多因情志所伤、禀赋不足、年老体虚、久病失养所致，病理变化主要表现为心脉血液运动障碍和情志思维活动异常，如心悸、胸痹心痛、眩晕、失眠、多梦等。心与肺、脾、肝、肾功能密切相关，故临床应注意脏腑关联，辨证施护。

02章01节PPT

PPT 课件

第一节　心　悸

心悸是以患者自觉心中悸动，惊惕不安，甚则不能自主为主要表现的一种病证。临床多呈发作性，每因情志波动或劳累过度而诱发，且常伴胸闷、乏力、眩晕、耳鸣、寐差、健忘等症。心悸又分为惊悸和怔忡，病情较轻者为惊悸，病情较重者为怔忡。

西医学中，各种原因引起的心律失常，如心动过速、心动过缓、期前收缩、心房颤动或扑动、房室传导阻滞、病态窦房结综合征、预激综合征以及心功能不全、心肌炎、神经官能症等，以心悸为主要表现者，均可参照本节辨证施护。

知识链接

历 史 沿 革

《黄帝内经》已认识到心悸与宗气外泄，心脉不通，突受惊恐，复感外邪等因素有关。《素问·平人气象论》云："脉绝不至曰死，乍疏乍数曰死"，这是对严重脉律失常与疾病预后关系的最早记录。汉代张仲景《伤寒杂病论》中首次将其命名为"心动悸""心下悸""心中悸"及"惊悸"等，认为惊扰、水饮、虚劳及汗后受邪为其主要病因，并记载了发病时脉率的结、代、促等不同表现，提出"心动悸，脉结代，炙甘草汤主之"。元代《丹溪心法·惊悸怔忡》曰："人之所主者心，心之所养者血，心血一虚，神气不守，此惊悸之所肇端也"。明代《医学正传·怔忡惊悸健忘证》中详细地描述了惊悸、怔忡的区别与关联。《景岳全书·怔忡惊恐》认为怔忡由劳损所致，故治疗和护理主张"养气养精，滋培根本"，"节欲节劳，切戒酒色"。

笔记栏

一、病因病机

1. 体虚劳倦　禀赋不足，素体亏虚，或久病伤正，耗损心之气阴，或劳倦太过伤脾，生化之源不足，气血阴阳亏乏，脏腑功能失调，致心神失养，发为心悸。

2. 七情所伤　平素心虚胆怯，突遇惊恐，易心神动摇，不能自主；忧思过度，劳伤心脾，阴血暗耗，心失所养；肝气郁结，气滞血瘀，则心神不宁，心脉不畅；大怒伤肝，肝火上炎，肝气逆乱，上扰于心，致心神不宁。

3. 感受外邪　风、寒、湿三气杂至，合而为痹。痹证日久，内舍于心，痹阻心脉，心血瘀阻；或风湿热邪，内侵心脉，耗伤心气心阴；温病、疫毒灼伤营阴，心失所养；或邪毒内扰心神，均可发为心悸。

4. 药食不当　嗜食膏粱厚味，煎烤炙煿，蕴热化火生痰，痰火扰心，发为心悸。或药物过量或毒性较剧，耗伤心气、损伤心阴，而致心悸，如附子、乌头、雄黄、蟾蜍、麻黄等，或西药奎尼丁、肾上腺素、洋地黄、锑剂等。或补液过多、过快时，心脏功能失调，气血阴阳紊乱，均可引发心悸。

心悸多因体质素虚、情志内伤、外邪侵袭等，导致心神不宁而发病。其病位在心，常涉及肝、脾、肺、肾。心悸有虚实之分，虚者为气血阴阳亏虚，心失所养；实者多由痰火扰心、水饮凌心、心血瘀阻而致心神不宁。虚实之间相互夹杂或转化。如实证日久，病邪伤正，虚证也可因虚致实，兼见实证表现。

ER-2-1

病因病机示意图

二、诊断与鉴别诊断

（一）诊断依据

1. 自觉心中悸动不安，时快时缓，时作时止，不能自主。呈阵发性或持续性，一日可数次发作，或数日一次发作。伴胸闷气短，头晕乏力，易激动，心烦寐差等。中老年患者可伴有心胸疼痛，甚则喘促，汗出肢冷。严重者可发晕厥、猝死。

2. 脉象可有数、促、结、代、涩、缓、沉、迟等变化。

3. 常因情志刺激如惊恐、紧张以及劳倦、饮酒、饱食等因素而诱发。

（二）鉴别诊断

1. 惊悸与怔忡　两者均属心悸，有病因病机及病情轻重之不同。惊悸多为实证，多因情志因素诱发，如惊恐，忧思郁怒，或紧张过度，致扰动心神，心无所主，外有所触，发病迅速，时作时止，呈阵发性，一般病情较轻，全身情况较好，病势浅而短暂。怔忡多为虚证，多因惊悸日久，久病体虚所致，与情志因素无关，或外邪、内伤而诱发，致气血阴阳虚损，心神失养，或虚火扰心，或水饮凌心，或心脉痹阻，表现为本无所惊，心中自动，动则加剧，持续发作，一般病势深重，全身情况较差。惊悸迁延不愈则成怔忡。

2. 心悸与奔豚　奔豚发作时，觉心胸躁动不安。两者的区别在于奔豚发于小腹，上至心下，上下冲逆，称为肾积。心悸则发自于心，以心中剧烈跳动为特征。

三、辨证施护

（一）辨证要点

1. 辨虚实　心悸应辨虚实，虚者为气血阴阳亏虚，实者为痰饮、瘀血、火邪上扰。若伴有善惊易恐，平息后缓解，则为心虚胆怯；若伴有头晕，乏力，面色无华，则为心血不足；若伴有五心烦热，潮热盗汗，腰膝酸软，口燥咽干，则为阴虚火旺；若伴有形寒肢冷，则为心阳不振，另伴有胸闷心痛，唇甲青紫，或下肢水肿，则为水饮凌心。

笔记栏

2. 辨脉象变化　脉搏的节律异常为本病的特异征象，它可帮助判断心悸的寒热虚实属性。一般认为，数脉主热，迟脉主寒，脉有力为实，无力为虚；阳盛则促，阴盛则结；脉象数滑有力为痰火，涩脉多提示有瘀血，结脉多提示气血凝滞，代脉常见于元气虚衰、脏气衰微；若病情危重则脉象散乱模糊。

（二）证候分型

1. 心虚胆怯

证候表现：心悸不宁，坐卧不安，善惊易恐，恶闻声响，少寐多梦而易惊醒，食少纳呆。舌质淡红，苔薄白，脉细略数或细弦。

证候分析：平素心虚胆怯，突受惊吓，心惊神摇，心神不能自主，故心悸不宁；心不藏神，心中惕惕，则善惊易恐，坐卧不安，少寐多梦而易惊醒；心病及脾，脾失健运，则食少纳呆；脉细略数或细弦为心神不安，气血逆乱之象。

治护原则：镇惊定志，养心安神。

代表方：安神定志丸加减。常用药物为朱砂、龙齿、琥珀、酸枣仁、远志、茯神、人参、茯苓、山药、天冬、生地黄、熟地黄、肉桂、五味子等。

2. 心血不足

证候表现：心悸气短，动则尤甚，兼见头晕目眩，面色无华，健忘失眠，神疲乏力，食少纳呆。舌淡红，脉细弱。

证候分析：心血不足，不能养心，动则更耗气血，故心悸气短，动则尤甚；气血亏损，不能上荣于脑，故头晕目眩，面色无华；血虚则神明无主，故失眠健忘；纳呆食少，神疲乏力，均为脾气虚弱之表现；舌淡红，脉细弱，为血虚之象。

治护原则：补血养心，益气安神。

代表方：归脾汤加减。常用药物为黄芪、人参、白术、炙甘草、熟地黄、当归、龙眼肉、茯神、远志、酸枣仁、木香等。

3. 阴虚火旺

证候表现：心悸易惊，思虑劳心尤甚，心烦不寐，眩晕耳鸣，急躁易怒，五心烦热，潮热盗汗，口燥咽干，腰膝酸软。舌红少津，苔少或无，脉细数。

证候分析：肾阴不足，不能上济于心，而致心火内动，扰动心神，故心悸而烦，易惊不得安寐；阴虚于下，则见腰酸；阳扰于上，则眩晕耳鸣；阴虚内热，虚火灼津，则五心烦热，口燥咽干，潮热盗汗；舌红少津，脉细数，为阴虚火旺之征。

治护原则：滋阴清火，养心安神。

代表方：天王补心丹合朱砂安神丸加减。常用药物为生地黄、玄参、麦冬、天冬、当归、丹参、人参、炙甘草、黄连、朱砂、茯苓、远志、酸枣仁、柏子仁、五味子、桔梗等。

4. 心阳不振

证候表现：心悸不安，胸闷气短，动则尤甚，面色苍白，形寒肢冷。舌质淡，苔白，脉象虚弱或沉细无力。

证候分析：病久体虚，损及心阳，心失温养，故心悸不安；胸中阳气不足，动则耗气，故胸闷气短，动则尤甚；心阳虚衰，血液运行迟缓，肢体失于温煦，故面色苍白，形寒肢冷；舌质淡，脉象虚弱或沉细无力，为心阳不振，鼓动无力之征。

治护原则：温补心阳，安神定悸。

代表方：桂枝甘草龙骨牡蛎汤合参附汤加减。常用药物为桂枝、附子、人参、黄芪、麦冬、枸杞子、炙甘草、龙骨、牡蛎等。

5. 水饮凌心

证候表现：心悸眩晕，胸闷痞满，渴不欲饮，小便短少，或下肢浮肿，形寒肢冷，伴恶心呕吐，流涎。舌淡胖，苔白滑，脉弦滑或沉细而滑。

证候分析：肾阳虚不能化水，水饮内停，上凌于心，故见心悸；饮阻中焦，清阳不升，则见眩晕；气机不利，故见胸闷痞满；水饮内停，水津不布，则渴不欲饮，小便短少，下肢浮肿；阳气失于温煦，则形寒肢冷；饮邪上逆，胃失于和降，则恶心呕吐，流涎；舌淡胖，苔白滑，脉弦滑，为水饮内停之象。

治护原则：振奋心阳，化气行水。

代表方：苓桂术甘汤加减。常用药物为茯苓、泽泻、猪苓、车前子、桂枝、炙甘草、人参、黄芪、白术、茯神、远志、酸枣仁等。

6. 心血瘀阻

证候表现：心悸不安，胸闷不舒，心痛时作，痛如针刺，唇甲青紫。舌质紫黯或有瘀斑，脉涩或结或代。

证候分析：心脉瘀阻，心失所养，而致心悸不安；血瘀气滞，心阳被遏，则胸闷不舒；瘀血内停，心脉挛急不通，则心痛时作；唇甲青紫，舌质紫黯，或有瘀斑，脉涩或结或代，为瘀血内阻之象。

治护原则：活血化瘀，理气通络。

代表方：桃仁红花煎合桂枝甘草龙骨牡蛎汤加减。常用药物为桃仁、红花、丹参、赤芍、川芎、延胡索、香附、青皮、生地黄、当归、桂枝、甘草、龙骨、牡蛎等。

7. 痰火扰心

证候表现：心悸时发时止，受惊易作，胸闷烦躁，痰多黏稠，口苦口干，大便秘结，小便黄赤。舌红，苔黄腻，脉弦滑。

证候分析：痰火扰心，蒙蔽心窍，心神不宁，故见心悸时发时止；惊则气乱，痰随气涌，故受惊易作；气郁痰火互结于心胸，耗伤津液，故胸闷烦躁，痰多黏稠，口苦口干；大便秘结，小便黄赤，舌红，苔黄腻，脉弦滑，均为痰火壅盛之象。

治护原则：清热化痰，宁心安神。

代表方：黄连温胆汤加减。常用药物为黄连、栀子、竹茹、半夏、胆南星、全瓜蒌、陈皮、生姜、枳实、远志、石菖蒲、酸枣仁、生龙骨、生牡蛎等。

（三）施护措施

1. 病情观察　密切观察心律、心率、血压、神色、汗出、脉象等变化。心率持续在40次/min以下或超过120次/min，脉结代，伴心慌胸闷等症时，为病情加重之象，及时报告医生，配合处理。若出现心前区剧烈疼痛，喘促大汗、面色苍白、四肢厥冷等，则为心阳暴脱之危象，应迅速报告医生，配合抢救。若有喘促、胸闷或咳吐粉红色泡沫痰时，立即给氧气，可加20%~30%乙醇湿化后吸入，协助患者取半卧位、坐位或垂足坐位，对症处理。加强夜间巡视，发现病情变化及时报告医生。

2. 生活起居护理　保持病室安静、空气新鲜，避免噪声，减少刺激，减少探视；工作人员做到说话轻、操作轻、走路轻、关门轻。注意四时季节变化，防寒保暖，温湿度适宜，防外邪侵袭诱发或加重心悸。心脾两虚、心阳不振者病室阳光宜充足，注意随气候变化增减衣服；阴虚火旺者，则室内温度可稍低，光线稍暗，慎房事，在冬季养阴，以滋补肾阴；水饮凌心者应绝对卧床，注意保暖，室内温度宜稍高，待症状好转后，逐渐恢复体力活动；心气不足者活动量应控制，避免耗气更甚；心虚胆怯者勿熬夜，子时前进入睡眠期。对年老体弱、长期卧床、活动无耐力者，协助其起居，注意皮肤护理，预防压疮发生。

笔记栏

3. 饮食护理

(1) 一般饮食:饮食有节,以清淡、易消化、富含营养、低盐低脂为原则。忌食辛辣、醇酒、咖啡等刺激之品。多吃含钾高的食物,如柑橘、香蕉、花菜、油菜、山慈菇等。注意营养、水分和钠盐的摄入,伴水肿者,应限制水和钠盐的摄入。

(2) 辨证施食:心虚胆怯者以养心安神之品为宜,如荔枝、猪心、蛋类等。心血不足者以补益气血之品为宜,如鸡肉、鸽肉、莲子、红枣、山药等,以及含铁丰富的食物;食疗可用党参当归炖猪心、小麦红枣粥等,以补益心脾,养血安神。阴虚火旺者以滋阴降火,清心安神之品为宜,如梨、百合、浮小麦、鸭肉等;食疗可用百合鸡子黄汤、银耳莲子羹等,以养血滋阴,清心安神。心阳不振者饮食应趁温热服食,以温补心阳之品为宜,如羊肉、羊乳、羊心、桂皮,可用大葱、干姜、辣椒等调味;食疗可用桂心人参蒸羊心,以温补心阳,安神定悸。水饮凌心者食疗可用桂心粥,以健脾养胃,温阳化饮,并限制钠盐和水的摄入。心血瘀阻者以活血化瘀之品为宜,如玫瑰花、山楂、红糖等;食疗可用红花炖羊心,以活血化瘀,通经止痛。痰火扰心者忌食膏粱厚味、煎炸炙煿之品。

4. 情志护理 不良情绪常诱发或加重心悸,因此患者应保持情绪稳定,精神乐观,凡事心平气和。心虚胆怯者应避免恐怖刺激;心血不足者,避免思虑过度;阴虚火旺或痰火扰心者应避免忧思恼怒等不良情志;心血瘀阻者避免忧郁悲观。心悸发作时感恐惧者,应有人陪伴在旁,予以心理安慰;对持续不良情绪者,应给予情绪疏导,如移情法、音乐法,或通过谈心释放情绪等。

5. 用药护理 注意服药方法和注意事项,用药的途径、剂量、时间应准确,观察记录用药后的效果和反应。如安神定志丸中含有朱砂,应注意服药时间不能过长,防慢性中毒;服用洋地黄类药物,应注意观察患者心率变化,服药前测量心率,并注意观察有无洋地黄中毒反应;使用攻逐利水药或利尿剂时,要准确记录出入量,如患者出现无力、心律不齐等低血钾症状时应及时报告,对症处理。静脉用药时,应严格控制速度,以免加重心脏负担。随身携带急救药物,以备急用。

6. 中医护理技术的运用 心悸发作时,可耳穴贴压神门、交感、心、皮质下、小肠等穴,以宁心安神。心虚胆怯者加肝、胆等穴;心血不足者加脾、胃等穴;阴虚火旺者可加肾;心阳不振或水饮凌心者可取三焦、胸、肝、脾等穴;心血瘀阻者可取肝、三焦等穴。取内关、郄门、神门、心俞、巨阙、肝俞、胆俞等行穴位按摩,以宁心安神,定惊止悸;心悸甚者,取双侧内关穴按压1分钟。

ER-2-2 扩展阅读

(四) 健康教育

1. 病情较轻时,适当从事体力活动,以不感疲劳,不加重症状为度;病情严重者,心悸、气短频发时,应绝对卧床休息,待症状缓解后,逐渐增加活动量。避免剧烈活动,适当锻炼,如散步、打太极拳等。

2. 平素尽量避免恐怖和不良情绪刺激。必要时看书或电视、听舒缓音乐以转移注意力,若有不安全感或恐惧心理,需家人陪伴,保持稳定乐观向上的情绪。

3. 养成良好的排便习惯,排便困难时切忌努责;多吃含粗纤维的蔬菜,血糖正常者晨起可喝1杯蜂蜜水或适当做腹部按摩,以保持大便通畅。

4. 饮食有节,进食营养丰富易消化的食物;忌饥饱无常,肥甘过度,过嗜烟酒、浓茶;应低盐低脂饮食,戒烟酒。

5. 教会患者检测脉搏、听心率的方法,以利于自我检测病情。每次服药前和服药后半小时应监测脉搏、心率,如服用洋地黄类药物时,服药前心率低于60次/min时,应暂时停药。

6. 应坚持长期治疗,巩固疗效,居家可适当服用人参等补气药,以改善心气虚,增强抗

笔记栏

病能力。随身携带速效救心丸、硝酸甘油片等急救药物。如心悸反复发作或持续发作，甚至出现严重的胸闷、喘促、水肿等症状时，应及时到医院救治。

第二节　胸痹心痛

02章02节PPT

PPT 课件

胸痹心痛是以胸闷疼痛，甚则痛彻肩背，喘息不得卧为主症的一种病证。轻者感觉胸闷如窒，呼吸不畅，心前区、肩胛区隐痛、绞痛，历时数秒至数分钟，经休息或治疗后症状迅速缓解，但多反复发作；重者胸痛彻背，背痛彻心，持续不能缓解。

西医学中的冠状动脉粥样硬化性心脏病（心绞痛、心肌梗死）、病毒性心肌炎、心包炎、慢性阻塞性肺气肿等，症见发作性胸闷疼痛、心痛彻背者，均可参照本节辨证施护。

知识链接

历史沿革

《黄帝内经》中最早描述了胸痹的症状表现。《灵枢·五邪》指出："邪在心，则病心痛。"《素问·脏气法时论》亦提到："心病者，胸中痛，胁支满，胁下痛，膺背肩胛间痛，两臂内痛。"汉代张仲景《金匮要略》正式提出"胸痹"病名，并进行了专门论述：把病因病机归纳为"阳微阴弦"，即上焦阳气不足，下焦阴寒气盛的本虚标实证，并提出了温通散寒，宣痹化湿的辨证治疗原则。明代徐用诚《玉机微义·心痛》中提到："病久气血虚损及素作劳羸弱之人患心痛者，皆虚痛也"，并对心痛和胃脘痛进行了明确的鉴别。清代王清任《医林改错》以血府逐瘀汤治胸痹心痛，沿用至今，为治疗胸痹心痛开辟了广阔的途径。

一、病因病机

1. 年老体虚　本病多见于中老年人，年过半百，肾气精血渐衰。肾阳虚衰，不能鼓舞五脏之阳，致心气不足或心阳不振，血脉失于温运，心脉痹阻不畅，发为胸痹；肾阴亏损，不能滋养五脏之阴，致心阴内耗，心脉失于濡养，而致胸痹。

2. 寒邪内侵　寒主收引，既可阻遏胸阳，又可使血行瘀滞而发本病。或素体阳衰，胸阳不足，阴寒之邪乘虚侵袭，致使胸阳痹阻，气机不畅，而成胸痹心痛；或阴寒凝结，日久寒邪伤阳，心阳渐衰，心脉痹阻，亦可致胸痹心痛。

3. 劳倦内伤　劳倦伤脾，脾虚转输失能，气血生化乏源，无以濡养心脉，拘急而痛；或积劳损阳，心肾阳虚，鼓动无力，胸阳不振，血行涩滞，发为胸痹心痛。

4. 情志不遂　忧思伤脾，脾失健运，痰浊内生，痰聚心胸，胸阳痹阻；郁怒伤肝，肝郁气滞，甚则郁而化火，灼津生痰，痰阻气滞，胸阳不运，痹阻心脉，不通则痛，发为胸痹。

5. 饮食不节　嗜食膏粱厚味或烟酒，脾胃受损，运化失健，聚湿生痰，上犯心胸，胸阳不展，气机不畅，心脉痹阻，不通则痛，而发胸痹。或痰浊留恋日久，痰阻血瘀，亦成本病。

胸痹心痛的主要病机为心脉痹阻，病位在心，与肺、肝、脾、肾密切相关。心主血脉，肺主治节，心病失于推动，肺气治节失司，则血行瘀滞；肝病疏泄失职，则气滞血瘀；脾虚失其健运，聚湿生痰，气血乏源；肾虚藏精失常，或肾阴亏损，心血失荣，或肾阳虚衰，君火失用，

笔记栏

ER-2-3 病因病机示意图

均可致心脉痹阻而发胸痹心痛。其病理表现为本虚标实，虚实夹杂。本虚有气虚、气阴两虚及阳气虚衰；标实有血瘀、寒凝、痰浊、气滞，皆可相兼为病，如气滞血瘀、寒凝气滞、痰瘀交阻等。

二、诊断与鉴别诊断

（一）诊断依据

1. 以胸部闷痛为主症，多见左侧胸部或膻中处突发憋闷疼痛，可有闷痛、绞痛、刺痛、隐痛或灼痛、含糊不清的不适感等，常窜及肩背、前臂、咽喉、胃脘部等。伴有心悸、气短、自汗，甚则喘息不能平卧。严重者可见胸部剧烈疼痛，面色苍白，汗出肢冷，唇甲青紫，脉散乱或脉微欲绝等危象，可引发猝死。

2. 多见于中年以上，突然发病，呈发作性或持续不能缓解。常因劳累过度、情绪波动、寒冷刺激或暴饮暴食等而诱发。亦有无明显诱因或安静时发病者。

3. 心电图（包括常规心电图、动态心电图、心电图运动试验）、心功能测定、心肌标志物、血清酶学、冠脉造影等检查有助于明确诊断，排除心肌梗死的可能。

（二）鉴别诊断

1. 胸痹心痛与胃脘痛　两者疼痛的部位相近，容易混淆。胃脘痛疼痛部位主要在上腹胃脘部，以胀痛、灼痛为主，局部有压痛，疼痛多在食后或饥饿时发作，持续时间较长，伴有泛酸、嗳气、嘈杂、呃逆等胃部症状。

2. 胸痹心痛与悬饮　两者胸痛的特点相似。悬饮疼痛部位主要在单侧或两侧胁部，胸胁疼痛，肋间饱满，胀痛持续不解，转侧或呼吸时疼痛加重，伴有咳嗽、咳痰等肺系证候。

3. 胸痹心痛与真心痛　真心痛为胸痹心痛的进一步发展，症见心痛剧烈，甚则持续不解，伴有汗出、肢冷、面白、唇紫、手足青至节、脉微或结代等危重急症。

三、辨证施护

（一）辨证要点

1. 辨虚实　本病总属本虚标实，本虚应区别阴阳气血亏虚的不同，标实又有瘀血、痰浊、气滞、寒凝等的不同。

（1）本虚：若胸中闷痛，因劳累诱发，伴心悸乏力，心慌气短，舌淡胖或有齿痕，脉沉细或脉结代者，多为心气不足；若在气虚的基础上表现胸闷气短，畏寒肢冷，神疲乏力，自汗，舌质淡胖，脉沉细或脉沉迟者，多为心阳不振；若心悸怔忡，失眠多梦，面色无华，脉细或涩者，多为血虚；在血虚的基础上若表现为胸中隐痛，缠绵不休，动则多发，伴口干，盗汗，舌质红，少苔，脉沉细而促者，多为阴虚；若出现精神萎靡，表情淡漠，面色苍白，大汗淋漓，四肢厥冷，舌质黯淡，脉微欲绝，则为阳脱之象。

（2）标实：若胸闷重而痛轻，兼见胸胁胀满，善太息，苔薄白，脉弦者，多为气滞；若胸部窒闷而痛，伴咳吐痰涎，苔腻，脉弦滑或弦数者，多为痰浊；若胸中刺痛，痛有定处，面色晦暗，口唇爪甲青紫，舌紫黯或有瘀斑、瘀点，脉结代或涩，多在夜间发作者，多为血瘀；若胸痛如绞，遇寒发作或遇冷加剧，伴四肢逆冷，面色青白，舌质淡，苔薄白，脉细者，多为寒凝。

2. 辨病情轻重　主要根据疼痛持续时间、发作次数、缓解因素进行辨别。疼痛持续时间短暂，瞬息即逝者多为轻症；疼痛持续时间长，反复发作，甚至数小时或数日不得缓解者为重症或危象。疼痛遇劳发作，休息或服药后能缓解者为顺证，服药后难以缓解者常为危候。一般疼痛发作次数与病情轻重程度成正比，但亦有发作次数不多而病情较重的情况，必须结合临床表现，具体分析判断。

（二）证候分型

1. 心血瘀阻

证候表现：心胸刺痛，痛有定处，入夜加重，甚则心痛彻背，背痛彻心，或痛引肩背，伴胸闷憋气，时作时止，日久不愈。多因暴怒、劳累等因素而加重。舌质紫黯，有瘀斑，苔薄白，脉弦涩。

证候分析：瘀血凝涩，心脉不畅，故见心胸刺痛，痛有定处；血属阴，夜亦为阴，故入夜加重；心脉循行肩背，心气通于背俞，故心痛彻背，背痛彻心，或痛引肩背；瘀血阻塞，胸阳不振，可伴胸闷心悸；暴怒可加重气郁，劳累则耗气，两者均会加重血瘀；舌质紫黯，有瘀斑、瘀点，苔薄白，脉弦涩，均为瘀血内停之征。

治护原则：活血化瘀，通脉止痛。

代表方：血府逐瘀汤加减。常用药物为桃仁、红花、当归、川芎、赤芍、柴胡、牛膝、桔梗、枳壳、生地黄、降香、郁金等。

2. 气滞心胸

证候表现：心胸满闷，隐痛阵发，痛有定处，时有太息，伴胃脘部胀满，得嗳气或矢气则舒。常因忧思郁怒而诱发或加重。苔薄白或白腻，脉弦细。

证候分析：肝失疏泄，气机郁滞，心脉不和，故心胸满闷，隐痛阵发，痛有定处，时有太息，遇情志不遂时诱发或加重；肝气失疏，脾胃不和，故见胃脘部胀满；嗳气或矢气，气机暂时通畅，故见症状稍减；苔薄白或白腻，脉弦细，为肝郁气滞之征。

治护原则：疏肝理气，活血通络。

代表方：柴胡疏肝散加减。常用药物为柴胡、枳壳、香附、陈皮、川芎、赤芍等。

3. 痰浊闭阻

证候表现：心胸窒闷疼痛，闷重痛轻，多形体肥胖，痰多气短，伴倦怠乏力，肢体沉重，纳呆便溏。遇阴雨天诱发或加重。舌体胖大，边有齿痕，苔白腻或白滑，脉滑。

证候分析：痰浊闭阻，胸阳不振，故心胸窒闷疼痛，闷重痛轻；气阻不畅，故见痰多气短；痰浊困脾，脾运不健，故见形体肥胖或倦怠乏力，肢体沉重，纳呆便溏；痰为阴邪，故遇阴雨天诱发或加重；苔白腻或白滑，脉滑，均为痰浊壅阻之征。

治护原则：通阳泄浊，豁痰开结。

代表方：瓜蒌薤白半夏汤合涤痰汤加减。常用药物为瓜蒌、薤白、半夏、胆南星、枳实、茯苓、陈皮、石菖蒲、人参、竹茹、甘草等。

4. 寒凝心脉

证候表现：胸痛如绞，猝然发作，痛彻肩背，胸闷气短，喘不得卧，伴形寒肢冷，冷汗自出，面色苍白。常因气候骤冷或骤遇风寒而发病或加重。苔薄白，脉沉紧或沉细。

证候分析：阴寒凝滞，气机闭阻，故心痛如绞，猝然发作；胸阳不振，故胸闷气短；阴寒凝滞，阳气不运，故形寒肢冷，冷汗自出，面色苍白；阴寒甚，则病发或加重，故气候骤冷或骤遇风寒时病情发生变化；苔薄白，脉沉紧或沉细，为阴寒凝滞之征。

治护原则：辛温散寒，宣通心阳。

代表方：枳实薤白桂枝汤合当归四逆汤加减。常用药物为桂枝、细辛、薤白、瓜蒌、芍药、当归、枳实、厚朴、甘草等。

5. 气阴两虚

证候表现：心胸隐痛，时作时止，动则加剧，伴心悸气短，神疲乏力，面色少华，头晕目眩，声息低微，易汗出。舌淡红，胖大边有齿痕，苔少，脉虚细缓或结代。

证候分析：心气不足，阴血亏耗，血行瘀滞，故心胸隐痛，时作时止；心脉失养，则心悸不

笔记栏

安；气虚，则见气短，动则益甚，神疲乏力，声息低微，易汗出；阴血不足，不能上荣头面，故见面色少华，头晕目眩；舌淡红，苔少，脉虚细缓或结代，均为气阴两虚之征。

治护原则：益气养阴，活血通脉。

代表方：生脉散合人参养荣汤加减。常用药物为人参、黄芪、炙甘草、肉桂、麦冬、玉竹、五味子、丹参、当归等。

6. 心肾阴虚

证候表现：心痛憋闷，心悸盗汗，心烦失眠，腰膝酸软，头晕耳鸣，口干便秘。舌红少津，苔少或苔薄，脉细数或促代。

证候分析：久病则气血亏损，运行不畅，痹阻心脉，故见心痛憋闷；心阴虚，虚火扰心，故心悸不安；水不济火，虚热内灼，故见心烦失眠，腰膝酸软，头晕耳鸣，口干便秘；舌红少津，苔少或薄，脉细数，均为阴虚之征。

治护原则：滋阴清火，养心和络。

代表方：天王补心丹合炙甘草汤加减。常用药物为生地黄、玄参、天冬、麦冬、人参、炙甘草、茯苓、柏子仁、酸枣仁、五味子、远志、丹参、当归、白芍、阿胶等。

7. 心肾阳虚

证候表现：胸闷气短，心悸怔忡，动则尤甚，伴畏寒肢冷，自汗，面色㿠白，唇甲淡白或青紫。常因遇寒或劳累诱发或加重。舌质淡胖，边有齿痕，苔白或腻，脉沉细迟。

证候分析：阳气虚衰，胸阳不振，气机痹阻，血行瘀滞，故胸闷痛，心悸气短；心肾阳虚，失于温煦，故畏寒肢冷，自汗；阳气虚衰，瘀血内阻，故见面色㿠白，唇甲淡白或青紫；寒冷或劳累使阳虚更甚，故易诱发或加重本病证；舌质淡胖，边有齿痕，苔白或腻，脉沉细迟为阳虚寒胜之征。

治护原则：温补阳气，振奋心阳。

代表方：参附汤合右归饮加减。常用药物为人参、附子、熟地黄、肉桂、炙甘草、山茱萸、枸杞子、杜仲等。

（三）施护措施

1. 病情观察　密切观察并记录生命体征、神志、舌苔、脉象变化，必要时进行心电监护。注意胸痛的部位、持续时间、疼痛性质及伴随症状，辨别证型及病情轻重。注意病势顺逆发展，若患者出现胸中剧痛，感觉窒息，有“濒死感”，含服硝酸甘油等药物不得缓解，伴烦躁、气短喘促、四肢厥冷、大汗淋漓、面色苍白、脉微欲绝或结代，为“真心痛”之象，应立即报告医生，做好抢救准备。

FR-2-4

扩展阅读

2. 生活起居护理　保持病室环境安静，空气新鲜，光线适宜，禁止喧哗，注意保暖。胸闷心痛发作时，应绝对卧床休息，避免不必要的翻动；缓解期，应适当下床活动，注意劳逸结合，避免过劳诱发或加重病情。寒凝心脉和心肾阳虚者，病室宜温暖向阳，室内温度宜偏高，注意保暖御寒，随气候变化调整衣被厚薄；心血瘀阻和气阴两虚者，病室宜阳光充足，空气新鲜；痰浊闭阻者，病室保持空气流通，忌潮湿环境；心肾阴虚者，病室温度宜偏低，不可汗出当风，应预防感冒。保持大便通畅，排便困难时切忌屏气用力，必要时遵医嘱给予缓泻剂，如麻仁丸、番泻叶等。

3. 饮食护理

（1）一般饮食：饮食宜清淡、营养、易消化、低盐低脂、低胆固醇、高维生素，少量多餐，忌过饱、过饥，忌烟限酒，忌浓茶、咖啡及辛辣刺激之品。

（2）辨证施食：心血瘀阻者当活血化瘀通络，可食用黑木耳、山楂、红糖等食物，可少量饮低度酒以助活血化瘀；气滞心胸者当开胸理气，可食用陈皮、白萝卜、柑橘等，少食糯米、红薯等黏腻产气之品；痰浊闭阻者宜食健脾化痰之品，如竹笋、白萝卜、山药、薏苡仁等，忌食油脂、肥肉、糕点等滋腻之品，形体肥胖者，应限制饮食，控制体重，减少痰浊内生；寒凝心脉者当开痹通阳，饮食宜偏温热性，用少量干姜、花椒等调味，忌食生冷之物；气阴两虚者当益气养阴，可选山药粥、百合羹、莲子羹等，忌食辛辣刺激及热性食物；心肾阴虚者宜食清淡滋润之品，如木耳、芹菜、香菇等，食疗给予银耳羹、百合绿豆汤等以滋阴；心肾阳衰者当温补心肾，可选羊肉、牛肉、韭菜、洋葱等食物，忌生冷瓜果。

4. 情志护理　保持患者稳定平和的心态，平淡静志，安心养病。避免不良因素的刺激，减少情绪波动，如七情过度，忧思恼怒，观看恐怖、兴奋、紧张、刺激的影视节目，亲属探视时一些不良信息或言语的刺激等。若胸痛发作时，需陪伴安抚患者，适当采用转移法、音乐疗法等，放松心情，避免情绪紧张。

5. 用药护理　心痛发作时，应迅速给予硝酸甘油舌下含服，以缓解疼痛，并及时监测心率、血压的变化。中药汤剂一般宜温服。服用人参、黄芪等补气药时，忌食白萝卜、洋葱等行气之品。

6. 中医护理技术的运用　寒凝心脉、心肾阳虚者可用隔姜灸，选取心俞、肾俞、膻中、气海、足三里、内关等穴施灸；心血瘀阻、气滞心胸者可选用活血通络类中药，如当归、丹参、红花、桃仁、钩藤、络石藤、羌活等组成制剂，采用中药离子导入法，利用透皮吸收原理，达到活血化瘀，温经通络止痛的作用；胸背闷痛时，用川芎、乌头、细辛等研末制成药袋，烤热后热熨背部。

（四）健康教育

1. 居室安静、通风、温湿度适宜，日常起居应注意避风寒，天气骤寒时及时添衣加被，注意保暖。

2. 注意情志调摄，避免过于激动或喜怒忧思无常，保持心情平静愉快。

3. 饮食清淡少盐，多吃水果蔬菜，少食肥甘厚腻之品，戒烟限酒，以免聚湿生痰，阻塞经络。平日少量多餐，忌暴饮暴食；保持大便通畅，切忌努责。可适当制作药粥药膳，如莲子百合汤、大枣冬菇汤等，可滋阴补气、养心健脾。

4. 注意劳逸适度，坚持适当运动，如散步、打太极拳等，以增强机体抗病能力，活动以不感疲劳为度。

5. 遵医嘱坚持服药，不可擅自减药或换药，需在医生的指导下调整药物。随身常备急救药物，如速效救心丸、硝酸甘油等，若猝发胸中大痛，则及时服药，保持镇静，平卧休息。若胸中剧痛，持续时间长，服用药物不得缓解，应及时到医院诊治。

第三节　不　　寐

02章03节PPT

PPT 课件

不寐，又称失眠，是以经常不能获得正常睡眠为特征的一类病证，主要表现为睡眠时间、睡眠深度的不足以及不能消除疲劳、恢复体力与精力。轻者入睡困难，或寐而不酣，时寐时醒，或醒后不能再寐；重者彻夜不能入睡。

不寐是临床常见病证之一，虽不属于危重病证，但严重影响人们正常的生活、工作、学习和健康，并能加重或诱发心悸、胸痹、眩晕、头痛、中风等疾病。

西医学中，神经官能症、更年期综合征、慢性消化不良、贫血、动脉粥样硬化等各种疾病，表现以不寐为主要临床表现者，均可参照本节辨证施护。

知识链接

历史沿革

不寐之病名首次见于《难经·四十六难》,《黄帝内经》中称为“不得卧”“目不瞑”。《灵枢·大惑论》曰:“卫气不得入于阴,常留于阳。留于阳则阳气满,阳气满则阳跷盛;不得入于阴则阴气虚,故目不瞑矣”,详细论述了不寐之病机。汉代张仲景在《伤寒论》及《金匮要略》中记载了用黄连阿胶汤和酸枣仁汤治疗失眠,至今临床仍有应用价值。隋代巢元方《诸病源候论·虚劳病诸候》提到:“大病之后,脏腑尚虚,荣卫未和,故生于冷热。阴气虚,卫气独行于阳,不入于阴,故不得眠。若心烦不得眠者,心热也。若但虚烦而不得眠者,胆冷也。”明确指出脏腑功能失调,营卫不和,卫阳不得入于阴,是不寐的主要病机所在。《医学心悟·不得卧》提出了“脾胃不和”“心血空虚”“风寒热邪”“惊恐不安”“痰湿壅遏”为本病之病因。明代李中梓《医宗必读·不得卧不得食》对不寐的病因及治疗进行了较为全面的论述:“不寐之故,大约有五:一曰气虚,六君子汤加酸枣仁、黄芪;一曰阴虚,血少心烦,酸枣仁一两、生地黄五钱、米二合,煮粥食之;一曰痰滞,温胆汤加南星、酸枣仁、雄黄末;一曰水停,轻者六君子汤加菖蒲、远志、苍术,重者控涎丹;一曰胃不和,橘红、甘草、石斛、茯苓、半夏、神曲、山楂之类。”

一、病因病机

1. 病后或年迈体虚　久病血虚,年迈血少,心血不足,心失所养,心神不安而不寐;亦可因年迈体虚,阴阳亏虚,而致神不守舍而不寐;若素体阴虚,兼因房劳过度,肾阴耗伤,致使阴衰不能上奉于心,心火独亢,火盛神动,心肾失交,神志不宁。

2. 情志失常　情志不遂可导致脏腑功能失调。如思虑过度,伤及心脾,心伤则阴血暗耗,神不守舍;脾伤则脾不运化,生化乏源,心血亏虚,心失所养,心神不安;或暴怒伤肝,肝气郁结,肝郁化火,邪火扰动心神;或五志过极,心火内炽,心神扰动而不寐;或暴受惊恐,导致心虚胆怯,神魂不安,夜不能寐。

3. 劳逸失调　劳倦太过则伤脾,过逸少动亦致脾虚气弱,运化失常,生化之源不足,营血亏虚,不能上奉于心,致心神失养而发不寐。

4. 饮食失调　过食肥甘厚味,酿生痰热,痰热上扰,胃气失和而卧失安宁;饮食不节,脾胃受损,脾失健运,气血生化不足,心血不足,心失所养而不寐。此外,浓茶、咖啡、酒之类亦可导致不寐。

ER-2-5
病因病机示意图

本病病位在心,与肝、脾、肾密切相关。其病理变化总属阳盛阴衰,阴阳失交。一为阴虚不能纳阳,一为阳盛不得入阴。因心主神明,神安则寐,神不安则不寐。若肝郁化火,或痰热内扰,则动摇心神,神不安宅,病以实证为主。若心脾两虚,气血不足;或心胆气虚,触事易惊;或心肾不交,水火不济,则心神失养,神不安宁,病多为虚证。久病可表现为虚实夹杂,或兼瘀血。

二、诊断与鉴别诊断

(一)诊断依据

1. 以不寐为主症,轻者入寐困难或寐后易醒,醒后难以再寐,持续 3 周以上;重者彻夜难眠。

2. 常伴心悸、神疲乏力、头晕、头痛、健忘、心神不宁、多梦等症。

3. 常有饮食不节、情志不遂、劳倦、思虑过度等诱因或病后体虚等病史。

4. 多导睡眠图、脑电图等有助于本病的诊断。

（二）鉴别诊断

不寐与暂时性不寐、生理性不寐、因他病不寐　均可见入睡困难，或彻夜难眠等症，但各自表现又有不同。不寐是指单纯以失眠为主症，表现为持续的、严重的睡眠困难。暂时性不寐是因一时性情志影响或生活环境改变造成的暂时性失眠，几天后就恢复正常睡眠，不属于病态。生理性不寐常见于特殊人群，如老年人、睡眠少者，主要表现为少寐早醒，醒后精力恢复，无日间残留效应，属生理状态。因他病不寐是受其他疾病影响所致，祛除相关病因后睡眠可以改善。

三、辨证施护

（一）辨证要点

1. 辨虚实　虚证包括心脾两虚、心胆气虚及心肾不交。若见面色无华，神疲倦怠乏力，头晕心悸，则为心脾两虚；若见心烦多梦，触事易惊，终日惕惕，则为心胆气虚；若见心烦心悸，头晕健忘，头晕耳鸣，腰膝酸软，潮热汗出，则为心肾不交。实证包括肝郁化火及痰热扰心，若见急躁易怒，头晕头胀，目赤耳鸣，则为肝郁化火；若见胸闷脘痞，泛恶嗳气，口苦痰多，苔腻，则为痰热扰心。

2. 辨病位　一般而言，不寐皆因心脾肝肾功能失调，心失所养而致。心胆气虚而不寐，多见心烦，易惊多梦；脾虚不运而不寐，多见面色少华，神疲倦怠；宿食停滞，痰热内盛，胃不和而不寐，多见胸闷脘痞，苔腻；郁怒伤肝，肝郁化火而不寐，多见急躁易怒；阴虚火旺，心肾不交而不寐，多见心烦心悸，头晕健忘。

（二）证候分型

1. 心脾两虚

证候表现：入睡困难，多梦易醒，心悸健忘，伴头晕目眩，面色少华，神疲倦怠，食少纳呆，腹胀便溏。舌淡，苔薄白，脉细弱。

证候分析：心血不足，血不养心，神不守舍，故不易入睡，多梦易醒，心悸健忘；脾失健运，故食少，腹胀便溏；气血亏虚，失于濡养，故神疲倦怠，头晕目眩，面色少华；舌质淡，苔薄白，脉细弱，为气血亏虚之征。

治护原则：补益心脾，养血安神。

代表方：归脾汤加减。常用药物为人参、白术、炙甘草、黄芪、当归、龙眼肉、茯神、远志、酸枣仁、木香等。

2. 心肾不交

证候表现：心烦不寐，入睡困难，心悸多梦，伴头晕耳鸣，腰膝酸软，潮热盗汗，五心烦热，咽干口燥，男子遗精，女子月经不调。舌质红，苔少或无苔，脉细数。

证候分析：肾阴不足，不能上济于心，心火独旺，故心烦不寐，心悸多梦；肾精亏耗，髓海失养，故头晕耳鸣，腰酸膝软；肾虚精关不固，故男子遗精，女子月经不调；潮热盗汗，五心烦热，咽干口燥，舌质红，苔少或无苔，脉细数，均为阴虚火旺之征。

治护原则：滋阴降火，交通心肾。

代表方：六味地黄丸合交泰丸加减。常用药物为熟地黄、山茱萸、山药、泽泻、茯苓、牡丹皮、黄连、肉桂等。

笔记栏

3. 心胆气虚

证候表现:心烦不寐,胆怯心悸,遇事易惊,终日惕惕,伴气短自汗,倦怠乏力。舌质淡,脉弦细。

证候分析:心虚胆怯,则神魂不安,神无所主,心神不宁,故心烦不寐,胆怯心悸;心胆俱怯,决断无权,故遇事易惊,终日惕惕;气短自汗,倦怠乏力,舌淡,脉弦细,均为心胆气虚之征。

治护原则:益气镇惊,安神定志。

代表方:安神定志丸合酸枣仁汤加减。常用药物为人参、白术、甘草、茯神、远志、龙齿、石菖蒲、川芎、酸枣仁、知母等。

4. 肝火扰心

证候表现:不寐多梦,甚则彻夜不眠,急躁易怒,伴头晕头胀,目赤耳鸣,口苦而干,口渴欲饮,不思饮食,便秘溲赤。舌质红,苔黄,脉弦数。

证候分析:情志不舒,肝失条达,气郁化火,上扰心神,故不寐多梦,甚则彻夜不眠,急躁易怒;肝火上冲,则头晕头胀,目赤耳鸣;肝胆失于疏泄,胆汁上溢,则口苦而干;肝郁乘脾,脾失健运,故不思饮食,便秘溲赤;舌质红,苔黄,脉弦数,则为肝火内扰之征。

治护原则:清肝泻火,镇心安神。

代表方:龙胆泻肝汤加减。常用药物为龙胆草、黄芩、泽泻、车前子、当归、生地黄、柴胡、甘草、生龙骨、生牡蛎、磁石等。

5. 痰热扰心

证候表现:心烦不寐,胸闷脘痞,泛恶嗳气,伴头重目眩,口苦,痰多。舌质红,苔黄腻,脉滑数。

证候分析:水湿痰饮内停,郁而化热,痰热上扰,故心烦不寐;痰阻中焦,胃失和降,故胸闷脘痞,泛恶嗳气;痰浊上蒙清窍,故头重目眩;口苦,痰多,舌质红,苔黄腻,脉滑数,均为痰热壅盛之征。

治护原则:清化痰热,和中安神。

代表方:黄连温胆汤加减。常用药物为半夏、陈皮、茯苓、枳实、黄连、竹茹、龙齿、珍珠母、磁石等。

(三)施护措施

1. 病情观察　注意观察患者睡眠时间、睡眠形态和睡眠习惯,以便指导患者采取有效措施,促进睡眠。观察伴随症状,以辨别虚实和病位。若出现头晕、头痛、胸闷、心悸等加重,则应及时报告,防诱发他病,如中风、心悸、胸痹等。因病痛而引发患者不寐者,应及时祛除相关病因。

2. 生活起居护理　病室应安静、舒适,温湿度适宜;为患者创造良好的睡眠环境,光线柔和稍暗,远离强光、噪声、异味刺激;病床应舒适、平整、清洁,枕头高度适宜,避免卧具不适影响睡眠;养成良好的睡眠习惯,按时就寝,形成规律的作息时间,就寝前避免剧烈活动,或情绪激动;晚餐尽量清淡,不宜过饱。睡前忌饮用浓茶、咖啡、可乐或吸烟等。必要时可聆听轻音乐、催眠曲等诱导入睡;心肾不交、肝火扰心、痰热扰心者,衣被不宜过厚,汗出后及时更换,保证干爽舒适;心胆气虚者,注意夜间查房要轻,以免惊吓患者。

3. 饮食护理

(1)一般饮食:以清淡、易消化为原则,多食养心安神、调和阴阳之品,如百合、莲子、银耳、酸枣仁等,忌食肥甘厚味、辛辣刺激食物。睡前禁止饮用咖啡、可乐、浓茶等醒神之品。

(2)辨证施食:肝火扰心者宜食清肝泻火之品,如芹菜、菊花等。痰热扰心者宜食清热

笔记栏

化痰、健脾和胃之品，如海带、萝卜、薏苡仁等；有消化不良者可食用荸荠、山楂等消食导滞之品。心脾两虚、心胆气虚者应选择健脾养心、益气生血之品，如山药、莲子、小麦、大枣、龙眼肉等；食疗可选龙眼肉、莲子、大枣煎汤服用，以补气养血安神；或以党参、大枣、粳米煮成参枣米饭，以益气安神。阴虚火旺者应选择滋阴降火之品，如百合、莲子、海参、鸡蛋、牡蛎、淡菜等；食疗可选鲜桑椹制成的桑椹膏，以滋阴降火；忌食辛燥动火之品。

4. 情志护理　重视精神调摄对改善睡眠的重要性。对睡前情绪不宁者，要做好情绪疏导，解除其烦恼，使患者心绪平静后安然入寐；鼓励患者进行自我情志调节，做到喜怒有节，控制情绪，避免紧张、兴奋、焦虑、惊恐、恼怒等情绪的影响；顺应事物自身发展的规律，做到"每临大事，必有静气"，以豁达乐观平和的态度对待人生。

5. 用药护理　安神定志药物宜在睡前30~60分钟服用以助睡眠。中药宜睡前温服，禁止用药后活动或外出。严格按照医嘱服药，避免长期依赖安眠药物。

6. 中医护理技术的运用　取心、肝、肾、神门、交感等行耳穴贴压，可宁心安神。将酸枣仁、石菖蒲、冰片研末，用米醋调成糊状，选取神门、内关、神阙等行穴位贴敷；心肾不交者可选用吴茱萸研末，用米醋调成糊状，敷于涌泉穴，可改善患者不寐症状。

（四）健康教育

ER-2-6

扩展阅读

1. 注重情志调摄，克服焦虑、紧张、抑郁、恐惧、愤怒、兴奋等不良情绪，保持平和心态；做到恬淡虚无，精神内守，避免贪欲妄想；适当参加社会活动，开阔视野和心胸。

2. 劳逸结合，节制房事，适当从事体力劳动和体育运动，增强体质。

3. 睡前尽量放松，避免从事紧张、兴奋的活动，养成定时就寝的习惯；家居环境应静谧、舒适，卧室光线要柔和，并尽量减少噪声，去除各种可能影响睡眠的外在因素。

4. 饮食有节，尤其晚餐要清淡，不宜过饱，忌浓茶、咖啡、醇酒等刺激之物。根据不同证型，进食补益气血或滋阴化痰等功效的食物，如山药莲子粥、红枣莲子粥、黄芪粥、酸枣仁膏、银耳羹等。

病案分析

王某，女，80岁，于2019年4月19日入院。

主诉：反复胸闷、胸痛7年，加重伴咳嗽5天。

现病史：5天前患者无明显诱因感胸闷、胸痛再发加重，伴咳嗽，经休息及含服"硝酸甘油"后无明显缓解，胸闷，胸骨后中下段压榨性疼痛，遇阴雨天易发作或加重，心悸，气促，咳嗽，咳白色黏痰，头晕，记忆力减退，倦怠乏力，颈部、腰部疼痛，腹胀，纳呆，小便调，大便稍干，夜寐欠安。

查体：T：36.8℃，P：92次/min，R：23次/min，BP：118/76mmHg。舌质紫黯，舌体胖大，边有齿痕，苔白腻，脉滑。

心电图检查：窦性心律，ST-T改变。

请分析：

1. 患者所患疾病和证型，并提出诊断依据。

2. 其病因病机是什么？

3. 主要的护理措施有哪些？

（何　花）

笔记栏

扫一扫，测一测

复习思考题

1. 心悸气短患者的临证护理思路是什么？
2. 如何指导胸痹心痛患者适当活动？
3. 心脾两虚型不寐的辨证施护措施有哪些？

第三章

脑 系 病 证

学习目标

1. 识记　脑系常见病证发病特点、证候表现，治护原则、方药及护理措施。
2. 理解　脑系常见病的病因病机及证候分析。
3. 应用　临床病证的辨证，并能运用护理措施开展辨证施护。

脑为奇恒之腑，居颅腔之中，由髓汇集而成，是精髓与神明高度汇集之处，故脑又被称为“髓海”“神明之府”。脑的主要生理功能为主宰生命及精神活动、主感觉运动，其病理变化多表现为精神、意识、思维活动及感觉运动的异常。中医脏象学说将脑的生理及病理统归于心而分属五脏，其中与心、肝、肾等脏的关系更为密切。脑系病证有虚有实，虚证多因禀赋不足、思虑过度、久病耗损等，引起气、血、精、津的亏虚而致；实证则多由外感、痰、瘀等所引发。

本章病证以头痛、眩晕、半身不遂、口眼㖞斜、呆傻愚笨及智能低下等为主要临床表现。护理上应根据脑系病证的特点，注重观察患者神志、感觉、运动及舌脉等的变化；作息有度，避免过劳；饮食宜清淡，忌生冷油腻及辛辣发散之品；重视调摄情志，避免情志过极；对于危急重症患者应及时配合抢救，并做好病后调护及健康教育，指导患者及家属进行康复护理。

第一节　头　　痛

PPT 课件

头痛是指以自觉头部疼痛为主要表现的一种病证。临床上，头痛可单独出现，亦可见于多种急慢性疾病的过程中。

西医学中的偏头痛、血管性头痛、紧张性头痛、丛集性头痛，以及高血压、脑动脉硬化和感染等所引起的头痛，均可参照本节的内容进行辨证施护。

知识链接

历 史 沿 革

头痛一证的记载最早见于《黄帝内经》，《素问·风论》中称之为“首风”“脑风”，认为外在风寒之邪侵犯头脑而致。张仲景在《伤寒论》中不仅论及太阳、阳明、少阳及厥阴头痛的见症，而且列举了针对头痛的不同治疗方药。李杲的《东垣十书》则将头痛分为外感头痛和内伤头痛，并在《黄帝内经》和《伤寒论》的基础上补充了太阴头痛和少

笔记栏

阴头痛。朱震亨的《丹溪心法·头痛》认为:"头痛多主于痰,痛甚者火多。"并提出"如不愈各加引经药,太阳川芎、阳明白芷、少阳柴胡、太阴苍术、少阴细辛、厥阴吴茱萸"的观点,至今对临床仍有重要的指导意义。此外,清代王清任力主瘀血头痛之说,其在《医林改错》中论述血府逐瘀汤证时指出:"查患头痛者,无表症,无里症,无气虚、痰饮等症,忽犯忽好,百方下放,用此方一剂而愈。"至此,中医学对头痛的认识方趋于全面和完善。

一、病因病机

1. 外邪侵袭　因起居不慎,坐卧当风,感受风、寒、湿、热等外邪,自表侵袭经络,上犯清空,阻遏清阳之气,气血不畅,而引发头痛。因风为百病之长,且"伤于风者,上先受之",故外感头痛以感受风邪为主,兼夹寒、湿、热邪为患;或风夹寒邪,使血脉凝滞,络道瘀阻,而致头痛;或风夹热邪,热扰清空,而发头痛;或风夹湿邪,阻遏阳气,蒙蔽清窍,亦可导致头痛。

2. 内伤劳损　脑为髓海,主要依赖肝肾精血及脾胃运化水谷精微来充养,故先天禀赋不足、饮食劳倦、情志失调、久病体虚等因素所引发的头痛,与肝、脾、肾三脏的关系尤为密切。因于肝者,或由情志所伤,肝失疏泄,气郁化火,上扰清空,而为头痛;或因肝肾亏虚,肝阳上亢,扰及清空,而致头痛。因于脾者,或由脾胃虚弱,气血生化乏源,不能上荣头窍,而发头痛;或因饮食不节,脾失健运,痰湿内生,蒙蔽清窍,阻遏清阳,而致头痛。因于肾者,多由先天禀赋不足,或房劳过度,使肾精亏虚,无以生髓,脑髓空虚,而导致头痛。

ER-3-1

病因病机示意图

3. 脉络瘀阻　因跌仆外伤,或久病入络,气血涩滞,脑络瘀阻,而引发头痛。

头痛可分为外感和内伤两大类。外感头痛,多由外邪上扰清空,邪壅脉络所致,一般病程较短,预后较好。内伤头痛,则多与肝、脾、肾三脏的功能失常有关,一般病程较缓,病程较长,病性较为复杂。此外,久病、外伤也可导致气血不畅,脉络瘀阻而引发头痛。

二、诊断与鉴别诊断

(一) 诊断依据

1. 以头痛为主要症状。

2. 疼痛部位可以是局部,如前额、额颞、巅顶、枕项部,表现为单侧或双侧头痛;也可以是全头部疼痛。疼痛的性质可为胀痛、重痛、跳痛、掣痛、灼痛、空痛、隐痛、昏痛等。

3. 外感头痛者,多有起居不慎,感受外邪的病史;内伤头痛者,常有饮食不节、情志失调、房劳过度及久病体虚等病史。外伤性头痛多有头部外伤史。

必要时行精神和心理检查,同时结合头部CT或磁共振成像(magnetic resonance imaging,MRI)检查、脑电图检查以及腰椎穿刺脑脊液检查,有助于头痛病因的鉴别。

(二) 鉴别诊断

1. 头痛与眩晕　两者既可单独出现,也可共见。在病因方面,头痛之因包括外感和内伤2个方面,而眩晕则以内伤为主。从临床表现上看,头痛以疼痛为主,实证居多,眩晕以昏眩为主,虚证多见。

2. 头痛与真头痛　真头痛为头痛的一种特殊重症,常起病急骤,表现为突发性头部剧痛,持续不解,阵发性加重,甚者有呕吐如喷,肢厥、抽搐等症状。

三、辨证施护

（一）辨证要点

1. 辨外感与内伤头痛　辨证应详询病史，根据头痛时间的长短，疼痛的部位、性质及特点的不同，注意辨别外感头痛与内伤头痛。外感头痛，一般起病较急，痛势较剧，多表现为跳痛、掣痛、灼痛、胀痛、重痛，痛无休止。每因感受外邪所致，多属实证。内伤头痛，一般起病较缓，痛势不甚，多表现为空痛、隐痛、昏痛，痛势悠悠，时作时止，遇劳加重，多为虚证。但也有虚实夹杂者，如痰浊、瘀血等证，当权衡主次，随证护治。

2. 辨脏腑　经络头为诸阳之会，手足三阳经，皆循行于头面部，足厥阴肝经亦上会于巅顶，由于受邪脏腑、经络不同，所引发头痛部位亦不相同。一般而言，太阳头痛，多在头后部，下连于项；阳明头痛，多在前额部及眉棱骨处；少阳头痛，多在头之两侧，并连及耳部；厥阴头痛，多在巅顶部，或连及目系。

（二）证候分型

1. 外感头痛

（1）风寒头痛

证候表现：头痛起之较急，其痛如破，连及项背，时有拘急收紧感，头痛喜裹伴恶风畏寒，遇风尤甚，口不渴。苔薄白，脉浮紧。

证候分析：头为诸阳之会，风寒之邪外袭，循经上犯巅顶，阻遏清阳而发为头痛；太阳经主一身之表，其经脉上行交巅，下循项背，故太阳经受邪，可表现为痛及项背；寒为阴邪，得温则减，故表现为头痛喜裹；风寒之邪束于肌表，卫阳被遏，不得宣达，故恶风畏寒，遇风加重；无热则口不渴；苔薄白，脉浮紧，均为风寒在表之征。

治护原则：疏风散寒止痛。

代表方：川芎茶调散加减。常用药物为川芎、荆芥、防风、羌活、白芷、细辛、薄荷、甘草等。

（2）风热头痛

证候表现：起病急，头痛而胀，甚则头胀如裂，发热或恶风，面红目赤，口渴喜饮，便秘溲黄。舌尖红，苔薄黄，脉浮数。

证候分析：热为阳邪，其性炎上，风热之邪中于阳络，上扰清空，故头痛而胀，甚则头胀如裂；风热侵袭肌表，卫气被郁，故发热恶风；热邪上炎，可见面红目赤；热盛伤津，则口渴喜饮，便秘溲黄；舌尖红，苔薄黄，脉浮数，为风热袭表之征。

治护原则：疏风清热和络。

代表方：芎芷石膏汤加减。常用药物为川芎、白芷、石膏、菊花、羌活、藁本等。

（3）风湿头痛

证候表现：头痛如裹，肢体困重，胸闷纳呆，大便溏薄，小便不利。舌苔白腻，脉濡。

证候分析：外感风湿之邪，上犯巅顶，蒙蔽清窍，故头痛如裹；脾司运化而主四肢，湿浊中阻，中阳受困，脾气被遏，可见肢体困重，胸闷纳呆；湿邪内蕴于肠道，分清泌浊功能失常，故可出现大便溏薄，小便不利；苔白腻，脉濡，为湿浊中阻之象。

治护原则：祛风胜湿通窍。

代表方：羌活胜湿汤加减。常用药物有羌活、独活、川芎、防风、蔓荆子、藁本、甘草等。

2. 内伤头痛

（1）肝阳头痛

证候表现：头胀痛而眩，以两侧为主，心烦易怒，夜寐不宁，面红目赤，口苦胁痛。舌质红，苔薄黄，脉弦数。

证候分析："诸风掉眩，皆属于肝"，肝阳亢盛，气血上冲，可见头痛眩晕，面红目赤；肝失其柔顺条达之性，故性情急躁易怒；肝火偏亢，扰及心神，则夜寐不宁；肝病及胆，胆气循经上溢，可见口苦；肝络失养，则胁肋疼痛；舌质红，苔薄黄，脉弦数，为肝阳亢盛之征。

治护原则：平肝潜阳。

代表方：天麻钩藤饮加减。常用药物有天麻、钩藤、石决明、桑寄生、川牛膝、杜仲、栀子、黄芩、益母草、茯神、夜交藤等。

(2) 肾虚头痛

证候表现：头痛且空，眩晕耳鸣，腰膝酸软，神疲乏力，失眠多梦，遗精带下。舌红少苔，脉细无力。

证候分析：肾藏精，主骨生髓，脑为髓海，肾虚精亏，髓海失充，故见头痛且空，眩晕耳鸣；腰为肾之府，肾虚不能主骨，精亏不能养神，可见腰膝酸软，神疲乏力；肾阴不足，心肾不交，故失眠多梦；肾虚，男子精关不固可致遗精，女子则带脉不束而见带下；舌质红少苔，脉细无力，为肾阴不足之象。

治护原则：补肾填精。

代表方：大补元煎加减。常用药物有山药、熟地黄、山茱萸、人参、当归、杜仲、枸杞子、甘草等。

(3) 血虚头痛

证候表现：头痛而晕，心悸不宁，神疲乏力，面色少华。舌质淡，苔薄白，脉细弱。

证候分析：血虚，脑失所养，可见头痛隐隐，时时晕眩；心失所养，则出现心悸不宁；血为气之母，血虚易致气虚，故见神疲乏力，面色少华；舌质淡，苔薄白，脉细弱，为血虚之征。

治护原则：滋阴养血。

代表方：加味四物汤加减。常用药物有当归、生地黄、白芍、川芎、菊花、蔓荆子、黄芩、甘草等。

(4) 痰浊头痛

证候表现：头痛昏蒙沉重，胸脘满闷，纳呆呕恶。舌淡苔白腻，脉滑或弦滑。

证候分析：脾失健运，聚湿生痰，痰浊上蒙清窍，清阳不展，故头痛昏蒙沉重；痰湿阻滞中焦，气机不畅，则可见胸脘满闷，纳呆；痰浊上逆，则呕恶；舌淡苔白腻，脉滑或弦滑，为痰浊内停之象。

治护原则：化痰降逆。

代表方：半夏白术天麻汤加减。常用药物有半夏、白术、天麻、陈皮、茯苓、甘草、生姜、大枣等。

(5) 瘀血头痛

证候表现：头痛日久不愈，痛处固定不移，痛如锥刺，或有头部外伤病史。舌质紫黯，有瘀点或瘀斑，脉细或细涩。

证候分析：久病入络，或头部外伤，致气血瘀滞，脉络瘀阻，故头痛日久不愈，痛处固定不移，痛如锥刺；舌质紫黯，有瘀点或瘀斑，脉细涩，为瘀血内阻之征。

治护原则：活血化瘀。

代表方：通窍活血汤加减。常用药物有麝香、桃仁、红花、川芎、赤芍、老葱、鲜姜、大枣、酒等。

(三) 施护措施

1. 病情观察　密切观察头痛的部位、性质、特点及持续时间等，以辨清外感头痛、内伤头痛和与之相关的脏腑经络；注意观察头痛与气候、情志、饮食、劳倦等诱发因素的关系；密切观察神志、瞳孔、呼吸、血压、脉搏、面色及活动情况等变化，出现异常，应及时向医生报告，做好抢救准备。

2. 生活起居护理　病室应安静整洁、光线柔和、温湿度适宜；注意通风，以保持空气的清新；头痛重症者，应卧床休息，待症状缓解后方可下床活动；头痛伴眩晕者，外出活动时应有人陪同，以避免发生意外；平素作息要有规律，保证睡眠充足，避免长时间看书、学习或过度思虑；外感头痛者，应注意气候的变化，以及时增减衣物，避免复感外邪而致病情加重；风寒头痛者，应注意保暖；风热头痛者，发热时，宜卧床休息，病室空气流通，避免直接吹风，不宜过暖；风湿头痛者，病室空气流通、干燥；肝阳头痛者，病室宜安静，光线偏暗，凉爽通风；肾虚头痛者，应避免劳累，保证充足的睡眠，节制或禁房事；痰浊头痛者，应保持室内干燥，避免潮湿；瘀血头痛者，注意头部保暖，用毛巾包裹头部。

3. 饮食护理

(1) 一般饮食：以清淡、易消化、富含营养的食物为原则，肝阳及痰浊头痛者，尤宜低盐低脂饮食。饮食要规律并有节制，避免过饱过饥，忌食辛辣、动风之品。

(2) 辨证施食：风寒头痛者宜食具有辛温散寒作用的食物，如在日常饮食中可适当食用生姜、葱白、紫苏等，可选用生姜红糖水、连须葱白水及葱豉粥等以助祛风散寒。风热头痛者宜食辛凉清热之品，如西瓜、绿豆、黄菊花、薄荷等，可选用银花茶、菊花茶、鲜芦根水等以助疏风清热；忌食辛辣温燥的食物，如辣椒、大蒜和羊肉等。风湿头痛者宜食薏米粥、荷叶粥及茯苓饼等具有化湿作用的食物；忌生冷油腻之品。肝阳头痛者宜食平肝潜阳之品，如白菊花、决明子、罗布麻等，可选用芹菜粥、菊花粥、决明子茶等以助平肝潜阳。肾虚头痛者宜食具有补肾填精作用的食物，如山药、枸杞子、黑芝麻、甲鱼等，可选用山药枸杞粥及甲鱼汤等来滋阴补肾。血虚头痛者宜食益气养血之品，如龙眼肉、大枣、阿胶、猪肝、瘦肉及蛋类等，可选用龙眼大枣粥、阿胶粥等以助补血；忌辛辣发散及生冷的食物。痰浊头痛者宜食具有健脾化痰作用的食物，如冬瓜、梨、萝卜及桔梗、茯苓、薏苡仁等，可选用冬瓜汤、山药薏米粥等以化痰利湿。瘀血头痛者宜食活血化瘀之品，如三七、丹参、桃仁等，可选用丹参酒、桃仁粥等以通络活血。

4. 情志护理　头痛容易使患者产生急躁、苦闷等不良情绪，而情绪异常又容易加重头痛的病情，故应做好解释劝导工作，消除患者的顾虑，使其保持乐观平和的心态，积极配合治疗和护理。对于肝阳头痛、痰浊头痛和瘀血头痛者尤其要注意避免情志过极，一旦出现异常情绪应及时加以疏导，防止病情加重。此外，血虚头痛者应避免过度思虑；肾虚头痛者要防止过度惊恐。

5. 用药护理　遵医嘱用药，注意服药方法、剂量、时间、注意事项等，并记录用药后的效果和反应。外感头痛者所用中药多为辛散之品，故汤剂不宜久煎；风寒头痛者汤剂应趁热服用，服药后可佐以热粥或热饮，使其微微发汗，以助药力；风热及风湿头痛者汤剂应温服；肾虚头痛及血虚头痛者所用药物多含补益之品，故汤剂宜文火久煎，空腹温服；瘀血头痛者常服用全蝎粉、蜈蚣粉等药物，应严格控制剂量，并注意观察用药后的反应。

6. 中医护理技术的运用

(1) 阳明头痛者可取头维、鱼腰、攒竹；少阳头痛者可取太阳、曲鬓、悬厘；太阳头痛者可取后顶、风府；厥阴头痛者可取百会。同时，也可根据病因病机来辨证选穴，如风寒头痛者可加用风门、列缺；风热头痛者可加合谷、曲池、外关；风湿头痛者可加外关、阴陵泉；肝阳头痛者可加太冲、太溪；肾虚头痛者可加肾俞、太溪；血虚头痛者可加气海、足三里、三阴交；痰浊头痛者可加中脘、丰隆；瘀血头痛者可加血海、膈俞。上述腧穴，行穴位按摩。

(2) 可选用耳穴贴压，取枕（颞、额）、皮质下、神门等穴，每穴按压3~5分钟，每日3次。

笔记栏

ER-3-2

扩展阅读

风寒头痛者加肺、肾上腺；风热头痛者加肺、耳尖；风湿头痛者加肺、脾、三焦；肝阳头痛者可加肝、肾；肾虚头痛者加肾；血虚头痛者加脾、胃；痰浊头痛者加脾、三焦；瘀血头痛者加肝、三焦。

(3) 风寒头痛者可取风门、大椎拔火罐，或在风府穴施以艾灸；风热头痛者可取大椎穴点刺放血。

(四) 健康教育

1. 注意避免外感、过劳、情志异常及饮食不节等因素诱发本病或使病情加重的因素。

2. 头痛轻者，应适当锻炼，以增强体质；头痛重者，应卧床休息，待症状缓解后，方可锻炼。同时，要注意运动量应循序渐进，避免剧烈活动。

3. 注意精神调摄，应尽量避免各种异常的情志刺激，防止情志过极。

4. 遵循医嘱按时、按量、及时用药。对于汤剂，应掌握药物的正确煎煮方法，以保证药效。

5. 饮食宜清淡，避免饥饱无常、肥甘过度、过嗜烟酒及浓茶等。肝阳头痛及痰浊头痛者宜低盐低脂饮食；血虚头痛和肾虚头痛者宜进食营养丰富且易消化的食物。风寒头痛、痰浊头痛及瘀血头痛者忌食生冷油腻之品；风热头痛、肝阳头痛者则应忌食辛辣温燥的食物。

6. 生活要有规律，保证充足的睡眠，密切注意血压的变化。

03章02节PPT

PPT 课件

第二节　眩　晕

眩晕是以头晕眼花为主要临床表现的一类疾病。眩是指眼花或眼前发黑，晕是指头晕，或感觉自身或外界景物旋转，两者常同时并见，故统称为眩晕。其轻者闭目即止，重者如坐车船，旋转不定，不能站立，或伴有恶心、呕吐、汗出、面色苍白，甚则昏倒等症状。

西医学中的多种疾病，如高血压、低血压、贫血、梅尼埃病、神经衰弱、脑动脉硬化、椎-基底动脉供血不足、脑外伤后遗症等，临床表现以眩晕为主症者，均可参照本节辨证施护。

知识链接

眩晕名源流

早在殷商出土的甲骨文就有“疾亡旋”记录。“疾旋”即中医之眩晕证。先秦有“瞀病”之称谓，瞀病，即头目眩晕的病证。两汉时期，《黄帝内经》有目眩、目瞑、眩仆、眩冒、掉眩、眩转等不同称谓。汉代张仲景继承了《黄帝内经》对眩晕的认识，虽未立眩晕专篇，但《伤寒杂病论》多处对眩晕病进行了阐释，并有“眩”“目眩”“冒眩”之称，或与他证并称为“癫眩”“眩悸”等，“冒眩”即《黄帝内经》所言之“眩冒”。晋至隋唐时期多沿用《伤寒论》“头眩”之病名。晋代王叔和《脉经》称之为“头目眩”。隋代巢元方《诸病源候论》列“风头眩候”专论此病。唐代王焘在《外台秘要》中亦将眩晕称为“头风眩”。唐代孙思邈《备急千金要方》卷七曰：“茵芋酒，治大风头眩重，目瞀无所见，或仆地气绝半日乃苏，口㖞噤不开，半身偏死……甚者狂走，有此诸药皆主之方。”又提出“风眩”，“痰热相感而动风，风心相乱则闷瞀，故谓之风眩”。自汉唐至宋，“眩晕”病名未正式见于典籍。及至南宋陈言《三因极一病证方论》，卷之七有“眩晕证治”章节，“眩晕”病名始正式见于中医典籍。

笔记栏

一、病因病机

1. 先天禀赋　素体肾阴亏虚，肝失所养，以致肝阴不足，肝阳上亢，扰动清空而致眩晕；或素体阳盛，易肝阳上扰而发为眩晕；或先天不足，肾阴不充，精不生髓，髓海失养而引发眩晕。

2. 情志不遂　长期忧郁恼怒，气郁化火，肝阴耗伤，阳亢风动，上扰清空，而发为眩晕。

3. 饮食不节　嗜酒肥甘，饥饱失常，损伤脾胃，运化失司，或聚湿生痰，痰湿中阻，清阳不升，浊阴不降，而为眩晕；或脾胃虚弱，气血生化乏源，清窍失养而致眩晕。

4. 年高肾亏　年老肾亏，或房劳过度，损伤肾精，皆可致髓海失养，脑窍失充而发为眩晕。

5. 病后体虚　久病不愈，耗伤气血，或失血之后，虚未能复，以致气血两亏，气虚则清阳不展，血虚则脑失所养，均可引发眩晕。

6. 跌仆外伤　跌仆坠伤，头部外伤，致气血瘀滞，经脉瘀阻，气血不能上荣于头目，而发为眩晕。

眩晕的发生与先天禀赋、情志不遂、饮食劳倦、久病体虚及跌仆外伤等因素有关，其病位在头窍，与肝、脾、肾三脏关系密切。肝为风木之脏，主动主升，情志不遂，气郁化火；或肝肾阴虚，水不涵木，均可使肝阳亢盛，风火上扰，而致眩晕。脾胃为"后天之本""气血生化之源"，或脾胃虚弱，气血生化不足，脑失所养，或脾失健运，痰浊中阻，上扰清空，而发眩晕。肾为"先天之本"，主骨生髓充脑，肾精不足，髓海空虚，亦可引发眩晕。眩晕的病理性质有虚实两端，因气血不足、肾精亏虚、肝肾阴虚所致者为虚，因肝阳亢盛、痰浊中阻、瘀血阻络所致者为实，其中以虚证者多见，且两者之间常常相互兼夹，或相互转化。

ER-3-3

眩晕病因病机示意图

二、诊断与鉴别诊断

（一）诊断依据

1. 头晕目眩，视物旋转，轻者闭目即止，重者如坐车船，甚则仆倒。

2. 可伴有恶心呕吐，眼球震颤，耳鸣耳聋，汗出，面色苍白等症状。

3. 多慢性起病，反复发作，逐渐加重，亦可有急性起病者。

4. 多有情志不遂、饮食不节、年高体虚及跌仆外伤等病史。

（二）鉴别诊断

1. 眩晕与中风　中风是以猝然昏仆，不省人事，伴口眼㖞斜，半身不遂，语言不利；或不经昏仆，仅以半身不遂为主症的一种疾病。中风昏仆与眩晕重症之仆倒相似，但眩晕之仆倒，无不省人事、半身不遂及口眼㖞斜等症状。此外，中年以上因风阳上扰所致眩晕者容易演变为中风，临床上应予以警惕。

2. 眩晕与厥证　厥证是以突然昏倒，不省人事，四肢厥冷为主要表现的一种病证。其轻者会在短时间内逐渐苏醒，清醒后无偏瘫、失语及口眼㖞斜等后遗症；重者则昏厥时间较长，甚则会一厥不复而导致死亡。眩晕重症之仆倒与厥证昏倒相似，但眩晕之仆倒者一般神志清楚，此与厥证不同。

三、辨证施护

（一）辨证要点

1. 辨证候虚实　眩晕以虚证多见，亦有夹痰、夹火之实证。一般病程较长，反复发作，遇劳即发或加重，兼见有全身虚弱证候，因血虚或肾精不足所致者，为虚证；而病程较短，或突然发作，眩晕重，视物旋转，形体壮实，因肝阳或痰浊而致者，属实证。

2. 辨标本主次　眩晕之证多属本虚标实，肝肾阴虚、气血不足为本，风、火、痰、瘀为标。

3. 辨脏腑病位　眩晕病位在头，脏腑涉及肝、脾、肾等脏。肝阳上亢之眩晕者，多兼见面赤，易怒，口苦等症；脾胃虚弱所致者，常遇劳即发或加重，伴有纳呆，乏力等兼症；因脾失健运，痰浊中阻而致者，常可见头重如裹，肢体困重等症；而肾精不足所致者，常伴有腰膝酸软，耳鸣等症。

（二）证候分型

1. 肝阳上亢

证候表现：眩晕耳鸣，头痛且胀，遇烦劳或恼怒而加剧，颜面潮红，急躁易怒，口苦，失眠多梦。舌质红，苔黄，脉弦细数。

证候分析：肝阳上亢，扰及清空，故可见头晕，头痛，耳鸣；劳则伤肾，怒则伤肝，故烦劳、恼怒可使肝阳更盛，致头晕头痛加重；肝阳亢盛，风火上炎，则颜面潮红；肝失其柔顺之性，升泄太过，则急躁易怒；肝火扰动心神，故见失眠多梦；肝病及胆，胆气上溢，则见口苦；舌质红，苔黄，脉弦细数，为阴虚阳亢之象。

治护原则：平肝潜阳，滋养肝肾。

代表方：天麻钩藤饮。常用药物有天麻、钩藤、石决明、桑寄生、杜仲、牛膝、栀子、黄芩、龙胆草、菊花、夜交藤、益母草等。

2. 气血亏虚

证候表现：头晕目眩，动则加剧，劳则即发，面色㿠白，唇甲不华，神疲乏力，心悸少寐。舌质淡，苔薄白，脉细弱。

证候分析：气血不足，清阳失展，脑失所养，则见头晕目眩；劳则耗气，故动则加剧，遇劳则发；血虚不能上荣于面，可见面色淡白；血虚不能充盈脉络，则唇甲不华；气虚，则神疲乏力；血不养心，则见心悸少寐；舌质淡，苔薄白，脉细弱，为气血两虚之征。

治护原则：益气养血，调养心脾。

代表方：归脾汤。常用药物有人参、茯苓、白术、甘草、黄芪、木香、当归、酸枣仁、龙眼肉、熟地黄、泽泻、砂仁等。

3. 肾精不足

证候表现：眩晕日久不愈，精神萎靡，健忘，腰膝酸软，遗精，耳鸣，少寐多梦，视力减退，两目干涩；或颧红咽干，五心烦热，舌红少苔，脉细数；或形寒肢冷，脉沉细无力。

证候分析：肾精不足，无以生髓，髓海空虚，故眩晕，精神萎靡，健忘；腰为肾之府，开窍于耳，故肾虚则腰膝酸软，耳鸣；肾虚精关不固，可见遗精；心肾不交，则少寐多梦；肾精亏虚，水不涵木，致阴不足，可见视力减退，两目干涩；颧红咽干，五心烦热，舌红少苔，脉细数，为阴虚之象；形寒肢冷，脉沉细无力，为阳虚之征。

治护原则：补肾填精。

代表方：偏阴虚用左归丸；偏阳虚用右归丸。常用药物有鹿角胶、菟丝子、山茱萸、枸杞子、山药、熟地黄、龟甲胶、牛膝、附子、杜仲、肉桂、当归等。

4. 痰浊中阻

证候表现：眩晕，视物旋转，头重昏蒙，胸闷脘痞，恶心，食少多寐。舌体胖大，苔白腻，脉濡滑。

证候分析：痰浊中阻，蒙蔽清阳，则见眩晕，视物旋转，头重昏蒙；痰浊内停，气机不利，故胸闷脘痞；胃气上逆，则恶心；脾阳不振，可见食少多寐；舌体胖大，苔白腻，脉濡滑，为痰浊内蕴之象。

治护原则:燥湿祛痰,健脾和胃。

代表方:半夏白术天麻汤。常用药物有半夏、陈皮、茯苓、砂仁、白蔻仁、郁金、石菖蒲、白术、天麻、赭石等。

5. 瘀血阻窍

证候表现:眩晕,头痛,健忘,耳鸣耳聋,心悸,失眠。舌质紫黯,有瘀点或瘀斑,脉弦涩或细涩。

证候分析:脑络痹阻,脑失所养,故见眩晕,健忘,耳鸣耳聋;脑络不通,不通则痛,故头痛如刺;瘀血阻滞,心失所养,则心悸,失眠;舌质紫黯,有瘀点或瘀斑,脉弦涩或细涩,为血瘀之征。

治护原则:活血祛瘀,通窍活络。

代表方:通窍活血汤。常用药物有麝香、桃仁、红花、川芎、赤芍、大枣、葱白、黄芪、桂枝等。

(三) 施护措施

1. 病情观察　观察眩晕的特点,如持续的时间、发作的频次、严重程度、诱发因素及其他兼症等;注意观察病情变化,严密监测血压、神志、瞳孔、肢体肌力、感觉等方面变化,以防病情突变;若患者出现眩晕加重,头痛剧烈,面红耳赤,血压明显升高,或舌强语謇,肢体麻木或震颤,应及时报告医生。

2. 生活起居护理　减少环境的不良刺激,避免噪声及强光等。肝阳上亢及肾阴虚者病室宜凉爽舒适;气血亏虚者室内宜温暖,慎避风寒;肾精不足者慎房室;痰浊中阻者病室应干燥通风,避免过度潮湿;肾阳虚及瘀血阻窍者,病室宜温暖向阳。注意卧床休息,尽量减少头部活动及快速变换头部位置,以免加重眩晕;休息时选择合适的枕头,不宜过高,预防眩晕发生;保护患者安全,防止坠床、跌仆,反复频发者,不宜乘坐高速车、船,避免登高及高空作业等。

3. 饮食护理

(1) 一般护理:以清淡、易消化,高维生素、高钙、低盐、低脂、低胆固醇饮食为宜;宜多食新鲜蔬菜、水果及豆类食品;忌肥甘、炙煿之品;避免暴饮暴食,戒烟酒。

(2) 辨证施食:肝阳上亢者宜食芹菜、菠菜、白菊花、萝卜等清肝、平肝之品,忌食辛辣温燥及动火生风的食物,如肥猪肉、辣椒、公鸡肉等,佐以菊花乌龙茶、决明子粥以助平肝潜阳;气血亏虚者宜食益气养血的食物,如瘦肉、大枣、花生、龙眼肉及阿胶等,佐以人参茶、大枣粥以补益气血;肾精不足者宜食补肾填精之品,如猪肾、黑芝麻、胡桃肉、银耳、山药等,佐以猪肾粥、海参粥以补益肾精,偏阴虚者,忌辛辣温燥的食物,偏阳虚者,应忌食生冷;痰浊中阻者宜食萝卜、冬瓜、梨、薏苡仁、荷叶、茯苓等化痰利湿的食物,佐以三鲜茶以化湿祛痰;瘀血阻窍者宜食山楂、三七、丹参等活血化瘀之品,还可适量饮用葡萄酒,有助于活血散瘀。

4. 情志护理　做好心理疏导,及时缓解患者烦躁、焦虑等不良情绪。使患者认识到异常的情绪会使病情加重或恶化,并指导患者掌握一些自我调控情绪的方法,如释放法、转移法及躲避法等。多向患者介绍疾病相关知识及治疗成功的经验,增强患者信心,鼓励患者积极面对疾病。肝阳上亢者,应注意避免各种异常的情志刺激,尤其是郁怒刺激;气血亏虚、痰浊中阻者,应避免思虑、劳累过度;肾精不足者,要注意避免惊恐。

5. 用药护理　汤剂宜温服,并注意观察用药后的反应,若眩晕发作有固定时间者,可于发作前 1 小时服药。眩晕伴呕吐者宜用姜汁滴舌后服,呕吐严重者,中药汤剂宜浓缩,并少量频服。

6. 中医护理技术的运用　眩晕可穴位按摩,肝阳上亢者取风池、太阳、太冲、太溪等穴;

笔记栏

扩展阅读

气血亏虚者取气海、足三里、三阴交等穴；肾精不足者取百会、太溪、关元、复溜等穴；痰浊中阻者取丰隆、中脘、阴陵泉及头维等穴；瘀血阻窍者取血海、三阴交、合谷及太冲等。取枕、内耳、神门、皮质下等穴进行耳穴贴压。肝阳上亢型用吴茱萸研末调醋穴位贴敷双侧涌泉穴。也可施以五音疗法，肝火亢盛者可给予《江河水》《汉宫秋月》等商调式音乐；阴虚阳亢者可给予《二泉映月》《寒江残雪》等羽调的音乐。

（四）健康教育

1. 起居有序，劳逸结合，避免过劳或纵欲过度，勿从事高空作业。

2. 饮食以清淡易消化为宜，避免饥饱无常、肥甘过度，可根据不同的证型进行食疗。

3. 学会自我调摄，及时疏解不良情绪，保持平和愉悦的心态，避免忧思恼怒，七情过激。

4. 定期自我监测血压，严格按医嘱服药，不得自行增减药量，如出现头痛剧烈、血压急剧上升、肢体麻木、语言不利，半身不遂、舌强等中风征兆，应立即就医。

PPT 课件

第三节 中 风

中风是以猝然昏仆，不省人事，伴口眼㖞斜，半身不遂，语言不利为主症的一类病证。病轻者可无昏仆而仅见口眼㖞斜及半身不遂等症状。本病因起病急骤，证见多端，变化迅速，与自然界之风"善行而数变"的特征相似，故以中风名之，又名卒中。同时，本病多见于中老年人，是一种发病率、病死率及致残率皆高，严重危害中老年人健康的疾病。

西医学中的脑卒中，如脑血栓形成、脑栓塞、脑出血和蛛网膜下腔出血等，与本病大体相同，均可参照本节辨证施护。

知识链接

中风源流

《黄帝内经》首提"中风"，并按病因将中风分为"饮酒中风"所导致的"漏风"，"入房汗出"所导致的"内风"以及"新沐中风"所导致的"首风"3种。《灵枢·邪气脏腑病形》曰："五脏之中风，奈何？岐伯曰：阴阳俱感，邪乃得往"，此言阴阳失调，邪气侵袭，正气不足，易中风邪。汉代张仲景进一步将中风按病因病机分为六经中风、五脏中风和中风病三类，经与经之间亦存在辨证论治。唐代孙思邈在《千金要方·诸风》中说："急卒病多是风"，"中风大法有四"，即针对"偏枯""风痒""风彭""风痹"分析其病机，并记载了排风汤、小八风散、大八风汤等专门治疗中风的方剂。

唐宋以后，特别是金元时期医家对中风认识有了新的突破，与金元以前的"外风"引起中风病理论不同，提出"内伤"中风之说。刘完素提出的"肾虚"病机仍然认为是当今脑血管病失语的病机之一。张从正主张汗、吐、下法治疗中风，多用防风通圣散、凉膈散等，沿用至今。李杲在《东垣十书》中提到："中风者，非外来风邪，乃本气自病也"，把中风分为中血脉、中腑、中脏，治疗以发表、攻里、行中道三法为主，与刘完素大体相同。朱丹溪认为中风乃以"血虚""痰邪"为主，有"中风大率主血虚有痰，治痰为先"（《丹溪心法》）。朱丹溪认为痰证是中风发病的重要病机，自此脑血管病的病因彻底转入了内因学说。

笔记栏

一、病因病机

1. 内伤积损 年老体衰，肝肾阴虚，肝阳偏亢；或纵欲伤精；或久病、烦劳过度，气阴耗伤，复因将息失宜，致使阴亏阳亢，阳化风动，气血上逆，脑脉瘀滞，上蒙神窍，突发本病。此即《景岳全书·杂证谟·非风》所说："卒倒多由昏愦，本皆内伤积损颓败而然。"

2. 情志过极 五志过极，心火暴盛；或素体阴亏，水不涵木，复因情志所伤，肝阳暴张，风火相煽，气血上逆，上冲犯脑，而发为中风。如《素问玄机原病式·火类》指出："多因喜怒思悲恐之五志有所过极而卒中者，由五志过极，皆为热甚故也。"

3. 痰热内生 嗜食肥甘，饮酒过度，饥饱失宜；或形盛气弱，中气亏虚；或肝阳素旺，横逆犯脾，使脾失健运，聚湿生痰，痰郁生热，热极生风，风火痰热内盛，蒙蔽清窍，而致中风。或肝火内炽，炼液成痰，肝风夹痰火，横窜经络，蒙蔽清窍，以致猝然昏仆，㖞僻不遂。

4. 气虚邪中 气血不足，脉络空虚，风邪乘虚入中，气血痹阻；或形盛气衰，痰湿素盛，外风引动痰湿，阻滞经络，而致㖞僻不遂。

中风的病位在脑，与心、肝、脾、肾等脏有关。其病机总体而言有虚（阴虚、气虚）、火（肝火、心火）、风（肝风、外风）、痰（风痰、湿痰）、气（气逆）、血（血瘀）六端，且彼此间可相互影响，相互作用。其病理性质为本虚标实，上盛下虚，其中以肝肾阴虚、气衰血少为本，以肝阳上亢、风火相煽、瘀血阻滞、痰湿壅盛为标，急性期以标实证候为主，恢复期及后遗症则表现为本虚或虚实夹杂之证，而痰瘀互阻常作为中风的基本病机可贯穿于疾病的各个阶段。

ER-3-5
中风病因病机示意图

二、诊断与鉴别诊断

（一）诊断依据

1. 以突然昏仆，不省人事，半身不遂，偏身麻木，口舌歪斜，言语謇涩，或不经昏仆，而仅以半身不遂，偏身麻木，口舌歪斜，语言不利为主要临床表现。

2. 起病急骤，发展迅速或呈渐进性发展，起病前常有头晕，头痛，肢体麻木等先兆。

3. 症状和体征持续 24 小时以上，多发于年龄在 40 岁以上者。

4. 多有嗜酒肥甘、情志不遂、久病体虚、劳倦过度等病史。

（二）鉴别诊断

1. 中风与口僻 口僻俗称吊线风，以口眼㖞斜为主症，常伴口角流涎，语言不清，或见耳后疼痛及外感表证，并无半身不遂、偏身麻木、口舌歪斜、舌强语謇等症状，且不同年龄均可罹患。

2. 中风与痫病 痫病为发作性疾病，亦表现为猝然昏仆、不省人事，常伴四肢抽搐、口吐涎沫、目睛上视、口中发出异常叫声，醒后如常人，无半身不遂、偏身麻木、口舌歪斜、舌强语謇等症，发病以青少年居多。中风后遗症期可继发此病证。

3. 中风与厥证 厥证昏仆、不省人事的时间通常较短，多兼见有面色苍白、四肢厥冷，一般移时苏醒，醒后无半身不遂、偏身麻木、口舌歪斜、舌强语謇等症。

4. 中风与痉证 痉证以四肢抽搐、项背强直，甚至角弓反张为主症，或见昏迷，但无半身不遂、偏身麻木、口舌歪斜、舌强语謇等症。

5. 中风与痿证 痿证一般起病较缓慢，以双下肢瘫痪，或四肢瘫痪，或肌肉萎缩、痿软无力为主症，不同于中风之半身不遂症状。

笔记栏

三、辨证施护

（一）辨证要点

1. 辨中经络与中脏腑 中风急性期，根据有无神志改变和病情轻重，可分为中经络和中脏腑。无神志改变，病情较轻者，其病位也较浅，属中经络；出现神志不清，病情较重者，其病位较深，属中脏腑。

2. 辨闭证与脱证 中脏腑者，依据正邪情况，可分为闭证与脱证。闭证以邪实内闭为主，属实证；若兼有热象，即为阳闭；若兼有寒象，则为阴闭。脱证以阳气欲脱为主，属虚证。

3. 辨病势顺逆 中脏腑者，若出现神志转清，提示病情由中脏腑向中经络转化，病势为顺，预后多好；中经络者，若病情逐渐加重，以至出现神志障碍，则发展为中脏腑，病势为逆。若起病即中脏腑；或突然神昏，四肢抽搐不已；或背腹骤热而四肢厥逆；或见戴阳证及呕血等，皆属逆象，病情危重，预后不佳。

4. 辨疾病分期 临床上中风根据病程长短，可分为急性期、恢复期和后遗症期。急性期指发病后1周以内，中脏腑可至1个月；恢复期指发病2周至半年；后遗症期则指发病半年以上。

（二）证候分型

1. 中经络

（1）风阳上扰

证候表现：突发口舌歪斜，舌强语謇，偏身麻木，甚至半身不遂，头晕头痛，面红目赤，口苦咽干，易怒。舌质红，苔薄黄，脉弦有力。

证候分析：肝阳暴张，阳化风动，风阳上扰，故见口舌歪斜，舌强语謇，半身不遂，偏身麻木；肝阳亢盛，风火上炎，则头晕头痛，面红目赤；肝失柔顺之性，升泄太过，故性情急躁易怒；肝热及胆，胆气上逆，则见口苦咽干；舌质红，苔薄黄，脉弦有力，为风阳上扰之征。

治护原则：平肝潜阳，息风通络。

代表方：天麻钩藤饮。常用药物有天麻、钩藤、石决明、桑寄生、杜仲、牛膝、栀子、黄芩、郁金、枸杞子、白芍、桑叶、菊花、龙骨、牡蛎等。

（2）风痰入络

证候表现：突发口舌歪斜，语言不利，肌肤不仁，偏身麻木，甚或半身不遂，头晕头痛。舌质黯，苔白腻，脉弦滑。

证候分析：肝风夹痰，流窜经络，蒙蔽清窍，故突发口舌歪斜，语言不利，肌肤不仁，偏身麻木，半身不遂等症；风痰阻络，蒙蔽清阳，则头晕头痛；舌质黯，苔白腻，脉弦滑，为风痰夹瘀之象。

治护原则：化痰息风，活血通络。

代表方：半夏白术天麻汤。常用药物有半夏、陈皮、茯苓、白术、天麻、胆南星、石决明、丹参、桃仁、红花等。

（3）痰热腑实

证候表现：半身不遂，偏身麻木，口舌歪斜，舌强语謇，腹胀便秘，口黏痰多。舌质红，苔黄腻，脉弦滑大。

证候分析：痰热生风，流窜经络，蒙蔽清窍，故见半身不遂，偏身麻木，口舌歪斜，舌强语謇等；痰热熏灼肠道，腑气不通，传化失司，则腹胀便秘；痰热内盛，阻滞气机，气不化津，故口黏痰多；舌质红，苔黄腻，脉弦滑大，为痰热内盛，阳明腑实之征。

治护原则：清热化痰通腑。

代表方：星蒌承气汤。常用药物有胆南星、全瓜蒌、竹茹、川贝母、栀子、黄芩、天麻、石决明、玄参、麦冬等。

(4) 气虚血瘀

证候表现：半身不遂，偏身麻木，口舌歪斜，语言不利，面色无华，心悸，气短乏力，自汗，手足或偏身肿胀。舌质黯，苔薄白，脉细缓或细涩。

证候分析：气虚运血无力，瘀阻脑脉，故见半身不遂，偏身麻木，口舌歪斜，语言不利；气虚血不上荣，则面色无华；心血瘀阻，心脉失养，可见心悸；气虚，脏腑功能减退，则气短乏力；气虚卫外不固，则见自汗；气虚血瘀，津液不化，故手足肿胀；舌质黯，苔薄白，脉细缓或细涩，为气虚血瘀之象。

治护原则：益气活血通络。

代表方：补阳还五汤。常用药物有黄芪、当归、川芎、桃仁、红花、赤芍、地龙、桑枝、木瓜、牛膝、杜仲、续断等。

(5) 阴虚风动

证候表现：半身不遂，偏身麻木，口舌歪斜，语言謇涩，眩晕耳鸣，腰膝酸软，心烦少寐。舌质红绛，少苔或无苔，脉弦细或弦细数。

证候分析：肝肾阴虚，阳亢动风，故见半身不遂，偏身麻木，口舌歪斜，语言謇涩；阴虚阳亢，上盛下虚，则见眩晕耳鸣，腰膝酸软；虚火扰动心神，则心烦少寐；舌质红绛，少苔或无苔，脉弦细或弦细数，为阴虚内热之象。

治护原则：滋补肝肾，潜阳息风。

代表方：镇肝熄风汤。常用药物有生龙骨、生牡蛎、赭石、茵陈、麦芽、白芍、天冬、玄参、龟甲、川楝子、牛膝等。

2. 中脏腑

(1) 阳闭

证候表现：突然昏仆，不省人事，半身不遂，牙关紧闭，口噤不开，两手握固，大小便闭，肢体强痉，兼见面赤身热，气粗口臭，躁扰不宁。舌质红，苔黄腻，脉弦滑而数。

证候分析：肝阳暴张，阳亢风动，气血上逆，痰火上蒙，则突然昏仆，不省人事，半身不遂；风火痰热，闭阻经络，可见牙关紧闭，口噤不开，两手握固，大小便闭，肢体强痉；风火相煽，痰热内闭，故面赤身热；浊气上逆，则气粗口臭；舌质红，苔黄腻，脉弦滑而数，为痰热内盛之象。

治护原则：清热化痰，息风开窍。

代表方：羚羊角汤合安宫牛黄丸。常用药物有羚羊角、夏枯草、牛黄、生地黄、牡丹皮、菊花、石决明、胆南星、天竺黄、竹茹、黄连、栀子、郁金、石菖蒲等。

(2) 阴闭

证候表现：突然昏仆，不省人事，半身不遂，牙关紧闭，口噤不开，两手握固，大小便闭，肢体强痉，兼见面白唇黯，四肢不温，痰涎壅盛。舌质淡，苔白腻，脉沉滑或缓。

证候分析：痰湿偏盛，上蒙清窍，内闭经络，则见突然昏仆，不省人事，半身不遂，牙关紧闭，口噤不开，两手握固，大小便闭，肢体强痉，痰涎壅盛；痰湿之邪，易阻气机，损伤阳气，机体失于温煦，故面白唇黯，四肢不温；舌质淡，苔白腻，脉弦滑或缓，为痰湿壅盛之征。

治护原则：化痰息风，温阳开窍。

代表方：涤痰汤合苏合香丸。常用药物有半夏、胆南星、陈皮、茯苓、枳实、竹茹、石菖蒲、苏合香、木香、香附、白术等。

(3) 脱证

证候表现：突然昏仆，不省人事，肢体瘫软，目合口张，鼻鼾息微，手撒肢冷，汗多，二便失禁。舌痿,脉微欲绝。

证候分析:阳浮于上,阴竭于下,阴阳离决,正气虚脱,元神散乱,故突然昏仆,不省人事,肢体瘫软,目合口张,鼻鼾,手撒,舌痿,二便失禁;气息微弱,四肢厥冷,汗多,脉微欲绝等,皆为阴精欲绝,阳气暴脱之象。

治护原则:回阳固脱。

代表方:参附汤合生脉散。常用药物有人参、麦冬、五味子、附子、山茱萸、黄芪、龙骨、牡蛎等。

3. 后遗症

(1) 气虚血瘀

证候表现:半身不遂,偏身麻木,肢体瘫软不用,或肢体强痉而屈伸不利,面色萎黄,少气懒言。舌质紫黯,有瘀点或瘀斑,苔薄白,脉细涩无力。

证候分析:瘀阻络脉,筋失所养,可见半身不遂,偏身麻木,肢体瘫软不用,或肢体强痉而屈伸不利;气血不能上荣于面,故面色萎黄;气虚则少气懒言;舌质紫黯,有瘀点或瘀斑,苔薄白,脉细涩无力,为气虚血瘀之象。

治护原则:益气活血通络。

代表方:补阳还五汤。常用药物有黄芪、当归、桃仁、红花、川芎、赤芍、地龙、全蝎、牛膝、续断、桑枝、桑寄生等。

(2) 痰瘀内阻

证候表现:语言謇涩或失语,舌强,舌㖞,或兼见肢体麻木,半身不遂。舌质黯,苔腻,脉弦滑。

证候分析:风痰上阻,经络失和,则见语言謇涩或失语,舌强,舌㖞,或兼见肢体麻木,半身不遂;舌质黯,苔腻,脉弦滑,为痰瘀内阻之征。

治护原则:祛风除痰,开窍通络。

代表方:解语丹。常用药物有天麻、全蝎、白附子、胆南星、菖蒲、远志、木香、丹参、鸡血藤等。

(三) 施护措施

1. 病情观察　观察患者的神志、瞳孔、血压及呼吸状况;注意观察头疼的性质、持续时间、发作的频次等,并做好记录。如出现嗜睡、神志朦胧;或频繁呃逆、抽搐、血压下降;或一侧瞳孔散大,对光反射迟钝;或消失或喉中痰鸣,汗出肢冷,面白烦躁者,均提示病情发生变化,应立即汇报医生,配合抢救。

2. 生活起居护理　减少环境的不良刺激,避免噪声及强光,保持大便通畅,养成定时排便的习惯,勿临厕努挣。风阳上扰、痰热腑实及阳闭者,病室宜凉爽舒适;风痰入络及痰热腑实者,病室宜干燥通风,避免过度潮湿。急性期卧床休息,中脏腑者头部应抬高15°~30°,且避免搬动,病情稳定后方可适当活动;中经络者,则应取去枕平卧位。及时清除口鼻腔分泌物及痰液,取下义齿,保持呼吸道通畅。保护患者安全,防止坠床、跌仆及并发症发生:躁扰不宁者,应加床栏;卧床不能自主活动者,应勤翻身,经常按摩患侧肢体,预防压疮、深静脉血栓;患肢应保持功能位,防止关节挛缩、畸形;做好口腔、眼部及会阴部护理,预防感染;闭证者使用牙垫,以防舌损伤。

3. 饮食护理

(1) 一般护理:以清淡、易消化,低盐、低脂饮食为宜;忌辛辣肥腻之品;戒烟酒。中脏腑者48~72小时内应禁食,病情稳定后可鼻饲清淡、易消化的流质饮食。

(2) 辨证施食:风阳上扰者宜食平肝息风之品,如芹菜、菠菜、白菊花、苦瓜、罗布麻等,

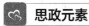

佐以罗布麻、枸杞代茶饮，以助潜阳清热降压之功；风痰入络者宜食化痰息风通络之品，如薏苡仁、芥菜、萝卜、橄榄、茼蒿等；痰热腑实者宜食清热化痰之品，如冬瓜、雪梨、荸荠、黄瓜、芹菜、白菜等，佐以竹沥粥，以清痰热；气虚血瘀者宜食益气健脾、活血通络之品，如大枣、山药、油菜、小米、莲藕、山楂、三七等佐以人参薤白粥，以补气养血通络；阴虚风动者宜食养阴清热之品，如银耳、山药、百合、甲鱼、枸杞子等。

4. 情志护理　对于神志清醒的患者，进行心理疏导，消除患者的恐惧、悲观情绪；让患者了解疾病的转归和预后，帮助其树立信心，积极配合治疗；避免郁怒、思虑及惊恐过度，使患者保持乐观平和的心态。同时对家属进行安慰和指导，给予必要的情感支持。

5. 用药护理　指导患者按医嘱用药，神志昏迷者应鼻饲给药；吞咽困难者，汤剂应浓煎，并少量频服，以防呛咳。注意汤药的服用方法，风阳上扰及痰热腑实者，汤剂宜偏凉服用；气虚血瘀及阴虚风动者，汤剂可适当久煎，温服。

6. 中医护理技术的运用　中风可穴位按摩，半身不遂、偏身麻木可取肩髃、曲池、合谷、阳陵泉、足三里、绝骨、三阴交等穴；口眼㖞斜可用合谷、太冲、颊车、地仓等穴；舌强语謇可取廉泉、列缺、照海等，避免对痉挛肌群进行强刺激。风阳上扰加太冲、太溪、风池；风痰入络加外关、丰隆；痰热腑实加内庭、合谷、丰隆；气虚血瘀加合谷、足三里、血海、三阴交；阴虚风动加太溪、复溜等；闭证者可掐揉水沟、内关、神门等穴，但血压过高者刺激不宜过强。也可取皮质下、脑干、枕、额、心、脾、肝、肾等穴进行耳穴贴压。对于脱证患者，可艾灸关元、气海、神阙、足三里等穴。风阳上扰者用吴茱萸研末调醋穴位贴敷双侧涌泉穴。

（四）健康教育

1. 生活规律，注意劳逸结合，加强体育锻炼，增强自身体质。

2. 积极治疗各种原发病（如高血压、高脂血症、糖尿病等），若出现眩晕、头痛及肢体麻木等先兆症状时，应及时就医，以防止再次中风。

3. 饮食宜清淡有节制，忌暴饮暴食，忌过食辛辣肥甘之品。

4. 注意调摄情志，避免情志过极，切忌恼怒；学会运用转移注意力或倾诉等方法及时疏解不良情绪，保持心态的平和。

5. 坚持肢体功能锻炼和语言训练，使患者逐步具备生活自理的能力，从而早日回归社会。

第四节　痴　　呆

03章04节PPT

PPT 课件

痴呆，又称呆病，是以呆傻愚笨、智能低下、善忘等为主症的一类疾病。轻者表现为近事善忘，反应迟钝，寡言少语，日常生活能部分自理；重者则远近之事皆忘，终日不语，神情淡漠或烦躁，或言语颠倒，不识亲友，时空混淆，生活完全需他人帮助。

西医学中的阿尔茨海默病、路易体痴呆、血管性痴呆及额颞叶痴呆等均可参照本节进行辨证施护。

思政元素

勤求古训　博采众方

张仲景是中国东汉伟大的医学家、世界医史伟人。其首开辨证论治之先河，所著《伤寒杂病论》是中医史上首部集理、法、方、药为一体的伟大著作。据载，自汉献帝建

笔记栏

安元年(196年)起,10年内有2/3的人死于传染病,其中伤寒病占70%。“感往昔之沦丧,伤横夭之莫救”(《伤寒杂病论》自序)。于是,他发愤研究医学,立志做能解脱人民疾苦的医生。张仲景为人谦虚谨慎,提倡终身坚持学习。他在序文中说:“孔子云:生而知之者上,学则亚之。多闻博识,知之次也。余宿尚方术,请事斯语。”他一生勤求古训,博采众方,集前人之大成,揽四代之精华,写出了不朽的医学名著《伤寒杂病论》。

随着人口老年化进程加快,我国痴呆人口逐年上升,与治疗相比,预防显得尤为重要,如何发挥中医护理特色优势,预防痴呆的发生,就要求广大医护人员要向医圣张仲景学习,感民众之悲苦,发悬壶济世之宏愿,勤学不辍,博采众长。医道精微,不容浅尝者问津;学贵沉浅,不容浮躁者涉猎。

一、病因病机

1. 年迈体虚　人至老年,肾衰精少,无以生髓,髓海空虚,元神失养,神机失用,而成痴呆;或阳气亏虚,津液不化,聚湿生痰,痰阻血瘀,痰瘀互结,上蒙清窍而致痴呆。此外,先天禀赋不足者,脏腑虚弱,气血不足,及至晚年,更易发生痴呆。

2. 情志内伤　或郁怒伤肝,肝郁乘脾,使脾运失司,聚湿生痰,痰蒙清窍,神明不清;或肝郁化火,心神被扰;或思虑过度,耗伤心脾,气血不足,脑失所养,神明失用;或惊恐伤肾,肾精亏虚,髓海失充,皆可引发痴呆。

ER-3-6

痴呆病因病机示意图

3. 久病耗损　久病不愈,积损正伤,气、血、精、津不足,脑髓失养,而为痴呆;或久病入络,脑脉瘀阻,神机散乱,也可导致痴呆。

痴呆病位在脑,与心、肝、脾、肾等脏的功能失调有关。其基本病机为髓海空虚,元神失养;或邪扰清窍,神机失用所致。本病病理性质有虚有实,虚者以脾肾亏虚、气血不足为主,实者以气、火、痰、瘀内阻居多,且彼此间常相互影响,或相互转化,临床病证则以虚实夹杂者多见。

二、诊断与鉴别诊断

(一)诊断依据

1. 临床以无意识障碍状态下出现呆傻愚笨、智能低下、善忘等症状为主要表现。

2. 记忆障碍常是本病的首发症状,包括短期记忆障碍及长期记忆障碍。此外,还有认知障碍,包括失语、失用、失认、执行功能等的损害。

3. 起病隐匿,发展缓慢,进行性加重,病程一般较长。但也有少数病例发病较急,或呈波动样、阶梯样进展。

4. 患者以中老年人居多,可有眩晕、中风、脑外伤等病史。

(二)鉴别诊断

1. 痴呆与健忘　健忘是指记忆力减退、遇事善忘的一种病证。其善忘的特点是知晓某事而易忘,告知可晓,一般不呈渐进性加重。痴呆的记忆减退表现为不知前事或问事不知、告知不晓,且呈渐进性加重。健忘可以是痴呆的早期临床表现,其病久可转为痴呆。

2. 痴呆与郁证　郁证是情志不舒,气机郁滞引起的一类病证,患者常出现抑郁症状,如心境不佳、表情淡漠、少言寡语等,与痴呆的症状相似,但其记忆与认知功能正常。而痴呆以记忆和认知功能障碍为主症,抑郁症状可有可无。

3. 痴呆与癫病　癫病是以沉默寡言、情感淡漠、语无伦次,或喃喃自语、静而多喜等为主要表现的一种病证。痴呆则属智能活动障碍,以记忆减退、时空混淆、计算不能等为主要表现。癫病日久或有继发痴呆者,但癫病在前,痴呆在后。

三、辨证施护

(一) 辨证要点

1. 辨轻重　痴呆轻症者,多处疾病早期,表现出记忆损害症状,兼见一至两项认知损害,生活能够部分自理;痴呆重症者,多处疾病中晚期,除记忆和认知损害外,常伴有精神行为症状,生活完全需他人照料。

2. 辨虚实　虚证者,以髓海空虚、脾肾亏虚、气血两亏为主;实证者,以痰浊、瘀血、风火多见。病程较长,病情顽固者,常表现有虚实夹杂之征象。

3. 辨脏腑　本病病位在脑,与肾、心、肝、脾等脏密切相关。若兼见腰膝酸软、眩晕耳鸣、发焦齿枯等症,病位多在脑与肾;若兼见肢体痿软无力、爪甲无华等症,则病位在脑与肝肾;若兼见食少纳呆、少气懒言、五更泄泻等症,病位在脑与脾肾;若兼见少寐多梦、五心烦热等症,病位则在脑与心肾。

(二) 证候分型

1. 髓海不足

证候表现:记忆减退,定向不能,判断力差,失认失算,神情呆钝,头晕耳鸣,腰酸骨软,发焦齿枯,步履艰难,懒惰思卧。舌体瘦薄色淡,脉沉细。

证候分析:年迈肾衰,精少髓亏,脑髓失充,元神失养,故见记忆减退,定向不能,判断力差,失认失算,神情呆钝,头晕耳鸣;肾亏精少,腰府及骨骼失养,则腰酸膝软,步履艰难,懒惰思卧;肾主骨生髓,其华在发,肾精不足,则发焦齿枯;舌体瘦薄色淡,脉沉细,为精亏髓减之象。

治护原则:补肾填精,生髓养脑。

代表方:七福饮。常用药物有熟地黄、当归、龟甲胶、阿胶、人参、白术、怀牛膝、杜仲、枸杞子、石菖蒲、远志等。

2. 脾肾两虚

证候表现:记忆减退,失认失算,词不达意,表情呆滞,腰膝酸软,肌肉萎缩,腹胀纳呆,少气懒言,或四肢不温,腹痛喜按,鸡鸣泄泻。舌淡苔白,舌体胖大,脉沉细弱,双尺尤甚。

证候分析:脾肾两虚,气血不足,肾精亏少,髓海失养,可见记忆减退,失认失算,词不达意,表情呆滞;肾虚精亏,腰府失养,则腰膝酸软;日久髓枯筋燥,则肌肉萎缩;脾失健运,可见腹胀纳呆,少气懒言;脾肾阳虚,则见四肢不温,腹痛喜按,鸡鸣泄泻;舌淡苔白,舌体胖大,脉沉细弱,双尺尤甚,为脾肾两虚之征。

治护原则:温补脾肾,益气生精。

代表方:还少丹。常用药物有熟地黄、山茱萸、枸杞子、巴戟天、杜仲、怀牛膝、小茴香、人参、大枣、山药、茯苓、石菖蒲、远志等。

3. 气血亏虚

证候表现:记忆减退,失认失算,神情呆滞,少气懒言,倦怠嗜卧,心悸失眠,面唇无华,爪甲苍白,食少纳呆,大便溏薄。舌质淡胖,边有齿痕,脉细弱。

证候分析:气血不足,髓海失充,元神失养,可见记忆减退,失认失算,神情呆滞;气虚则少气懒言,倦怠嗜卧;心血不足,心失所养,故见心悸失眠;血虚不荣,则面唇无华,爪甲苍白;脾气亏虚,运化失司,则食少纳呆,大便溏薄;舌质淡胖,边有齿痕,脉细弱,为心脾两虚之象。

治护原则:健脾益气,养血安神。

代表方:归脾汤。常用药物有人参、茯神、炒白术、炙甘草、炙黄芪、当归、酸枣仁、远志、木香、熟地黄、龙眼肉等。

4. 痰浊蒙窍

证候表现:记忆减退,表情呆钝,头重如裹,肢体困重,呕恶纳呆,脘腹胀满。舌体胖大有齿痕,苔白腻,脉弦滑。

证候分析:痰浊壅盛,蒙蔽清窍,神明不清,故记忆减退,表情呆钝;痰浊中阻,清阳不展,则头重如裹,肢体困重;痰阻气机,脾运失司,可见呕恶纳呆,脘腹胀满;舌体胖大有齿痕,苔白腻,脉弦滑,为痰浊壅盛之征。

治护原则:健脾和胃,化痰开窍。

代表方:洗心汤。常用药物有人参、甘草、半夏、陈皮、附子、神曲、茯神、酸枣仁、莱菔子、佩兰、全瓜蒌、贝母等。

5. 瘀血内阻

证候表现:记忆减退,反应迟钝,或思维异常,行为怪异,面色黧黑,肌肤甲错,唇甲紫绀。舌质黯,有瘀点或瘀斑,脉细涩。

证候分析:瘀阻脑络,髓海失养,神机失用,则见记忆减退,反应迟钝,或思维异常,行为怪异等症;瘀阻脉络,气血不畅,肌肤失养,故见面色黧黑,肌肤甲错,唇甲紫绀;舌质黯,有瘀点或瘀斑,脉细涩,为瘀血内停之象。

治护原则:活血化瘀,通窍醒脑。

代表方:通窍活血汤。常用药物有麝香、桃仁、红花、川芎、赤芍、葱白、生姜、郁金、石菖蒲、僵蚕、全蝎、当归、鸡血藤等。

6. 心肝火旺

证候表现:记忆减退,认知损害,言行颠倒,头痛眩晕,面红目赤,急躁易怒,心悸少寐,口燥咽干,口臭口疮,便秘尿赤。舌质红,苔黄,脉弦数。

证候分析:心肝火旺,扰乱神明,故见记忆减退,认知损害,言行颠倒,心悸少寐等症;心肝之火,上犯巅顶,则见头痛眩晕;肝失柔顺之性,升泄太过,故急躁易怒;热毒内盛,可见口燥咽干,口臭口疮,便秘尿赤;舌质红,苔黄,脉弦数,为心肝火旺之征。

治护原则:清心平肝,安神定志。

代表方:黄连解毒汤。常用药物有黄连、黄芩、栀子、莲子心、生地黄、玄参、石菖蒲、远志、酸枣仁、夜交藤、芦荟、火麻仁等。

(三) 施护措施

1. 病情观察　观察患者记忆障碍及认知障碍的严重程度,若出现思维异常(如妄想、幻觉)、行为怪异(如打人毁物、随地排便)的表现时,应及时向医生汇报,并采取相应的措施,以避免患者发生自伤、伤人或其他意外等。

2. 生活起居护理　病室应安静整洁,物品不宜过多,避免强光及噪声的刺激,尽量避免更换病室,以防患者对新环境产生陌生感和压力。痰浊蒙窍者,病室应注意通风,避免过度潮湿;心肝火旺者,病室以凉爽为宜。衣服应简单、宽松,避免纽扣过多;在固定时间引导患者按时如厕;依据患者病情加放床栏,防止坠床、跌倒;外出、洗浴时一定要有人陪伴,避免独处。

3. 饮食护理

(1) 一般护理:饮食以清淡可口,易于消化,且富含营养的食物为宜,温度适中,无刺、无骨;三餐应定时、定量,忌生冷油腻,辛辣肥甘之品,戒烟酒。中重度痴呆患者喂食速度宜慢,每次的量要少,防止窒息。

(2) 辨证施食:髓海不足者宜食补肾填精之品,如小米、芝麻、黑豆、莲子、核桃肉、桑椹、山萸肉、枸杞子等,佐以人参核桃饮,以补肾益气;脾肾两虚者宜食补益脾肾之品,如山药、红枣、栗子、芡实、甘薯等,佐以栗子粥、狗肉粥,以补益脾肾;气血亏虚者宜食益气补血之品,如龙眼肉、大枣、赤小豆、瘦肉、鸡蛋、阿胶等,佐以龙眼洋参饮,以益气养血;痰浊蒙窍者宜食化痰利湿之品,如萝卜、罗汉果、薄荷、芥菜、茼蒿等;瘀血内阻者宜食活血化瘀通络之品,如山楂、油菜、菠菜、黑木耳、洋葱等,少量饮用米酒也有助于疏通血脉;心肝火旺者宜食清心平肝泻火之品,如苦瓜、黄瓜、冬瓜、莴苣、丝瓜、竹笋、蕨菜等。

4. 情志护理

(1) 耐心倾听患者的述说,并及时帮助患者解决问题;与患者沟通时,语言要礼貌、亲切,并恰当地使用肢体语言,如微笑、抚摸,让患者体会到对他们的关爱。

(2) 多给予患者安慰和认同,应通过鼓励和赞赏患者的微小进步,以提高其自信和成就感;尤其是对于反应迟钝及智力减退者,应注意维护患者的自尊。

(3) 髓海不足及脾肾两虚者,应注意避免惊吓刺激;气血亏虚和痰浊蒙窍者,应避免思虑过度;瘀血内阻者,应避免郁怒、悲伤及思虑刺激;心肝火旺者,则应避免各种异常情志的刺激。

5. 用药护理　指导患者家属严格按照药物的剂量照料患者服药,防止漏服或错服,服药后认真检查,确保患者将药物服下;做好药物的管理,以防伴有抑郁症或自杀倾向的患者服药自杀;患者拒绝服药时,应耐心劝说;吞咽困难者,可将药物溶于水中服用。

6. 中医护理技术的运用　痴呆可穴位按摩,髓海不足者可取肾俞、关元、太溪、复溜等穴;脾肾两虚者可取脾俞、肾俞、太溪、太白等穴;气血亏虚者可用足三里、气海、三阴交、膈俞等穴;痰浊蒙窍者可取中脘、丰隆、阴陵泉等穴;瘀血内阻者可用合谷、太冲、膈俞等穴;心肝火旺者取神门、太冲、行间、少府等穴。也可取肾、心、脾、皮质下、脑干等穴进行耳穴贴压。痴呆早期患者可选择太极拳、八段锦等锻炼方式有助于改善症状,延缓病情的进展。

(四) 健康教育

1. 患者的家庭设施应方便患者生活,家庭和睦温暖,使患者体会到家人对他的关心和支持。

2. 指导家属做好患者的心理照护,掌握疏解不良情绪的方法,鼓励患者树立战胜疾病的信心,避免一切不良刺激;同时注意对家属或照护者的心理疏导,给予必要的支持和帮助。

3. 加强患者功能及认知训练,培养其生活自理能力。对轻度痴呆的患者,鼓励其自己料理生活,参加社会活动,以分散病态思维,减缓精神衰退。对中、重度痴呆老人,家属要花一定时间帮助和训练患者,鼓励活动,保障睡眠。

4. 选择营养丰富、清淡宜口的食品,荤素搭配,食物温度适中,无刺、无骨,易于消化,忌饥饱失常,嗜食生冷油腻及辛辣肥甘过度,戒烟酒,避免使用铝制炊具等。

5. 做好患者的安全指导。不要让患者单独外出,以免迷路、走失,衣袋中放一张写有患者姓名、地址、联系电话的卡片,以防走失,便于寻找;患者的日常生活用品,放在其看得见、找得到的地方;行走时应有人扶持或关照,以防跌倒;减少室内物品位置的变动;妥善保管家里的危险物品,如药品、热水瓶、电源、刀、剪等,应放在安全、不容易碰撞的地方,防止患者自杀或者意外事故发生;睡床要低,必要时可加栅栏;患者所服药品代为保管,看服到口;洗澡时注意水温不要太高,避免烫伤;不要让患者单独承担家务,以免发生煤气中毒、火灾等意外;最好时时处处不离人,随时有人陪护。

附:痫 病

痫病是一种发作性神志异常的病证。发作前常有眩晕、胸闷等先兆;发作时精神恍惚,甚则突然仆倒,昏不知人,口吐涎沫,两目上视,四肢抽搐,或口中怪叫;移时苏醒,醒后如常人,可伴有疲乏无力等症状。

西医学中的癫痫,无论是部分性发作,还是全面性发作,皆可参照本节内容辨证施护。

痫病多由禀赋不足、情志失调、饮食不节、劳累过度、脑部外伤,或他病之后,造成脏腑功能失调,痰浊阻滞,气机逆乱,风阳内动,元神失控所引发。其病位在脑,与心、肝、脾、肾等脏关系密切。若本病久治不愈,则致脏腑愈虚,痰浊愈结愈深,而成顽痰;痰浊不除,则致痫病反复发作,乃成痼疾。

一、证候分型

(一) 发作期

1. 阳痫

证候表现:发作前多有眩晕、胸闷、乏力等先兆症状,发则突然仆倒,不省人事,面唇青紫,两目上视,牙关紧闭,四肢抽搐,口吐涎沫,或喉中痰鸣,或口中怪叫,甚则二便失禁,移时醒后如常人。舌质红,苔白腻或黄腻,脉弦滑或弦数。

治护原则:开窍醒神,泄热涤痰息风。

代表方:黄连解毒汤合定痫丸。常用药物有黄连、黄芩、黄柏、栀子、僵蚕、全蝎、天麻、半夏、胆南星、贝母、陈皮、茯神、远志、琥珀、石菖蒲等。

2. 阴痫

证候表现:发时面色晦暗,手足清冷,神志昏愦,僵卧拘急,或抽搐时作,口吐涎沫,或仅见呆木无知,不闻不问,不动不语。舌质淡,苔白腻,脉沉细或沉迟。

治护原则:化痰开窍,顺气定痫。

代表方:五生饮合二陈汤。常用药物有生半夏、生南星、生白附子、生川乌、生黑豆、陈皮、茯苓等。

(二) 休止期

1. 肝火痰热

证候表现:平素性情急躁,每因情志过极而诱发痫病,心烦不寐,口干口苦,咳痰不爽,便秘溲黄。舌质红,苔黄腻,脉弦数。

治护原则:清肝泻火,化痰宁神。

代表方:龙胆泻肝汤合涤痰汤。常用药物有龙胆草、栀子、黄芩、柴胡、生地黄、泽泻、当归、枳实、竹茹、陈皮、半夏、胆南星、茯神、石菖蒲、远志等。

2. 脾虚痰盛

证候表现:平素神疲肢倦,胸闷,腹胀,纳呆,便溏,眩晕。舌质淡,苔白腻,脉濡滑或弦细滑。

治护原则:健脾化痰。

代表方:六君子汤。常用药物有人参、白术、茯苓、甘草、陈皮、半夏、薏苡仁、苍术、竹茹、瓜蒌等。

3. 肝肾阴虚

证候表现：痫病久发不愈，神思恍惚，健忘不寐，眩晕目干，耳轮焦枯，面色晦暗，腰膝酸软，大便干燥。舌质红，苔薄少津，脉细数。

治护原则：滋养肝肾。

代表方：大补元煎。常用药物有熟地黄、山茱萸、山药、枸杞子、杜仲、当归、人参、鳖甲、石菖蒲、远志、肉苁蓉、火麻仁等。

4. 瘀阻脑络

证候表现：常继发于颅脑外伤、产伤、中风及颅内感染等疾患之后，平素头痛眩晕，痛有定处，常兼见单侧肢体抽搐，或一侧面部抽动，面唇青紫。舌质紫黯，有瘀点或瘀斑，脉涩或沉弦。

治护原则：活血化瘀，息风通络。

代表方：通窍活血汤。常用药物有麝香、桃仁、红花、川芎、赤芍、全蝎、地龙、僵蚕等。

二、辨证施护

1. 病情观察　观察生命体征、神志、瞳孔、脉搏的迟数与节律等变化；注意观察发作的诱因，次数，起始、持续的时间及伴随症状等；观察发作停止后患者意识完全恢复的时间，有无头痛、眩晕、乏力及行为异常，有无口舌咬伤、骨折及外伤等；观察发作后患者是否出现心率增快、血压升高、呼吸减慢或暂停、瞳孔散大、牙关紧闭、大小便失禁等，若有出现，应立即汇报医生，配合处理。

2. 生活起居护理　减少环境的不良刺激，避免噪声及强光等。发作期的阳痫、休止期的肝火痰热及肝肾阴虚证患者，病室应以凉爽舒适为宜；而发作期的阴痫及休止期的脾虚痰盛证患者，病室应注意通风，避免过度潮湿。发作时防止意外发生：设床栏，防坠床；选床垫，防腰椎损伤；保持呼吸道通畅，置患者于头低侧卧位或平卧位头偏向一侧，及时清理口鼻腔分泌物，取下活动性义齿，枕头不要过软、过大，以防堵住口鼻而发生窒息。不宜骑车、驾车、游泳，或从事高空作业，以免突然发作而发生意外，频繁发作者外出应有人陪同。

3. 饮食护理

(1) 一般护理：饮食以清淡，富含营养为原则，可适当多食蔬菜、水果、海带等，少食肥甘，忌过冷过热及辛辣黏腻之品，不可暴饮暴食，戒烟酒。

(2) 辨证施食：肝火痰热者宜食清热化痰之品，如冬瓜、萝卜、梨、竹笋、丝瓜、荸荠等，佐以冰糖雪梨饮，以清热祛痰；脾虚痰盛者宜食健脾利湿化痰之品，如赤小豆、白扁豆、山药、薏苡仁等，佐以薏米扁豆粥，以健脾化湿；肝肾阴虚者宜食补益肝肾之品，如枸杞子、黑芝麻、核桃、猪肾等，佐以芝麻枸杞拌菠菜，滋补肝肾；瘀阻脑络者宜食活血化瘀通络之品，如魔芋、金针菇、山楂、海带等，佐以桃仁鳜鱼汤，以活血通络。

4. 情志护理　加强心理疏导，以消除患者因反复发作而产生的紧张、焦虑、抑郁、恐惧、悲观、淡漠、易怒等心理。稳定患者情绪，避免各种异常的情志刺激。肝火痰热及肝肾阴虚者，应忌抑郁恼怒；脾虚痰盛者，忌思虑过度；瘀阻脑络者，忌抑郁和思虑。

5. 用药护理　遵照医嘱按时、按量服药，不可突然减量或停药，以防引起痫病发作。脾虚及肝肾阴虚者，因汤剂中含有大量补益之品，故以饭前温服为宜；而肝火痰热者，汤剂可偏凉服用。

6. 中医护理技术的运用　痫病可穴位按摩，肝火痰热者可取丰隆、阳陵泉、行间；脾虚痰盛者取阴陵泉、足三里、丰隆；肝肾阴虚者取太溪、太冲、复溜等；瘀阻脑络者可取膈俞、合谷、三阴交等穴。也可取心、肝、脾、肾、神门、枕等穴进行耳穴贴压。酌情使用中药，如：生南

笔记栏

星 15g、郁金 10g、醋芫花 5g、蜈蚣 5 条，碾粉备用，每次取药末 4g 左右，用醋调成糊状，敷贴于神阙穴。

7. 急性发作期护理

(1) 保持呼吸道通畅：使患者平卧，头偏向一侧；松开衣扣和腰带；取下活动性义齿，及时吸痰，必要时可用舌钳将舌体牵出，有利于呼吸。

(2) 保护好患者的舌头：将牙垫或纱布包裹的压舌板置于一侧上下臼齿之间，以防咬伤舌及颊部。

(3) 防止坠床及外伤：抽搐时不可强拉、强压肢体，以防骨折及关节脱位；上床栏，以防坠床。

(4) 掐按人中、神门、合谷等穴，以开窍醒神。

(5) 持续不能缓解者，应积极配合医生抢救。

三、健康教育

1. 让患者和家属掌握一些自我护理的方法。患者应充分休息，养成良好的生活习惯，注意劳逸结合。

2. 告知患者避免劳累、饥饿、饮酒、情志过极、洗浴、妊娠及分娩、强烈的声光刺激等本病的诱发因素。

3. 应遵医嘱长期、规律用药，切忌突然停药、减药、漏药及自行换药。坚持定期复查，若用药期间仍频繁发作，或出现发热及皮疹时，应及时就医。

4. 饮食宜清淡、易消化，忌生冷油腻及辛辣肥甘之品，戒烟酒。

5. 做好患者安全防护。外出时应携带信息卡；病情未完全控制前，避免单独外出，以防发生意外；不宜从事攀高、驾驶、游泳等工作，以免发作时危及自身和他人的安全。

6. 有家族史的女性患者，婚后不宜生育；双方皆有痫病，或一方患病，另一方有家族史者，不宜结婚。

病案分析

董某，女，75 岁。于 2019 年 10 月 12 日入院。

主诉：少言伴记忆力减退 1 年。

现病史：患者 1 年来渐渐出现寡言少语，记不住近期发生的事情，以至对往事也记忆模糊，常穿错衣服，分辨不清家人及朋友，懒散嗜卧，伴头晕、耳鸣，齿枯发稀，腰酸骨软，不欲行走。

查体：T：36.8℃，P：78 次 /min，R：18 次 /min，BP：125/80mmHg。神志清楚，精神欠佳。舌淡苔白，舌体胖大，脉沉细弱，双尺尤甚。

请分析：

1. 该患者中医诊断为何病？辨为何证？

2. 该证治护原则是什么？选用何方？

3. 如何进行用药护理？

（何花　危椠罡）

笔记栏

扫一扫，测一测

复习思考题

1. 长期忧郁易怒的患者发生眩晕，其可能的发病机制是什么？应怎样进行辨证施护？
2. 对中风的患者进行查体，发现舌质黯，苔薄白，如何为该患者进行辨证施食？
3. 如何指导出院的痴呆患者及家属做好日常防护？

综合实践训练一

林某，男，66岁，离退休，已婚。就诊时间：2020年11月7日。

【情境一】

患者平素时常头晕、头痛，高血压病史22年余，最高血压180/100mmHg，平素规律口服"氯沙坦钾片100mg qd、氨氯地平片5mg qd"，血压控制在(130~150)/(80~95)mmHg水平。发现"2型糖尿病"8年余，平素口服"格列吡嗪控释片5mg qd、阿卡波糖胶囊50mg tid"，血糖控制在7~13mmol/L水平。近日因头晕加重，自测血压高达170/115mmHg，服药后头晕不见明显缓解，今日由家属陪同前来就诊。

问题1：门诊患者较多，该患者因等候时间过长，而出现焦虑、烦躁，作为门诊护士应如何与患者及家属进行沟通？

问题2：在候诊的过程中，患者突然感到视物旋转、站立不稳，当家属将护士找来时，患者的症状已有所缓解，针对上述情况，护士应如何处置？

【情境二】

门诊医生对林某进行详细的问诊与检查，具体如下。

主诉：发现右侧肢体无力6小时余。

现病史：于6小时前(凌晨4点左右)起床时发现右侧肢体无力，握物欠牢，右下肢行走拖曳，伴头晕，视物旋转，寐欠安，小便夜尿次数增多，5~6次/晚，大便调。

既往史：有高血压病史22年余，2型糖尿病8年余。否认结核、乙肝等传染病史，否认药物、食物过敏史，无输血、外伤、中毒。预防接种史不详。

其他情况：生长于原籍，未到过疟疾、肺吸虫、血吸虫病等流行区。有吸烟史30余年，2包/d，自诉现已戒烟2年余，有饮酒史10余年，自诉现已戒酒10余年；否认有冶游史。

查体：T：36.1℃，P：76次/min，R：20次/min，BP：146/84mmHg。神志清楚，双肺听诊(-)，心率76次/min，心律齐，心音正常，触诊腹肌软，无压痛，双下肢无水肿。双侧瞳孔等大等圆，直径0.3cm，双侧对光反射灵敏，眼球活动未受限，鼻唇沟对称，伸舌不偏，面部痛觉对称，左侧肢体肌力Ⅴ级，右侧肢体肌力Ⅴ-级，病理反射(-)。舌暗红，苔黄腻，脉弦滑。

颅脑CT平扫，未见出血灶。

结合患者现在病情，拟收住院进行治疗。

问题1：结合患者的病史与检查结果，请对该患者进行中医辨病辨证，并说明辨病及辨证依据。

问题2：作为神经内科病房护士，应如何对该患者进行接诊？需进行哪些安排？

笔记栏

【情境三】

患者入院后，主管医生经过病情资料收集后，开出长期医嘱如下。

(1) 神经内科护理常规。

(2) 一级护理。

(3) 糖尿病低盐低脂饮食。

(4) 中心吸氧 2L/min。

(5) 测血压，qid。

(6) 电脑血糖监测 7 次 /d：三餐前后 + 睡前。

(7) 硫酸氢氯吡格雷片 75mg，qd。

(8) 阿卡波糖片 50mg，tid。

(9) 注射用尤瑞克林 0.15PNA 单位 +0.9% 氯化钠注射液 100ml，静脉滴注，qd。

(10) 中药煎剂 1 剂，bid。

(11) 耳穴贴压(降压沟、肝、肾、枕、皮质下)，qod。

(12) 隔物灸法(上肢：曲池穴；下肢：足三里穴、血海穴)，qd。

问题 1：如何执行上述医嘱？（如果 2~3 人 1 组，如何进行小组内分工协作？）

问题 2：如何对患者进行饮食调护？

问题 3：如何对患者进行中药用药指导？

问题 4：在艾灸期间，患者反映艾灸部位瘙痒不适，护士应如何处理？

问题 5：如何对该患者进行健康宣教？

【情境四】

患者入院第 3 日医生查房，家属代患者诉言语含糊，吞咽困难、饮水呛咳。查体：T：37.6℃，P：83 次 /min，R：19 次 /min，BP：160/103mmHg。神志清楚，无喷射性呕吐，光反射存在，鼻唇沟对称，伸舌不偏，无四肢抽搐，右上肢肌力Ⅲ级，右下肢肌力Ⅲ级，右侧痛觉减退，右侧巴宾斯基征(+)。舌红少苔，脉弦有力。CT 示左侧脑室出血。

问题 1：针对上述情况，对该患者进行中医辨病辨证，并说明辨病、辨证依据。

问题 2：针对上述情况，护士应如何配合医生抢救并调整护理计划？

【情境五】

鉴于患者病情发生了变化，医嘱调整如下。

(1) 神经内科护理常规。

(2) 书面病重通知。

(3) 鼻饲管护理。

(4) 心电监测，qh。

(5) 血氧饱和度监测，qh。

(6) 吞咽障碍电刺激训练(取穴：廉泉、天突、双侧人迎)，qd。

(7) 硫酸氢氯吡格雷片 75mg，qd。

(8) 阿卡波糖片 50mg，tid。

(9) 注射用尤瑞克林 0.15PNA 单位 +0.9% 氯化钠注射液 100ml，静脉滴注，qd。

(10) 中药煎剂 1 剂，bid。

(11) 耳穴贴压(降压沟、肝、肾、枕、皮质下),qod。

(12) 隔物灸法(上肢:曲池穴,下肢:足三里穴、血海穴),qd。

问题 1:由于患者右侧肢体瘫痪,且需卧床休息,护士应如何指导患者摆放良肢位?

问题 2:护士可运用哪些中医护理技术促进患者肢体、言语功能康复?

问题 3:患者病情加重后,情绪出现波动,时而忧愁悲伤,时而急躁易怒,针对这一情况,护士应如何对患者进行心理疏导?

【情境六】

治疗 4 周后,患者病情稳定,血压维持在 135/84mmHg 左右,半身不遂及语言謇涩症状有所缓解,偶有心中烦热,二便正常。右上肢肌力Ⅳ级,右下肢肌力Ⅳ级。舌质淡红少苔,脉微弦。头颅 CT 示脑内血肿呈吸收过程。遂带药出院。中药 7 剂,处方如下:生龙骨 30g、生牡蛎 30g、赭石 15g、茵陈 10g、麦芽 30g、白芍 15g、天冬 15g、玄参 10g、龟甲 10g、川楝子 10g、牛膝 15g、甘草 6g。

问题 1:如何对患者进行出院指导?

问题 2:患者不懂如何煎煮中药,请向患者讲解煎煮上述中药的方法与注意事项。

(危粲罡)

笔记栏

第四章

脾胃病证

学习目标

1. 识记　脾胃系常见病证的临床表现，治护原则，方药及施护措施。
2. 理解　脾胃系常见病证的病因病机及证候分析。
3. 应用　能正确分析脾胃系常见病证的具体病例，开展辨证施护。

脾位于中焦，与胃以膜相连，主运化、升清，主统血，主肌肉、四肢。胃主受纳、腐熟水谷，以通为用，以降为顺，与脾互为表里，共同完成饮食物的消化、吸收和转输，为“后天之本”。脾升胃降，是人体气机升降的枢纽，外感和内伤均可导致脾胃的受纳、运化、升降等功能的异常。又因脾胃病证涉及心、肝、肾等脏，临床护治应注意脏腑关联、阴阳虚实之分，辨明证候施予护理。

04章01节PPT

PPT 课件

第一节　胃　　痛

胃痛，又称胃脘痛，是指以上腹胃脘部近心窝处疼痛为主要临床表现的病证。往往兼有胃脘部痞满、胀闷、嗳气、腹胀等，发病以中青年居多，常反复发作，与气候、情志、饮食、劳倦等有关。

西医学中的急慢性胃炎、消化性溃疡、胃痉挛、胃癌、胃下垂、胃神经官能症等疾病，以上腹胃脘部疼痛为主要表现时，可参照本节辨证施护。

知识链接

历史沿革

胃痛病名最早记载于《黄帝内经》，《灵枢·邪气脏腑病形》指出：“胃病者，腹䐜胀，胃脘当心而痛。”《素问·举痛论》曰：“寒气客于肠胃之间、膜原之下，血不得散，小络急引故痛。”认识到胃痛的发生与受寒有关。《素问·痹论》提出：“饮食自倍，肠胃乃伤。”《景岳全书·心腹痛》指出：“痛有虚实……辨之之法，但当察其可按者为虚，拒按者为实……脉与证参，虚实自辨。”对胃痛的辨证做了详尽的分析。《兰室秘藏》首立“胃脘痛”一门，将胃脘痛的证候、病因病机和治法明确区分于心痛，使胃痛成为独立的病证。明清时期进一步明确了心痛与胃痛的不同，提出了胃痛的治疗大法。

笔记栏

一、病因病机

1. 外邪犯胃　外感寒、热、湿、暑等诸邪，内客于胃，引起胃脘气机郁滞，不通则痛。尤以寒邪最易犯胃，如脘腹受凉，或嗜食生冷，致寒凝气滞，胃失通降，而致胃脘作痛。

2. 饮食失调　饮食不节，暴饮暴食，饥饱失常，或用伤胃药物，均可伐伤胃气，致使气机升降失调而生胃痛。或五味过极，恣食辛辣肥甘，致中焦湿热蕴生，气机壅滞而痛作。

3. 情志不畅　忧思恼怒，肝气郁滞，疏泄失常，横犯脾胃，致肝胃不和或肝脾不调，胃失和降而成胃痛。若肝气久郁，血行瘀滞，或久痛入络，胃络受阻，可导致瘀血内结，使胃痛加重，缠绵难愈。

4. 脾胃虚弱　素体脾胃虚弱，或劳倦太过，或饮食所伤，或久病损伤脾胃，或肾阳不足，失于温煦，均可致脾胃虚弱，中焦虚寒，致使胃络失于温养而痛；或热病伤阴，或胃热火郁，灼伤胃阴，或久服香燥理气之品，耗伤胃阴，胃失濡养，胃气不和引发疼痛。

ER-4-1

胃痛病因病机示意图

胃痛的病位在胃，与肝、脾关系密切。病理因素主要有气滞、寒凝、热郁、血瘀、湿阻及食积等。病理性质初期多由外邪、饮食、情志所伤，属于实证；病久伤正，常见脾胃虚寒、胃阴不足之候，虚实之间常相互兼夹或转化，如脾胃虚弱夹湿、夹瘀，胃热兼有阴虚等。基本病机为胃气郁滞，胃失和降，不通则痛。

胃痛日久，若迁延失治，或可变生他疾。如胃热炽盛，迫血妄行，或瘀血阻滞，血不循经，或脾气虚弱，不能统血，可致便血、呕血。或日久痰阻瘀结，气机壅塞，胃气上逆，可致呕吐反胃。部分患者，邪盛正虚，由气入血，瘀结胃脘，可形成噎膈、癥积等症。

二、诊断与鉴别诊断

（一）诊断依据

1. 以上腹胃脘部近心窝处发生疼痛，其疼痛性质有胀痛、冷痛、刺痛、隐痛、剧痛等不同。常伴嘈杂泛酸，食欲不振，恶心呕吐，嗳气吐腐等症状。

2. 脉象可有弦、滑、缓、数、沉、迟等变化。

3. 发病以中青年居多，多有反复发作病史，发病前多有明显的诱因，如天气变化、情志不遂、劳累过度、饮食失调、服药不当等。

（二）鉴别诊断

1. 胃痛与腹痛　腹痛是以胃脘部以下，耻骨毛际以上整个位置疼痛为主症。胃痛是以上腹胃脘部近心窝处疼痛为主症。两者仅就疼痛部位来说，是有区别的。但胃处腹中，与肠相连，因而在个别特殊病证中，胃痛可以影响及腹，而腹痛亦可牵连于胃，这就要从其疼痛的主要部位和如何起病来加以辨别。

2. 胃痛与胁痛　胁痛是以胁肋部疼痛为主症，可伴发热恶寒，或目黄肤黄，或胸闷太息，极少伴嘈杂泛酸，嗳气吐腐。肝气犯胃的胃痛有时亦可攻痛连胁，但仍以胃脘部疼痛为主症。两者具有明显的区别。

3. 胃痛与真心痛　真心痛是心经病变所引起的心痛证。其病变部位、伴随症状、疼痛程度及其预后等方面，与胃痛有明显区别，详见表4-1。

表4-1　胃痛与真心痛的鉴别

病名	病因病机	病变部位	伴随症状	疼痛程度及预后
胃痛	多因感受外邪，内伤饮食，情志失调及脾胃虚弱引起胃气郁滞，气血不畅，或胃失濡养而成胃痛	胃	腹胀、泛酸、恶心等	轻重不一，一般预后良好

笔记栏

续表

病名	病因病机	病变部位	伴随症状	疼痛程度及预后
真心痛	年老体衰、阳气不足、七情内伤、气滞血瘀、过食肥甘，或劳倦伤脾、痰浊化生、寒邪侵袭等导致血脉凝滞有关	心	胸闷、心悸等	病情较重，预后差

三、辨证施护

（一）辨证要点

1. 辨虚实寒热　胃痛实者多痛剧，固定不移，拒按，脉实；虚者多痛势徐缓，喜按，喜暖，脉虚。胃痛遇寒痛甚，得温痛减，为寒证；胃脘灼痛，痛势急迫，遇热痛甚，得寒痛减者，为热证。

2. 辨气血　一般初病在气，久病在血。在气者，多见胀痛，或涉及两胁，或兼见恶心呕吐，嗳气频频，疼痛与情志因素显著相关；在血者，疼痛部位固定，痛如针刺，舌质紫黯或有瘀斑，脉涩，或兼见呕血、便血。

（二）证候分型

1. 寒邪犯胃

证候表现：猝感寒邪，或饮食生冷，胃痛暴作，恶寒喜暖，脘腹得温痛减，遇寒痛增，口不渴，或渴喜热饮。舌淡，苔薄白，脉弦紧。

证候分析：寒性收引，寒邪客于胃，阳气被遏不得舒展，导致胃气壅滞，失于通降，胃痛暴作；寒邪得阳则散，遇阴则凝，故脘腹得温痛减，遇寒则痛增；胃无热邪，故口不渴；热能胜寒，故渴喜热饮；苔薄白属寒，脉弦紧主痛主寒。

治护原则：温胃散寒，理气止痛。

代表方：香苏散合良附丸加减。常用药物为高良姜、生姜、吴茱萸、香附、紫苏梗、乌药、陈皮、木香等。

2. 饮食伤胃

证候表现：胃脘疼痛，脘腹胀满拒按，嗳腐吞酸，或吐不消化食物，其味腐臭，吐食或矢气后痛减，不思饮食，大便不爽。常有暴饮暴食史。舌苔厚腻，脉滑或实。

证候分析：饮食不节，伐伤胃气，胃气壅滞，失于通降，故胃脘胀满而痛；健运失职，腐熟无权，谷浊之气不得下行而上逆，故嗳腐吞酸，或吐不消化食物；吐则宿食上泛，矢气则腐浊下排，故吐食或矢气后胃痛减；饮食停滞，肠道传导受阻，故大便不爽；苔厚腻，脉滑，为宿食之征。

治护原则：消食导滞，和胃止痛。

代表方：保和丸加减。常用药物为山楂、莱菔子、神曲、茯苓、半夏、陈皮、连翘等。

3. 肝气犯胃

证候表现：胃脘胀闷，攻撑作痛，脘痛连胁，遇烦恼则痛作或痛甚，胸闷嗳气，喜长叹息，大便不畅。舌苔多薄白，脉弦。

证候分析：肝主疏泄而喜条达，若情志不舒，则肝气郁结不得疏泄，横逆犯胃而作痛；胁乃肝之分野，而气多走窜游移，故疼痛攻撑连胁；气机不利，肝胃气逆，故脘胀嗳气；气滞肠道传导失常，故大便不畅；如情志不和，则肝郁更甚，故每因情志而痛作；舌苔薄白，脉弦，为肝胃不和之象。

治护原则：疏肝解郁，理气止痛。

代表方：柴胡疏肝散加减。常用药物为柴胡、芍药、川芎、郁金、香附、陈皮、枳壳、佛手、延胡索等。

4. 脾胃湿热

证候表现：胃脘疼痛，痛势急迫，痞闷灼热，口苦口干，口渴而不欲饮，身重倦怠，纳呆恶心，小便色黄，大便不畅。舌苔黄腻，脉滑数。

证候分析：湿热蕴结，胃气阻滞，则胃脘疼痛，痛势急迫；湿阻热郁，困遏气机，则痞闷灼热，口干口苦，口渴而不欲饮，身重倦怠，小便色黄；湿热伤脾，纳运失常而纳呆恶心，大便不畅；舌苔黄腻，脉滑数，均为湿热蕴积之象。

治护原则：清中化湿，理气和胃。

代表方：清中汤加减。常用药物为黄连、栀子、半夏、茯苓、草豆蔻、陈皮、甘草等。

5. 瘀血停胃

证候表现：胃脘疼痛，痛如针刺或刀割，痛有定处，按之痛甚，痛时持久，食后加剧，入夜尤甚，或见吐血黑便。舌质紫黯或有瘀点、瘀斑，脉弦或涩。

证候分析：胃乃多气多血之腑。气为血帅，气行则血行，气滞则血瘀；或吐血、便血之后，离经之血停积于胃，胃络不通，形成瘀血；瘀血停胃，故疼痛状如针刺如刀割，固定不移，拒按；若瘀停于肠者，则多见黑便；舌质紫黯，或有瘀点、瘀斑，脉弦或涩，也是血脉瘀阻之象。

治护原则：化瘀通络，理气和胃。

代表方：失笑散合丹参饮加减。常用药物为蒲黄、五灵脂、丹参、檀香、砂仁等。

6. 胃阴不足

证候表现：胃脘隐隐灼痛，嘈杂似饥而不欲食，口干咽燥，五心烦热，大便干结。舌红少津，脉细数。

证候分析：胃痛日久，郁热伤阴，或瘀血日久，新血不生，胃络失养，故见胃痛隐作；若阴虚有火，则可有胃中灼热不适；胃津亏虚，胃纳失司，故可见嘈杂似饥；阴虚津少，无以上承而口干；阴虚液耗，无以灌溉，肠道失润而大便干结；舌红少津，脉细数，皆为胃阴不足而兼虚火之象。

治护原则：养阴益胃，和中止痛。

代表方：一贯煎合芍药甘草汤加减。常用药物为生地黄、沙参、麦冬、当归、枸杞子、川楝子等。

7. 脾胃虚寒

证候表现：胃痛绵绵，喜温喜按，空腹痛甚，得食则缓，劳累或受凉后发作或加重，泛吐清水，神倦乏力，手足不温，大便溏薄。舌淡苔白，脉虚弱或迟缓。

证候分析：胃病日久，累及脾阳，脾胃阳虚，而胃痛绵绵，空腹时疼痛加剧，进食后缓解；寒得温而散，气得按而行，出现喜热喜按；脾阳不振，寒湿内生，饮邪上逆，则可泛吐清水；脾为气血生化之源，脾虚血弱，机体失养而神倦乏力，脾主四肢，阳虚则不达四末，而手足不温；舌淡苔白，脉虚弱或迟缓，亦为脾胃虚寒之象。

治护原则：温中健脾，和胃止痛。

代表方：黄芪建中汤加减。常用药物为黄芪、桂枝、生姜、芍药、炙甘草、大枣、饴糖等。

（三）施护措施

1. 病情观察　观察胃痛发作的诱因和缓解因素，疼痛部位、性质、持续时间、程度及伴随症状等。观察疾病虚实。如胃痛且胀，大便秘结不通者，多属实；痛而不胀，大便溏薄者，多属虚；拒按者多实，喜按者多虚。初痛者多在气，久痛者多在血。胃痛剧烈患者，若见大便色黑如柏油，应考虑邪伤胃络；若见面色苍白、汗出肢冷、血压下降、脉搏细数，为气随血虚脱；如见腹肌紧张、压痛、反跳痛，考虑为胃穿孔，应及时报告医生，配合救治。未明确诊断前，勿随意使用镇痛药。

笔记栏

2. 生活起居护理　居室环境整洁、安静，温湿度适宜。注意气候变化，及时增添衣被，防止受凉。虚证或有出血患者宜卧床休息以培养正气，避免过度劳累。寒邪犯胃、脾胃虚寒者居室宜温暖，注意胃脘部保暖，避免风寒侵袭。胃阴不足者，居室宜湿润凉爽。胃热炽盛者，宜室温凉爽，光线柔和。

3. 饮食护理

(1) 一般护理：饮食以易消化、富有营养、少量多餐为原则，忌食粗糙、辛辣、肥腻、过冷过热的食物；禁食不鲜、不洁食物；胃酸过多者，不宜食用醋、柠檬、山楂等过酸食物；疼痛剧烈、有呕血或便血量多时，应暂禁食。

(2) 辨证施食：寒邪犯胃者宜食温胃散寒之品，如葱、姜、大蒜等，忌食生冷、油腻；饮食伤胃者，应控制饮食，痛剧时暂禁食，待病情缓解后，再进宽中理气消食之品，如萝卜、金橘、柠檬、槟榔等；肝气犯胃者宜食理气和胃解郁之品，如萝卜、柑橘、玫瑰花、合欢花等，悲伤郁怒时暂不进食，忌食南瓜、红薯、土豆等壅阻气机的食物；瘀血停胃者宜食用行气活血之品，如山楂、薤白等；胃阴不足者宜食润燥生津之品，如甲鱼、百合、银耳、梨、藕等；脾胃虚寒者以温中、散寒、理气作用的食品为宜，如红糖、生姜、萝卜等。

4. 情志护理　虚实夹杂或正虚邪实患者，胃痛常反复发作，患者易出现紧张、忧虑、抑郁等不良情绪，引起肝气郁滞，致胃痛发作或加重。应积极疏导患者，指导患者采用有效的情志转移方法，如深呼吸、全身肌肉放松、听音乐等，消除情志刺激，保持心情舒畅，以利疾病康复。

5. 用药护理　中药汤剂宜饭后温服，寒邪犯胃者宜热服，服药后可添加衣被，或用热水袋温熨胃脘部，助药力以驱散寒邪；肝胃郁热、胃热炽盛者，宜稍温凉服；胃阴不足、脾胃虚寒者，中药宜久煎，热服或温服，观察服药后效果。胃痛发作，痛如针刺者，可口服参三七粉 1.5g、延胡粉 1.5g，有出血者加服白及粉 1.5g 温开水或藕汁调服，或遵医嘱予止血药。

6. 中医护理技术的运用　寒邪犯胃、脾胃虚寒胃脘痛患者可选中脘、足三里、关元等穴进行艾灸；也可选胃、肝、脾、神门、交感、三焦等穴，用王不留行籽行双耳轮换贴压；或者取中脘、天枢、合谷、足三里等穴行穴位按摩；胃痛发作时，可指压合谷、内关及足三里等穴止痛；脾胃虚寒者还可用 50~60℃艾盐包置于上腹部热熨。

(四) 健康教育

1. 生活起居有常，劳逸结合，适当运动，增强体质。避免胃痛发生的原因和诱因，如外感寒邪、暴饮暴食、饥饿、恼怒等，鼓励患者正确对待疾病。

2. 养成良好的饮食习惯，注意饮食卫生，进食规律，勿过饥过饱，勿过冷或过热，少食油腻生冷之物，戒烟酒。在医护人员的指导下调整饮食。

3. 指导患者情志调摄，培养乐观豁达的生活态度，避免过劳、过逸及过度紧张，保持稳定平和的心态，使气血和畅，营卫流通，改善体质。

4. 胃痛反复发作者应及时查明原因，如胃镜检查，以明确诊断，积极治疗。定期复诊检查，以防疾病变化。

04章02节PPT

PPT 课件

第二节　呕　　吐

呕吐是指由于胃失和降，气逆于上，胃内容物上逆经口而出为主要临床表现的病证。一般以声物皆出谓之“呕”，有物无声者谓之“吐”，无物有声者谓之“干呕”，合称为呕吐。呕吐与干呕虽有区别，但在辨证施护上大致相同，故一并讨论。呕吐是内科常见症状，除脾胃病证外，其他多种急慢性病证中，也常出现呕吐症状。

西医学中的急性胃炎、神经性呕吐、贲门痉挛、幽门痉挛或梗阻、肠梗阻、胰腺炎、胆囊炎、尿毒症、颅脑疾病等，以呕吐为主要表现时，可参照本节辨证施护。

知识链接

历史沿革

呕吐的病名最早见于《黄帝内经》，该书对其病因也有详论，如《素问·举痛论》记载："寒气客于肠胃，厥逆上出，故痛而呕也。"《素问·至真要大论》曰："诸呕吐酸，暴注下迫，皆属于热。"《诸病源候论·呕哕病诸候·呕哕候》指出："呕吐之病者，由脾胃有邪，谷气不治所为也，胃受邪，气逆则呕。"认为呕吐的发生是由于胃气上逆所致。《备急千金要方·呕吐哕逆》指出："凡呕者，多食生姜，此是呕家圣药。"提出生姜为止呕圣药，后世沿用至今。《证治汇补·呕吐》曰："有内伤饮食，填塞太阴，新谷入胃，气不宣通而吐者；有久病气虚，胃气衰微，闻食则呕者……有胃中有痰，恶心头眩，中脘躁扰，食入即吐者。"指出呕吐的病因有饮食所伤、水饮内停等。

一、病因病机

1. 外邪犯胃　感受风寒暑湿燥火六淫之邪，或秽浊之气，邪犯胃腑，气机不利，胃失和降，水谷上逆而出，发生呕吐。

2. 饮食不节　暴饮暴食，过食肥甘、醇酒辛辣，或寒温失宜，或误食不洁之物，伤脾滞胃，食滞内停，胃失和降，胃气上逆，发生呕吐。

3. 情志不畅　郁怒伤肝，肝失条达，横逆犯胃，胃失和降；或忧思伤脾，饮食停滞，难以消化，以致胃失和降而作呕。另外，脾胃素弱，水谷易于停留，偶因恼怒所致肝气上逆，食随气逆出，而致呕吐。

4. 脾胃虚弱　脾胃素虚，或病后体虚、劳倦过度，耗伤中气，胃虚不能盛受水谷，停积胃中，上逆为呕。

呕吐的病变脏腑主要在胃，但与肝、胆、脾密切相关。发病机制为胃失和降，胃气上逆。病理性质有虚实两端，实证多因外邪、饮食、痰饮、肝气等邪气犯胃，导致胃气痞塞，升降失调，气逆于上而作呕；虚证为脾胃气阴亏虚，运化失司，不能和降。一般初病多实。若呕吐日久，损伤脾胃，脾胃虚弱，可由实转虚。亦有脾胃素虚，复因饮食所伤，而出现虚实夹杂之证。

ER-4-2

呕吐病因病机示意图

一般呕吐病情轻，预后较好。久病呕吐，多属正虚，或虚实夹杂，病程较长，且易反复发作，较为难治。若呕吐不止，饮食难进，易变生他证，预后不良。

二、诊断与鉴别诊断

（一）诊断依据

1. 初起呕吐量多，吐出物多有酸腐气味，久病呕吐时作时止，吐出物不多，酸臭气味不甚。

2. 起病或急或缓，初起常伴有恶寒，发热，脉实有力。久病则伴精神萎靡，呕吐无力，倦怠，面色萎黄，脉弱无力等症。

3. 常有饮食不节，过食生冷，恼怒气郁，或久病不愈等病史。

笔记栏

（二）鉴别诊断

1. 呕吐与反胃　两者同属胃部病变，其病机都是胃失和降，气逆于上，而且都有呕吐的临床表现。但反胃系脾胃虚寒，胃中无火，难以腐熟食入之谷物，以朝食暮吐，暮食朝吐，终至完谷尽吐出而始感舒畅。呕吐是以有声有物为特征，呕吐因胃气上逆所致，有感受外邪、饮食不节、情志失调和胃虚失和的不同，临诊之时，不难分辨。

2. 呕吐与噎膈　两者皆具有呕吐的症状。然呕吐之病，进食顺畅，吐无定时。噎膈之病，进食哽噎不顺或食不得入，或食入即吐，甚则因噎废食。呕吐大多病情较轻，病程较短，预后尚好。而噎膈多因内伤所致，病情深重，病程较长，预后欠佳。

三、辨证施护

（一）辨证要点

1. 辨虚实　实证多由感受外邪、饮食停滞、肝气犯胃所致，发病较急，病程较短，呕吐量多，呕吐物多有酸臭味。虚证多属内伤，有气虚、阴虚之别。呕吐物不多，常伴有精神萎靡，倦怠乏力，脉弱无力等症。

2. 辨呕吐物　呕吐物的性质常可反映病变的脏腑和寒热虚实，临床应仔细询问。如呕吐酸腐量多，气味难闻者，多属食积内腐；苦水、黄水者，多为胆热犯胃；酸水、绿水者，多为肝热犯胃；浊痰涎沫者，多属痰饮中阻；若呕吐清水，量少，多为胃中虚寒，或有虫积；干呕嘈杂，似饥而不欲食，多属胃阴不足。

（二）证候分型

1. 外邪犯胃

证候表现：突然呕吐，伴发热恶寒，头身疼痛，胸脘满闷。舌苔白腻，脉濡缓。

证候分析：外感风寒之邪，或夏令暑湿秽浊之气，胃失和降，浊气上逆而发生呕吐，胸脘满闷；邪束肌表，营卫失和，故发热恶寒，头身疼痛；伤于寒湿，则苔白腻，脉濡缓。

治护原则：疏邪解表，化浊和中。

代表方：藿香正气散加减。常用药物为藿香、紫苏、白芷、大腹皮、厚朴、半夏、陈皮、白术、茯苓、甘草、生姜等。

2. 饮食停滞

证候表现：饮食失调，呕吐酸腐，脘腹胀满，嗳气厌食，得食更甚，吐后反快，大便或溏或结，排便不畅。舌苔厚腻，脉滑实。

证候分析：饮食停滞中焦，气机不利，浊气上逆，故呕吐酸腐；食滞中焦，气机不利，故脘腹胀满，嗳气厌食；升降失常，传导失司，内停之食，滞而化热则大便异常，化热与湿相搏则便溏，热邪伤津则便结；湿热内蕴，则舌苔厚腻，脉象滑实。

治护原则：消食化滞，和胃降逆。

代表方：保和丸加减。常用药物为山楂、神曲、莱菔子、陈皮、半夏、茯苓、连翘等。

3. 痰饮中阻

证候表现：呕吐清水痰涎，胸脘痞闷，不思饮食，头眩心悸。舌苔白腻，脉滑。

证候分析：脾失健运，痰饮内停，胃气不降，饮邪上犯，呕吐清水痰涎，胸脘痞满；清阳不展则头眩，水饮凌心则心悸；苔白腻，脉滑，为痰饮内停之征。

治护原则：温中化饮，和胃降逆。

代表方：小半夏汤合苓桂术甘汤加减。常用药物为半夏、生姜、茯苓、白术、甘草等。

4. 肝气犯胃

证候表现：呕吐吞酸，嗳气频繁，胸胁胀痛。舌边尖红，苔薄腻，脉弦。

证候分析：肝郁气滞，横逆犯胃，胃失和降，呕吐吞酸，嗳气频作；肝气不舒，胁肋胀痛；舌边尖红，脉弦，为气滞肝旺之征。

治护原则：疏肝理气，和胃降逆。

代表方：四七汤加减。常用药物为紫苏叶、厚朴、半夏、生姜、茯苓、大枣等。

5. 脾胃虚寒

证候表现：饮食稍有不慎，即易呕吐，时作时止，胃纳不佳，食入难化，脘腹痞闷，口干而不欲饮，面白少华，四肢不温，大便溏薄。舌淡，苔薄白，脉濡弱。

证候分析：脾胃虚弱，中阳不振，水谷熟腐运化不及，故饮食稍有不慎即吐；时作时止，阳虚不能温布，故面白少华，倦怠乏力；中焦虚寒，气不化津，故口干而欲饮；脾虚则运化失常，故大便溏薄；舌质淡，苔薄白，脉濡弱，乃脾阳不足之象。

治护原则：温中健脾，和胃降逆。

代表方：理中汤加减。常用药物为人参、白术、干姜、甘草等。

6. 胃阴不足

证候表现：呕吐反复发作，或时作干呕，口燥咽干，似饥而不欲食。舌红津少，脉细数。

证候分析：胃阴不足，胃有虚热，虚火上炎，胃失和降，呕吐反复发生或干呕时作；津液亏虚，胃失濡养，饥而不欲食；津液不能上承，故口燥咽干；舌质红少津，脉细数，为津液耗伤，虚中有热之象。

治护原则：滋阴养胃，降逆止呕。

代表方：麦门冬汤加减。常用药物为人参、麦冬、粳米、甘草、半夏、大枣等。

（三）施护措施

1. 病情观察　观察呕吐物的性质、颜色、量、气味及呕吐发作的频率等。观察有无腹痛、发热、厌食及脱水等伴随症状。饮食停滞则多脘腹胀满、厌食、呕吐吞酸；痰饮中阻者多见泛吐清涎；肝气犯胃常兼有两胁胀满；脾胃虚寒者常伴有乏力，四肢冷，大便溏；胃阴不足者多见干呕，口燥咽干，舌红少津。如见暮食朝吐，朝食暮吐，或呕吐见粪臭样物，或伴有腹痛拒按、无大便矢气者，为腑气不通(肠结)，应及时报告医生。严重呕吐者注意观察生命体征变化，若见头晕、嗜睡、心慌、心悸、脉搏加快、血压降低、呼吸加快或烦躁不安、出冷汗、肢端厥冷、尿少等危重表现，应及时协助医生处理。若呕吐呈喷射状，并伴有剧烈头痛，两侧瞳孔不等大，烦躁不安、嗜睡、呼吸深快，为邪毒内陷于脑，应做进一步检查。

2. 生活起居护理　保持病室清洁，及时清理被污染的被服及呕吐物。呕吐时嘱患者将头转向一侧，以免呕吐物吸入气管，引起窒息。病重者应卧床休息，尽量少搬动或打扰患者，避免由于体位改变而诱发呕吐的发生。虚证患者宜多休息，活动以不感疲劳为度。

3. 饮食护理

(1) 一般护理：呕吐严重者可暂禁食，待呕吐减轻后给予流质，渐进半流食，如能接受，不引起呕吐，再进软食。忌辛辣、腥味等可刺激患者引起呕吐的食品。

(2) 辨证施食：寒邪犯胃者宜食散寒、温中、降逆作用的食品，如生姜、苏叶、萝卜等；饮食停滞者，呕吐时不宜止吐，应鼓励其将胃中积滞之食吐出，暂禁食，病情好转后可选具有消食导滞作用的食物，如白萝卜、炒山楂、陈皮等；痰饮中阻者饮食宜细软温热，以素食为主，兼以健脾利湿之品，如山药、茯苓等；肝气犯胃者饮食宜清淡疏利，如金橘、柑橘之类；脾胃虚寒者，多进健脾益胃之品，如白扁豆、山药、莲子等，可适当食用生姜；胃阴不足者饮食宜细软多汁，少食多餐，可食用滋养胃阴之品，如梨汁、西瓜、藕粉等，也可用鲜芦根、玄参、麦冬等煎汤代茶饮，忌辛辣、香燥之品。

笔记栏

4. 情志护理 加强情志调护,避免愤怒、思虑过度、惊恐等不良情绪加重病情。鼓励家属多陪伴患者,给予患者心理支持。肝气犯胃致呕吐者,应保持情绪稳定,防止因情绪激动导致疾病发作。

5. 用药护理 中药汤剂宜少量多次分服,避免一次服用过量而诱发呕吐。寒邪犯胃呕吐频作时可用鲜生姜煎汤加红糖适量热服,以温中止呕。观察记录用药后的效果和反应。

6. 中医护理技术的运用 呕吐患者取胃、脾、神门、交感、皮质下等穴,用王不留行籽行双耳轮换贴压。也可取中脘、内关、合谷、足三里进行穴位按摩,点按每穴各按 2~3 分钟。脾胃虚寒者可艾灸中脘、足三里、内关等穴,艾灸时应经常询问患者的局部感觉,避免烫伤。饮食停滞者呕吐,可用探吐法缓解。

(四)健康教育

1. 养成良好的生活习惯,起居有常,劳逸结合,适当运动,增强体质。保持心情舒畅,避免不良情绪的刺激。

2. 注意饮食调养,按时进餐,勿过饥过饱,勿冷热不均,忌过食油腻辛辣食物,戒烟酒,注意饮食卫生。

3. 教会患者简单止吐方法,如一般呕吐时可指压内关穴;胃寒呕吐者,口服生姜汁数滴或生姜片含服;伤食呕吐不畅者,可用探吐法引吐。

4. 患者呕吐时应防止呕吐物吸入气道,如出现高热、腹痛、腹泻、剧烈头痛、神志改变、面色苍白、出冷汗等症状,必须立即送往医院。

04章03节PPT

PPT 课件

第三节 泄 泻

泄泻是指以排便次数增多,粪质稀溏,或完谷不化,甚至泻出如水样为主要临床表现的病证。泄是指大便稀溏,时作时止,病势较缓;泻是倾泻之意,指大便如水倾注而直下,病势较急。临床难以截然分开,统称为泄泻。本病一年四季均可发生,但以夏、秋两季为高发,中医药治疗有较好的疗效。

西医学中的急慢性肠炎、胃肠功能紊乱、肠结核等消化系统疾病,以泄泻为主要表现者,均可参照本节辨证施护。

知识链接

历史沿革

本病最早在《黄帝内经》中有记载,称为"泄",如"濡泄""洞泄""飧泄""鹜溏""注下"等。《素问·太阴阳明论》指出:"饮食不节,起居不时者,阴受之……阴受之则入五脏……入五脏则䐜满闭塞,下为飧泄",说明饮食、起居失常,可引起泄泻。《素问·阴阳应象大论》曰:"湿盛则濡泄",指出湿邪是导致泄泻的另一重要病因。《素问·宣明五气论》曰:"大肠小肠为泄",说明泄泻的病变与脾胃、大小肠有关。张仲景在《金匮要略·呕吐哕下利病脉证治》中将泄泻和痢疾统称为"下利"。《医宗必读·泄泻》在总结前人经验的基础上,提出了著名的治泻九法:即淡渗、升提、疏利、清凉、甘缓、酸收、燥脾、温肾、固涩,在治疗上有了很大的发展,其使用价值亦为临床所证实。

一、病因病机

1. 感受外邪　外感六淫之邪侵袭人体，导致肠胃功能失调，引起泄泻，以湿邪最常见。寒邪或暑热之邪，既可侵袭皮毛肺卫，从表入里，使脾胃升降失司，亦可夹湿邪为患，直接损伤脾胃，导致运化失常，清浊不分，而成泄泻。

2. 饮食所伤　凡饱食过量，宿滞内停；或过食肥甘，呆胃滞脾，湿热内蕴；或恣食生冷，寒食交阻；或误食馊腐不洁之物，伤及肠胃，均可致脾胃运化失司，升降失常，清浊不分，而发泄泻。

3. 情志失调　忧郁恼怒，精神紧张，木郁不达，导致肝失疏泄，横逆犯脾；或忧思伤脾，土虚木乘，使脾失健运，升降失职；或素体脾虚，逢怒进食，更伤脾土，而成泄泻。

4. 脾胃虚弱　饮食不节，饥饱失调，或劳倦内伤，久病缠绵，导致脾胃虚弱，中阳不健，运化无权，清浊不分，混杂而下，而成泄泻。

5. 肾阳虚衰　久病肾阳损伤；或年老体衰，阳气不足，命门火衰；或禀赋虚弱，先天肾阳不足，脾失温煦，运化失职，水谷不化，而为泄泻。

FR-4-3

泄泻病因病机示意图

泄泻的病位在脾胃与大、小肠，和肝、肾密切相关。本病的病机关键是脾虚湿盛。病理因素主要是湿邪，但可夹有寒、热、食滞。急性暴泻多因湿盛困脾，病理性质多属实证；慢性久泻多因脾虚生湿，多属虚证，或见虚实夹杂。

急性泄泻，及时得当治疗，多数短期内可以痊愈。但若暴泻不止，损气耗津，则可成惊、厥、闭、脱等危症，特别是伴有高热、呕吐、热毒甚者尤然。急性泄泻若失治误治，迁延日久，由实转虚，变为慢性泄泻。日久脾病及肾，肾阳亏虚，脾失温煦，不能腐熟水谷，可致命门火衰，而成五更泄泻。

二、诊断与鉴别诊断

（一）诊断依据

1. 粪质溏稀，或完谷不化，或粪如水样，或大便次数增多，每日三五次甚至十余次，为本病的重要特征。

2. 常兼有腹痛、腹胀、肠鸣、纳呆等症状。

3. 起病或急或缓，暴泻者多有暴饮暴食或误食不洁之物的病史。久泻者常因外邪、饮食、情志等因素诱发。

（二）鉴别诊断

1. 泄泻与痢疾　两者均为大便次数增多、粪质稀薄的病证。泄泻以大便次数增多，粪质稀溏，甚则如水样，或完谷不化为主症，大便不带脓血，也无里急后重，腹痛或无。而痢疾以腹痛，里急后重，便下赤白脓血为特征。

2. 泄泻与霍乱　霍乱是一种上吐与下泻同时并作的病证，两者鉴别具体见表4-2。

表4-2　泄泻与霍乱的鉴别

病名	病因病机	发病特点	预后
泄泻	多因外感六淫、内伤饮食、情志失调及脏腑虚损等引起，致脾胃运化失司，清浊不分，混杂而下而成	大便稀溏，次数增多	预后良好
霍乱	多因感受时邪和饮食不慎损伤脾胃，导致脾胃运化失司，气机不利，清浊相干，乱于肠胃，上吐下泻而成霍乱	来势急骤，变化迅速，病情凶险，起病先突然腹痛，继则吐泻交作	预后差

笔记栏

三、辨证施护

（一）辨证要点

1. 辨寒热 大便清稀，或完谷不化者，多属寒证；大便色黄褐而臭，泻下急迫，肛门灼热者，多属热证。

2. 辨暴泻和久泻 凡病势急骤，脘腹胀满，腹痛拒按，泻后痛减，小便不利者，为暴泻，多属实证；凡起病较缓，病程较长，腹痛不甚且喜按，小便利，口不渴，为久泻，多属虚证。

3. 久泻辨脏腑 久泻迁延不愈，倦怠乏力，饮食稍有不当，或劳倦过度即发者，以脾虚为主；泄泻反复发作，每因情志不遂复发者，多为肝脾不和；五更泄泻，完谷不化，腰酸肢冷者，多为肾阳不足。

4. 辨排泄物 粪便清稀如水，伴腹痛喜温，舌苔白腻，脉濡缓，多为寒湿；粪便黄褐臭秽，泻下急迫，肛门灼热，舌苔黄腻，脉濡数或滑数，多为湿热；若饮食不当，腹痛肠鸣，泻下粪便臭如败卵，脘腹胀满，嗳腐吞酸，舌苔厚浊，脉滑实，多为食滞；若为久泻，大便时溏时泻，水谷不化，稍进油腻食物则更甚，伴神疲肢倦乏力，脉细弱，多为脾虚；若黎明之前脐腹作痛，肠鸣即泻，完谷不化，泻后则安，腰酸怕冷者，多为肾阳虚衰；若泄泻易反复，以痛泻肠鸣，胸胁满闷为特点，每因情志郁怒或情绪紧张之时而发作，多属肝气乘脾。

（二）证候分型

1. 寒湿内盛

证候表现：泻下清稀，甚至如水样，腹痛肠鸣，脘闷食少，兼有外感时可见恶寒发热，鼻塞头痛，肢体酸痛。苔薄白或白腻，脉濡缓。

证候分析：外感寒湿或风寒之邪，侵袭肠胃，或过食生冷瓜果，导致脾失健运，升降失调，水谷不化，清浊不分，肠腑传导失司，故大便清稀，甚则泻下如水样；寒湿内盛，肠胃气机受阻，而见腹痛肠鸣；寒湿困脾，则脘闷食少。若兼风寒之邪袭表，则见恶寒发热，鼻塞头痛；苔薄白或白腻，脉濡缓，为寒湿内盛之象。

治护原则：散寒化湿止泻。

代表方：藿香正气散加减。常用药物为藿香、苍术、茯苓、半夏、陈皮、木香、厚朴、大腹皮、紫苏、白芷、桔梗等。

2. 肠道湿热

证候表现：腹痛即泻，泻下急迫，粪色黄褐而臭，肛门灼热，可伴有烦热口渴，小便短赤。舌质红，苔黄腻，脉濡数或滑数。

证候分析：感受湿热之邪，或夏令暑湿伤及脾胃，肠腑传化失常，而发生泄泻；肠中有热，热邪类火，火性急迫，而见泻下急迫；湿热下注，故肛门灼热，粪便色黄褐而臭，小便短赤；烦热口渴，舌苔黄腻，脉濡数或滑数，均为湿热内盛之征。

治护原则：清热利湿止泻。

代表方：葛根芩连汤加减。常用药物为葛根、黄芩、黄连、木香、甘草、车前草、苦参等。

3. 食滞胃肠

证候表现：腹痛肠鸣，泻下粪便臭如败卵，泻后痛减，夹有不消化之物，脘腹胀满，嗳腐酸臭，不思饮食。舌苔垢浊或厚腻，脉滑。

证候分析：饮食不节，暴饮暴食，宿食内停，阻滞肠胃，传化失常，故腹痛肠鸣，脘腹痞满。宿食不化，浊气上逆，可见嗳腐酸臭；宿食下注，则泻下臭如败卵；泻后腐浊之邪外出，故腹痛减轻；舌苔厚腻，脉滑，为宿食内停之象。

治护原则：消食导滞，健脾止泻。

代表方：保和丸加减。常用药物为神曲、山楂、莱菔子、半夏、陈皮、茯苓、连翘、谷芽、麦芽等。

4. 肝气乘脾

证候表现：平素常有胸胁胀闷，嗳气食少，每因情志不畅，或情绪紧张，即发腹痛泄泻，攻窜作痛，泻后痛缓，矢气频作。舌苔薄，脉弦。

证候分析：七情内伤，气机不畅，肝失条达，横逆侮脾，脾失健运，气滞于中则腹痛，脾运无权，水谷下趋则泄泻；肝失疏泄，脾虚不运，可见胸胁胀闷，嗳气食少；舌苔薄白，脉弦，为肝旺脾虚夹湿之象。

治护原则：疏肝理气，健脾止泻。

代表方：痛泻要方加减。常用药物为白芍、白术、陈皮、防风等。

5. 脾胃虚弱

证候表现：大便时溏时泻，反复发作，饮食稍有不慎，大便次数即增多，伴有纳少，脘腹胀闷不舒，面色少华，肢倦乏力。舌质淡，苔白，脉细弱。

证候分析：脾胃虚弱，运化无权，水谷不化，清浊不分，故大便溏泄；脾阳不振，运化失司，则饮食减少，脘腹胀闷不舒，稍进油腻之物，则大便次数增多；久泻不止，脾胃虚弱，气血生化乏源，可见面色少华，肢倦乏力；舌质淡，苔白，脉细弱，均为脾胃虚弱之象。

治护原则：健脾益气，化湿止泻。

代表方：参苓白术散加减。常用药物为人参、白术、茯苓、甘草、砂仁、陈皮、桔梗、扁豆、山药、莲子肉、薏苡仁等。

6. 肾阳虚衰

证候表现：黎明之前脐腹作痛，肠鸣即泻，大便夹有不消化食物，泻后则安，形寒肢冷，腹部喜暖，腰膝酸软。舌质淡，苔白，脉沉细。

证候分析：泄泻日久，肾阳虚衰，不能温养脾胃，运化失常，水谷下趋肠道而泻；黎明之前阴寒较盛，阳气未振，故见脐腹作痛，肠鸣即泻，又称为五更泄；阳虚不能腐熟水谷，则泻下完谷不化；肾阳虚衰，失于温煦，故形寒肢冷；舌质淡，苔白，脉沉细，为脾肾阳气不足之象。

治护原则：温肾健脾，固涩止泻。

代表方：四神丸加减。常用药物为补骨脂、肉豆蔻、吴茱萸、五味子、附子、炮姜等。

ER-4-4 扩展阅读

（三）施护措施

1. 病情观察　注意观察泄泻发作的原因、诱因及次数，粪便的色、质、量、气味及有无腹痛、恶寒发热、烦热口渴、嗳腐吞酸、肢倦乏力及腰膝酸软等伴随症状。注意观察生命体征、神志、舌象、尿量等内容，预防暴泻或久泻后发生脱水。若粪便为柏油样或伴有新鲜血液，为胃肠脉络损伤；久泻患者出现眼窝凹陷、口舌干燥、皮肤干燥、弹性消失为伤津表现，应及时补充体液，或给予淡盐水口服；若患者久泻后出现面色苍白、四肢冰冷、大汗淋漓等，为阳气外脱征象，应立即报告医生，以采取相应措施。

2. 生活起居护理　起居有常，冷暖适宜，劳逸结合，睡眠充足，避免外邪侵袭。久泻患者应加强肛周护理。寒湿和虚弱者宜住向阳病室，注意腹部保暖。湿热泄泻者病室宜凉爽干燥。若患者泄泻因传染性疾病引起，应严格执行消化道隔离制度，患者的生活用具专用，用后消毒。

3. 饮食护理

（1）一般护理：饮食宜清淡、易消化、富有营养，忌辛辣、生冷、肥甘厚腻、油炸、刺激性食物。急性期予流质饮食，多饮米汤或淡盐水，以养胃生津，防止虚脱。

（2）辨证施食：寒湿内盛者饮食宜温热、易消化，如可饮热开水，或生姜红糖水，忌食生冷

笔记栏

瓜果和油腻食物；肠道湿热者，以无渣、少渣、半流质为宜，如梨、火龙果、荸荠等清热之品，也用六一散泡水饮，或用芦根、竹叶煎水代茶饮；食滞胃肠者，应适当控制饮食或限制饮食，伴有呕吐者，不宜急于止吐，应让宿食全部吐出；肝气乘脾者宜食疏肝理气之品，如金橘饼、陈皮等，忌食红薯、土豆等易产气食物；脾胃虚弱者宜温热软烂，少油脂而易于消化食物，如山药、龙眼、牛羊肉、鸡肉等，可适当用胡椒、姜等调味，以增进食欲；肾阳虚衰者宜补中益气、温补肾阳之品，如胡桃、狗肉、羊肉等。

4. 情志护理　避免忧郁、悲伤、焦虑、紧张和激动等负性情绪。积极疏导患者消除抑郁心理，保持肝气条达，心情舒畅。引导患者培养豁达乐观的心态，正确对待自身的疾病，避免急躁。肝气乘脾而致泄泻者，更应注意调畅情志，防止因情复病。

5. 用药护理　中药汤剂以饭后温热服用为宜，肾阳虚衰者宜睡前服用，观察用药后症状缓解情况。食滞胃肠泻下不畅者，可遵医嘱予大黄粉吞服，以消食化滞。在用药过程中大便出现黑色者，应查找原因，警惕消化道出血的发生，及时向患者解释。出现阳气外脱症状应及时进行抢救，避免延误。

6. 中医护理技术的运用　久泻者可取神阙、天枢、中脘、足三里、涌泉等穴行穴位贴敷；也可取天枢、足三里为主穴进行艾灸，胃脘痛者加中脘、内关，湿盛者加上巨虚、阴陵泉，脾胃虚弱者加脾俞、气海，脾肾阳虚者加命门、肾俞、脾俞、关元，肝郁乘脾者加脾俞、太冲；或者行隔姜灸或隔附子饼灸；艾灸时应经常询问患者的局部感觉，避免烫伤。

（四）健康教育

1. 起居有常，顺应四时气候变化，慎防风寒湿等邪气的侵袭。加强锻炼，增强体质，防止外邪侵袭。勤换内裤，内裤以棉织物为宜，需柔软、宽松，忌穿化纤织品。

2. 注意调畅情志，避免思虑忧愁伤脾，保持心情舒畅，切忌烦躁郁怒。

3. 保持肛周清洁，便后用柔软纸擦拭或用温水清洗，不宜久蹲久坐。平时可做提肛训练，加强肛门括约肌功能。肛门下坠或肛脱者应及时复位。

4. 加强饮食调养，养成良好的饮食习惯，饮食宜有节，以清淡、易消化、富有营养的食物为主；饮食宜卫生，不食生冷瓜果及不洁食物，不饮生水。

04章04节PPT

PPT课件

第四节　便　　秘

便秘是指大便排便间隔时间延长；或周期不长，但粪质干结，排便艰难；或粪质不硬，虽有便意，但便出不畅为主要临床表现的病证。便秘是临床上的常见症状，可出现于各种急慢性病证过程中，中老年多发，女性较多见。本病预后一般较好，辨证得当，调治得法，大多可痊愈。

西医学中的功能性便秘、结肠直肠以及肛门疾患引起的便秘、药物性便秘、内分泌及代谢性疾病的便秘等，均可参照本节辨证施护。

知识链接

历史沿革

古代医籍中对便秘有许多记载。《黄帝内经》称便秘为“后不利”“大便难”，认为与脾胃受寒、肠中有热等相关。如《素问·举痛论》曰：“热气留于小肠，肠中痛，瘅热焦竭则坚干不得出。”汉代张仲景称便秘为“脾约”“阳结”“阴结”，认为其病与寒、热、气

笔记栏

滞有关，在治疗方面除了提出内服药物治疗外，还提出蜜煎导、猪胆汁方等外用药塞肛通便法，至今仍具有临床指导意义。隋代巢元方《诸病源候论·大便病诸候》曰："大便难者，由五脏不调，阴阳偏有虚实，谓三焦不和则冷热并结故也。"指出便秘与五脏不调、阴阳偏盛、虚实寒热均有关系。金元时期，张元素首倡实秘、虚秘之别，且主张实秘责物，虚秘责气。这种虚实分类法，经后世不断充实和发展，至今仍是临床论治便秘的纲领。

一、病因病机

1. 饮食不节　饮酒过度，过食辛辣肥甘厚味，导致肠胃积热，大便干结；或恣食生冷，致阴寒凝滞，胃肠传导失司，而成便秘。

2. 情志失调　忧愁思虑过度，情志失和，或久坐少动，气机不利，致气机郁滞，不能宣达，传导失职，糟粕内停，不得下行，而成便秘。

3. 年老体虚　劳倦过度，或病后、产后以及年老体弱之人，气血两亏。气虚则大肠传送无力，血虚则津枯，不能滋润大肠；阴亏则大肠干涩，导致大便干结；阳虚则肠道失于温煦，阴寒内结，以致便下无力，大便艰涩。

4. 感受外邪　外感寒邪可导致阴寒内盛，凝滞胃肠，传导失职，而成便秘。或热病之后，余热留恋，肺燥肺热下移大肠，伤津耗液，粪质干燥，难于排出，形成便秘。

便秘的病位主要在大肠，与脾、胃、肺、肝、肾等脏腑密切相关。基本病机为大肠传导功能失常。病理性质有寒、热、虚、实 4 个方面。燥热内结于肠胃者，属热秘；气机郁滞属实秘；气血阴阳亏虚为虚秘；阴寒积滞为冷秘或寒秘。四者之中，又以虚实为纲，热秘、气秘、冷秘属实；阴阳气血不足属虚。而寒热、虚实之间，常又相互兼夹或相互转化。如热秘久延不愈，津液渐耗，损及肾阴，致阴津亏虚，肠失濡润，病情由实转虚。气机郁滞，久而化火，则气滞与热结并存。气血不足者，多易受饮食所伤或情志刺激，则虚实相兼。阳虚阴寒凝结者，如温燥太过，津液被耗，或病久阳损及阴，则可见阴阳俱虚之证。

本病日久，腑气不通，可引起腹胀腹痛，脘痞嗳气，食欲减退，头晕头胀等症。单纯性便秘，若早期护治得当，多能在短期内治愈，预后佳；若为其他疾病并发便秘，则须审察病情的新久与轻重。如为噎膈重症，兼有便秘，且粪质坚硬如羊屎者，预后较差。本病以年老体衰，或久病，或饮食不节者多发，女性多见。老年性便秘与产后便秘，多属虚证，病程较长。老年人便秘日久，正气亏虚，腑气不通，浊气不降，脏腑气机升降失调，以虚证和虚实夹杂证为主；产后妇女因气血不复，阳气不通，阴寒不散，大便难畅，故而便秘，此两者治疗宜缓缓图之，难求速效。长期便秘过度努挣易引起肛裂、痔疮，用力过度又可诱发疝气。若老年人排便隐忍、久蹲强努，可诱发胸痹心痛、中风等其他疾病，应注意防范。

ER-4-5
便秘病因病机示意图

二、诊断与鉴别诊断

（一）诊断依据

1. 排便间隔时间超过自身的习惯 1 天以上，或 2 次排便时间间隔 3 天以上。大便粪质坚硬，便下困难；或欲排便而艰涩不畅。

2. 常伴腹胀、腹痛、纳呆、口臭、肛裂、痔疮、排便带血及汗出气短、头晕、心悸等症状。

3. 发病常与饮食不节、情志内伤、外感寒热等有关。

（二）鉴别诊断

便秘与肠结　两者皆为大便秘结不通。但肠结多为急病，因大肠通降受阻所致，表现为

笔记栏

腹部疼痛拒按，大便完全不通，且无矢气和肠鸣音，严重者可吐出粪便。便秘多为慢性久病，因大肠传导失常所致，表现为腹部胀满，大便干结艰行，可有矢气和肠鸣音，或有恶心欲吐，纳食减少。

三、辨证施护

（一）辨证要点

1. 辨虚实　粪便干燥，排出困难，腹胀拒按，苔厚脉实者为实证。大便不干，排便不畅，或欲便不出，便下无力，腹胀喜按，舌淡苔白为虚证。

2. 辨寒热　大便干燥坚硬，便下困难，肛门灼热，舌质红，苔黄燥，脉滑数或弦数者为热证。排便艰难，喜温恶寒，四肢不温，舌淡苔白腻，脉沉紧者为寒证。

（二）证候分型

1. 实秘

（1）肠胃积热

证候表现：大便干结，腹部胀满，按之作痛，口干或口臭，面红心烦，多汗，时欲饮冷，小便短赤。舌质红干，苔黄燥，脉滑数或弦数。

证候分析：胃为水谷之海，肠为传导之官，若肠胃积热，耗伤津液，则大便干结，腹部胀满，按之作痛；积热熏蒸于上，故口干口臭；热盛于内，故面红心烦；热移于膀胱，则小便短赤；苔黄燥为热已伤津化燥；脉滑数为里实之征。

治护原则：泄热导滞，润肠通便。

代表方：麻子仁丸加减。常用药物为火麻仁、大黄、杏仁、白芍、枳实、厚朴等。

（2）气机郁滞

证候表现：大便干结，或不甚干结，欲解不得，腹中胀满，胸胁满闷，或大便不畅，肠鸣矢气，嗳气呃逆，纳食减少。舌苔薄，或薄腻，脉弦。

证候分析：情志失和，肝气郁结，导致传导失常，故大便干结，欲便不得；腑气不通，则气不下行而上逆，故胸胁满闷，嗳气呃逆；糟粕内停，气机郁滞，则腹中胀气；肠胃气阻则脾气不运，故纳食减少；苔薄腻，脉弦，为肝脾不和，内有湿滞之象。

治护原则：顺气导滞，降逆通便。

代表方：六磨汤加减。常用药物为木香、乌药、沉香、大黄、槟榔、枳实等。

2. 虚秘

（1）气虚便秘

证候表现：大便不干，虽有便意，但排便困难，用力努挣则汗出气短，便后乏力，面白神疲。舌淡苔白，脉弱。

证候分析：肺脾气虚，运化失职，大肠传导无力，故虽有便意，但排出困难；肺卫不固，腠理疏松，故用力努挣则汗出气短；脾气虚，化源不足，故面白神疲；舌淡，脉弱，便后乏力，均属气虚之象。

治护原则：补气健脾，润肠通便。

代表方：黄芪汤加减。常用药物为黄芪、火麻仁、陈皮、白蜜等。

（2）血虚便秘

证候表现：大便干结，努挣难下，面色无华，头晕目眩，心悸气短，失眠健忘，口唇色淡。舌淡苔白，或舌质红少苔，脉细或细数。

证候分析：血虚津少，不能下润大肠，故大便秘结；血虚不能上荣，故面色无华，头晕目眩，口唇色淡；心血不足，故心悸气短，健忘；舌淡苔白，脉细，为阴血不足之象。

笔记栏

治护原则：养血润燥，滋阴通便。

代表方：润肠丸加减。常用药物为当归、生地黄、火麻仁、桃仁、枳壳等。

(3) 阴虚便秘

证候表现：大便干结，状如羊屎，形体消瘦，头晕耳鸣，两颧红赤，心烦少眠，潮热盗汗，腰膝酸软。舌红少苔，脉细数。

证候分析：阴虚，阴液亏损，不能下润大肠，故大便状如羊屎；肌肤、孔窍失于濡养，则形体消瘦；脑髓失充，头目失养，故头晕耳鸣；阴虚不能制阳，而致阳热相对偏盛，故两颧红赤，心烦少眠，潮热盗汗；肾阴不足，髓减骨弱，故腰酸膝软；舌红苔少，脉细数，为阴虚内热之象。

治护原则：滋阴通便。

代表方：增液汤加减。常用药物为玄参、生地黄、麦冬等，可加芍药、玉竹、石斛等。

(4) 阳虚便秘

证候表现：大便艰涩，排出困难，面色㿠白，小便清长，四肢不温，少腹冷痛，或腰膝酸冷。舌质淡，苔白润，脉沉迟。

证候分析：阳气虚衰，寒自内生，肠道传送无力，故排便困难；阳虚内寒，温煦无权，则面色㿠白无华，小便清长，四肢不温；阴寒内盛，寒主凝敛收引，故少腹冷痛；舌淡苔白润，脉沉迟，为阳虚内寒之象。

治护原则：温阳通便。

代表方：济川煎加减。常用药物为肉苁蓉、当归、牛膝、枳实、升麻、肉桂等。

(三) 施护措施

1. 病情观察　观察排便情况，如排便次数、排便时间、大便性状、颜色、量等，观察腹痛、腹胀、头晕等伴随症状。老年患者排便时勿过度用力努责，以免诱发心绞痛诸症。特别应注意观察粪便形态的变化，及时发现肠梗阻、肿瘤等引起的梗阻性便秘。

2. 生活起居护理　居室整洁，温湿度适宜，提供舒适隐蔽的排便环境。鼓励患者适量运动，避免久坐少动。虚秘者，应养成每日定时排便的习惯。脾肾阳虚者，病室宜温暖向阳，注意腹部保暖，切勿受寒，可用热水袋热熨腹部，缓解腹痛，温暖下焦。便后保持肛周皮肤清洁。

3. 饮食护理

(1) 一般护理：饮食宜清淡，多食富含纤维素食物。晨起空腹饮一杯淡盐水或蜂蜜水、酸奶、果汁等，有助于预防便秘的发生。忌食辛辣、炙煿之品。禁烟酒。

(2) 辨证施食：肠胃积热者宜清凉润滑之物，如梨、黄瓜、苦瓜、萝卜、芹菜、莴苣等，忌食辛辣厚味食物，如辣椒、姜、羊肉等；气机郁滞者宜多食行气软坚润肠之物，如橘子、香蕉、竹笋等，忌收敛固涩之品，如白果、芡实、石榴等；气虚者宜多食健脾益气润肠之物，如山药、扁豆等，忌用行气之品，如佛手、萝卜、芥菜等；阴血虚者宜多食滋阴养血、润燥之物，如桑椹、蜂蜜、芝麻、花生等，忌辛辣香燥之品，如辣椒、羊肉、五香调料等；阳虚者宜多食温润通便之品，如韭菜、羊肉、狗肉等。

4. 情志护理　七情内伤是便秘致病因素之一。便秘患者因病久痛苦，情志多忧而与病证互为因果，形成恶性循环。关心体贴患者，向患者解释情志不畅易导致大便干结，指导患者自我调适情志，保持心情舒畅，创造舒适的生活和工作环境，避免情志所伤。

5. 用药护理　中药汤剂宜温服，服药后注意观察大便次数、性状和量。便秘患者不宜长期使用泻药，避免造成对泻药的依赖。便秘严重，药效不显时，可遵医嘱服用药物通便或灌肠、人工取便等，如有发热、恶心或腹痛，则禁止给予导泻剂。对诊断不明的患者，不可随意用烈性泻下药，以免发生意外。

6. 中医护理技术的运用　便秘者可取神阙、天枢等穴行穴位贴敷；或取大肠、肺、小肠、

笔记栏

胃、三焦、交感等穴，用王不留行籽行双耳轮换贴压；便秘反复者可按摩天枢、气海、关元等穴；顽固便秘者可用中药保留灌肠。

课堂互动

缓解便秘小妙招——腹部按摩

指导患者排空小便，取半卧位或仰卧位，双腿屈曲，腹部放松。护士双手叠放于腹壁，沿脐周顺时针环形掌揉2~3分钟，后沿结肠走向至升结肠、横结肠、降结肠、乙状结肠方向按揉，采用环形掌揉的方式自右下腹开始向上至横向至左腹按揉20~30圈，力度适中，以腹部下陷约1cm为宜。

（四）健康教育

1. 起居有节，寒温适宜，劳逸结合。适度活动，避免久坐。情志调畅，戒忧思恼怒，避免情志内伤引起便秘。

2. 加强饮食调养，宜多吃蔬菜、小米、粗粮等含纤维素多的食物，多食瓜果，多饮水，常服蜂蜜、牛乳，忌食辛辣之品，戒烟酒。

3. 指导简单处理便秘的方法和使用泻药的原则。鼓励患者积极治疗肛门疾病，教会患者做提肛、缩肛活动。

4. 教会患者观察病情轻重，久卧、年老、久病等情况导致排便无力者，除药物治疗外，指导患者或家属做腹部按摩、床上翻身等。

病案分析

杨某，男，38岁，IT工程师。

主诉：更衣不实伴便次增多1周。

现病史：患者平素肠胃功能不佳，饮食稍有不慎或腹部受凉即出现腹痛腹泻，服用抗生素后能缓解，余无其他不适。2周前患者因淋雨受凉后出现发热恶寒，肢节酸楚，鼻塞流清涕，服用正柴胡冲剂后症状基本缓解。1周前腹痛又作，泻下急迫，日行6~7次，粪色稀黄而臭，肛门灼热，口微干苦，稍恶寒微发热。既往无其他疾病史。

查体：T：37.6℃，P：88次/min，R：18次/min，BP125/78mmHg。神清，咽淡红，双侧扁桃体无肿大，两肺（–），心率88次/min，律齐，腹平软，脐周有压痛，无反跳痛及肌肌紧张，未及包块。舌淡红，苔薄黄腻，脉浮滑小数。

实验室检查：大便常规：白细胞2~3个/HP，红细胞0个/HP；血常规：白细胞11.5×10^9/L，中性粒细胞76%，余无异常。

请分析：

1. 患者所患的疾病和证型，并提出诊断依据。

2. 其发病机理是什么？

3. 主要的护理措施有哪些？

（裘秀月）

笔记栏

扫一扫，测一测

复习思考题

1. 简述胃痛的辨证要点及护治原则。
2. 如何对呕吐物的性质进行辨证？
3. 肝气乘脾泄泻的辨证要点是什么？
4. 虚秘的分类有哪几种？

综合实践训练二

张某，男，48岁，建筑设计师，已婚。就诊时间：2015年4月6日清晨。

【情境一】

患者因"上腹部间歇性疼痛3月余，腹痛加重伴黑便1天"，在其妻子陪同下来医院急诊科就诊。

问题1：张某平时身体健康状况一般，有高血压病史，药物治疗后稳定。患者最近3个月常被上腹部疼痛困扰。近1周工作上压力比较大，身体上感觉疲劳，1天前患者参加朋友聚餐后腹痛加重，呈绞痛，向后背部放射，伴恶心，无呕吐。患者没想到腹痛会这么严重，全家人很紧张，作为急诊护士，应如何进行接诊？

问题2：在分诊的过程中，护士发现急诊内科医生正为1位患者做胃镜检查，还在进行中，张某需等待医生完成后才能就诊，检查顺利，等待时间约半小时。作为急诊护士应如何与患者及家属进行沟通，以保证患者安全？

【情境二】

急诊内科医生对张某进行详细的问诊与检查，具体如下。

主诉：上腹部间歇性疼痛3月余，腹痛加重伴黑便1天。

现病史：患者3个月前无明显诱因下出现间歇性上腹部疼痛，呈钝痛，空腹时加重，进食后减轻，伴嗳气、反酸、烧心，有时后半夜痛醒，稍微吃点苏打饼干后缓解。患者以为是工作劳累引起，曾自服消炎止痛药，效果不明显，腹痛仍有发生。家属劝患者去医院进一步检查，患者以工作忙为推脱。1天前张某参加朋友聚餐后腹痛加重，呈绞痛，向后背部放射，伴有恶心，无呕吐。今晨起床后，大便色黑，量约100g。患者自发病来精神疲倦，饮食一般，睡眠欠佳，伴有头晕，小便正常，大便色黑。

既往史：有高血压病史，服用苯磺酸氨氯地平片(络活喜)，每日1片，血压控制良好。否认糖尿病、冠心病等慢性病史，否认肝炎、结核等传染病病史，否认其他手术史、输血史及外伤史。

过敏史：否认药物及食物过敏史。

其他情况：原籍生长，否认疫水疫区接触史，否认烟酒等不良嗜好。育有1子，妻儿体健．否认家族遗传病病史。

查体：T：36.8℃，P：84次/min，R：16次/min，BP：120/80mmHg。神志清楚，面色萎黄，皮肤巩膜无黄染，未见肝掌、蜘蛛痣，浅表淋巴结未触及肿大。双肺呼吸音清，未闻及干湿啰音，心率84次/min，律齐，各瓣膜听诊区未闻及病理性杂音。腹平软，上腹部压痛，无反跳痛及肌紧张，墨菲征阴性，肝脾肋下未触及，肠鸣音5次/min，双下肢无水肿，移动性浊音阴性。

笔记栏

神经系统检查(-)。舌苔薄,脉弦。

医生为进一步明确诊断,要求患者做血常规、粪便常规+隐血试验、血尿淀粉酶检查,并进一步做血生化、空腹胃镜和肝胆脾胰B超等检查。

> 问题1:作为急诊护士,如何配合医生,指导患者尽快完成上述检查?
>
> 问题2:患者听说需要做胃镜检查,出现头晕、面色苍白、心慌等不适表现,护士应如何处理?

【情境三】

患者检查结果回报如下。

血常规:白细胞:7.36×10^9/L,红细胞:3.73×10^{12}/L,血红蛋白:110g/L,血小板:168×10^9/L。

粪便常规+隐血试验:隐血阳性。

血淀粉酶:50U/L(正常范围20~90U/L)。

尿淀粉酶:124U/L(正常范围80~300U/L)。

胃镜:诊断为十二指肠球部溃疡,伴出血,幽门螺杆菌(helicobacter pylori,HP)(+)。

肝胆脾胰B超:无殊。

结合患者病情,拟收住院进行治疗。

> 问题1:结合患者的病史、临床表现和检查结果,进行辨病和辨证分析,并说明辨病辨证的依据。
>
> 问题2:作为消化内科病房护士,应如何对该患者进行接诊?需做哪些安排?

【情境四】

患者入院后,主管医生经过收集病情资料后,开出长期医嘱如下。

(1) 消化内科护理常规。

(2) 一级护理。

(3) 暂禁食,出血量少可进半流质温凉软食。

(4) 卧床休息。

(5) 注意观察呕血、黑便、腹痛情况。

(6) 低流量吸氧。

(7) 法莫替丁20mg+5%葡萄糖氯化钠注射液250ml,静脉滴注,bid。

(8) 奥美拉唑20mg,口服,bid;克拉霉素250mg,口服,bid;阿莫西林0.5g,口服,tid;替硝唑500mg,口服,bid。

(9) 中药煎剂1剂,qd。

(10) 穴位注射:黄芪注射液,取穴足三里、中脘、内关,qd。

临时医嘱:三大常规+粪便隐血试验、生化全套、凝血功能、定血型、血交叉。

> 问题1:如何执行上述医嘱?(如果2~3人1组,如何进行小组内分工协作?)
>
> 问题2:如何对患者进行饮食调护?
>
> 问题3:如何对患者进行中药用药指导?
>
> 问题4:在穴位注射时,护士发现该患者左侧小腿足三里部位因蚊虫叮咬后出现红肿与抓痕,请问如何处理?
>
> 问题5:如何对该患者进行健康宣教?

笔记栏

【情境五】

患者入院后第 2 天，因工作之事紧锁眉头，在与同事交接工作的过程中发生了不愉快，而后出现上腹疼痛加重，上厕所后解黑便约 300g，质稀、色黑，伴头晕，胸闷等症状，患者便后上腹痛减轻，情绪很不稳定，拒绝吸氧与服药。

> 问题：患者发生了什么情况？针对上述情况，护士应如何处理？

【情境六】

入院治疗 1 周后，张某的症状明显好转，腹痛减轻，大便颜色转黄，隐血阴性，患者要求出院。医生同意患者出院，建议张某出院后继续服用中药，带中药 7 付，中药方如下：制半夏 9g，炒黄芩 10g，炒黄连 5g，大蓟、小蓟、荷叶、侧柏叶、白茅根、茜根、栀子、大黄、牡丹皮、棕榈皮各 9g。

> 问题 1：如何对患者进行出院指导？
> 问题 2：患者不懂如何煎煮中药，请向患者讲解煎煮中药的方法与注意事项。

（裘秀月）

笔记栏

第五章 肝胆病证

学习目标

1. 识记　肝胆系常见病证的发病特点，辨证要点、证型特征及施护措施。
2. 理解　肝胆系常见病证的病因病机及证候分析。
3. 运用　正确分析肝胆系常见病证的具体病例，并能辨证施护。

肝主疏泄，主藏血，体阴而用阳，性喜条达而恶抑郁。胆附于肝，内藏胆汁，肝胆相为表里。肝胆病证的发生多与感受外邪、饮食、情志以及他病之后续发等因素有关，护理时应着重观察胁痛、腹胀、腹痛、神志、面色、巩膜、大小便、舌苔、脉象等情况，注意辨证施护，对具有传染性的病证，应做好消毒隔离工作。

第一节　胁　　痛

PPT 课件

胁痛是指以一侧或两侧胁肋部疼痛为主要表现的病证，属临床较常见的自觉症状。胁，指侧胸部，为腋以下至第 12 肋骨部的总称。

西医学中的急慢性肝炎、胆囊炎、胆系结石、胆道蛔虫、肋间神经痛等疾病，凡以胁痛为主要表现者，均可参照本节辨证施护。

知识链接

历史沿革

胁痛最早见于《黄帝内经》，如《灵枢·五邪》："邪在肝，则两胁中痛。"认为本病的发生主要与肝胆有关。《素问·举痛论》曰："寒气客于厥阴之脉……寒气客于脉中，则血泣脉急，故胁肋与少腹相引痛矣。"后世医家在此基础上，对胁痛的病因病机等有了进一步的认识。如隋代巢元方在《诸病源候论·胸胁痛候》中指出："胸胁痛者，由胆与肝及肾之支脉虚，为寒气所乘故也。"宋代严用和《济生方·胁痛评治》中认为胁痛的病因主要是由于情志不遂所致，"夫胁痛之病……多因疲极嗔怒，悲哀烦恼，谋虑惊忧，致伤肝脏。"明代将胁痛病因分为外感、内伤两大类，如《景岳全书·胁痛》："胁痛有内伤外感之辨，凡寒邪在少阳经……然必有寒热表证者方是外感，如无表证，悉属内伤。"清代《证治汇补·胁痛》提出："因暴怒伤触，悲哀气结，饮食过度，风冷外侵，跌仆伤形，叫呼伤气，或痰积流注，或瘀血相搏，皆能为痛。至于湿热郁火，劳役房色而病者，间亦有之。"这样就使胁痛的病因认识更趋完善。

笔记栏

一、病因病机

1. 情志失调　因情志所伤，或暴怒伤肝，或抑郁忧思，皆可使肝失条达，气机失调，疏泄不利，络脉闭阻，发为胁痛。正如清代尤怡的《金匮翼·胁痛统论》云："肝郁胁痛者，悲哀恼怒，郁伤肝气。"若气郁日久，血行不畅，瘀血渐生，阻于胁络，不通则痛。《临证指南医案·胁痛》说："久病在络，气血皆窒。"

2. 跌仆损伤　跌仆外伤或强力负重，使胁络受伤，瘀血内停，阻塞胁络，发为胁痛。如《金匮翼·胁痛统论》云："污血胁痛者，凡跌仆损伤，污血必归胁下故也。"《类证治裁·胁痛》亦云："血瘀者，跌仆闪挫，恶血停留，按之痛甚。"

3. 饮食失宜　过食肥甘炙煿，醇酒辛辣之品，积湿生热，郁于肝胆；或过食生冷，损伤脾胃，脾失健运，肝胆失于疏泄，发为胁痛。《景岳全书·胁痛》曰："以饮食劳倦而致胁痛者，此脾胃之所传也。"《张氏医通·胁痛》："饮食劳动之伤，皆足以致痰凝气聚……然必因脾气衰而致。"

4. 肝经湿热　湿热之邪外侵，郁结少阳，枢机不利，肝胆经气失于疏泄，导致胁痛。如《素问·缪刺论》言："邪客于足少阳之络，令人胁痛不得息。"

5. 劳欲久病　久病耗伤或劳欲过度，使精血亏虚，肝阴不足，血不养肝，脉络失养，拘急而痛。《景岳全书·胁痛》云："凡房劳过度，肾虚羸弱之人，多有胸胁间隐隐作痛，此肝肾精虚。"

胁痛病位主要责之于肝胆，亦与脾胃及肾相关。肝居胁下，经脉布于两胁，胆附于肝，其脉亦循于胁，故胁痛之病，当主要责之肝胆；脾居中焦，主受纳水谷，运化水湿，若因饮食所伤，脾失健运，湿热内生，郁遏肝胆，疏泄不畅，亦可发为胁痛；肝肾同源，精血互生，若肝肾阴亏，精虚血少，肝脉失于濡养，则胁肋隐隐作痛。

本病基本病机属肝络失和。病理变化可归结为"不通则痛"与"不荣则痛"两类。病理性质有虚实之分，其病理因素不外乎气滞、血瘀、湿热三者，因肝郁气滞、瘀血停着、湿热蕴结所导致的胁痛多属实证，为"不通则痛"，较多见；因阴血不足，肝络失养所导致的胁痛为虚证，属"不荣则痛"。一般说来，胁痛初病在气，日久气滞转为血瘀，或气滞血瘀并见。实证日久，病邪伤阴，故临床可见虚实夹杂之证。

ER-5-1

胁痛病因病机示意图

二、诊断与鉴别诊断

（一）诊断依据

1. 以一侧或两侧胁肋疼痛为主要表现。疼痛性质可表现为刺痛、胀痛、灼痛、隐痛、钝痛等。

2. 部分患者可伴见胸闷、腹胀、急躁易怒、嗳气、呃逆、口苦纳呆、厌食恶心等症。

3. 常伴有饮食不节、情志内伤、感受外湿、跌仆闪挫或劳欲久病等病史。

（二）鉴别诊断

1. 胁痛与悬饮　悬饮亦可见胁肋疼痛，多因素体虚弱，时邪外袭，肺失宣降，饮停胸胁，而致络气不和，表现为饮留胁下，胸胁胀痛，持续不已，伴见咳嗽、咳痰，呼吸时疼痛加重，常喜向病侧睡卧，患侧肋间饱满，叩诊呈浊音，或兼见发热。

2. 胁痛与胸痛　胸痛以胸膺部疼痛为主，病位多在心、肺，存在相应心系、肺系表现，如伴有胸闷不舒、心悸气短、咳嗽喘息痰多等症。肝郁气滞或邪郁少阳亦致胸胁满痛，表现为胸胁苦满，或胁肋胀痛延及胸背肩臂，范围较广，但仍以胁肋不适为主。

笔记栏

三、辨证施护

(一) 辨证要点

1. 辨气血　胀痛多属气郁,且疼痛游走不定,痛无定处,时轻时重,与情绪变化关系密切;刺痛多属血瘀,且痛处固定不移,疼痛持续不已,局部拒按,入夜尤甚。

2. 辨虚实　实证之中以气滞、血瘀、湿热为主,多病程短,来势急,症见疼痛剧烈而拒按,脉实有力;虚证多为阴血不足,脉络失养,症见疼痛隐隐,绵绵不休,且病程长,来势缓,伴见全身阴血亏耗之证。

(二) 证候分型

1. 肝郁气滞

证候表现:胁肋胀痛,走窜不定,甚则痛引胸背肩臂,疼痛每因情志变化而增减,胸闷腹胀,嗳气频作,得嗳气而胀痛稍舒,口苦纳少。舌苔薄白,脉弦。

证候分析:肝气失于条达,阻于胁络,故胁肋胀痛;气属无形,时聚时散,故疼痛走窜不定;情绪变化与气之郁结关系密切,故疼痛随情绪变化而有所增减;肝经气机不畅,故胸闷;肝气横逆,易犯脾胃,故食少嗳气,腹胀纳呆;舌苔薄白,脉弦,为肝郁之象。

治护原则:疏肝理气。

代表方:逍遥散或柴胡疏肝散加减。常用药物为柴胡、白芍、甘草、枳壳、香附、川芎、川楝子、郁金等。

2. 肝胆湿热

证候表现:胁肋胀痛或灼痛,口苦口黏,胸闷纳呆,恶心呕吐,小便黄赤,大便不爽,或兼有身目发黄。舌红,苔黄腻,脉弦滑数。

证候分析:湿热蕴结肝胆,疏泄失职,故胁痛口苦,湿热壅滞,而见胀痛或灼痛;湿热中阻,升降失职,故胸闷纳呆,恶心呕吐;湿热下注,故见小便黄,大便不爽;肝胆失于疏泄,胆汁外溢,故见身目发黄;舌质红,苔黄腻,脉弦滑数,亦为湿热之象。

治护原则:清热利湿。

代表方:龙胆泻肝汤加减。常用药物为龙胆草、黄芩、栀子、泽泻、车前子、川楝子等。

3. 瘀血阻络

证候表现:胁肋刺痛,痛有定处,痛处拒按,入夜尤甚,胁肋下或见有痞块。舌质紫黯,脉象沉涩。

证候分析:肝郁日久,气滞血瘀,或跌仆外伤,瘀血停留,胁络闭阻,故胁肋刺痛,痛处固定且拒按,疼痛入夜加重;瘀血停滞,积久不散,则渐成块;舌质紫黯,脉象沉涩,均属瘀血内停之征。

治护原则:祛瘀通络。

代表方:膈下逐瘀汤加减。常用药物为桃仁、红花、当归、川芎、枳壳、延胡索、制香附、五灵脂、蒲黄、三七等。

4. 肝络失养

证候表现:胁肋隐痛,绵绵不休,遇劳加重,口干咽燥,心中烦热,头晕目眩。舌红少苔,脉细弦而数。

证候分析:肝郁日久化热,耗伤肝阴,或久病伤阴,精血虚少,不能濡养肝络,故胁肋隐痛,绵绵不休,遇劳加重;阴血不足,易生内热,故见口干咽燥,心中烦热;精血亏虚,不能营养清窍,故头晕目眩;舌红少苔,脉细弦而数,亦为肝阴不足,阴虚内热之象。

治护原则:养阴柔肝。

代表方：一贯煎加减。常用药物为沙参、麦冬、当归、生地黄、枸杞子、川楝子、黄精等。

（三）施护措施

1. 病情观察　观察胁痛的部位、性质、程度和疼痛持续的时间，疼痛发作的诱因，以及舌苔、脉象和伴发症状等；观察肤色、体温等变化，注意有无合并黄疸及黄疸的增减情况；肝胆湿热者，定时测量并记录体温，发热者，给予物理降温，如乙醇擦浴、冰袋冷敷等；如有高热寒战、上腹部疼痛、腹肌紧张、板状腹、呕吐、便秘等症状，提示可能有胆囊或胆道急性化脓、穿孔等并发症，应立即报告医生，配合抢救，并做好手术前准备工作。

2. 生活起居护理　病室环境温湿度适宜，采取适当的体位，以患侧卧位为宜，应减少搬动患者，变换体位要缓慢，避免体位的突然改变而加重疼痛，注意起居有常，“卧则血归于肝”，轻者可适当运动，避免负重，防止过劳。肝胆湿热者，应加强口腔护理，可用淡盐水或金银花甘草液漱口，每日2~3次。恶寒发热者，随体温变化增减衣被；伴有恶心呕吐者，应及时清除呕吐物，以免引起呛咳甚至窒息；若系急、慢性肝炎，需要做好消毒隔离工作，防止交叉感染。

3. 饮食护理

（1）一般饮食：饮食应清淡易消化，定时定量，勿暴饮暴食，宜食用新鲜水果、蔬菜、瘦肉及豆制品等，切忌过度饮酒或嗜食辛辣肥甘，如动物内脏、肥肉等，以防湿热内生、脾失健运，从而影响肝胆疏泄功能。

（2）辨证施食：肝郁气滞者，宜食疏肝解郁、行气止痛之品，如萝卜、佛手、金橘等，可饮用玫瑰花茶、橘皮粥、佛手酒等；肝胆湿热者，宜食清热利湿的食物，如绿豆汤、西瓜汁、冬瓜汤、荸荠汁等，鼓励患者多饮水，忌食油腻、腥膻、辛辣之品；瘀血阻络者，宜食用活血通络、清热凉血之品，可饮用梨汁、藕汁、牡丹花茶等，不宜食用生冷食物；肝络失养者，饮食应富于营养，以补肝血为主，宜食瘦肉、鸡蛋、沙参枸杞粥、麦冬粥等，多食新鲜的水果和蔬菜，如西瓜、梨、藕等。

4. 情志护理　胁痛的发生与肝疏泄功能失常关系密切，因此，要指导患者保持情绪稳定及心情愉快，避免过怒、过悲及过度紧张等不良情绪刺激。通过安慰、鼓励等方式振奋患者精神、稳定情绪，有助于缓解和消除躯体疼痛感，减少因疼痛所带来的情绪波动。

5. 用药护理　胁痛发作时，可取芒硝30g，用纱布包裹，敷于胁肋部，以助止痛；肝郁气滞者，指导患者遵医嘱服用中药逍遥丸或越鞠丸；肝胆湿热者，可用金钱草30g，煎水代茶饮，以清肝利胆；如患者伴有恶心呕吐者，可用丁香、柿蒂煎水代茶饮。

6. 中医护理技术的运用　胁痛可取肝、胆、神门等耳穴，用王不留行籽贴压，每日按压3次，每次3~5分钟；肝络失养者可用生姜、韭菜、葱白、艾叶，加盐炒热后，装入布袋，待温度适宜，敷于患处；肋间神经痛者可选取期门、太冲、阳凌泉、三阴交、支沟等穴位，用10%葡萄糖注射液10ml，加维生素B_1或维生素B_{12}注射液1ml穴位注射。

（四）健康教育

1. 保持乐观情绪，忌恼怒忧思，避免不良情志刺激。
2. 饮食有节，多食清淡，切忌过度饮酒、嗜食肥甘厚味和辛辣之品。
3. 应注意起居有常，防寒保暖。防止过劳，劳动中不可用力过猛，以免碰撞伤及胁肋。

第二节　黄　　疸

05章02节PPT

PPT课件

黄疸是以目黄、身黄、小便黄为主症的一种病证，其中尤以目睛黄染为本病重要特征。西医学中的肝细胞性黄疸、阻塞性黄疸、溶血性黄疸、病毒性肝炎、肝硬化、胆囊炎、胆石

笔记栏

症以及钩端螺旋体病、某些消化系统肿瘤、出现黄疸的败血症等，凡以黄疸为主要表现的疾病，均可参照本节辨证施护。

知识链接

历史沿革

《黄帝内经》最早记载了黄疸的病名，提出了本病的主要症状。如《素问·平人气象论》云："溺黄赤，安卧者，黄疸……目黄者曰黄疸。"《素问·六元正纪大论》云："溽暑湿热相薄，争于左之上，民病黄疸而为胕肿。"《金匮要略》将黄疸立为专篇论述，将其分为黄疸、谷疸、酒疸、女劳疸和黑疸5种，其作者张仲景所创制的茵陈蒿汤成为历代治疗黄疸的重要方剂。《诸病源候论·黄病诸候》提出了一种猝然发黄，命在顷刻的"急黄"。宋代韩祗和的《伤寒微旨论》除论述了黄疸的"阳证"外，还特设《阴黄证篇》，并首创用温热药治疗阴黄。元代罗天益所著《卫生宝鉴·发黄》总结了前人的经验，进一步明确湿从热化为阳黄，湿从寒化为阴黄，将阳黄和阴黄的辨证论治系统化。《景岳全书·黄疸》中载有疸黄证，认为其发病与"胆液泄"有关。《杂病源流犀烛·诸疸源流》有"又有天行疫疠，以致发黄者，俗称之瘟黄，杀人最急"的阐述，认识到其传染性及严重的预后转归。

一、病因病机

1. 感受外邪　感受暑湿或湿热之邪，由表入里，蕴结中焦，湿热熏蒸于脾胃，累及肝胆，以致肝失疏泄，胆液不循常道，随血泛溢，外溢肌肤，上注眼目，下流膀胱，使身目小便俱黄，而成黄疸。若疫毒较重者，则可伤及营血，内陷心包，发为急黄。如《诸病源候论·急黄候》云："脾胃有热，谷气郁蒸，因为热毒所加，故卒然发黄，心满气喘，命在顷刻，故云急黄也。"

2. 饮食所伤　平素嗜食肥甘厚味，或饥饱失常，或饮酒过度，或饮食不洁，损伤脾胃，运化失职，湿浊内生，郁而化热，熏蒸或阻滞于脾胃肝胆，致肝失疏泄，胆液不循常道，浸淫肌肤而发黄。如《金匮要略·黄疸病脉证并治》曰："谷气不消，胃中苦浊，浊气下流，小便不通……身体尽黄，名曰谷疸。"

3. 脾胃虚寒　素体脾胃虚弱，或劳倦太过，或恣食生冷，脾伤失运，湿从寒化，寒湿困遏中焦，胆液受阻，浸淫肌肤，发为黄疸。如《类证治裁·黄疸》云："阴黄系脾脏寒湿不运，与胆液浸淫，外渍肌肉，则发而为黄。"

4. 病后续发　胁痛、癥积或其他疾病之后，瘀血阻滞，湿热残留，日久损伤肝脾，湿遏瘀阻，胆汁泛溢肌肤，也可产生黄疸。如《张氏医通·杂门》指出："以诸黄虽多湿热，然经脉久病，不无瘀血阻滞也。"

此外，肝胆结石、积块瘀阻胆道，胆液不循常道，随血泛溢，也可出现黄疸。

黄疸的病位在脾胃肝胆，且往往是脾胃涉及肝胆。病理因素有湿邪、热邪、寒邪、疫毒、气滞、瘀血6种，但以湿邪为主，湿邪是形成黄疸的关键，故《金匮要略·黄疸病脉证并治》有"黄家所得，从湿得之"的论断。黄疸基本病机为湿邪困遏，脾胃运化功能失常，肝失疏泄，或结石、积块瘀阻胆道，胆液不循常道，随血泛溢而成。其病理性质有阴阳之分，如湿从热化，则湿热交蒸，发为阳黄；若湿从寒化，则致寒湿为患，发为阴黄。至于急黄则为湿热夹时邪疫毒所致，也与脾胃阳气盛衰相关。一般来说，阳黄病程较短，较易消退；阴黄病程缠绵，不易消退，如迁延日久，则可酿成癥积和鼓胀。阳黄和阴黄在一定条件下也可相互转化，阳黄日久，热泄湿留，或过用寒凉之剂，损伤脾阳，则湿从寒化而转为阴黄；阴黄重感湿热之邪，又可发为阳黄。

ER-5-2
黄疸病因病机示意图

二、诊断与鉴别诊断

（一）诊断依据

1. 目黄、肤黄、小便黄，尤以目睛黄染为重要特征。
2. 常伴食欲减退，恶心呕吐，胁痛腹胀等症状。
3. 常有外感湿热疫毒，醇酒厚味，饮食内伤，或有胁痛、癥积等病史。

（二）鉴别诊断

1. 黄疸与萎黄　萎黄多因饥饱劳倦、食滞虫积或病后失血、病后气血亏虚所致，临床表现为肌肤黄而干萎不泽，目睛及小便不黄，常伴有头昏倦怠，心悸气短，纳少便溏等症状。与黄疸的目黄、身黄、小便黄不同，易于鉴别。

2. 黄疸与黄胖　黄胖多与虫证有关，由于虫居肠腑，久之耗伤气血，脾虚生湿，致肌肤失养，水湿渐停，而致面部肿胖色黄，身黄带白，但目睛不黄，同时伴有虚弱无力。

三、辨证施护

（一）辨证要点

1. 辨阳黄、阴黄、急黄　阳黄由湿热所致，起病急，病程短，黄色鲜明如橘色，常伴发热，口干，小便短赤，大便秘结，舌红，苔黄腻，脉弦滑数，若治疗及时，一般预后良好；阴黄由寒湿所致，起病缓，病程长，黄色晦暗如烟熏，常伴脘腹胀满，神疲乏力，畏寒气短，口淡不渴，舌淡白，苔白腻，脉濡缓，病情多缠绵，不易速愈；急黄为湿热夹时邪疫毒所致，起病急骤，黄疸迅速加深，其色如金，并见壮热烦渴，神昏谵语，吐血衄血，舌质红绛，脉弦细数或洪大等，预后较差。

2. 辨阳黄之湿热偏胜　阳黄属湿热为患，由于感受湿与热邪程度的不同，机体反应亦有差异，故临床有湿热孰轻孰重之分。热重于湿者，以黄色鲜明，身热口渴，小便短少黄赤，便秘，舌苔黄腻，脉弦数为特点；湿重于热者，以黄色不及前者鲜明，头身困重，胸脘痞满，恶心呕吐，口黏便溏，舌苔厚腻微黄，脉弦滑为特征。

（二）证候分型

1. 阳黄

（1）热重于湿

证候表现：身目俱黄，色泽鲜明，发热口渴，或见心中懊侬，脘腹胀满，口干口苦，恶心呕吐，小便短赤，大便秘结。舌红，苔黄腻，脉弦数。

证候分析：湿热熏蒸，蕴结中焦，壅滞肝胆，致胆汁泛溢，则身目俱黄；热为阳邪，故黄色鲜明；热重于湿，故身热口渴，小便短赤；肝热犯胃，则心烦欲呕；腑气不通，则脘腹胀满，大便秘结；湿热上蒸，故舌质红，苔黄腻，脉弦数。

治护原则：清热通腑，利湿退黄。

代表方：茵陈蒿汤加减。常用药物为茵陈蒿、栀子、大黄、连翘、郁金、柴胡、黄柏、黄连、川楝子、龙胆草、延胡索等。

（2）湿重于热

证候表现：身目发黄，黄色不及热重者鲜明，头重身困，无发热或身热不扬，脘闷腹胀，食欲减退，恶心呕吐，口黏不渴，小便不利，大便稀溏。舌苔厚腻微黄，脉濡缓或濡数。

证候分析：湿遏热壅，肝胆失泄，胆汁不循常道，故身目色黄而不鲜，身热不扬；湿困中

笔记栏

焦，脾胃运化失常，则食欲减退，胸脘痞满，恶心呕吐，大便稀溏；湿邪内阻，清阳不得发越，见头身困重，口黏不渴，小便不利；舌苔厚腻微黄，脉濡缓或濡数，乃湿重于热之征。

治护原则：利湿化浊运脾，佐以清热。

代表方：茵陈五苓散合甘露消毒丹加减。常用药物为藿香、白蔻仁、茵陈蒿、桂枝、茯苓、白术、泽泻、猪苓、黄芩、连翘、石菖蒲、川贝母、薄荷等。

(3) 胆腑郁热

证候表现：身目发黄且黄色鲜明，上腹、右胁胀闷疼痛，牵引肩背，身热不退，或寒热往来，口苦咽干，呕吐呃逆，尿黄，便秘。舌红，苔黄而干，脉弦滑数。

证候分析：湿热或砂石阻滞，肝胆失疏，通降失司，胆汁不循常道，身发黄疸而胁痛；胆经热炽，身热，口苦咽干，或见寒热往来；胆胃不和，则呕吐呃逆；腑气不通，膀胱不利，则腹胀，尿黄，便秘；舌红，苔黄而干，脉弦滑数，乃肝胆郁热之征。

治护原则：疏肝泻热，利胆退黄。

代表方：大柴胡汤加减。常用药物为柴胡、黄芩、半夏、生姜、大黄、枳实、郁金、白芍、大枣等。

2. 疫毒炽盛

证候表现：本证又称急黄，起病急骤，黄疸迅速加深，其色如金，皮肤瘙痒，高热烦渴，胁痛腹满，疼痛拒按，神昏谵语，烦躁抽搐，尿少便结，或见衄血、便血，或肌肤瘀斑。舌质红绛，苔黄而燥，脉弦滑或数。

证候分析：湿热疫毒深入营血，内陷心肝，故黄疸迅速加深，其色如金；热毒内炽，耗伤津液，故高热烦渴，尿少便结；毒结阳明，腑气不通，故胁痛腹满，疼痛拒按；上扰神明则神昏谵语；疫毒引动肝风，故肢体躁动，甚则抽搐；邪陷营血，迫血妄行，可见衄、便血或皮下出血；热毒炽盛，则见舌质红绛，苔黄干燥，脉弦滑而数。

治护原则：清热解毒，凉血开窍。

代表方：犀角散加减。常用药物为水牛角、黄连、升麻、栀子、茵陈、石决明、钩藤、地黄、玄参、大黄等。

3. 阴黄

(1) 寒湿阻遏

证候表现：身目俱黄，黄色晦暗不泽或如烟熏，腹胀痞满，食少纳呆，大便溏薄，神疲畏寒，口淡不渴。舌淡，苔白腻，脉濡缓或沉迟。

证候分析：寒湿阻遏脾胃，阳气不宣，肝胆失于疏泄，胆汁外溢肌肤，故身目俱黄；寒湿均为阴邪，性质沉滞，故黄色晦暗或如烟熏；寒湿困中，运化失常，故腹胀痞满，食少纳呆；水湿浸渍肠间，故大便溏薄；脾阳不振，故神疲畏寒；舌淡，苔白腻，脉濡缓或沉迟乃寒湿之征。

治护原则：温中化湿，健脾和胃。

代表方：茵陈术附汤加减。常用药物为茵陈蒿、白术、附子、干姜、炙甘草、肉桂、车前子、茯苓、泽泻、柴胡、苍术、厚朴、川楝子等。

(2) 脾虚湿滞

证候表现：面目及肌肤发黄，其色浅淡，甚或晦暗无泽，伴心悸气短，肢软乏力，纳呆便溏，小便黄。舌质淡，苔薄白，脉濡细。

证候分析：黄疸日久，湿邪留恋，故面目及肌肤发黄，其色浅淡，甚或晦暗不泽，小便黄；脾气虚弱，气血化生无力，故心悸气短，肢软乏力；脾失健运，故纳呆便溏；舌质淡，苔薄白，脉濡细，为脾虚之象。

治护原则：健脾养血，利湿退黄。

代表方：黄芪建中汤加减。常用药物为黄芪、桂枝、白术、当归、白芍、茵陈蒿、茯苓、党参、生姜、大枣等。

（三）施护措施

1. 病情观察　观察黄染的部位、色泽、程度，尿液和大便的颜色，皮肤瘙痒部位及程度等变化，以辨黄疸的顺逆；观察患者恶心呕吐、腹胀、便溏等情况，并观察呕吐物的量、色、质、气味及呕吐时间、次数等，观察大便的色、质、量等，必要时留取标本送检，并做好记录；应密切观察患者神志、瞳孔以及生命体征的变化，预防急黄的发生；如黄疸迅速加深，色黄如金，腹胀腹痛，恶心呕吐，体温升高，精神萎靡不振，肌肤出现斑疹，为邪入心营之先兆，应及时报告医生，随时做好抢救准备。

2. 生活起居护理　保持病室安静整洁，空气新鲜，做好空气消毒。患者要注意卧床休息，保证充足的睡眠，尽量避免活动，待到黄疸消退，症状明显好转后，可逐渐恢复活动，以不疲劳为度。阳黄热重于湿者，病室宜偏凉；阳黄湿重于热者，病室宜温热，避免对流风；急黄者应绝对卧床休息，病室应凉爽，出现烦躁神昏时应加床栏，危重者应有专人看护；阴黄者要注意防寒保暖。

保持口腔清洁，可用淡盐水、温开水或金银花甘草液漱口，预防口腔感染；加强皮肤护理，皮肤瘙痒者，嘱患者不要搔抓，局部可涂冰硼水止痒，或用苍术、艾叶、蛇床子、茵陈蒿、苦参煎水擦洗；保持大便通畅，大便秘结者，参考便秘病证处理。必要时做好消毒隔离工作，患者急性期禁止探视，尤其做好消化道隔离和血源隔离。患者的衣物、被褥应经常在阳光下曝晒。

3. 饮食护理

(1) 一般饮食：饮食以清淡、低脂、营养丰富、易消化的饮食为主，应少食多餐，多饮水。忌肥甘厚味、辛辣、海腥发物，禁饮酒。勿过食酸味或辛燥之品，以防损伤肝气。同时应适当控制饮食量，勿恣食以免病情反复。随病情好转，宜逐步增加高蛋白饮食，如豆类、鱼类、瘦肉等。

(2) 辨证施食：阳黄热重于湿者，宜食甘凉之品，多食蔬菜、水果，宜选西瓜、冬瓜、绿豆粥等清热利湿食物，鼓励患者多饮水，可取鲜芦根、金钱草煎水代茶饮；阳黄湿重于热者，应少食多餐，宜食用利水渗湿之品，如薏苡仁、赤小豆等，忌食纤维素较多及产气多的食物；急黄者，以清凉生津流质为宜，好转后再改为半流质，严格限制蛋白质的摄入，严重者禁食蛋白质，必要时予以鼻饲；阴黄者，饮食宜温热，可食茵陈附子粥、干姜粥等，以利湿退黄，忌寒凉、生冷、碍胃之品。

4. 情志护理　多与患者沟通，介绍疾病的发生、发展及预后等知识，了解患者的不良心理和情绪，及时安慰患者，指导患者避免恼怒忧愁，消除焦虑、恐惧心理，保持心情舒畅，情绪稳定，使肝气条达，有利于疾病康复。

5. 用药护理　中药治疗黄疸以化湿邪、利小便为治疗原则，阳黄热重于湿者，中药汤剂宜温凉服；阴黄者宜温热服；急黄者中药宜浓煎，少量频服或鼻饲灌入，避免服用过量而引起胃肠不适。禁止使用对肝脏有损害的药物，如中药朱砂、山慈菇、猫爪草等，西药如异烟肼、利福平、避孕药等。

6. 中医护理技术的运用　恶心呕吐者，可按摩内关、中脘、合谷、足三里等穴，并轻拍背部，以缓解症状。腹胀者，腹部保暖加顺时针按摩，或在腹部进行热熨。高热昏迷者可用茵陈、栀子、大黄、甘草等煎汤，进行中药保留灌肠，以泄热退黄。

（四）健康教育

1. 生活起居有规律，注意劳逸结合，避免过劳，注意个人卫生，保持皮肤清洁。

笔记栏

2. 养成良好的饮食习惯，宜清淡，忌酒、辛辣和肥甘食物，注意饮食卫生。传染性疾病引起的黄疸要加强消化道隔离，使用过的器物应及时消毒。

3. 保持情绪调畅，勿忧思恼怒，宜精神爽健，性情和悦，以利肝气疏泄。

4. 坚持服药，定期复诊。积极治疗原发病，如胆结石、肿瘤、溶血性疾病等。

05章03节PPT

PPT 课件

第三节 积 聚

积聚是指腹内结块，或痛或胀的病证。分别言之，积属有形，结块固定不移，痛有定处，病在血分，是为脏病；聚属无形，包块聚散无常，痛无定处，病在气分，是为腑病。因积与聚关系密切，故两者往往一并论述。

西医学中各种原因引起的肝脾大、增生型肠结核、腹腔肿瘤等多属“积”之范畴；胃肠功能紊乱、不完全性肠梗阻、肠痉挛等所致的腹部包块，则与“聚”关系密切。凡以腹内结块，或胀或痛为主要临床表现的疾病，均属本病证的讨论范围，可参考本节辨证施护。

知识链接

历史沿革

《黄帝内经》首先提出了积聚的病名，并认为本病的发生与寒邪和情志因素有关。如《灵枢·百病始生》曰：“积之始生，得寒乃生……卒然外中于寒，若内伤于忧怒，则气上逆……著而不去，而积皆成矣。”《难经·五十五难》云：“积者五脏所生，聚者六腑所成”，明确指出积与聚的区别。《金匮要略·五脏风寒积聚病脉证并治》进一步说明：“积者，脏病也，终不移；聚者，腑病也，发作有时。”仲景所制鳖甲煎丸、大黄䗪虫丸至今仍为临床治疗积聚的常用方剂。《诸病源候论》设立专论，认为积聚是渐积成病，并提出虚劳积聚说。《景岳全书·杂证谟·积聚》指出了积聚的治疗四法：“曰攻，曰消，曰散，曰补，四者而已”。李中梓《医宗必读·积聚》把攻补两大治法有机地应用于积聚病程初、中、末三期，并指出治积聚不能急于求成，可以“屡攻屡补，以平为期”。《医林改错》强调活血化瘀法治疗积聚。此外，《外台秘要》《医学入门》等医籍，在治疗上还注意运用膏药外贴、药物外熨、针灸等综合疗法。

一、病因病机

1. 情志失调　情志抑郁，脏腑不和，肝气不舒，气机阻滞，脉络受阻，血行不畅，气滞血瘀，日积月累而成。如《金匮翼·积聚统论》说：“凡忧思郁怒，久不得解者，多成此疾。”《济生方·积聚论治》曰：“忧思喜怒之气，人之所不能无者，过则伤乎五脏……留结而为五积。”

2. 饮食所伤　酒食不节，饥饱失宜，损伤脾胃，不能输布水谷之精微，湿浊凝聚成痰，痰阻气机，血行不畅，脉络壅塞，痰浊与气血搏结，乃成本病。亦有饮食不调，因食遇气，食气交阻，气机不畅，而成聚证者。《景岳全书·痢疾·论积垢》说：“饮食之滞，留蓄于中，或结聚成块，或胀满硬痛，不化不行，有所阻隔者，乃为之积。”

3. 感受寒湿　寒湿侵袭，脾阳不运，湿痰内聚，阻滞气机，气血瘀滞，积聚乃成。如《灵枢·百病始生》曰：“积之始生，得寒乃生。”亦有风寒侵袭，复因饮食所伤，脾失健运，湿浊不化，凝聚成痰，风寒痰食诸邪与气血互结，壅塞脉络，渐成本病。如《景岳全书·杂证谟·积聚》云：“不知饮食之滞，非寒未必成积，而风寒之邪，非食未必成形，故必以食遇寒，以寒遇食，或表邪未清，过于饮食，邪食相搏，而积斯成矣。”

4. 病后所致　胁痛、黄疸病后，湿浊留恋，气血蕴结；或久疟不愈，湿痰凝滞，脉络痹阻；或感染虫毒，肝脾不和，气血凝滞，均可导致积聚的形成。《诸病源候论·积聚病诸候》曰：“诸脏受邪，初未能成积聚，留滞不去，乃成积聚。”

本病病位主要在于肝脾。情志、饮食、寒湿、病后等原因，皆可引起肝失疏泄，脾失健运，肝脾失调，气血涩滞，壅塞不通，形成腹内结块，导致积聚。病机主要是气机阻滞，瘀血内结。病理因素有寒、湿、痰、食、虫等，但主要是气滞血瘀。积与聚相比较，积证以血瘀为主，聚证以气滞为主。其病理性质有虚实之分，本病初起，气滞血瘀，邪气壅实，正气未虚，以实证为主；日久，正气耗伤，多见虚实错杂；病至晚期，气血衰少，身体羸弱，则以正虚为主。

ER-5-3

积聚病因病机示意图

聚证病程较短，一般预后良好，但也有少数聚证反复发作，日久不愈，可以由气及血转为积证。积证病程较长，治疗较为困难，预后较差，病至后期，还可见黄疸、鼓胀、出血等严重变证。

二、诊断与鉴别诊断

（一）诊断依据

1. 腹部胀闷或疼痛不适，常伴有倦怠乏力、形体消瘦、纳呆等症。

2. 腹腔内有可扪及的包块，其大小不等，软硬不一。

3. 常有情志失调、饮食不节、感受寒邪或胁痛、黄疸、久疟、虫毒等病史。

4. 腹部 X 线片、B 超、CT、MRI、组织病理学检查及有关血液检查等，均有助于本病的诊断。

（二）鉴别诊断

1. 积聚与痞满　痞满是指脘腹部痞塞胀满，系自觉症状，无论病情轻重，均无块状物可扪及。积聚则是腹内结块，或痛或胀，不仅有自觉症状，而且可扪及结块。

2. 积聚与鼓胀　鼓胀以肚腹胀大，叩之如鼓为临床特征，其与积聚相同的是腹内均有可能见到积块，但鼓胀的积块，多位于胁肋部，且鼓胀除腹内积块外，更有水液停聚，肚腹胀大。

三、辨证施护

（一）辨证要点

1. 辨积与聚　积与聚虽合称为一个病证，但两者是有区别的。积证腹内结块明显，固定不移，痛有定处，病属血分，多为脏病，病程较长；聚证腹内结块聚散无常，痛无定处，病在气分，多为腑病，病程较短，一般病情较轻。

2. 辨虚实　聚证多属实证。积证大体可分为初、中、末三期，初期正气未至大虚，邪气虽实而不甚，表现为积块较小，质地较软，虽有胀痛不适，而一般情况尚可；中期正气渐衰而邪气渐甚，表现为积块增大，质地较硬，疼痛持续，伴有饮食日少，倦怠乏力，形体逐渐消瘦等症；末期正气大虚而邪气实甚，表现为积块较大，质地坚硬，疼痛剧烈，并有饮食大减，神疲乏力，面色萎黄或黧黑，明显消瘦等症。

3. 辨部位　积块的部位不同，标志着所病的脏腑不同，临床症状、治疗方药也不尽相同。右胁腹内积块，伴见胁肋刺痛、黄疸、纳差、腹胀等症状者，病在肝；胃脘部积块伴见反胃、呕吐、呕血、便血等症状者，病在胃；右腹积块伴腹泻或便秘、消瘦乏力，以及左腹积块伴大便次数增多、便下脓血者，病在肠。

（二）证候分型

1. 聚证

(1) 肝气郁结

证候表现：腹中结块柔软，时聚时散，攻窜胀痛，脘胁胀闷不适。舌苔薄，脉弦。

证候分析：肝失条达，气机壅塞，故腹中结块柔软，攻窜胀痛；气属无形，故时聚时散；脘胁胀闷不适，脉弦，均为肝气不舒，气机不利之象。

治护原则：疏肝解郁，行气散结。

代表方：逍遥散合木香顺气散加减。常用药物为柴胡、当归、白芍、薄荷、川楝子、枳壳、木香、白术、苍术、茯苓、川芎、郁金、香附等。

(2) 食滞痰阻

证候表现：腹胀或痛，腹部时有条索状物聚起，按之胀痛更甚，纳呆，便秘。舌苔腻，脉弦滑。

证候分析：食滞肠道，脾失健运，痰湿内生，痰食交阻，阻滞中焦，结而成块，腹部可扪及局部隆起，腹胀或痛，纳呆，便秘；病多属实，故按之痛甚；苔腻，脉弦滑，为食滞痰阻之象。

治护原则：导滞散结，理气化痰。

代表方：六磨汤加减。常用药物为大黄、槟榔，枳实、沉香、木香、乌药、陈皮、半夏、茯苓等。

2. 积证

(1) 气滞血阻

证候表现：腹部积块质软不坚，固定不移，腹痛腹胀。舌苔薄，脉弦。

证候分析：气滞血阻，脉络失和，积而成块，故腹胀腹痛，固定不移；病属初起，积犹未久，故积块质软不坚；舌苔薄，脉弦为气滞之象。

治护原则：理气消积，活血散壅。

代表方：柴胡疏肝散合失笑散加减。常用药物为柴胡、青皮、陈皮、香附、川楝子、延胡索、郁金、丹参、蒲黄、五灵脂、川芎、莪术等。

(2) 瘀血内结

证候表现：腹部积块明显，质地较硬，固定不移，隐痛或刺痛，形体消瘦，纳减乏力，面色晦暗黧黑，面、颈、胸、臂或有血痣赤缕，女子可见月事不下。舌质紫黯或有瘀斑、瘀点，脉细涩。

证候分析：血瘀日久，结于腹内，阻于络脉，可见积块明显，质地较硬，固定不移，隐痛或刺痛；瘀结成块，正气渐损，脾运不健，故见纳减乏力，形体消瘦；面色晦暗黧黑，面、颈、胸、臂或有血痣赤缕，女子月事不下，舌质紫黯或有瘀斑、瘀点，脉细涩，皆示病在血分，瘀血内结之象。

治护原则：祛瘀软坚，健脾益气。

代表方：膈下逐瘀汤、鳖甲煎丸合六君子汤加减。常用药物为当归、川芎、桃仁、红花、赤芍、香附、乌药、党参、茯苓、白术、三棱、莪术、陈皮等。

(3) 正虚瘀结

证候表现：久病体弱，积块坚硬，疼痛逐渐加重，面色萎黄或黧黑，甚则面肢浮肿，肌肉瘦削，饮食大减，神倦乏力。舌质淡紫，或光剥无苔，脉细数或弦细。

证候分析：积块日久，血络瘀结，故积块坚硬，疼痛逐渐加重；病程迁延，耗伤正气，中虚失运，故见饮食大减，神倦乏力，肌肉瘦削，面肢浮肿；血瘀日久，新血不生，脏腑亏虚，故面色萎黄或黧黑；舌质淡紫，或光剥无苔，脉细数或弦细，均为气血不足，血瘀气滞之象。

治护原则：补益气血，活血化瘀。

代表方：八珍汤合化积丸加减。常用药物为党参、茯苓、白术、甘草、当归、白芍、地黄、川芎、三棱、莪术、瓦楞子、五灵脂、香附、槟榔等。

（三）施护措施

1. 病情观察　观察积块的部位、大小、性质、硬度、活动度及有无压痛，应观察积块表面是否粗糙，边缘是否整齐等；密切观察腹痛、腹胀的部位、程度、性质，腹肌紧张度、有无包块及伴随症状等；女性瘀血内结者，应注意观察其月经情况，包括色、质、量、周期、有无闭经等；若出现恶心呕吐、大量呕血或便血、黄疸、腹水、剧烈疼痛等症状，应立即通知医生，并配合抢救。

2. 生活起居护理　保持病室环境安静、整齐，温湿度适宜，空气新鲜，定时通风，定期用紫外线照射消毒。根据病情安排休息与活动，病情较重者，应卧床休息，避免剧烈活动或劳动；病情许可者，可适当活动，以助气血流通，减少疼痛。积证瘀血内结者，宜取侧卧位，翻身宜缓慢，切忌顶压；积证正虚瘀结者，长期卧床不起者，应协助患者定时翻身，保持皮肤的清洁、干燥，防止压疮的发生。若患者的疾病具有传染性，需采取隔离措施。

3. 饮食护理

⑴ 一般护理：饮食以营养丰富且易于消化的食物为宜，如牛奶、瘦肉、藕粉等，应少食多餐，避免暴饮暴食。宜多食新鲜水果和蔬菜，忌生冷、油腻、辛辣、坚硬、粗糙难消化之物以及壅滞气机之品，忌烟酒。纳呆者，注意饮食多样化、可口，以增加患者的食欲。

⑵ 辨证施食：聚证肝气郁结者，宜食清淡疏导之品，如薤白粥、佛手姜汤，或橘叶煎汁服以宽胸顺气，菊花泡水代茶饮以清解疏肝，也可用川楝子或佛手、陈皮泡水代茶；聚证食滞痰阻者，宜食行气开胃、消食导滞之品，如山楂、白萝卜、柑橘，可饮陈皮水或生姜半夏水煎服等，忌土豆、红薯等产气之物；积证气滞血阻证者，饮食以清淡为原则，宜食软坚消积之物，如海带、海藻、紫菜、桃仁粥、玫瑰膏、川芎茶等，可少量饮用淡酒以温通血脉，慎食辛辣、滋腻碍胃之品；积证瘀血内结者，宜食行气活血之品，如丹参酒、牛膝酒、油菜粥、大麦饭、黑豆红花煎、益母草煎鸡蛋等；积证正虚瘀结者，饮食以温、稀、熟、软为宜，忌生冷、硬固、煎炸炙烤之品，多食益气养血，活血化瘀之品，如三七藕蛋羹、茯苓汤、酸枣粥等。

4. 情志护理　阐明情志不遂是诱发本病的主要因素，针对患者心理进行疏导，指导患者避免焦虑、恐惧或悲观、失望等不良情绪，保持心情舒畅，积极配合治疗和护理，增强其对生活的信心和战胜疾病的勇气。

ER-5-4

扩展阅读

针对患者的不同情绪，利用中医五行，配合五乐，进行辨证施“乐”。神情抑郁者，以喜庆欢快的音乐为主；多眠懒言者，宜选择节奏明快，旋律流畅而优美的音调；心情烦躁，焦虑不安者，宜选择节奏徐缓的乐曲，使患者心悦神宁，气机舒畅，以利于疾病康复。

5. 用药护理　中药汤剂宜浓煎，少量频服，以饭前或饭后 1 小时温服为宜，以免影响食欲。聚证肝气郁结证者，可用延胡索粉、木香粉各 1.5g，温水调服，以疏肝行气止痛；积证瘀血内结者，可用七叶一枝花根研细调敷，以软坚散结止痛。

6. 中医护理技术的运用　腹胀、腹痛时，可取肝、胆、脾等穴进行耳穴贴压；腹胀严重时，可取中脘、天枢、膻中、足三里等穴按摩，也可用大鱼际、掌跟贴紧腹部用力按顺时针方向绕脐揉腹。

（四）健康教育

1. 起居有常，注意冷暖，防止外感。劳逸适度，加强锻炼，增强体质。

2. 饮食有节，宜食营养丰富、易消化的食物，避免暴饮暴食，忌食生冷、油腻、辛辣、醇

笔记栏

酒之品。

3. 调畅情志,避免刺激,保持情绪乐观。

4. 坚持服药,定期复查,积极治疗胁痛、黄疸、泄泻、疟疾等原发病。

05章04节PPT

PPT 课件

第四节 鼓 胀

鼓胀是指以腹部胀大如鼓,皮色苍黄,脉络显露为特征的一类病证。临床表现为腹大胀满,绷急如鼓,故名鼓胀。

西医学中各类疾病导致的腹水与本病密切相关,常见的有肝硬化腹水,此外还有结核性腹膜炎、腹腔内恶性肿瘤、肾病综合征、慢性缩窄性心包炎、丝虫病等疾病导致的腹水,均属本病证的范围,可参照本节辨证施护。

知识链接

历史沿革

鼓胀病名首见于《黄帝内经》,《灵枢·水胀》较详细地描述了鼓胀的临床特征,"鼓胀何如?岐伯曰:腹胀,身皆大,大与肤胀等也,色苍黄,腹筋起,此其候也"。《金匮要略·水气病脉证并治》之肝水、脾水、肾水,均以腹大胀满为主要表现。晋代葛洪在《肘后备急方》中首次提出放腹水的方法,至今仍是临床治疗鼓胀的重要方法。隋代巢元方《诸病源候论》称为"水蛊",认为与感染"水毒"有关,并首次提出了"寄生虫致鼓"的观点。元代朱震亨《丹溪心法·鼓胀论》云:"七情内伤,六淫外侵,饮食不节,房劳致虚……郁而为热,热留为湿,湿热相生,遂成胀满"。明代李中梓《医宗必读·水肿胀满》曰:"在病名有鼓胀与蛊胀之殊……蛊胀者,中实有物,腹形充大,非虫即血也"。明代张介宾《景岳全书·杂证谟·肿胀》将鼓胀称为"单腹胀",并指出"少年纵酒无节,多成水鼓",认为"治胀当辨虚实"。清代喻昌《医门法律·胀病论》认识到癥积日久可致鼓胀,"凡有癥瘕、积块、痞块,即是胀病之根"。

一、病因病机

1. 酒食不节　嗜酒过度,或恣食肥甘,损伤脾胃,酿湿生热,蕴阻中焦,清浊相混,壅阻气机,水谷精微失于输布,湿浊内聚,脾土壅滞则肝失疏泄,气血郁滞,湿邪与气血交阻日久,遂成鼓胀。

2. 情志所伤　忧思郁怒,情志怫郁,肝失疏泄,气机滞涩,日久由气及血,络脉瘀阻;或肝气横逆,克伐脾胃,脾运失健,则水湿内停,气、血、水壅结,而成鼓胀。

3. 虫毒感染　多因血吸虫感染,虫毒阻塞经隧,脉络不通,久延失治,肝脾两伤,形成癥积;气滞络瘀,清浊相混,水液停聚,乃成鼓胀。

4. 他病续发　黄疸、癥积等病,迁延日久,湿邪蕴阻,肝脾受损,气滞血瘀;或癥积不愈,气滞血结,脉络壅塞,正气耗伤,痰瘀留着,水湿不化;或久泻久痢,气阴耗伤,肝脾受损,生化乏源,气血滞涩,水湿停留等,均可形成鼓胀。

鼓胀的病位主要在肝脾,久则及肾。因肝主疏泄,司藏血,病则气机失畅,疏泄不利,气不化水，气滞血瘀，瘀血内结，血滞为水，水湿内停；脾主运化，病则运化失司，清阳不升，浊阴不降，水湿内聚，进而土壅木郁，以致肝脾俱病；肾主水，司开阖，病延日久，累及于肾，肾关开阖不利，水湿不化，则胀满愈盛。鼓胀主要病机为肝、脾、肾失调，气、血、水互结。病理因素为气滞、血瘀、水液停聚，气、血、水三者在疾病的不同时期，既有各自的侧重或偏盛的不同，又常相互为因，错杂同病。

ER-5-5

鼓胀病因病机示意图

鼓胀病理性质多属本虚标实，虚实夹杂。由于肝、脾、肾功能彼此失调，脏腑虚者愈虚，气、血、水壅结腹中，水湿不化，实者愈实，故本虚标实，虚实夹杂。初期，肝脾失调，气滞血瘀水停，以邪实为主，正损不著；后期肝脾损伤，久则及肾，以正虚为主，肾阳虚，无以温养脾土，使脾阳愈虚，而成脾肾阳虚，肾阴虚，肝木失其滋荣，而成肝肾阴虚。

由于鼓胀病情易于反复，属于中医学风、痨、鼓、膈四大难症之一。若病在早期，正虚不著，经适当调治，腹水可以消失，病情可趋缓解；如延至晚期，邪实正虚，腹水反复发生，可致出血、神昏、痉厥之变，预后较差。若患者出现腹大如瓮，脉络怒张，脐心突起，便如鸭溏，四肢瘦削，多提示预后不良。

二、诊断与鉴别诊断

（一）诊断依据

1. 初期脘腹作胀，食后尤甚，叩之如鼓；继而腹部胀大如鼓，重者腹壁青筋显露，脐孔突起。

2. 常伴有乏力、纳差、尿少及齿衄、鼻衄、皮肤紫斑等出血征象，可见面色萎黄、黄疸、手掌殷红、面颈胸部红丝赤缕、血痣及蟹爪纹。

3. 本病常有情志内伤、酒食不节、虫毒感染或黄疸、癥积等病史。

4. 常用检查有 B 超、CT，发现腹水有助于本病诊断。

（二）鉴别诊断

1. 鼓胀与水肿　水肿主要因肺、脾、肾三脏失调，水液泛溢肌肤，浮肿一般从头面、眼睑或下肢开始，严重者方出现腹水，每见面色㿠白，皮肤鲜泽光亮，后期灰黯；鼓胀主要因肝、脾、肾受损，气、血、水瘀结于腹中，以腹部胀大为主，四肢一般不肿，后期可出现下肢水肿，每兼见面色青晦，面颈部有血痣赤缕，胁下癥积坚硬，腹皮青筋显露等。

2. 鼓胀与积聚　两者均为腹内有积块。积聚主要因情志不畅或湿邪食滞致肝脾失调，气滞血瘀，常见腹部胀闷或疼痛不适，腹部可扪及包块，积聚迁延日久可转变为鼓胀；鼓胀以水液积聚，肚腹胀大如鼓为主要症状，腹内结块常是诱发鼓胀的重要病因。

3. 鼓胀与痞满　两者均有脘腹胀满。痞满是指腹中自觉有胀满之感，但外无胀急之象；鼓胀必外苦胀急，且青筋暴露，病久腹内可扪及有形包块。

三、辨证施护

（一）辨证要点

1. 辨虚实　鼓胀疾病属虚中夹实，虚实错杂，但虚实在不同阶段各有侧重。一般初起肝脾失调，肝郁脾虚；继则肝脾损伤，正虚邪实；终则肝脾肾三脏俱损。所以，实证多见气滞湿壅，湿邪困脾，肝脾血瘀，以及虫积；虚证多见脾肾阳虚和肝肾阴虚。

2. 辨水鼓、气鼓、血鼓　腹部胀满膨大，或如蛙腹，按之如囊裹水，腹水量多，叩之有明显的移动性浊音，或伴下肢浮肿者，多属脾虚湿阻，是为水鼓；腹部膨隆，按之中空，叩之如鼓，少量腹水，无明显移动性浊音，情志刺激则病情加重，嗳气或矢气则舒者，以肝郁气滞为主，是为气鼓；脘腹坚满，腹壁青筋暴露，腹内有癥积疼痛，面颈部有血痣赤缕，舌质紫黯者，多为肝脾血瘀，是为血鼓。

（二）证候分型

1. 气滞湿阻

证候表现：腹部胀大，按之不坚，胁下胀满或疼痛，饮食减少，食后胀甚，得嗳气、矢气稍减，小便短少。舌苔薄白腻，脉弦。

证候分析：肝气郁滞，脾运失健，湿浊中阻，浊气充塞，故腹胀不坚；肝失条达，气机闭阻，故胁下胀痛；脾胃运化失健，故食少易胀，嗳气或矢气后，气机稍动则减；气壅湿阻，水道不利，故小便短少；舌苔薄白腻，脉弦，为肝胆病气滞湿停之象。

治护原则：疏肝理气，健脾利湿。

代表方：胃苓汤合柴胡疏肝散加减。常用药物有茯苓、苍术、陈皮、白术、桂枝、泽泻、猪苓、厚朴、柴胡、枳壳、白芍、香附、川芎、佛手、木香、砂仁、车前子等。

2. 水湿困脾

证候表现：腹大胀满，按之如囊裹水，甚则头面微浮，下肢浮肿，脘腹痞胀，得热则舒，神疲困倦，畏寒懒动，小便短少，大便稀溏。舌苔白腻，脉缓。

证候分析：水湿阻滞，脾阳不振，水蓄不行，故腹大胀满，按之如囊裹水；水湿溢于肌肤，则颜面微浮，下肢浮肿而尿少；中阳不运，寒水相搏，故脘腹痞胀，得热稍舒；湿邪困脾，阳气失于舒展，故神疲困倦，畏寒懒动；若水谷不化，下注大肠，则大便稀溏；舌苔白腻，脉缓，为阳虚水停之象。

治护原则：温中健脾，行气利水。

代表方：实脾饮加减。常用药物为附子、干姜、白术、厚朴、草果、茯苓、陈皮、木香、苍术、泽泻等。

3. 湿热蕴结

证候表现：腹大坚满，脘腹胀急，烦热口苦，渴不欲饮，或有面目皮肤发黄，小便赤涩，大便秘结或溏垢。舌边尖红，苔黄腻或兼灰黑，脉弦数。

证候分析：湿热蕴结中焦，水湿内停，故腹大坚满，脘腹胀急；湿热上蒸，浊水内停，故烦热，渴不欲饮；湿热蕴阻，胆气上逆则口苦，胆汁排泄不利，可见面目皮肤发黄；湿热下注，气化不利，故小便赤涩，大便秘结或溏垢；舌边尖红，苔黄腻或兼灰黑，脉弦数，为湿热蕴结之象。

治护原则：清热利湿，攻下逐水。

代表方：中满分消丸加减。常用厚朴、枳实、黄连、黄芩、知母、半夏、陈皮、茯苓、猪苓、泽泻、砂仁、干姜、白术、柴胡、茵陈蒿等。

4. 肝脾血瘀

证候表现：脘腹坚满，按之下陷而硬，青筋显露，胁下癥结痛如针刺，面色晦暗黧黑，或见赤丝血缕，面、颈、胸、臂出现血痣或蟹爪纹，口干不欲饮，或见大便色黑。舌质紫黯或有紫斑，脉细涩。

证候分析：瘀血阻于肝脾脉络，隧道不通，故脘腹坚满，按之下陷而硬，青筋显露，脉络怒张，胁腹刺痛；瘀热蕴阻下焦，病邪日深，入肾则面色晦暗黧黑，入血则赤丝血缕，面、颈、胸、臂出现血痣或蟹爪纹；瘀结日久，津不上承，则口干不欲饮；络伤血溢，则大便色黑；瘀血内停，故舌质紫黯，或有紫斑，脉细涩。

治护原则：活血化瘀，行气利水。

代表方：调营饮加减。常用药物为川芎、当归、赤芍、桃仁、三棱、莪术、大腹皮、赤茯苓、穿山甲、牡蛎、黄芪、党参、三七、延胡索、鳖甲、益母草等。

5. 脾肾阳虚

证候表现:腹大胀满,形似蛙腹,朝宽暮急,面色苍黄,或㿠白,脘闷纳呆,神疲畏寒,手足不温,下肢浮肿,小便短少,大便稀溏。舌体胖,质紫,苔淡白,脉沉细无力。

证候分析:脾肾阳虚,不能温运,水湿内聚,故腹大胀满不舒,形如蛙腹,入暮尤甚;中焦虚寒,运化不利,则脘闷纳呆,神疲畏寒,手足不温;肾阳衰惫,不能蒸化水液,则小便短少,下肢浮肿;若水谷不化,下注大肠,则大便稀溏;面色苍黄或㿠白,舌体胖,苔淡白,脉沉细无力,为脾肾阳虚之象。

治护原则:温补脾肾,化气利水。

代表方:附子理苓汤加减。常用药物为附子、干姜、人参、白术、茯苓、泽泻、猪苓、桂枝、黄芪、山药、薏苡仁、肉桂、仙茅、仙灵脾、甘草等。

6. 肝肾阴虚

证候表现:腹大胀满,或见青筋暴露,形体消瘦,面色晦滞,唇紫,口燥咽干,心烦失眠,齿衄或鼻衄,小便短少。舌质红绛少津,苔少或光剥,脉弦细数。

证候分析:肝肾亏虚,津液不能输布,水液停聚中焦,故腹大胀满,甚至青筋暴露,面色晦滞;肝肾阴虚,化生乏源,故形体消瘦,小便短少;阴虚于内,津液不能上承,故口燥咽干;阴虚内热,热伤血络,故心烦失眠,齿衄或鼻衄;舌质红绛少津,苔少或光剥,脉弦细数,均为阴虚之象。

治护原则:滋肾柔肝,养阴利水。

代表方:一贯煎合六味地黄丸加减。常用北沙参、麦冬、当归、生地黄、枸杞子、川楝子、熟地黄、山药、山茱萸、茯苓、泽泻、牡丹皮、丹参、枳壳、栀子、知母、黄柏、茵陈蒿等。

(三) 施护措施

1. 病情观察　密切观察腹胀程度以及腹水的消长情况,定期测量腹围、体重,记录患者24小时液体出入量;阴虚水停者,注意观察患者的出血倾向,有出血者,参考血证护理;观察有无肝性脑病的先兆表现,密切观察患者的神志、呼吸、血压、舌象、脉象等变化,观察口腔有无烂苹果味;若出现性格改变,举止反常,吐字不清,动作缓慢,睡眠欠佳或嗜睡等,应及时报告医生,以进行处理。

2. 生活起居护理　病室应保持安静整洁,温湿度适宜。水湿困脾、脾肾阳虚者,病室宜温暖;湿热蕴结者,病室宜干燥凉爽;肝肾阴虚者,病室应偏凉、湿润。

卧床休息,轻者可适当活动,以利气血运行。腹水轻者,可采取平卧位;大量腹水者,应尽量采取半卧位;久卧患者宜经常变换体位,防止压疮的发生。

注意保持皮肤清洁,定期用温水擦身,避免擦伤、抓伤皮肤,防止皮肤破溃;腹水严重,伴有呼吸困难时,应给予氧气吸入;腹腔穿刺有腹水从穿刺孔流出者,不宜使用过多的胶布,以防损伤皮肤造成感染。

3. 饮食护理

(1) 一般护理:饮食以富营养、易消化、无渣或少渣的食物为宜,应严格限制钠盐和水的摄入量,钠盐控制在每日2g以内,每日饮水量一般不超过1 000ml。患者应少食多餐,忌生冷、辛辣、煎炸、粗糙、硬固食物,忌饮酒,避免食用胀气食物,如牛奶、豆类、南瓜、薯类以及过甜的食物。肝性脑病或血氨高时,应给予低蛋白饮食。使用利水剂后应注意水和电解质平衡,适当多食含钾量高的食物,如蘑菇、香蕉等。

(2) 辨证施食:气滞湿阻者,饮食宜疏利,勿过饱,可多食白萝卜、佛手、扁豆、柑橘等理气健脾食物;水湿困脾者,常食鲤鱼、鲫鱼、薏苡仁等健脾利湿之品,多用葱姜做调料,以利驱除寒湿之邪,忌生冷黏腻食物;湿热蕴结者,饮食以清热利湿为宜,多食新鲜水果、蔬菜,如冬瓜、赤小豆、山慈菇、芥菜等,忌食肥甘厚味、质粗干硬及辛辣煎炸等助火动血之品;肝脾血瘀者,以行气活血,软坚散结为宜,可选用红枣鳖甲汤煎服;脾肾阳虚者,可食黄芪粥、党参粥、核桃仁粥等健脾益肾之品,辅以山药、大枣、龙眼肉等,忌生冷瓜果;肝肾阴虚者,饮食以滋养肝肾,润燥生津为主,可多加瘦肉、牛奶、木耳、鸡蛋及新鲜蔬果,如番茄、藕汁、荸荠汁、甘蔗汁等。

4. 情志护理 耐心疏导患者,给予安慰、同情及鼓励。讲明本病与情志的关系,尽量消除各种不良情绪的刺激,指导患者安心静养,注意省言语以养气,节欲保精护肝肾,增强患者战胜疾病的信心。

5. 用药护理 遵循“衰其大半而止”的原则,用药时间不宜过长,药量不宜过大,以防发生昏迷、出血等病变。中药汤剂宜浓煎,清晨空腹顿服或短时间内分次服下。伴有食管静脉曲张者,丸剂应研碎后再服。年老体虚患者服药时,可用枣汤送服、散剂装胶囊或用龙眼肉包裹吞服。用药前后测量并记录患者腹围、体重、血压、脉搏,观察用药效果。口服中药后安静休息,2~3 小时后可进食稀粥等流食。

应用峻下逐水剂者,要密切观察并记录腹泻的次数、量、性质,腹泻的起始和终止的时间,以及有无恶心呕吐及腹痛。若出现严重吐泻、腹痛剧烈、心慌烦躁,应立即停药,报告医生,及时处理。正虚体弱,发热、有出血倾向者,不宜使用峻下逐水剂。

6. 中医护理技术的运用 腹胀甚者,可用适量芒硝、肉桂装入布袋,敷贴腹部;气滞湿阻者,可用大蒜、车前草捣烂贴脐,每日 1 剂;水湿困脾者,以脐为中心,从左到右,从上至下,进行艾灸,每次 30 分钟;脾肾阳虚者,可灸关元、神阙、中极等穴。

(四) 健康教育

1. 生活起居有常,注意防寒保暖,保证充足睡眠,病情允许时,可适当锻炼,避免劳倦。

2. 饮食有节,宜低盐或无盐饮食,保证营养,多进食新鲜水果、蔬菜及高维生素的食品,忌烟酒。避免接触或食用对肝有损害的物质。

3. 注意调节情志,避免抑郁恼怒,保持乐观的情绪,树立战胜疾病的信心。

4. 及时治疗黄疸、积聚等原发病,早期预防病毒性肝炎及各种传染病和寄生虫病。

附:胆 胀

胆胀是指胆腑气机通降失常所引起的以右胁胀痛为主要临床表现的一种病证。胆胀的发病率呈上升趋势,且以体型偏肥胖者多见。本病特点为病程长,易反复发作,其病势可缓可急,一般以慢性患病急性发作为多见。

其基本病机为胆腑气机通降失常,病因主要有饮食、情志、外邪、湿热等,外邪骤袭或暴食油腻,亦可急骤起病。病位以胆腑为本,与肝、脾、胃有关,多表现为肝、脾、胃脏腑功能失调的临床证候。

西医学中的慢性胆囊炎、慢性胆管炎、胆石症等,以右胁痛胀、反复发作为主要临床表现者,均可参照本病辨证施护。

一、证候分型

(一) 实证

1. 肝胆气郁

证候表现:右胁胀满疼痛,痛连右肩,遇怒加重,胸闷善太息,嗳气吞酸。苔白腻,脉弦大。

治护原则:疏肝利胆,理气通降。

代表方：柴胡疏肝散加减。常用药物为柴胡、白芍、川芎、枳壳、香附、陈皮、甘草、青皮、郁金、木香、黄芩、栀子、炒莱菔子、鸡内金、金钱草等。

2. 气滞血瘀

证候表现：右胁部刺痛剧烈，痛处固定而拒按，面色晦暗，口干口苦。舌质紫黯或舌边有瘀斑，脉弦细涩。

治护原则：利胆通络，活血化瘀。

代表方：四逆散合失笑散加减。常用药物为柴胡、枳实、白芍、甘草、五灵脂、生蒲黄、郁金、延胡索、川楝子、龙胆草、木香、半夏、竹茹等。

3. 胆腑郁热

证候表现：右胁部灼热疼痛，口苦咽干，面红目赤，心烦失眠，急躁易怒，大便秘结，小便短赤。舌质红，苔黄厚而干，脉弦数。

治护原则：清泻肝胆，解郁止痛。

代表方：清胆汤加减。常用药物为柴胡、黄芩、黄连、栀子、竹茹、厚朴、白芍、蒲公英、金钱草、瓜蒌、郁金、川楝子、大黄等。

4. 肝胆湿热

证候表现：右胁胀满疼痛，胸闷纳呆，恶心呕吐，口苦心烦，或见黄疸，大便黏滞。舌质红，苔黄腻，脉弦滑。

治护原则：清热利湿，疏肝利胆。

代表方：茵陈蒿汤加减。常用药物为茵陈蒿、栀子、大黄、柴胡、黄芩、半夏、郁金等。

（二）虚证

1. 阴虚郁滞

证候表现：右胁隐隐作痛，或略有灼热感，口燥咽干，心烦易怒，头晕目眩，午后低热。舌红少苔，脉细数。

治护原则：滋阴清热，疏肝利胆。

代表方：一贯煎加减。常用药物为生地黄、沙参、麦冬、当归、枸杞子、川楝子、柏子仁、白芍、栀子、佛手等。

2. 阳虚郁滞

证候表现：右胁隐隐胀痛，时作时止，脘腹胀满，呕吐清涎，畏寒肢凉，神疲乏力，气短懒言。舌淡，苔白腻，脉弦弱无力。

治护原则：温阳益气，调肝利胆。

代表方：理中汤加味。常用药物为党参、白术、茯苓、甘草、干姜、制附子、柴胡、白芍、木香等。

二、施护措施

1. 病情观察　密切观察右胁胀痛的性质、程度、持续时间及伴随症状，帮助患者寻找诱因；观察舌苔和脉象，以辨虚实；观察体温、肤色等变化；若患者出现高热寒战，上腹剧痛，腹肌紧张，呕吐，便秘等情况，提示可能有胆囊化脓、穿孔等并发症，应立即报告医生，做好抢救或手术前的准备工作。

2. 生活起居护理　协助患者采取舒适体位，劳逸结合，动静适宜，以使气血流通，病室宜整洁安静，温湿度适宜。指导其进行有节律的深呼吸，达到放松和减轻疼痛的目的。胁痛伴呕吐者，应及时清除呕吐物；胁痛伴高热者，应卧床休息，症状减轻后可适当活动。

3. 饮食护理

（1）一般护理：饮食以低脂、低胆固醇、高糖为原则，限制动物性脂肪和动物内脏的摄入，切忌暴饮暴食及食用膏粱厚味，勿酗酒，忌生冷。

(2) 辨证施食：肝胆气郁者，宜食疏肝解郁，行气止痛之品，如陈皮、佛手等；气滞血瘀者，可服用藕汁、当归、牡丹花水煎液；肝胆湿热者，宜食清淡、易消化、高维生素、营养丰富的流质或半流质饮食，如西瓜汁、绿豆汤、茵陈粥或栀子粥等；高热、呕吐、腹胀严重者，可暂时禁食。

4. 情志护理　胆胀与情志关系密切，应帮助患者调养心神，保持恬静愉快的心理状态；尽量避免暴怒、思虑过度等不良情绪。引导患者正确认识和对待自身的疾病。鼓励参加有益的娱乐活动，积极寻求生活中的各种乐趣。

5. 用药护理　服用含有柴胡的中药汤剂时，应避免与含金属离子的碳酸钙、硫酸镁、铁剂等药合用，以免降低疗效。气滞血瘀者，中药汤剂宜热服，服药期间需观察腹痛腹胀情况，避免受凉。肝胆湿热者，汤剂宜温服，服后密切观察小便、水肿、舌苔情况。肝胆气郁者，不宜久用疏肝理气药，以免耗津伤液。服攻下药后，观察大便次数，若出现水泻不止，应及时报告医生。

6. 中医护理技术的运用　胆胀实证者取期门、阳陵泉、太冲、三阴交、支沟等穴针刺，以疏肝理气，活血止痛；虚证者取期门、三阴交等穴针刺，以补益肝气。可取白芥子研末，用水调和；或用吴茱萸研末，用醋调和；或用琥珀膏敷贴胆胀处。

三、健康教育

1. 生活起居有常，注意保暖。做到动静适宜，调节劳逸。

2. 饮食以清淡为主，多食蔬菜、水果，如萝卜、苦瓜、佛手、苹果等，有利于利胆祛湿，切忌暴饮暴食及食用肥甘厚味，忌生冷饮食及酗酒。

3. 注意调养心神，保持恬静愉快的心理状态。

4. 积极治疗黄疸、胁痛、气郁等病证，除邪必尽，疗程要足。

病案分析

陈某，男，56岁。

主诉：腹胀、腹痛反复发作15余年，加重3天。

现病史：患者15年前曾因腹部胀痛，脾肿大肋下2cm，确诊为疟疾，经治疗后痊愈。5年前确诊慢性肝炎，曾经给予中西医结合治疗，疗效欠佳，仍觉腹胀、腹痛。近3天来，腹部胀痛明显，时感乏力，食欲不振，腹部积块质软不坚，固定不移，眠可，二便可。

查体：T：36.6℃，P：78次/min，R：18次/min，BP：132/83mmHg。神志清楚，精神好。全身皮肤黏膜无黄染，未触及肿大淋巴结，颈静脉无怒张。眼睑无浮肿，巩膜无黄染。腹部膨隆，肝肋下2cm可触及，脾左肋下触及5cm，墨菲征阴性，肝区轻叩痛。舌质淡，苔薄白，脉弦。

实验室检查：血常规：红细胞 3.5×10^{12}/L，白细胞 4.2×10^{9}/L，血小板 80×10^{9}/L。血生化检查未见异常。腹部彩超示：肝弥漫性结节性改变；脾大，脾内强回声并脾静脉扩张。

请分析：

1. 该患者的中医诊断及病因病机是什么？

2. 该患者的治护原则是什么？拟采取哪些适宜的中医护理技术？

（刘　伟）

笔记栏

复习思考题

1. 黄疸辨证需分阴阳，请问阴黄、阳黄的辨证要点有哪些？
2. 简述积聚患者的辨证施食原则。
3. 若鼓胀患者发生出血，其病情观察有哪些要点？

扫一扫，测一测

笔记栏

第六章 肾膀胱病证

学习目标

1. 识记　肾膀胱常见病证的临床表现，治护原则、方药及施护措施。
2. 理解　肾膀胱常见病证的病因病机及证候分析。
3. 应用　临床病证的辨证，并能运用护理措施开展辨证施护。

肾藏精，为人体生长、发育、生殖之源，为生命活动之根，故称先天之本。肾主水液，有开阖作用，在调节人体水液平衡方面起着极为重要的作用。此外，肾主纳气，气根于肾而归于肺，有助于肺的宣发和肃降。膀胱主蓄津液，有贮尿和排尿的功能。本章各病证的发病原因主要有外感、内伤2个方面，主要的病理变化为肾和膀胱的气化失司，若肾的蒸腾气化失司，可出现水肿、癃闭等病证；若肾与膀胱气化失司，水道不利，则可导致小便频急、淋沥不尽及尿道涩痛的淋证；若肾的藏精功能减退，不仅可因精关不固而致遗精、早泄，还可由于精气不足而致阳痿、不育；若肾不纳气，气不归元，可致哮喘。临证时应注意肾与其他脏腑的关联，随证处理。

肾膀胱病证以身体局部或全身浮肿、小便异常等临床表现为主。护理方面应密切观察病情变化，特别是水肿的起始部位、程度、消长规律及小便的量、色、次数等，记录24小时出入量；重视饮食调摄及生活起居的护理，应以清淡、易消化、富营养、低盐或无盐饮食为宜，忌辛辣、海鲜发物，亦可配合中医食疗加以调养；生活起居方面，应保持患者皮肤清洁干燥，预防褥疮的发生。

06章01节PPT

PPT 课件

第一节　水　　肿

水肿是指体内水液滞留，泛溢肌肤，以头面、眼睑、四肢、腹背，甚至全身浮肿为主要临床表现的一类病证。严重的还可能伴有胸水、腹水等。水肿有阴水、阳水之分，阳水易治，阴证难除。

西医学中的急、慢性肾小球肾炎，肾病综合征，继发性肾小球疾病，营养不良及内分泌失调引起的水肿，均可参考本节辨证施护。

知识链接

历史沿革

本病在《黄帝内经》中称为“水”，并根据不同症状分为“风水”“石水”“涌水”。《黄帝内经》已认识到其发病脏腑与肺、脾、肾、三焦等有关，如《素问·至真要大论》指出：

"诸湿肿满，皆属于脾。"在治法方面提出要衡量轻重缓急，采取发汗、利尿、荡逐水积等不同方法，为后世认识本病奠定了基础，如《素问·汤液醪醴论》提出"平治于权衡，去宛陈莝……开鬼门，洁净府"的治疗原则。汉代张仲景《金匮要略·水气病脉证并治》认为治疗大法宜发汗与利尿，即"诸有水者，腰以下肿当利小便，腰以上肿当发汗乃愈"。唐代孙思邈在《备急千金要方·水肿》中提出水肿必须忌盐及五不治等，为护理和判断预后提供了宝贵经验。

一、病因病机

水肿的病因有风邪袭表、疮毒内犯、外感水湿、饮食不当及久病劳倦；形成本病的机制为肺失通调、脾失转输、肾失开阖、三焦气化不利。

1. 风邪袭表　"风为百病之长"，每夹寒夹热，侵袭肺卫，邪客玄府，肺失宣降，通调失司，以致风遏水阻，风水相搏，泛溢肌肤，发为水肿。

2. 疮毒内犯　身患疮痍，或咽喉肿烂，未能清解消透，火热内攻，损伤肺脾，津液气化失常，发为水肿。本型多见于青少年。

3. 外感水湿　久居湿地，冒雨涉水，汗出渍衣，裹身过久以致水湿内侵，壅塞三焦，困遏脾阳，水无所制，肾失渗泄，水溢肌肤，产生水肿。

4. 饮食不当　嗜食肥甘，饮酒无制，损伤脾胃；或饮食失于调摄，脾气虚弱，脾失转输，水湿壅塞，发为水肿。

5. 久病劳倦　久病喘、咳、疟、痢或产后，或劳倦过度，纵欲无节，生育过多等，损伤脾肾，水湿输布失常，溢于肌肤，发为水肿。

水肿病位在肺、脾、肾，而关键在肾。病理因素为风邪、水湿、疮毒、瘀血。病理性质总属本虚标实，有阴水、阳水之分，两者在一定的条件下可相互转化兼夹。阳水易消，如脏气未损，治疗护理及时，病可向愈；阴水难除，久病体虚，拖延失治，可致正气大亏，肺、脾、肾三脏严重受损，后期则能影响心、肝，病难向愈。若水邪内壅或阴水日久，脾肾衰微，水气上犯，即见水饮凌心犯肺之证；久病肾阳衰败，气化不行，浊毒内闭，可由水肿发展为关格；若肺、脾、肾三脏功能失调，致膀胱气化无权，可见小便点滴或闭塞不通，水肿可转为癃闭。

ER-6-1

水肿病因病机示意图

二、诊断与鉴别诊断

（一）诊断依据

1. 水肿先从眼睑或下肢开始，继及四肢、全身。轻者仅眼睑或足胫浮肿；重者全身皆肿，甚则腹大胀满，气喘不能平卧。

2. 严重者可见尿闭或尿少，恶心呕吐，口有秽味，齿衄鼻衄，甚则头痛、抽搐、神昏谵语等危象。

3. 可有乳蛾、心悸、疮毒、紫癜以及久病体虚史。

（二）鉴别诊断

水肿与鼓胀　两者都是水液不化，停潴体内所致，均可见肢体浮肿，腹部膨隆。鼓胀常先见腹部胀大，青筋暴露，皮色苍黄，后期或可见轻度肢体浮肿，病变涉及肝脾肾，为肝脾肾功能失调，气滞、血瘀、水湿聚于腹中；而水肿发病时多由头面或下肢开始，肌肤浮肿，皮色鲜泽光亮，按之凹陷，多伴有尿量减少，严重者伴腹大有水，但腹壁无青筋暴露，乃肺脾肾三脏为病，水液泛溢肌肤。

笔记栏

三、辨证施护

（一）辨证要点

1. 辨阳水与阴水　凡因风、湿、热、毒邪侵袭，起病急骤，病程短，水肿以上半身为甚，伴有外感症状者属阳水。由肺脾肾亏损所致，或阳水失治日久转化，起病慢，病程长，反复发作，水肿以下半身为甚，伴有正气亏虚表现者属阴水。阳水多为实证、热证；阴水多属虚证、寒证。阴水与阳水可相互转化，阴水感受外邪可出现阳水症状，阳水日久失治，则可见阴水表现，阴水亦常兼有风、寒、湿、热、毒、瘀等见症，因此水肿以寒热夹杂，虚实互见者为多。

2. 辨病因　辨外感和内伤，外感常有恶寒发热、头痛、脉浮等表证；内伤多由内脏亏虚、正气不足所致。外感多实，内伤多虚。外感日久不愈也可由实转虚；内伤正气不足，表卫虚弱，又易招致外感。一般而言，水肿以头面为主，恶风头痛者，多属风；水肿以下肢为主，纳呆身重者，多属湿；水肿而伴有咽痛溲赤者，多属热；因疮痍、猩红赤斑而致水肿者，多属疮毒。

3. 辨脏腑　若水肿较甚，咳喘较急，不能平卧者，病变部位多在肺；若水肿日久，纳食不佳，四肢无力，身重，苔腻，病变部位多在脾；若水肿反复，腰膝酸软，耳鸣眼花者，病变部位多在肾；若水肿下肢明显，心悸怔忡，胸闷烦躁，甚则不能平卧，病变部位多在心。

（二）证候分型

1. 阳水

（1）风水相搏

证候表现：先见眼睑及颜面浮肿，继则四肢、全身皆肿，来势迅速，兼见恶风，发热，小便不利，舌苔薄白，脉浮或浮紧。偏于风寒者，兼恶寒，咳喘，脉浮紧；偏于风热者，兼咽喉红肿疼痛，舌红，苔黄，脉浮滑数。

证候分析：风水相搏，水道不通，肿从上起，所以见眼睑及颜面浮肿；风性轻扬，故来势迅疾；风邪束表，则见表证，或寒或热；舌苔薄白，脉浮或浮紧，为风水偏寒之象；舌红，苔黄，脉浮滑数，为风水偏热之象。

治护原则：疏风解表，宣肺利水。

代表方：越婢加术汤。常用药物为麻黄、石膏、生姜、半夏、白术、茯苓、防风、桑白皮、黄芩等。

（2）湿毒浸淫

证候表现：眼睑头面浮肿，延及全身，尿少色赤，身发疮痍，甚者溃烂，伴恶风，发热。舌红，苔薄黄，脉浮数或滑数。

证候分析：疮毒外遏，身患疮痍；失治误治，疮毒不散而内归肺肾，肺失通调，肾失开阖，则见浮肿、尿少；初起风毒外遏，可有恶风发热等；舌红，苔薄黄，脉浮数或滑数，为风邪夹湿毒之象。

治护原则：宣肺解毒，利湿消肿。

代表方：麻黄连翘赤小豆汤合五味消毒饮。常用药物为麻黄、杏仁、桑白皮、赤小豆、连翘、桔梗、蒲公英、紫花地丁、泽泻等。

（3）水湿浸渍

证候表现：起病缓，病程长，全身水肿，下肢为甚，按之没指，小便短少，身重体倦，胸闷，纳呆，泛恶，腹胀。苔白腻，脉沉缓或濡。

证候分析：外湿水气内侵，三焦决渎失司，全身水肿，小便短少；水无去路，横溢肌肉，故按之没指；脾为湿困，阳气被遏，则身重胸闷，纳呆泛恶；苔白腻，脉沉缓或濡，为湿盛脾弱之象。

治护原则：健脾化湿，通阳利水。

代表方：五皮饮合胃苓汤。常用药物为桑白皮、大腹皮、茯苓皮、陈皮、生姜皮、白术、苍术、猪苓、桂枝、泽泻等。

思政元素

脚踏实地，潜心研究，水到渠成

中药陈皮与青皮的对比能感受时间的积淀对事物的影响。青皮辛苦性温，色青入肝，药性酷烈，能散肝破气，消积化滞；陈皮辛苦性温，色黄入中焦脾土，药性缓和，能理气健脾，燥湿化痰。在悠长的时光中，不急不躁地暗自修炼、成长，在岁月的陈化中褪去年轻时的浮躁气盛，变得更加温和、更有价值。陈皮与青皮，一老一幼，药性一缓一峻，时间的沉淀对药物的影响如同对人一般，年轻气盛，血气方刚，年老沉稳，宽和仁爱。而做学问亦如此，只有脚踏实地，潜心研究，历经风雨，所期望者自会水到渠成。

(4) 湿热壅盛

证候表现：遍体浮肿，肿势多剧，皮肤绷急光亮，胸脘痞闷，烦热口渴，小便短赤，大便干结。舌红，苔黄腻，脉沉数或濡数。

证候分析：湿热水邪，壅滞三焦，则遍身浮肿；气滞水停，枢机不利，故胸脘痞闷；热邪偏重，津液耗伤，津不上承，故见烦热口渴，小便短赤，大便干结；舌红，苔黄腻，脉沉数，均为湿热之征。

治护原则：清热利湿，疏理气机。

代表方：疏凿饮子。常用药物为商陆、泽泻、赤小豆、木通、茯苓皮、大腹皮、槟榔、秦艽、羌活、椒目等。

2. 阴水

(1) 脾阳虚衰

证候表现：身肿，腰以下为甚，按之凹陷难复，脘闷纳减，尿清便溏，畏寒肢冷，面色萎黄，神倦乏力。苔白腻或白滑，脉沉缓或沉迟。

证候分析：脾失健运，水湿趋下，腰以下肿甚；水聚皮下肌肉，则按之凹陷不起；脾阳不振，阳不化气，则脘闷纳减，尿清便溏，畏寒肢冷；脾虚生化无权，故面色萎黄，神倦乏力；苔白腻或白滑，脉沉缓或沉迟，为水湿内聚之征。

治护原则：温阳健脾，利水祛湿。

代表方：实脾饮。常用药物为附子、干姜、白术、草果、木香、茯苓、厚朴、桂枝、大腹皮等。

(2) 肾阳衰微

证候表现：面浮身肿，腰以下为甚，按之凹陷不起，甚至心悸喘促，腰冷酸痛，尿少或反增多，怯寒肢冷，神疲倦怠，面色灰黯。舌淡胖，苔白，脉沉细弱。

证候分析：脾肾阳虚，阴水下聚，身肿，腰以下为甚；水饮上犯心肺，心悸喘促；肾阳不振，膀胱气化不利，下元不固，可见尿少或反增多；余皆为阳虚水盛之象。

治护原则：温肾助阳，化气行水。

代表方：真武汤。常用药物为附子、白术、茯苓、芍药、肉桂、泽泻、丹参、五味子等。

(三) 施护措施

1. 病情观察　观察水肿的部位、起始部位、程度、消长规律以及小便的量、色、次数，记

笔记栏

录24小时出入量。并应辨别阴水和阳水。若病势急，浮肿多由上继起，肿处皮肤绷急光亮，按之凹陷易复，则为阳水；若起病缓，水肿多由下而上，继及全身，肿处皮肤松弛，按之凹陷不易恢复，则为阴水。定期测血压、体重，如有腹水，定时测腹围；并监测各项理化检查的变化，如尿常规、血清电解质、肾功能和B超、X线检查的结果等，及时记录以判断水肿消长情况。

2. 生活起居护理　病室要保持整洁、空气清新、温暖干燥。随季节交替，调摄寒温，预防感冒。取舒适体位，病情严重者卧床休息，取半卧位，适当抬高下肢，以减轻浮肿。病情轻者可适当活动，以不疲劳为度。保持皮肤清洁干燥，勤洗澡换衣，勤理发，预防肌肤疮痍。

3. 饮食护理

(1) 一般饮食：宜清淡、易消化、富有营养、低盐或无盐，宜食用具有利水作用的食物。忌辛辣、鱼、虾、海腥等发物以防水肿复发，摄水量应遵循量出为入的原则。

(2) 辨证施食：风水泛滥者，予半流质饮食，可适当食用马齿苋粥以清热解毒，或鲜芹菜、玉米须水煎代茶饮以清热利水；湿毒浸淫者，饮食宜清淡，可予豆类、瓜类、菠菜等，食疗方可用赤小豆粥以宣肺解毒，利湿消肿；水湿浸渍者，可适当食用鲫鱼、冬瓜、藕汁、薏苡仁等以健脾利水渗湿；湿热壅盛者，饮食宜清淡，可多食冬瓜汤等以清热利水；肾阳衰微者，可予补肾利水之品，可适当食用动物肾脏、乳类等。

4. 情志护理　帮助患者树立战胜疾病的信心，安慰患者，解除焦虑。避免过度情志刺激而加重病情，慎喜戒怒，正确对待疾病，争取早日康复。

5. 用药护理　服药期间加强生命体征的观察，如有异常及时处理。风水相搏者，汤药宜武火快煎，热服，药后安卧，饮热汤粥取汗；湿热壅盛者，可行中药保留灌肠，以清热软坚类药物，使水邪从大便而泄，灌肠后记录大便次数；使用峻下逐水剂后，密切观察药后反应，中病即止。

6. 中医护理技术的运用　阴水可行温热疗法，如药熨、热敷，取脾俞、肾俞、三阴交、命门、阳陵泉、委中等穴，以温补肾阳，或行拔火罐等疗法。脘腹胀闷，泛恶欲呕者，可指压内关、合谷等穴降逆止呕。

（四）健康教育

1. 调适生活起居，注意保暖，尽量少去公共场所，避免外邪侵袭。适当参加体育锻炼，提高机体抗病能力。保持皮肤清洁，防治疖肿、疮痍等，一旦发现，及时治疗。

2. 加强饮食调摄，饮食宜清淡，避免过咸。忌食鱼、虾、蟹、辛辣刺激性等食物。重症者应禁盐，轻者予低盐饮食。

3. 严格遵医嘱用药。积极治疗心悸、鼓胀、癃闭等原发病，早期发现，早期治疗。

4. 定期复查肾功能、电解质，每日记录尿量、血压、体重等。

第二节　淋　　证

06章02节PPT

PPT 课件

淋证是以小便频数，淋沥刺痛，欲出未尽，小腹拘急，或痛引腰腹为主要临床表现的病证。临床常见有气淋、石淋、血淋、热淋、膏淋、劳淋之分。热结膀胱，小便灼热刺痛，是为热淋；热熬尿液，聚砂成石，尿中有砂石排出，则为石淋；湿热蕴结于下，气化不利无以分清泌浊，小便如脂如膏，为膏淋；热盛伤络，小便涩痛有血，则是血淋；肝失疏泄，气火郁于膀胱，少腹坠胀，尿出不畅，为气淋；若久淋不愈，导致脾肾两亏，正虚邪弱，遇劳即发，小便淋漓者，为劳淋。

笔记栏

西医学中的急慢性尿路感染，泌尿道结核，尿路结石，急、慢性前列腺炎，化学性膀胱炎，乳糜尿以及尿道综合征等病表现为淋证特点者，均可参照本节辨证施护。

知识链接

历史沿革

《黄帝内经》首载"淋"之名称，《素问·六元正纪大论》称"淋閟"。《金匮要略》称"淋秘"。此后，历代医家在病名及分类上论述颇详。如《中藏经》根据淋证临床表现的不同，提出淋有冷、热、气、劳、膏、砂、虚、实8种，《诸病源候论》把淋证分为石、劳、气、血、膏、寒、热7种，《外台秘要》有石、气、膏、劳、热五淋，《济生方》有气、石、血、膏、劳五淋。上述2种五淋所指的内容，差异在于血淋与热淋的有无，目前多以六淋临床分证。

一、病因病机

淋证的发生主要因外感湿热、饮食不节、情志失调、脾肾亏虚引起；主要病机为湿热蕴结下焦，肾与膀胱气化不利。

1. 外感湿热　下阴不洁，秽污之邪侵入下焦，内犯膀胱；或劳心过度，心火亢盛；或小肠邪热，或下肢丹毒，传入膀胱，发为淋证。

2. 饮食不节　饮酒过度或过食辛辣肥甘之品，脾运失司，酿湿生热。《济生方》云："此由饮酒房劳，或动役冒热，或饮冷逐热，或散石发动，热结下焦，遂成淋闭；亦有温病后，余热不散，霍乱后，当风取凉，亦令人淋闭。"说明淋证的发病多由湿热而致。其湿热可来源于外感，亦可由饮食不当而自生。

3. 情志失调　情志不遂，郁怒伤肝，肝失疏泄，气滞不宣或气郁化火，气火互结，郁于膀胱，导致气淋。清代《冯氏锦囊秘录》载："《内经》言淋，无非湿与热而已；然有因忿怒，气动生火者。"

4. 脾肾亏虚　禀赋不足，肾与膀胱先天畸形；或年迈久病、房劳多育、劳伤过度，而致脾肾虚弱，或久淋不愈，湿热伤正，膀胱易受外邪而发病。

本病病位在膀胱和肾，且与肝脾有关。淋证虽有六淋之分，但各种淋证之间又可相互转化，六淋往往互见，如热、石、膏淋可伴见血淋；劳淋因疲劳、情志刺激而复作，可见血、热、气淋症状；诸淋日久皆可见劳淋、气淋等。淋证初起病情较轻，护治得当尚可向愈，若久病不愈或反复发作可转劳淋，甚至水肿、癃闭、关格等病证。

ER-6-2

淋证病因病机示意图

二、诊断与鉴别诊断

（一）诊断依据

1. 小便频数，淋沥刺痛，小腹拘急，或痛引腰腹等主症是诊断淋证的主要依据。在此基础上，根据不同的临床特征，确定其相应证型。

2. 病久或反复发作者，常伴有低热、腰痛、小腹坠胀、疲乏无力等表现。

3. 多见于已婚女性，每因劳累、情绪变化、不洁房事而诱发。

4. 结合理化检查，如尿常规、尿细菌培养、腹部X线摄片、肾盂造影、B超等以明确诊断。

（二）鉴别诊断

1. 淋证与癃闭　两者均有小便量少，排尿困难之表现，但淋证尿频而痛，每日排尿总量多为正常；癃闭则无尿痛，每日排尿量低于正常，严重时，小便闭塞，无尿可出，即如《医学心悟·小便不通》所云:“癃闭与淋证不同,淋则便数而茎痛,癃闭则小便点滴而难通。”

2. 血淋与尿血 两者均有小便出血,尿色红赤,或夹血块,或尿出纯血为主症。鉴别要点在于尿痛的有无,《丹溪心法·淋》曰:“痛者为血淋,不痛者为尿血。”尿血多无疼痛之感,虽有轻微的胀痛或热痛,但终不若血淋的小便滴沥而疼痛难忍。

3. 膏淋与尿浊 两者均有小便混浊的特点,但膏淋频数涩痛有阻塞感,尿浊则尿出自如,无疼痛涩滞感。正如《临证指南医案·淋浊》所言:“大凡痛则为淋,不痛为浊。”

三、辨证施护

(一) 辨证要点

1. 辨六淋的主症 热淋起病多急骤,小便灼热刺痛;石淋以小便排出砂石为主症;膏淋见小便浑浊如米泔水或滑腻如脂膏;气淋为小腹胀满较为明显,小便艰涩疼痛,尿有余沥;血淋为尿血而痛;劳淋为小便淋沥不已,时作时止,遇劳则发。

2. 辨虚实 一般初起或急性发作期多属实证,主要表现为小便赤涩不利,舌红苔黄,脉实数,系湿热蕴结,膀胱气化不利所致,病程较短;久病多属虚证,主要表现为小便频急,痛涩不甚,舌淡苔薄,脉细软,系脾肾两虚,膀胱气化无权,病程较长。虚实之间亦可相互转化而见虚实夹杂之证。

(二) 证候分型

1. 热淋

证候表现:小便频数短涩,灼热刺痛,尿色黄赤,急迫不爽,少腹拘急胀痛,或伴腰痛拒按,寒热起伏,口苦,呕恶,便秘。苔黄腻,脉滑数。

证候分析:湿热蕴结下焦,膀胱气化失司,故见小便频数短涩,灼热刺痛;腰为肾之府,湿热侵及肾,则腰痛拒按;余皆湿热内蕴,邪正相争之象。

治护原则:清热利湿通淋。

代表方:八正散。常用药物为木通、车前子、萹蓄、瞿麦、滑石、甘草梢、大黄、栀子、黄柏、蒲公英、紫花地丁等。

2. 血淋

证候表现:小便热涩刺痛,尿色深红,或夹血块,少腹胀满疼痛,或见心烦。舌尖红,苔薄黄,脉滑数。病延日久,小便热痛涩滞不显著,尿色淡红,或伴低热,腰酸膝软。舌红少苔,脉细数。

证候分析:湿热下注膀胱,热盛伤络,迫血妄行,故小便热涩刺痛;如夹血块阻塞尿路,尿色深红,少腹胀满疼痛;心烦,舌红,脉数,乃实证之征。若久病肾阴不足,虚火扰动阴血,则症见尿色淡红,涩滞不显,腰酸膝软等虚象。

治护原则:清热通淋,凉血止血。

代表方:小蓟饮子。常用药物为小蓟、生地黄、蒲黄、藕节、淡竹叶、栀子、当归、木通、滑石、甘草等。

3. 石淋

证候表现:尿中夹有砂石,小便艰涩,或排尿时突然中断,窘迫疼痛难忍,或腰痛如绞,牵引少腹,尿中带血,舌红,苔薄黄,脉弦数。若病久砂石不去,可见面色少华,神疲乏力,舌淡边有齿痕,脉细弱;或腰酸隐痛,手足心热,舌红少苔,脉细数。

证候分析:湿热蕴结下焦,煎熬尿液成石,膀胱气化失司,砂石不能随尿液排出,则小便艰涩;砂石阻塞尿路,则排尿时突然中断,窘迫疼痛;砂石伤络,则尿中带血。久则阴血亏耗,伤及正气,或见阴虚,或见气虚之象,故手足心热,舌红少苔,脉细数,或面色少华,神疲乏力,舌淡边有齿痕，脉细弱。

治护原则：清热利湿，排石通淋。

代表方：石韦散。常用药物为石韦、瞿麦、滑石、车前子、冬葵子、金钱草、海金沙、鸡内金、王不留行、乌药等。

FR-6-3

扩展阅读

4. 气淋

证候表现：郁怒之后，小便涩滞，淋沥不畅，少腹胀满疼痛，或见少腹坠胀，面色苍白。舌淡，苔薄白，脉沉弦。

证候分析：郁怒之后，肝失条达，气机郁结，膀胱气化不利，故小便涩滞，淋沥不畅；少腹乃足厥阴肝经循行之处，则见少腹满痛；脉沉弦为肝郁之征；病久耗伤中气，气虚下陷，故少腹坠胀；面色苍白，舌淡，乃气血亏虚之征。

治护原则：理气疏导，通淋利尿。

代表方：沉香散。常用药物为沉香、橘皮、当归、白芍、石韦、滑石、冬葵子、王不留行、甘草等。

5. 膏淋

证候表现：小便混浊，如米泔水，上有浮油如脂，置之沉淀如絮状，或夹有凝块，或混有血液，尿道热涩疼痛，尿时阻塞不畅，口干。舌红，苔黄腻，脉濡数。

证候分析：湿热下注，阻滞络脉，气化不利，脂液失约，则见小便混浊，如米泔水，尿道热涩疼痛，舌红，苔黄腻，脉数等。

治护原则：清热利湿，分清泄浊。

代表方：程氏萆薢分清饮。常用药物为萆薢、车前子、黄柏、茯苓、石菖蒲、白术、莲子心、丹参等。

6. 劳淋

证候表现：小便赤涩不显，尿痛不甚，但淋沥不已，时作时止，遇劳即发，面色萎黄，神疲乏力，小腹坠胀，腰酸膝软。舌质淡，脉虚弱。

证候分析：过服寒凉，久病体虚，或劳累过度，以致脾肾两虚，湿热留恋，膀胱气化无权，故见小便淋沥不已，遇劳即发，病程缠绵；舌质淡，脉虚弱，为气血不足之象。

治护原则：补脾益肾。

代表方：无比山药丸。常用药物为山药、茯神、泽泻、山萸肉、菟丝子、杜仲、牛膝、五味子、地黄等。

（三）施护措施

1. 病情观察　严密观察小便的色、质、量，指导患者留取中段尿做培养的方法，并及时送检；观察排尿时有无疼痛，是否通畅等情况。热淋者观察尿时有无灼热刺痛，有无寒热起伏；血淋者观察尿色，并记录尿的次数及血量，并观察小便通畅情况；石淋者观察排尿情况，有无血块结石，急性发作时绞痛发生的时间、部位、性质、次数等，若见患者面白汗出、呕恶、辗转呻吟，及时报告医生，做好急救的准备工作；膏淋者观察尿色、尿量、尿液浑浊程度，以此区分乳糜尿、乳糜血尿、乳糜脓尿等。

2. 生活起居护理　病室宜安静、整洁、干燥，保持空气流通；注意个人卫生，保持外阴部清洁卫生，每天可用温开水或洗剂清洗会阴部，穿棉质内裤，不穿紧身裤；急性期应注意卧床休息，慢性期一般不宜从事重体力劳动和剧烈活动。热淋者，急性期有发热者应卧床休息；石淋者，应适当休息，多饮水，根据具体情况指导患者做适当运动，适当做跳跃运动，以利砂石排出。膏淋者，若乳糜凝块阻塞尿道，叮嘱患者腹式呼吸，增大负压，利于排出乳糜凝块；劳淋者，避免过度劳累或感外邪，并节制房事。

笔记栏

3. 饮食护理

(1) 一般饮食：宜清淡、富营养、易消化，多食水果和蔬菜，忌肥腻、辛辣、煎炸、动火之品，戒烟酒。

(2) 辨证施食：热淋者，可予清淡滑利的食品，如黄瓜、梨、菠菜、芹菜等，酌配食疗药膳，如小麦汤清热利湿，车前子粥渗湿利尿通淋；血淋者，宜食用凉血止血的食物，如藕粉、鲜藕或侧柏叶捣汁服、生地黄粥、白茅根煎水代茶饮等以清热凉血通淋；石淋者，应少食高钙、高嘌呤、高草酸含量的食物，如乳类、豆类、肉类、鱼类、动物内脏、菠菜、竹笋等，可以鸡内金为主要原材料酌情搭配药膳以达通淋化石的作用；膏淋者，饮食忌生冷、辛辣，适量食用脂肪、蛋白质类含量高的食物；虚证膏淋可用芡实茯苓粥，实证可选芹菜、荠菜煮水代茶；劳淋者，饮食宜常进健脾益肾之品，如莲子、山药、核桃、枸杞子等。

4. 情志护理 保持心情舒畅，避免忧思劳倦。尤其是气淋者多情志怫郁，宜保持情绪平和、舒畅，避免不良刺激；劳淋者勿忧思劳倦，纵欲无度。

5. 用药护理 遵医嘱服药，凉血止血汤剂宜温服或凉服；补益类汤剂宜久煎服用。细菌感染者待 3 次尿培养阴性后方可停药。

6. 中医护理技术的运用 肾虚腰痛者，可采用局部热敷、热熨或拔火罐等方法以解除症状；疼痛者，可配合耳穴贴压法，取交感、神门、肾等。

(四) 健康教育

1. 起居有常，动静结合，避免过劳。避免各种外邪入侵和湿热内生的因素。注意个人卫生，保持外阴清洁，尤其在经期、孕期更为重要。宜淋浴，浴具自备，避免交叉感染。多饮水、勤排尿，纠正忍尿不解、纵欲过度等不良生活习惯。

2. 注意饮食宜忌，多食新鲜蔬菜、水果，多饮水。草酸钙结石者，不宜进食含草酸、钙较高的食物。磷酸钙结石者，宜控制磷摄入量。尿酸结石者，宜低钙饮食，少食含嘌呤高的食物。

3. 保持心情愉快，切忌忧思恼怒。调节情志，释放不良情绪，培养愉悦心情，则气血和畅，营卫流通，有利于体质的改善。加强锻炼，保证足够的活动量，提高防御能力，防止复发。

4. 积极治疗泌尿系疾病和妇科病，减少不必要的泌尿道器械操作，以防止淋证的发生。

第三节 癃 闭

06章03节PPT

PPT 课件

癃闭是指以小便量少，排尿困难，甚则闭塞不通为主症的一种病证。癃者小便不利，点滴而短少，病势较缓；闭者小便闭塞，点滴不通，病势较急。癃和闭虽有区别，但都是指排尿困难，只是程度上有差别，故多合称为癃闭。

西医学中各种原因引起的尿潴留及无尿症，如神经性尿闭、膀胱括约肌痉挛、尿路结石、尿路肿瘤、尿道损伤、尿道狭窄、前列腺增生症、脊髓炎等所出现的尿潴留以及肾功能不全引起的少尿、无尿症，均可参照本节进行辨证施护。

知识链接

历史沿革

早在《黄帝内经》就有了癃闭之名，对其病因、病机皆有论述，并阐明病位在膀胱，是膀胱和三焦的气化不利所致，如《素问·宣明五气》曰："膀胱不利为癃，不约为遗溺。"《灵枢·本输》曰："三焦者……实则闭癃，虚则遗溺。"汉代张仲景《伤寒杂病论》对小便

笔记栏

不利的辨证论治可补《黄帝内经》之不足，如因气化不行者用五苓散，因水热互结者用猪苓汤等。隋代巢元方等的《诸病源候论·小便诸候》提出小便不通和小便难的病因皆是肾与膀胱有热，"热气大盛"，则令"小便不通"；"热势极微"，故"但小便难也"。因热的程度不同而导致两者的区别。唐代孙思邈《备急千金要方》记载："胞囊者……小便不通……以葱叶除尖头，纳阴茎孔中深三寸，微用口吹之，胞胀，津液大通即愈。"这是最早用导尿术治疗小便不通的记载。明代张景岳把癃闭与淋证分别论述，指出了气实而闭和气虚而闭之不同，并详细阐明了气虚而闭的病理机转，并对气虚不化及阴虚不能化阳而引起癃闭的治法有独到见解。清代对本病的认识更趋完备，如李用粹《证治汇补》就对癃闭的病因和治法给以归纳总结。

一、病因病机

癃闭的病因主要有外邪侵袭、饮食不节、情志内伤、浊瘀内停、体虚久病5种；基本病机是膀胱气化功能失调。

1. 外邪侵袭　下阴不洁，湿热浊邪上犯膀胱，或肾热移于膀胱，膀胱湿热阻滞，气化不行，小便不通，而成癃闭。或邪热伤肺，热壅于肺，肺气闭塞，肺失宣肃，则津液不布，水道通调失司，不能下输膀胱；或肺热过盛，下移膀胱以致上、下焦为热气闭阻，而成癃闭。

2. 饮食不节　嗜食醇酒、肥甘、辛辣之品，导致脾失健运，酿湿生热，阻于中焦，下注膀胱。

3. 情志内伤　惊恐、恼怒、焦虑、紧张等引起肝郁气结，疏泄失常，导致三焦水液运化及气化功能失调，水道受阻，发生癃闭。

4. 浊瘀内停　由于精浊、瘀血、砂石等有形之物阻塞尿道，停留不去，尿路不畅，小便难以排出，而致癃闭。

5. 久病体虚　年老或久病，而使肾阳不足，命门火衰，所谓"无阳则阴无以生"，以致膀胱气化无权，尿不得出；或下焦积热，久病津亏，致肾阴耗损，即"无阴则阳无以化"，乃水府枯竭而无尿。

本病的病位在膀胱、肾，病变却涉及多个脏腑，与肺、脾、肝、三焦密切相关。基本病机为膀胱气化功能失调，如上焦之气不化，当责之于肺，则肺失肃降，不能通调水道，下输膀胱，所谓上窍闭而下窍亦塞；中焦之气不化，当责之于脾，脾失转输，清气不升，浊阴难降；下焦之气不化，当责之于肾，肾阳亏虚，气不化水，肾阴不足，水府枯竭；此外，肝郁气滞、瘀血败精阻塞影响三焦的气化，均可导致癃闭。

癃闭的病理性质有虚实之分，膀胱湿热、肺热气壅、肝郁气滞、尿路阻塞等因素可致膀胱气化不利者为实证；脾气不升、肾阳衰惫以致膀胱气化无权者为虚证。各种原因引起的癃闭常互相关联，或彼此兼夹。若病情轻浅，邪气不盛，正气尚无大伤，救治及时则尿量逐渐增多，病情向愈；若病情深重，正气衰惫，邪气壅盛，则可由"癃"至"闭"，变证迭生。小便不通，水饮凌心犯肺，而发喘证、心悸；水液潴留于内，泛溢肌肤，则伴发水肿；湿浊上犯于胃，而成呕吐；脾肾衰败，湿浊内壅，可导致关格，预后不良。

FR-6-4

癃闭病因病机示意图

二、诊断与鉴别诊断

（一）诊断依据

1. 起病急骤或逐渐加重，以小便不利，点滴不畅，甚或小便闭塞不通，点滴全无，每日小

笔记栏

便总量减少，小腹胀满为主要临床特征。

2. 多见于老年男性，或产后妇女及手术后患者，或患有水肿、淋证、消渴等病迁延日久不愈者。

3. 小腹胀满，小便欲解不能，膀胱区叩诊明显膨隆者是为尿潴留；小便量少或不通，且无排尿感和小腹胀满，膀胱区叩诊亦无明显充盈征象，多属肾功能衰竭所致的少尿或无尿。

4. 严重者可伴有恶心呕吐、胸闷气喘、水肿、头晕头痛，甚至神昏等证候。

5. B超、腹部X线、尿流动力学、肾功能、血常规或肛门指诊等检查，有助于诊断。

（二）鉴别诊断

1. 癃闭与淋证　癃闭与淋证均属膀胱气化不利，故皆有排尿困难，点滴不畅的证候。淋证以小便频数短涩，滴沥刺痛，欲出未尽为特征，其小便量少，排尿困难与癃闭相似，但尿频而痛，且每天排出小便总量多为正常。癃闭则无刺痛，每天排出小便总量则低于正常，甚至无尿可解。

2. 癃闭与关格　癃闭与关格均有小便量少或闭塞不通，但关格是一个独立疾病，常由水肿、淋证、癃闭等经久不愈发展而来，临床特征是小便不通与呕吐并见，常伴有皮肤瘙痒，口中尿味，四肢搐搦，甚至昏迷等症状。癃闭不伴有呕吐，部分患者有水蓄膀胱证候。癃闭恶化可转变为关格。

3. 癃闭与水肿　癃闭与水肿均有小便不利，小便量少的临床表现，但水肿是体内水液潴留，泛溢于肌肤，引起头面、眼睑、四肢，甚至全身浮肿的一种病证；癃闭并无浮肿的临床表现，而是以小腹胀满膨隆，欲解不能，点滴而出为主要的临床表现。

三、辨证施护

（一）辨证要点

1. 辨虚实　癃闭的辨证以虚实为纲。实证多起病急骤，病程较短，患者体质较好，症见尿流窘迫，赤热或短涩，苔黄腻或薄黄，脉弦涩或数，多因湿热蕴结、肝郁气滞、肺热气壅、尿路阻塞等所致；虚证多起病较缓，病程较长，患者体质较差，症见尿流无力，精神疲乏，舌质淡，脉沉细弱，多因脾虚不升、肾阳亏虚、命门火衰，气化不及所致。

2. 辨病性　尿热赤短涩，舌红，苔黄，脉数者属热；口渴欲饮，咽干，气促者，多为热壅于肺；口渴不欲饮，小腹胀满者，多为热积膀胱；年老排尿无力，腰膝酸冷者，为肾虚命门火衰；小便不利兼有小腹坠胀，肛门下坠者，为脾虚中气不足；尿线变细或排尿中断，腰腹疼痛，舌质紫暗者，属尿路阻塞。

3. 辨病情轻重　一般初起病“癃”，后转成“闭”，为病势由轻转重；初起病“闭”，后转成“癃”，为病势由重转轻。如见胸闷、气喘、小腹胀满疼痛等，则病情较重；如见神昏烦躁、抽搐痉挛，则病情危笃。

（二）证候分型

1. 膀胱湿热

证候表现：小便短赤灼热，点滴不通，或量少，小腹胀满，口苦而黏，或口渴不欲饮，或大便不畅。舌质红，苔黄腻，脉数。

证候分析：湿热壅积下焦，膀胱气化不利，故见小便不利，小腹胀满；湿热交结于内，则口苦口黏；津液不布，故口渴不欲饮；口渴不欲饮，大便不畅，舌质红，苔黄腻，脉数皆为湿热内盛之象。

治护原则：清热利湿，通利小便。

代表方：八正散加减。常用药物为木通、车前子、萹蓄、瞿麦、滑石、甘草梢、大黄、栀子、黄柏、苍术、白茅根等。

2. 肺热壅盛

证候表现：小便不畅，甚或点滴不通，咽干，烦渴欲饮，呼吸短促或咳嗽。舌红，苔薄黄，脉数。

证候分析：肺热壅盛，失于肃降，不能通调水道，无以下输膀胱，故小便点滴不爽；肺热上壅，肺气上逆，而见呼吸短促或咳嗽；咽干，烦渴，苔黄，脉数，皆为里热内盛之象。

治护原则：清泄肺热，通利水道。

代表方：清肺饮加减。常用药物为黄芩、桑白皮、茯苓、麦冬、车前子、栀子、木通、泽泻、杏仁、桔梗、黄连等。

3. 肝郁气滞

证候表现：小便不通或通而不畅，情志抑郁或多烦善怒，胁腹胀满。舌红，苔薄黄，脉弦。

证候分析：七情内伤，肝气失于疏泄，膀胱气化不利，故见小便不爽，胁腹胀满；舌红，苔薄黄，脉弦均为肝郁气滞之象。

治护原则：疏肝理气，通利小便。

代表方：沉香散加减。常用药物为沉香、橘皮、当归、白芍、石韦、滑石、王不留行、柴胡、郁金、牡丹皮、栀子等。

4. 尿路阻塞

证候表现：小便点滴而下，或尿细如线，甚至阻塞不通，小腹胀满疼痛。舌紫黯，或有瘀点、瘀斑，脉涩。

证候分析：瘀血败精，阻塞尿路，水道不通，故见小便点滴，或尿细如线，甚至阻塞不通；小腹胀满，舌紫黯，脉涩等，都是瘀阻气滞之征。

治护原则：行瘀散结，通利水道。

代表方：代抵当丸加减。常用药物为当归尾、穿山甲、桃仁、大黄、芒硝、生地黄、肉桂、川牛膝、红花、金钱草、鸡内金等。

5. 脾气不升

证候表现：时欲小便而不得出，或尿量少而不畅，伴小腹坠胀，或大便溏泄，神疲体倦，不思饮食，气短语声低微。舌淡，苔薄，脉细弱。

证候分析：脾虚运化无力，清气不升，浊阴不降，故小便不利；中气下陷，则小腹坠胀；大便溏泄，神疲体倦，不思饮食，气短语声低微，舌淡，苔薄，脉细弱皆脾虚失运之征。

治护原则：补中益气，升清降浊。

代表方：补中益气汤合春泽汤加减。常用药物为人参、黄芪、白术、升麻、柴胡、当归、陈皮、茯苓、泽泻、桂枝、猪苓、车前子等。

6. 肾阳衰惫

证候表现：小便不通或点滴不爽，排尿无力，腰膝冷痛或酸软无力，面色苍白，畏寒肢冷，神气怯弱。舌淡苔白，脉沉细或弱。

证候分析：肾阳虚衰，气化不及州都，故小便不利或点滴不爽；畏寒、腰膝酸软等症状皆为命门火衰之征；舌淡苔白，脉沉细或弱皆为肾阳不足之象。

治护原则：温补肾阳，化气利水。

代表方：济生肾气丸加减。常用药物为熟地黄、山萸肉、山药、茯苓、牡丹皮、泽泻、桂枝、附子、车前子、猪苓等。

（三）施护措施

1. 病情观察　观察小便的量、色、质及伴随症状，注意小腹膨胀情况，判断有尿或无尿

笔记栏

及尿道有无涩痛。详细记录24小时出入量，如一天尿量少于100ml为危险征象，并伴见全身严重症状者，当及时救护。

2. 生活起居护理　病室宜安静、舒适，温湿度适宜。必要时给患者提供良好的排尿环境，用屏风遮挡，以达到视觉隐蔽，使患者在放松的环境下排尿。鼓励多饮水以通利小便，保持外阴部清洁，防止感染。调整体位和姿势：酌情为卧床患者略抬高上身或扶助患者坐起，尽量以习惯的姿势排尿。对需要绝对卧床或某些手术患者，应事先有计划地训练床上排尿，以免不习惯排尿姿势而导致尿潴留。保持外阴部清洁，尤其是产后及术后严格预防感染。

3. 饮食护理

(1) 一般饮食：宜清淡、富营养、易消化的食物，忌食辛辣肥甘厚味。慎用收敛、收涩之品，如白果、乌梅、柿子等食物。有尿不得解的患者，要适当控制饮水量。

(2) 辨证施食：膀胱湿热者，饮食宜偏凉、滑利渗湿之品，食疗方可选用赤小豆粥、冬瓜汤、车前草煎汤代茶饮、滑石红糖茶等；忌辛辣、肥甘、助火生湿之物；肺热壅盛者，饮食宜清淡，多予清凉饮料，如枇杷、梨、西瓜汁、绿豆汤、秋梨白藕汁等；肝郁气滞者，予疏肝理气之品，如佛手汤、橘叶煎或香橼浆疏肝解郁，理气宽中，忌食辛辣刺激性食物及过量饮酒；尿路阻塞者，保证充足水分，可用金钱草煎水代茶，配合核桃仁粥温脾益肾，鸡内金赤豆粥消食健脾，通淋化石，少食肥甘厚腻之品；脾气不升者，予以健脾益气之品，如黄芪粥补气健脾，参枣米饭益气养血，山药汤圆益气健脾；肾阳衰惫者，饮食宜温肾健脾，扶阳益精之品，如粟米饭健脾温肾（粟米即北方小米），杜仲腰花补肝肾，强筋骨等，汤药宜久煎温服。

4. 情志护理　耐心宣教，使患者对本病发生的原因、预后转归等有正确的认识，减轻顾虑。对于术后因麻醉影响、敷料压垫过紧疼痛导致紧张、恐惧心理者，要耐心疏导，给予解释和安慰，以缓解因窘迫和焦虑不安而导致的尿潴留。并适当松解过紧的敷料，减轻压迫，以利排尿。

5. 用药护理　中药汤剂遵医嘱按时按量服用。一般实证者中药宜饭前凉服；虚证者中药宜饭前温服；肾阳衰惫者，汤药宜久煎温服。注意观察服药后排尿情况，做好记录。大便燥结时，可泄热通便，必要时中药灌肠，注意观察大便次数。

6. 中医护理技术的运用　穴位按摩：取足三里、中极、三阴交、阴陵泉等穴按摩，还可按摩少腹、膀胱区以助排尿。灸法：虚者可灸关元、气海等穴，促进排尿。外敷法：可酌情选用，如食盐半斤炒热，布包敷熨脐腹，待冷即可，或白矾30g，研末，醋调包脚心，以通为度。

(四) 健康教育

1. 起居有节，应四时变化保暖防寒，避免温热燥邪侵袭，消除诱因。养成清洁卫生的习惯，戒除不良习惯如忍尿不解、纵欲过劳等。

2. 饮食规律，勿过食肥甘、辛辣之品，戒烟酒。

3. 保证休息，经常活动，增强体质，但勿劳欲过度。情志保持舒畅，忌忧思恼怒。

4. 积极治疗水肿、淋证、结石、肿瘤等疾患，以防癃闭的发生。

附：阳　痿

06章附：阳痿 PPT

阳痿
PPT 课件

阳痿是指青壮年男子性交时阴茎痿弱不起，或举而不坚，或坚而不能持久，不能正常进行性生活的一种病证。

西医学中的各种功能性及器质性疾病造成的男子阴茎勃起功能障碍等属于本病证范畴，可参考本节内容辨证施护。

笔记栏

知识链接

历史沿革

《灵枢·邪气脏腑病形》称阳痿为“阴痿”。《素问·痿论》称“筋痿”，认为虚劳和邪热是导致阳痿的主要原因。对病因的描述，提到“思想无穷，所愿不得，意淫于外，入房太甚，宗筋弛纵，发为筋痿。”隋唐宋时期，医家多从劳伤、肾虚立论，治疗上多以温肾壮阳为主。如巢元方《诸病源候论·虚劳阴痿候》认为“劳伤于肾，肾虚不能荣于阴器，故痿弱也。”明清医家关于阳痿病因病机和辨证治法论述不断丰富。如周之干的《慎斋遗书》中首次提出了“阳痿”病名，主张用逍遥散合白蒺藜丸治疗肝气郁结所致的阳痿。清代陈士铎《辨证录》主张从心论治阳痿，创治莲心清火汤、起阴汤、救阳汤等。

一、病因病机

阳痿的病因主要有情志失调、劳逸失度、饮食不节、禀赋不足或劳欲过度，但以房劳太过，频犯手淫为多见。阳痿的病位在宗筋，与肝、肾、心、脾关系密切。基本病机为脏腑受损，精血不足，邪气郁滞，宗筋失养而不用。

1. 情志失调　情志不遂，忧思郁怒，致肝失条达，气机不畅，脉络不张，宗筋弛纵，而病阳痿。或猝受惊恐，心肾不交，茎失所主，导致痿软不用。

2. 劳逸失度　劳心劳力，操劳太过，致劳伤心脾，伤精耗气，气血不足，宗筋失养，阳痿难举。或过度安逸，多时少劳，多坐少动，气血不运；或身体虚胖，痰湿壅盛，肢体柔弱，脏腑不强，阳事不旺。

3. 饮食不节　过食醇酒厚味，损伤脾胃，治脾胃虚弱，气血生化不足，不能输布精微以养宗筋，则宗筋不举而微软。或脾胃运化失常，聚湿生热，湿热下注肝肾，经络阻滞，气血不荣宗筋，乃成阳痿。

4. 禀赋不足或劳欲过度　禀赋不足，或恣情纵欲，房事过度，或少年手淫，或早婚多育，或久病及肾，以致肾精亏损，命门火衰，宗筋失于温养，则痿软不兴，或肾阴损伤太过，相火偏亢，灼伤宗筋，也可导致阴茎痿软不用。

此外，生活不洁，湿热内侵，蕴结肝经，下注宗筋，气机受阻，也可发为阳痿。

本病的病理性质有虚实之分，且多虚实相兼。病理因素为气滞、湿热、寒湿、痰浊、血瘀。

二、诊断与鉴别诊断

（一）诊断依据

1. 成年男子性交时阴茎痿弱不起，或举而不坚，或坚而不能持久，不能正常进行性生活。

2. 常有性欲下降，腰酸膝软，头晕耳鸣，神疲乏力，胆怯多疑，心悸易惊，夜寐不安或小便不畅，淋漓不尽等症。

3. 常有操劳太过，恣情纵欲，房事过度，手淫频繁，或有肥胖、消渴、惊悸、郁证等病史。

（二）鉴别诊断

阳痿与早泄　阳痿是指性交时阴茎不能勃起，或举而不坚，或坚而不能持久，不能正常进行性生活的病证。早泄是同房时，阴茎能勃起，但因过早射精，射精后阴茎痿软的病证。两者在临床表现上有明显的差别，但在病因病机上有相同之处，若早泄日久不愈，可进一步

笔记栏

导致阳痿，故阳痿病情重于早泄。

三、辨证施护

（一）辨证要点

1. 辨虚实　实证者，其病因一般为七情所伤，饮食不节，外邪侵袭。病机为肝气郁结，湿热下注，痰湿阻络，一般多见于中青年人；虚证者，其病因为恣情纵欲，思虑惊恐，久病体虚。病机为心脾两虚，惊恐伤肾，命门火衰，多见于中老年人。

2. 辨病位　情志所伤，郁怒所致，或肝经湿热，病在肝；房事劳伤，命门火衰，病在肾；思虑太过，心脾受损，病在脾；久病可见痰湿或瘀滞，病在血脉与宗筋，临床常累及多个脏腑。

（二）证候分型

1. 命门火衰

证候表现：阳事不举，精薄清冷，阴囊阴茎冰凉冷缩，或局部冷湿，性欲减退，腰酸膝软，头晕耳鸣，畏寒肢冷，精神萎靡，面色㿠白。舌淡，苔薄白，脉沉细，右尺尤甚。

治护原则：温肾壮阳，滋肾填精。

代表方：赞育丹。常用药物为熟地黄、附子、肉桂、山药、山茱萸、菟丝子、鹿角胶、枸杞子、当归、杜仲、白术、仙茅、淫羊藿、巴戟天、肉苁蓉、韭菜子、蛇床子等。

2. 心脾亏虚

证候表现：阳事不举，遇劳加重，精神不振，心悸健忘，夜寐不安，胃纳不佳，面色少华。舌淡边有齿痕，苔薄白，脉细弱。

治护原则：补脾养心，益气起痿。

代表方：归脾汤。常用药物为白术、人参、黄芪、当归、甘草、茯苓、远志、酸枣仁、木香、龙眼肉、生姜、大枣等。

3. 恐惧伤肾

证候表现：阳痿不举，或举而不坚，胆怯多疑，心悸易惊，夜寐不安，易醒。苔薄白，脉弦细。

治护原则：益肾宁神。

代表方：大补元煎。常用药物为人参、山药、熟地黄、杜仲、当归、山茱萸、枸杞子、升麻、鹿角胶等。

4. 肝气郁结

证候表现：阳痿不举，情绪抑郁或烦躁易怒，胸脘不适，胁肋胀闷，食少便溏。有情志所伤病史。舌质淡，苔薄白，脉弦或弦细。

治护原则：疏肝解郁，行气起痿。

代表方：逍遥散。常用药物为柴胡、当归、芍药、薄荷、茯苓、生姜、大枣等。

5. 湿热下注

证候表现：阳痿不举，阴茎痿软，睾丸坠胀作痛，阴囊湿痒臊臭，下肢酸困，小便黄赤灼痛，大便不爽。舌质红，苔黄腻，脉濡数。

治护原则：清热利湿。

代表方：龙胆泻肝汤。常用药物为龙胆草、栀子、黄芩、木通、泽泻、车前子、柴胡、甘草、当归、生地黄等。

（三）施护措施

1. 病情观察　在感到情绪不快、身体不适、过度疲劳、性能力下降时，应暂停性生活一段时间，使性中枢和性器官得以调节和休息，利于情志的调节和疾病的恢复。

笔记栏

2. 生活起居护理　生活要有规律，加强体育锻炼，如散步、气功等均有益于身心健康。劳逸适度，提高机体功能。

3. 饮食护理　饮食宜易消化、营养丰富。禁烟酒及辛辣、香燥之品。宜多食用增强性欲、提高性功能的食物。若阳虚者，应予以补肾壮阳，选用羊肉、狗肉、牛肉、鸡肉、鱼肉、韭菜粥、羊骨粥、附片粥等；若阴虚者，可选用鸭肉、鱼肉、山药粥、熟地粥、桑椹粥、百合粥等。

4. 情志护理　处理协调好家庭关系、夫妻关系，夫妻双方要多沟通，协调好夫妻生活，增进夫妻感情，努力营造好温馨、良好的家庭氛围和清幽的性生活环境。

5. 用药护理　严格按医嘱用药。慎用对性功能有抑制作用的药物。

（四）健康教育

1. 起居有常，适度锻炼，注意营养，增强体质。
2. 饮食宜易消化、营养丰富。禁烟酒及辛辣、香燥之品。
3. 保持良好的情绪和家庭氛围，适当性生活。
4. 遵医嘱定时服药，定期复诊。
5. 早诊断，早治疗，切忌讳疾忌医，隐瞒病情，贻误治疗时机。

附：遗　精

遗精
PPT 课件

遗精是指不因性生活而精液遗泄的病证。其中有梦而遗精的，名为梦遗；无梦而遗精，甚至清醒时精液流出者，名为滑精。遗精的发病主要责之于心、肝、肾三脏。

西医学中的神经衰弱、神经症、前列腺炎、精囊炎等引起的遗精，均可参考本节辨证施护。

知识链接

历史沿革

《灵枢·本神》称本病为“精时自下”，并对其病因证治做了论述：“怵惕思虑者则伤神，神伤则恐惧流淫而不止……恐惧而不解则伤精，精伤则骨酸痿厥，精时自下。”《金匮要略·血痹虚劳病脉证并治》将“梦遗”称为“梦失精”。《诸病源候论·虚劳失精候》对本病的主要病机做了描述：“肾气虚损，不能藏精，故精漏失。”《景岳全书·遗精》篇曰：“梦遗滑精，总皆失精之病，虽其证有不同，而所致之本则一。”说明两者病因基本一致。又云：“有壮年气盛，久节房欲而遗者，此满而溢者也。”区别了生理性遗精与病理性遗精。

一、　病因病机

遗精的病因主要有君相火动，心肾不交、湿热下注，热扰精室、心脾劳伤，气虚失摄、肾气亏虚，精关不固。其病因多种多样，病理机转主次混杂。起病多因情志失调、酒色过度及久旷溢泻等；病变与心肾关系最为密切，涉及肝脾；病理机制多为心肾不交，阴虚火旺，导致肾虚不藏，精关不固。

1. 君相火动，心肾不交　情志失调，劳神太过，意淫于外，心阳独亢，心阴灼伤，魂不守

笔记栏

舍，淫梦泄精；或心火久动，汲伤肾水，水不济火，相火妄动，精室被扰，精泄于外；或年少阳气初盛，情动于中，或心有所慕，所欲不遂，或鳏夫久旷，思慕色欲，心动神摇，扰精妄泄。

2. 湿热下注，热扰精室　醇酒厚味，损伤脾胃，湿浊内生，下注生热，热扰精室；或湿热流注肝脉，疏泄失度，精失于外。

3. 心脾劳伤，气虚失摄　劳倦太过，中气受损，气虚失摄，精泄于外；或思虑过度，郁伤脾气，气不摄精而遗于外。

4. 肾气亏虚，精关不固　青年早婚，房室过度，或年少无知，频犯手淫，或阴虚火旺，火扰精室，或肾失固摄，先天不足，禀赋有亏，精关失约，梦中精泄，甚而精自滑脱。

二、诊断与鉴别诊断

（一）诊断依据

1. 已婚男子不因性生活而排泄精液，每周 1 次以上；或未婚成年男子频繁发生精液遗泄，每周多于 2 次，并伴有其他不适者。

2. 常见伴随症状有头昏、耳鸣、健忘、心悸、失眠、腰酸、精神萎靡等。

3. 直肠指诊、前列腺 B 超、精液常规及前列腺液检查可助病因诊断。

（二）鉴别诊断

1. 遗精与溢精　溢精表现为成年未婚男子或已婚夫妻分居者，每月遗精 1~2 次，没有伴随症状，属生理表现，不需要治疗。而遗精表现为已婚男子不因性生活而排泄精液，每周 1 次以上，或未婚成年男子频繁发生精液遗泄，每周多于 2 次，并伴有其他不适，属病理表现，需分清虚实，进行治疗。

2. 遗精与早泄　早泄表现为性交之始或性交之前精液即已泄出，无法进行正常性生活，病理性质属阴虚火旺、阴阳两虚，可采取滋阴降火、调补阴阳法。遗精表现为不因性生活而精液频繁泄出，病理性质属心肾不交、气虚失摄、肾虚失固、湿热下注，其实证以清泻为主，虚证以补肾固精或益气摄精为主。

三、辨证施护

（一）辨证要点

1. 辨虚实　实证多见于病初，因心火、湿热、肝郁，常见君相火旺，湿热下注；虚证多病久或禀赋素虚，常见气虚失摄，肾虚失藏等。

2. 辨阴阳　多伴有头昏目眩、腰酸耳鸣、脉细等为阴虚，属肾阴不足；多伴有面色少华、畏寒肢冷、脉沉等为阳虚，属肾阳亏虚。

3. 辨脏腑　初期无梦而泄多属心，病久有梦而泄多属肾。君相火动，心肾不交；肾虚失藏，精关不固而发病。

（二）证候分型

1. 君相火动，心肾不交

证候表现：少寐多梦，梦则遗精，心中烦热，头昏目眩，精神不振，倦怠乏力，善恐健忘，口干溲赤。舌质红，脉细数。

治护原则：清心安神，滋阴清热。

代表方：黄连清心饮、三才封髓丹加减。常用药物为黄连、生地黄、当归、茯神、酸枣仁、远志、人参、天冬、熟地黄、黄柏、砂仁等。

2. 湿热下注，热扰精室

证候表现：遗精频作或尿时少量精液外流，小溲热赤浑浊，或尿涩不爽，口苦或渴，心烦少寐，口舌生疮，大便溏臭，或见脘腹痞闷，恶心。舌苔黄腻，脉濡数。

治护原则：清热利湿。

代表方：程氏萆薢分清饮加减。常用药物为萆薢、石韦、车前子、茯苓、灯心草、莲子心、石菖蒲、黄柏等。

3. 心脾劳伤，气虚失摄

证候表现：劳则遗精，心悸不宁，失眠健忘，面色萎黄，四肢倦怠，食少便溏。舌质淡，苔薄，脉细弱。

治护原则：调补心脾，益气摄精。

代表方：妙香散加减。常用药物为山药、桔梗、木香、远志、茯苓、茯神、甘草、麝香、人参、黄芪等。

4. 肾气亏虚，精关不固

证候表现：梦遗频作，甚而滑精，偏阴虚者兼见腰膝酸软，心烦，咽干，眩晕耳鸣，失眠健忘，低热颧赤，形瘦盗汗，发落齿摇；偏阳虚者见形寒肢冷，阳痿早泄，精冷，夜尿频或尿少浮肿，面色白或无华。阴虚者舌红少苔，脉细数；阳虚者舌质淡嫩有齿痕，苔白滑，脉沉细。

治护原则：补肾益精，固涩止遗。

代表方：六味地黄丸或左归丸、右归丸加减。常用药物为熟地黄、山茱萸、牡丹皮、山药、茯苓、泽泻等。

（三）施护措施

1. 病情观察　在感到情绪不快、身体不适、过度疲劳、性能力下降时，应暂停性生活一段时间。

2. 生活起居护理　生活要有规律，劳逸适度，避免脑力和体力的过劳，提高机体功能，节制房事，戒除手淫。被褥不宜过厚，内裤不宜过紧，养成侧卧习惯，以减少局部刺激。

3. 饮食护理　饮食宜易消化、营养丰富。晚餐不宜过饱，少食辛辣刺激性食物，如烟、酒、咖啡等。

4. 情志护理　注意精神调养，排除杂念。处理协调好家庭关系、夫妻关系，夫妻双方要多沟通，努力营造好温馨、良好的家庭氛围和清幽的性生活环境。

5. 用药护理　严格按医嘱用药。

（四）健康教育

1. 起居有常，适度锻炼，注意营养，增强体质，生活要有规律。
2. 饮食宜易消化，营养丰富，晚餐不宜过饱。禁烟酒及辛辣、香燥之品。
3. 注意精神调养，排除杂念。
4. 早诊断，早治疗，切忌讳疾忌医，隐瞒病情，贻误治疗时机。

病案分析

余某，女，51岁。

主诉：小便频数刺痛半月余。

现病史：患者半个月前外出旅游中发现小便频数，继之排尿急迫，少腹拘急胀痛，服用西药抗感染治疗症状减轻，停药后症状反复。现症：小便频数短涩，灼热刺痛，尿色黄赤，急迫不爽，少腹拘急胀痛，伴腰痛拒按，寒热起伏，口苦，呕恶，便秘。

查体：舌质红，苔黄腻，脉滑数。

笔记栏

请分析：
1. 该患者的中医诊断及病因病机是什么？
2. 拟采取哪些适宜的中医护理技术？

（田淑霞）

扫一扫，测一测

复习思考题

1. 针对患者眼睑头面浮肿，延及全身，身体出现溃烂，请你给出护理思路。
2. 淋证症状好转后，患者饮食你如何指导。
3. 请为不同证型的癃闭患者制订一份食疗方。

第七章

气血津液病证

学习目标

1. 识记　气血津液病证的各自概念、临床表现、治护原则、方药及施护措施。
2. 理解　气血津液病证的病因病机及证候分析。
3. 应用　临床病证的辨证，并能运用护理措施开展辨证施护。

气、血、津液是构成人体的基本物质，是脏腑、经络等进行生理活动的重要物质基础。气、血、津液失常多继发于脏腑病变，而其又会反过来加重脏腑病变，使病情进一步发展。

气血津液病证是指在外感或内伤等致病因素的影响下，引起气、血、津液的运行失常，输布失度，生成不足，亏损过度，从而导致的一类病证。内科的多种病证均不同程度地与气、血、津液有关，本章重点讨论病机与气、血、津液密切相关的病证，如气机郁滞引起的郁证，血溢脉外引发的血证，阴虚燥热引起的消渴，气血阴阳亏虚日久不复导致的虚劳，正虚邪结，气、血、痰、湿、毒蕴结引起的癌病，气血亏虚或气血水湿郁遏导致的内伤发热等。护理上应根据气血津液病证特点，着重观察气虚、血虚、气郁、气滞、气逆、津伤化燥、痰湿蕴热化火等的病机变化和证候特点，从生活起居护理、饮食护理、情志护理、用药护理等方面进行辨证施护。

第一节　郁　　证

PPT 课件

郁证是由于情志不舒、气机郁滞所致，以心情抑郁、情绪不宁、胸部满闷、胁肋胀痛，或易怒易哭，或咽中如有异物梗塞等为主要临床表现的病证。“郁”有广义和狭义之分。广义之郁，包括外邪、情志等因素所致之郁；狭义之郁，单指情志不舒所致之郁。本篇主要讨论情志不舒所致之郁。

西医学中的忧郁症、焦虑症、神经症、癔症及以及更年期综合征等，出现郁证临床特征者，可参考本节进行辨证施护。

知识链接

历史沿革

《黄帝内经》中虽无郁证之名，但记载了关于五气之郁的论述，《素问·六元正纪大论》曰：“木郁达之，火郁发之，土郁夺之，金郁泄之，水郁折之。”《素问·举痛论》中阐述了情志致郁，“思则心有所存，神有所归，正气留而不行，故气结矣。”《丹溪心法·六郁》将郁证列为专篇，提出了气、血、热、食、湿、痰“六郁之说”，创立了六郁汤、越鞠丸等

笔记栏

方剂。明代虞抟在《医学正传》首先把"郁证"作为病证名称。自明代之后，已逐渐把情志之郁作为郁证的主要内容。张景岳对郁证做了较详细的论述，如《景岳全书·杂证谟·郁证》曰："凡五气之郁，则诸病皆有，此因病而郁也；至若情志之郁，则总由乎心，此因郁而病也。"认为恼怒、思虑、悲忧等精神因素，在郁证的发病中起着重要的作用。清代叶天士《临床指南医案·郁》所载郁证的病例，均属情志之郁，除采取相应的治疗方法外，充分注意到精神护理对郁证有重要的意义，提出了"郁证全在病者能移情易性"。对后世具有重要指导意义。

一、病因病机

1. 情志内伤　七情过极，刺激持久，超过机体的调节能力，因而致病。尤以忧思恼怒最易致病。恼怒伤肝，肝失条达，气机不畅，肝气郁结，而成气郁；气滞日久，血行不畅，而成血郁；气郁日久化火，形成火郁；忧思过度或谋虑不遂，久郁伤脾，脾失健运，运化失职，导致食滞不消，而蕴湿、生痰、化热等，则又可成为食郁、湿郁、痰郁、热郁。

ER-7-1

郁证病因病机示意图

2. 体质因素　原本肝旺，或体质素弱，脏气失调，复加情志刺激，肝郁抑脾，饮食渐减，生化乏源，日久必气血不足，心脾失养，或郁火暗耗营血，阴虚火旺，心病及肾，而致心肾阴虚。

本病的病位在肝，可涉及心、脾、肾；病机重点在于气机郁滞，主要病机为肝失疏泄，脾失健运，心失所养，脏腑阴阳气血失调；病理性质初起多实，日久转虚或虚实夹杂。

二、诊断与鉴别诊断

（一）诊断依据

1. 以精神抑郁、情绪不宁、胸胁胀满疼痛为主要临床表现，或有易怒易哭，或有咽中如有炙脔，吞之不下，咯之不出等症状。

2. 患者大多数有忧愁、焦虑、悲哀、恐惧、愤懑等情志内伤病史。病情的反复常与情志因素密切相关，多发于中青年女性。

3. 各系统检查和实验室检查无明显异常，可排除器质性疾病。

（二）鉴别诊断

1. 郁证脏躁与癫病　郁证中脏躁一证，多发于中青年女性，表现为精神恍惚，悲忧善哭，喜怒无常，在精神因素的刺激下间歇发作，不发时如常人。而癫病多发于青壮年，病程较长，迁延难愈，心神失常症状极少自行缓解，表现为表情淡漠，静而少动多喜，沉默痴呆，精神抑郁，出言无序。郁证日久可发展为癫病。

2. 郁证梅核气与噎膈　郁证中痰气郁结所致的梅核气应注意和噎膈相鉴别。梅核气多见于中青年女性，自觉咽中有物梗塞，但无吞咽疼痛及吞咽困难，症状随情绪波动而增减。噎膈多发生于中老年男性患者，梗塞的感觉主要在胸骨后的部位（食管的部位），吞咽困难的程度日渐加重，甚则汤水亦难下咽，形体逐渐消瘦，食管检查可有异常发现。

3. 郁证梅核气与虚火喉痹　郁证中的梅核气（痰气郁结）应注意和虚火喉痹相鉴别。虚火喉痹以中青年男性发病较多，多因感冒、长期吸烟饮酒及嗜食辛辣食物等而引发，咽部除有异物感外，尚觉咽干痛、灼热、咽痒等，咽部症状与情绪波动无关，但过度辛劳或感受外邪则易加重。

三、辨证施护

（一）辨证要点

1. 辨受病脏腑与六郁　郁证的发生主要为肝失疏泄，脾失健运，心失所养，应根据临床表现，辨明其主要受病脏腑。一般来说，气郁、血郁、火郁主要关系于肝；食郁、湿郁、痰郁主要关系于脾；而虚证则与心、脾关系最为密切。

2. 辨证候虚实　主要根据病程与临床表现进行辨别。实证病程较短，表现为精神抑郁，胸胁胀痛，咽中梗塞，时欲太息，脉弦或滑；虚证多见病久迁延不愈，精神不振，心神不宁，心慌，虚烦不寐，悲忧喜哭，脉细或细数等。

（二）证候分型

1. 实证

(1) 肝气郁结

证候表现：精神抑郁，情绪不宁，胸部满闷，胁肋胀痛，痛无定处，脘闷嗳气，不思饮食，大便不调，妇女多伴乳房胀痛或月经不调，或行经小腹疼痛。苔薄腻，脉弦。

证候分析：肝失条达，气机郁滞，故精神抑郁，情绪不宁；肝经循少腹，夹胃，布于胸胁，肝气郁结，气机不畅，气滞血瘀，肝络失和，故见胸部满闷，胁肋胀痛，痛无定处；肝气郁结，乘脾犯胃，脾胃失和，故脘闷嗳气，不思饮食，大便不调；舌苔薄腻，脉弦为肝气郁结之象。

治护原则：疏肝解郁，理气畅中。

代表方：柴胡疏肝散加减。常用药物为柴胡、香附、枳壳、陈皮、郁金、青皮、川芎、苏梗、合欢皮、芍药、甘草等。

(2) 气郁化火

证候表现：性情急躁易怒，胸胁胀痛，口苦而干，或头痛，目赤耳鸣，或嘈杂吞酸，大便秘结。舌红，苔黄，脉弦数。

证候分析：肝郁气滞，易化热化火，甚则郁火上逆，燔灼三焦。肝气郁结，郁久化火，则可见胸胁满痛，性情急躁易怒，口苦口干；肝之郁火横逆犯胃，可见吞酸嘈杂；郁火上炎扰窍，则头痛，目赤耳鸣；郁火燔灼，伤津耗液，肠腑传化失司，则便秘；舌红，苔黄，脉弦数，为肝郁化火之征。

治护原则：疏肝解郁，清肝泻火。

代表方：丹栀逍遥散加减。常用药物为柴胡、薄荷、当归、白芍、白术、茯苓、甘草、生姜、牡丹皮、栀子等。

(3) 痰气郁结

证候表现：精神抑郁，胸部闷塞，胁肋胀满，咽中如有异物梗塞，吞之不下，咯之不出。苔白腻，脉弦滑。

证候分析：此证亦称为“梅核气”。由于情志所伤，肝气郁滞，故精神抑郁，胸部闷塞，胁肋胀满；肝气乘脾，脾失健运，郁而生痰，或气滞湿停，凝聚成痰，气滞痰郁交阻于胸中膈上，故自觉咽中如有物梗阻，吞之不下，咯之不出；苔白腻，脉弦滑，为气滞痰郁之征。

治护原则：行气开郁，化痰散结。

代表方：半夏厚朴汤加减。常用药物为半夏、厚朴、茯苓、生姜、紫苏等。

2. 虚证

(1) 心神失养

证候表现：精神恍惚，心神不宁，多疑易惊，悲忧善哭，喜怒无常，或时时欠伸，或手舞足蹈，叫骂喊叫等。舌质淡，苔薄白，脉弦细。

证候分析：此即《金匮要略》所谓之“脏躁”证。情志过极，忧思不解，肝气郁结，心之气血耗伤，以致心神失养，神不守舍，故见精神恍惚，心神不宁，喜怒无常，手舞足蹈等；舌质淡，苔薄白，脉弦细为气郁血虚之象。

治护原则：甘润缓急，养心安神。

代表方：甘麦大枣汤加减。常用药物为小麦、甘草、大枣、酸枣仁、柏子仁、茯神、夜交藤等。

（2）心脾两虚

证候表现：多思善疑，头晕神疲，心悸胆怯，失眠健忘，纳呆，面色不华。舌质淡，苔薄白，脉细弱。

证候分析：忧思不解，心气耗伤，气血生成不足，心失所养，则见多思善疑，头晕神疲，心悸胆怯，少寐健忘；脾郁不思饮食，胃郁不消水谷，故见纳呆，面色不华；舌质淡，苔薄白，脉细弱为心脾两虚，气血不足之象。

治护原则：健脾养心，补益气血。

代表方：归脾汤加减。常用药物为党参、茯苓、白术、甘草、黄芪、当归、龙眼肉、酸枣仁、远志、木香、神曲等。

（3）心肾阴虚

证候表现：虚烦少寐，惊悸多梦，头晕耳鸣，健忘，腰膝酸软，五心烦热，盗汗，口咽干燥，男子遗精，女子月经不调。舌红少苔或无苔，脉细数。

证候分析：郁火耗伤心肾之阴，上扰心神，下动精室，故虚烦少寐，惊悸多梦，遗精；阴虚髓亏，则头晕耳鸣，健忘；肾虚腰府失养，则腰膝酸软；阴虚内热，则五心烦热，盗汗，口咽干燥；肝肾失调，冲任空虚，故月经不调；舌红少苔或无苔，脉细数，为阴虚火旺之征。

治护原则：滋养心肾。

代表方：天王补心丹加减。常用药物为生地黄、怀山药、山茱萸、天冬、麦冬、玄参、茯苓、五味子、当归、柏子仁、酸枣仁、远志、丹参、牡丹皮等。

（三）施护措施

1. 病情观察　观察患者情绪的变化、诱发原因、缓解方式等；观察胸胁闷痛不适的时间、性质、诱发因素及缓解方式等；观察体温、脉搏、呼吸、血压、心率、饮食、睡眠等情况，以判断病情的轻重缓急。

2. 生活起居护理　病室环境宜清静，空气新鲜，光线宜暗，避免强光、噪声的不良刺激，保证患者有足够的时间休息。生活要有规律，适当参加体力劳动及体育活动，如打太极拳等，以增强体质。气郁化火者，室内宜凉爽；虚证患者宜多休息，保证充足的睡眠；心肾阴虚者宜节制房事，防止更伤肾精。失眠者可临睡前遵医嘱服用助眠药或进行穴位按摩等促进入睡，忌饮浓茶。

3. 饮食护理

（1）一般护理：饮食以易消化而富含营养为宜，多食水果，忌食辛辣刺激之品。拒食者，应耐心劝说，以保证摄入充足的营养和水分。

（2）辨证施食：肝气郁结者，忌食辛热香燥及醇酒，宜食理气疏肝解郁之品，如萝卜、梨、柑橘等；气郁化火者，可常食疏肝解郁泻火之品，如芹菜、苦瓜、菊花茶等；痰气郁结者，饮食勿过饱，宜少量多餐，忌食肥甘油腻助湿生痰之品，宜化痰理气之品，可用陈皮泡水代茶饮，以理气化痰；心神失养者，多食养血安神之品，如红枣桂圆汤、莲子汤等；心脾两虚者，可常食桂圆肉、大枣、黄芪粥，以健脾、益气、生血，忌食辛辣之品；心肾阴虚者，宜食滋养心肾之品，如酸枣仁粥、麦冬茶等。

4. 情志护理　重视情志护理，对患者要多加以疏导，避免各种精神因素的刺激。如患者抑郁时，对待事物较为敏感，护理人员态度要和蔼，耐心细致地与患者交流，了解其心理活动，培养乐观情绪。对于精神抑郁较严重者，可采用顺情从欲、释疑解惑等情志疏导法，同时让患者最信赖的人多与其交流，逐步做到“移情易性”。

5. 用药护理　注意药物的管理，避免患者擅自服药、增药或减药。肝气郁结者服柴胡疏肝散中，要避免与碳酸钙、硫酸镁、氢氧化铝等西药合用，以免降低药效。中药汤剂宜温服，气郁化火和阴虚火旺者，中药汤剂可稍凉服。

6. 中医护理技术的运用　患者可行自我保健按摩，肝气郁结者，点按太冲穴；痰气郁结者，点按丰隆穴；心神失养者，按揉神门穴；心脾两虚者，掌揉中脘穴。

（四）健康教育

1. 保持环境安静、整洁，指导患者养成生活规律和饮食有节的良好习惯，保证充分休息和睡眠。

2. 指导患者适当参加体力劳动及体育活动，以增强体质。

3. 提倡积极参加各项社会活动，增加与外界接触的机会，增强适应能力。培养多种业余爱好，陶冶情操，养成积极乐观的生活态度，保持心胸开阔。

第二节　血　　证

07章02节PPT

PPT 课件

血证是指血不循经，自九窍排出体外，或渗溢于肌肤的一类出血性病证。临床表现为不同部位的出血，常见的有齿衄、鼻衄、咳血、吐血、呕血、便血、尿血、紫斑等。在古代医籍中，亦称为血病或失血。

西医学中凡以出血为主要临床表现的内科病证，均属本证的范围，如多种急、慢性疾病所引起的出血，包括呼吸、消化、泌尿系统疾病有出血症状者，以及造血系统病变所引起的出血性疾病，均可参考本节辨证施护。

知识链接

历史沿革

《黄帝内经》中对血溢、血泄、衄血、咳血、呕血、尿血、溲血、便血等病证做了记载，并对引起出血的原因及部分血证的预后有所论述。《金匮要略·惊悸吐衄下血胸满瘀血病脉证治》最早记载了泻心汤、柏叶汤、黄土汤等治疗吐血、便血的方剂。隋代巢元方《诸病源候论·血病诸候》将血证称为血病，对各种血证的病因病机做了较详细的论述。唐代孙思邈《备急千金要方》收载了至今仍广泛应用的犀角地黄汤。明代虞抟《医学正传·血证》率先将各种出血病证归纳在一起，并以“血证”之名概之。明代缪希雍《先醒斋医学广笔记·吐血》提出了著名的治吐血三要法，强调了行血、补肝、降气在治疗吐血中的重要作用。明代张景岳《景岳全书·血证》将出血的病机概括为“火盛”及“气虚”2个方面。清代唐容川《血证论》为论述血证的专著，提出了止血、消瘀、宁血、补血的治血四法。

笔记栏

一、病因病机

1. 感受外邪 外邪侵袭,损伤脉络而引起出血,其中以感受热邪所致为多。外感风热燥邪,热伤肺络,迫血上溢而致咳血、鼻衄;热邪或湿热损伤下部脉络,则引起尿血、便血。

2. 情志过极 七情所伤,五志化火,火热内燔,迫血妄行而致出血。如忧思恼怒过度,肝气郁结化火,肝火上逆犯肺,则引起衄血、咳血;肝火横逆犯胃,胃络受伤,则引起吐血。

3. 饮食不节 饮酒过多或过食辛辣厚味,湿热蕴积,损伤胃肠,熏灼血络,化火动血,则衄血、吐血、便血;或损伤脾胃,脾胃虚衰,气不摄血,而引起吐血、便血。

4. 劳倦过度 心主神明,神劳伤心;脾主肌肉,身劳伤脾;肾主藏精,房劳伤肾。劳倦过度可致心、脾、肾气阴的损伤。气虚失摄,或阴虚火旺,迫血妄行,均可致血溢脉外,而致衄血,吐血、便血、尿血、紫斑。

5. 久病体虚 久病或热病之后,导致阴精耗伤,以致阴虚火旺,迫血妄行,而致出血;久病使正气亏损,气虚不摄,血溢脉外,而致出血;久病入络,使血脉瘀阻,血行不畅,血不循经,而致出血。

FR-7-2

血证病因病机示意图

血证病机主要为火热熏灼,迫血妄行及气虚不摄,血溢脉外。由火热亢盛所致者属于实证;由阴虚火旺及气虚不摄所致者则属于虚证。在病理演变上常发生实证向虚证转化。在一定情况下,阴虚火旺及气虚不摄既是引起出血的病理因素,又是出血所导致的结果。此外,出血之后,离经之血,留积体内,蓄结而为瘀血,瘀血又会妨碍新血的生长及气血的正常运行,使出血反复难止。血证的预后与引起血证的原因和出血量多少密切相关。

二、诊断与鉴别诊断

(一) 诊断依据

1. 鼻衄 血自鼻腔溢出,排除外伤、倒经所致。

2. 齿衄 血自齿龈或齿缝间溢出,排除外伤所致。

3. 咳血 血由肺或气道而来,经咳嗽而出,或纯红鲜血,间夹泡沫,或痰中带血丝,痰血相兼。多有慢性咳嗽、喘证或肺痨等肺系病史。

4. 吐血 血从胃或食道而来,随呕吐而出,常夹有食物残渣等胃内容物,血多呈紫红、紫黯色,也可呈鲜红色,大便色黑如漆或呈黯红色。吐血前多有恶心、胃脘不适、头晕等先兆症状。多有胃痛、嗳气、吞酸、胁痛、黄疸、癥积等病史。

5. 便血 血随大便而下,可发生在便前或便后或血便混下,色鲜红、黯红或紫黯,甚至黑如柏油样。多有胃痛、胁痛、积聚、泄泻、痢疾等病史。先血后便者,病位在肛门及大肠,为近血。先便后血者,病位在胃及小肠,为远血。由风热客于肠胃引起,症见便血,血清而鲜者,病属实热,为肠风。湿热留滞肠中,伤于血分,症见便血,血浊而黯者,病属湿热偏盛,为脏毒。

6. 尿血 小便中混有血液或夹有血丝、血块,但排尿时无疼痛感。

7. 紫斑 肌肤出现瘀点或青紫瘀斑,小如针尖,大者融合成片,压之不退色,常反复发作。

(二) 鉴别诊断

具体见表 7-1。

笔记栏

表 7-1 各血证异同点

病证鉴别	共同点	区别要点
鼻衄与外伤鼻衄	血自鼻腔而出	外伤鼻衄有明确的外伤史
鼻衄与逆经	血自鼻腔而出	逆经与月经周期密切相关，在经前或经期内出现
咳血与吐血	血液经口而出	咳血病位在肺与气道，色鲜红，伴有泡沫，咳血前有喉痒、胸闷之兆，随咳嗽而出 吐血病位在胃与食管，血色多紫黯，常混有食物残渣，伴胃脘不适，恶心等症状，血随呕吐而出，大便常呈黑色
咳血与肺痈	血随咳嗽而出，病位在肺	肺痈常为脓血相兼，气味腥臭，多伴壮热、烦渴、胸痛，舌质红，苔黄腻等热毒炽盛证候
便血与痢疾、痔疮	血随大便而出	痢疾初起有发热恶寒等症，便血为脓血相兼，且有腹痛，里急后重，肛门灼热等症 痔疮出血在便中或便后，常伴肛门疼痛或异物感
尿血与血淋、石淋	血随尿液而出	血淋伴尿道疼痛。石淋先有小便不畅，小便时断，腰腹绞痛，痛后排出砂石，并出现血尿。尿血无疼痛及排出砂石等表现
紫斑与出疹	肌肤的病变	紫斑隐于皮内，压之不退色，触之不碍手 出疹点则高于皮肤，压之退色，触之碍手
紫斑与温病发斑	肌肤的病变	温病发斑发病急骤，常伴高热烦躁、头痛如劈，昏狂谵语，时有抽搐，同时可见鼻衄、齿衄、便血、尿血、舌质红绛等，其传变迅速、病情险恶 紫斑常有反复发作的慢性病史，但一般无舌质红绛，也无温病传变迅速的特点

三、辨证施护

（一）辨证要点

1. 辨虚实　血证有实证与虚证的不同，主要根据病之新久和兼症进行辨证。一般初病多实，久病多虚，而久病入络者，又为虚中夹实。实证多由火热熏灼，迫血妄行所致，也可由瘀血阻络而成。虚证多由气虚失摄，血不归经及阴虚火旺等所致。

2. 辨病变部位　同为一种血证，可由不同病变脏腑引起，应注意辨明。如咳血有在肺、在肝的不同；鼻衄有在肺、在胃和在肝的不同；齿衄则有在胃、在肾的不同；尿血则有在肾、在脾和在膀胱的不同。

（二）证候分型

1. 鼻衄

(1) 热邪犯肺

证候表现：鼻燥衄血，口干咽燥，或兼有身热、恶风、头痛等。舌质红，苔薄，脉数。

证候分析：鼻为肺窍，热邪犯肺，迫血妄行，上循清窍，则鼻燥衄血；热盛津伤，肺失清肃，故口干舌燥，舌红，脉数；恶风、身热、头痛等，为邪犯卫表之象。

治护原则：清肺泄热，凉血止血。

代表方：桑菊饮加减。常用药物为桑叶、菊花、薄荷、连翘、桔梗、杏仁、甘草、芦根、牡丹皮、白茅根、墨旱莲、侧柏叶等。

(2) 胃热炽盛

证候表现：鼻衄，血色鲜红，面赤，口渴欲饮，口臭，便秘。舌红，苔黄，脉数。

证候分析：足阳明胃经上交于颈，胃火上炎，迫血妄行，故鼻衄色鲜，面赤；胃热灼津，则

笔记栏

口渴喜饮；胃热上蒸，则口臭；腑气壅滞，则便秘；舌红，苔黄，脉数，皆胃热之征。

治护原则：清胃泻火，凉血止血。

代表方：玉女煎加减。常用药物为生石膏、知母、生地黄、麦冬、牛膝、大蓟、小蓟、白茅根、藕节等。

(3) 肝火上炎

证候表现：鼻衄，头痛，目眩，耳鸣，烦躁易怒，两目红赤，口苦。舌红，苔黄，脉弦数。

证候分析：肝火上炎，迫血妄行，逆于清窍，故见鼻衄；肝火上犯，则头痛，眩晕，目赤；肝火内盛，则烦躁易怒，口苦；舌红，苔黄，脉弦数，皆肝火之象。

治护原则：清肝泻火，凉血止血。

代表方：龙胆泻肝汤加减。常用药物为龙胆草、柴胡、栀子、黄芩、木通、泽泻、车前子、当归、甘草、白茅根、蒲黄、大蓟、小蓟、藕节等。

(4) 气血亏虚

证候表现：鼻衄，或兼齿衄、肌衄，神疲乏力，面白头晕，耳鸣，心悸，夜寐不宁。舌淡，苔白，脉细无力。

证候分析：气虚不能统摄血液，故致鼻衄、齿衄、肌衄；气血亏虚，失于温煦濡养，脑海失养则头晕耳鸣，心失所养则心悸，四肢百骸失养则神疲乏力，血虚不能上荣于面，故面白；舌淡苔白，脉细无力等，皆为气血不足之象。

治护原则：补气摄血。

代表方：归脾汤加减。常用药物为党参、茯苓、白术、甘草、当归、黄芪、酸枣仁、远志、龙眼肉、木香、阿胶等。

2. 齿衄

(1) 胃火炽盛

证候表现：齿衄，血色鲜红，齿龈红肿疼痛，头痛，口臭，或见便秘，舌红，苔黄，脉洪数。

证候分析：胃火炽盛，循阳明经脉上炎，以致齿龈红肿疼痛；络损血溢，则齿龈出血；胃热上蒸，故头痛，口臭；热结阳明，故便秘；舌红，苔黄，脉洪数，皆为阳明热盛之象。

治护原则：清胃泻火，凉血止血。

代表方：加味清胃散合泻心汤加减。常用药物为生地黄、牡丹皮、水牛角、大黄、黄连、黄芩、连翘、当归、甘草、白茅根、大蓟、小蓟、藕节等。

(2) 阴虚火旺

证候表现：齿衄，血色淡红，起病较缓，常因受热及烦劳而诱发，齿摇不坚。腰膝酸软，盗汗，潮热，手足心热。舌质红，苔少，脉细数。

证候分析：肝肾阴虚，虚火上浮，热迫血行，致齿龈出血，齿摇不坚；肾阴不足，则腰膝酸软，盗汗，潮热，手足心热；舌质红，苔少，脉细数等，皆为阴虚火动之象。

治护原则：滋阴降火，凉血止血。

代表方：六味地黄丸合茜根散加减。常用药物为熟地黄、山药、山茱萸、茯苓、牡丹皮、泽泻、茜草根、黄芩、侧柏叶、阿胶等。

3. 咳血

(1) 燥热伤肺

证候表现：喉痒咳嗽，痰中带血，口干鼻燥，或有身热恶风。舌质红，少津，苔薄黄，脉数。

证候分析：燥热伤肺，肺络受伤，肺失清肃，导致喉痒咳嗽，痰中带血；燥伤肺津，故口干鼻燥；如感受风热而肺卫失宣，则见身热恶风；舌质红，少津，苔薄黄，脉数，为燥热津伤之象。

治护原则：清热润肺，宁络止血。

代表方：桑杏汤加减。常用药物为桑叶、栀子、杏仁、薄荷、蝉蜕、沙参、梨皮、麦冬、石斛、玉竹、仙鹤草、白茅根、茜草、藕节、侧柏叶等。

(2) 肝火犯肺

证候表现：咳嗽阵作，痰中带血或纯血鲜红，胸胁胀痛，烦躁易怒，口苦。舌质红，苔薄黄，脉弦数。

证候分析：肝火上逆犯肺，肺失清肃，肺络受损，故咳嗽、咯血；肝之脉络布胁肋，肝火偏亢，脉络壅滞，故胸胁胀痛；肝火上炎，故口苦，烦躁易怒；舌质红，苔薄黄，脉弦数，均为肝火偏亢之征象。

治护原则：清肝泻肺，凉血止血。

代表方：黛蛤散合泻白散加减。常用药物为龙胆草、黄芩、栀子、牡丹皮、青黛、石膏、知母、金银花、连翘、桑白皮、地骨皮、大蓟、小蓟、白茅根、茜草、侧柏叶等。

(3) 阴虚肺热

证候表现：咳嗽痰少，痰中带血或反复咳血，血色鲜红，口干咽燥，颧红，潮热盗汗。舌红，苔少，脉细数。

证候分析：阴虚肺热，肺失清肃，脉络受伤，故见咳嗽痰少，痰中带血或反复咳血；阴虚津乏，无以上承，故口干咽燥；颧红，潮热，盗汗，舌红，苔少，脉细数等，皆为阴虚有热之象。

治护原则：滋阴润肺，宁络止血。

代表方：百合固金汤加减。常用药物为百合、麦冬、玄参、生地黄、熟地黄、当归、白芍、川贝母、甘草、白及、藕节、白茅根、茜草等。

4. 吐血

(1) 胃热壅盛

证候表现：胃脘灼热作痛，吐血色红或紫黯，常夹有食物残渣，口臭，便秘，大便色黑。舌质红，苔黄干，脉数。

证候分析：热积胃中，热伤胃络，胃失和降，故吐血色红或紫黯，夹有食物残渣；热结中焦，气机不利，则胃脘灼热作痛；溢于胃络之血下走大肠，故大便色黑；胃热上熏则口臭；热伤大肠津液则便秘；舌质红，苔黄干，脉数，均为胃热壅盛之象。

治护原则：清胃泻热，凉血止血。

代表方：泻心汤合十灰散加减。常用药物为黄芩、黄连、大黄、大蓟、小蓟、侧柏叶、荷叶、茜草根、白茅根、棕榈皮、牡丹皮、栀子等。

(2) 肝火犯胃

证候表现：吐血色红或紫黯，脘胀胁痛，烦躁易怒，目赤口干，或寐少多梦，或恶心呕吐。舌质红，苔黄，脉弦数。

证候分析：肝郁化火，横逆犯胃，络伤血溢，故吐血色红或紫黯；肝胃失和，气机不利，故脘胀胁痛；胃气上逆则恶心呕吐；肝火旺盛，扰动心神，故烦躁易怒，寐少多梦；肝火上炎，灼伤津液，故目赤口干；舌质红，苔黄，脉弦数，皆为肝火亢盛之征。

治护原则：清肝泻火，凉血止血。

代表方：龙胆泻肝汤加减。常用药物为龙胆草、柴胡、栀子、黄芩、泽泻、车前子、生地黄、当归、甘草、白茅根、藕节、墨旱莲、茜草等。

(3) 气虚血溢

证候表现：吐血缠绵不止，血色黯淡，时轻时重，神疲乏力，心悸气短，语声低微，面色苍白。舌质淡，苔薄白，脉细弱。

证候分析：脾气亏虚，摄血无力，血液外溢，故吐血缠绵不止，血色黯淡，时轻时重；气血

笔记栏

虚弱，中气不足，故神疲乏力，心悸气短，语声低微；气血亏虚，不能上荣于面，故见面色苍白；舌质淡，苔薄白，脉细弱，皆为气血不足之象。

治护原则：益气摄血。

代表方：归脾汤加减。常用药物为党参、茯苓、白术、甘草、当归、黄芪、酸枣仁、远志、龙眼肉、木香、阿胶、仙鹤草、白及、乌贼骨、炮姜炭等。

5. 便血

(1) 肠道湿热

证候表现：便血鲜红，大便不畅或便溏，或有腹痛，口黏而苦。舌质红，苔黄腻，脉滑数。

证候分析：湿热蕴结肠道，脉络受损，血溢肠道而便血；湿热阻滞气机，肠道传化失司，故见大便不畅或便溏，腹部疼痛；湿热困于肠胃，运化失调，则口黏而苦；舌质红，苔黄腻，脉滑数，皆为湿热内蕴之象。

治护原则：清热化湿，凉血止血。

代表方：地榆散合槐角丸加减。常用药物为地榆、茜草、栀子、黄芩、黄连、茯苓、槐角、防风、枳壳、当归等。

(2) 脾胃虚寒

证候表现：便血紫黯，甚则黑色，脘腹隐隐作痛，喜温喜按，怯寒肢冷，纳差便溏，神疲懒言。舌质淡，苔薄白，脉弱。

证候分析：脾胃虚寒，中气不足，无力统摄血液，血溢肠内，故见便血紫黯或呈黑色；中阳不足，失于温煦，故脘腹隐痛，喜温喜按；阳虚不能温煦肢体，故怯寒肢冷；脾胃阳虚，生化无权，则纳差便溏；阳气不足则神疲懒言；舌质淡，苔薄白，脉弱，均为阳气不足之象。

治护原则：温阳健脾，养血止血。

代表方：黄土汤加减。常用药物为灶心土、干姜、白术、炮附子、甘草、地黄、阿胶、黄芩、白及、乌贼骨、三七、花蕊石等。

6. 尿血

(1) 下焦热盛

证候表现：尿血鲜红，小便黄赤灼热，心烦口渴，面赤口疮，夜寐不安。舌质红，苔黄，脉数。

证候分析：下焦热盛，灼伤膀胱之络脉，故尿血鲜红；膀胱热盛，煎灼尿液，故小便黄赤灼热；热扰神明，则心烦，夜寐不安；火热上炎，故面赤口疮；热伤津液，则口渴；舌质红，苔黄，脉数，均为热盛之象。

治护原则：清热泻火，凉血止血。

代表方：小蓟饮子加减。常用药物为淡竹叶、滑石、栀子、小蓟、大蓟、生地黄、牡丹皮、侧柏叶、白茅根、蒲黄、藕节、甘草、当归等。

(2) 阴虚火旺

证候表现：小便短赤带血，头晕目眩，颧红潮热，腰酸耳鸣。舌质红，少苔，脉细数。

证候分析：肾阴亏虚，虚火内动，灼伤脉络，故小便短赤带血；阴虚阳亢，故头晕目眩，颧红潮热；腰为肾府，耳为肾窍，肾阴不足，则外府失养，肾窍不充，故腰酸耳鸣；舌质红，少苔，脉细数，为肾阴不足，虚火偏旺之象。

治护原则：滋阴降火，凉血止血。

代表方：知柏地黄丸加减。常用药物为知母、黄柏、黄芩、银柴胡、胡黄连、地骨皮、生地黄、牡丹皮、墨旱莲、侧柏叶、茜草根、白茅根、大蓟、小蓟等。

(3) 脾不统血

证候表现：久病尿血，色淡红，气短声低，面色苍白，食少乏力，或兼见齿衄、皮肤紫斑。

舌质淡，苔薄白，脉细弱。

证候分析：脾气亏虚，统血无力，血不归经，则尿血日久不愈，兼见齿衄、皮肤紫斑；脾胃运化无权，气血生化不足，故食少乏力，气短声低；气血不能上荣头面，则面色苍白；舌质淡，苔薄白，脉细弱，为气血虚弱之象。

治护原则：补脾摄血。

代表方：归脾汤加减。常用药物为人参、黄芪、党参、白术、茯苓、甘草、仙鹤草、茜草、阿胶、炮姜炭、乌贼骨等。

(4) 肾气不固

证候表现：尿血日久不愈，血色淡红，神疲乏力，头晕目眩，腰酸耳鸣。舌质淡，苔薄白，脉弱。

证候分析：肾气不足，封藏不固，血随尿出，故尿血日久不愈，血色淡红；肾虚，则腰膝酸痛，兼见耳鸣；髓海不充，则头晕目眩，神疲乏力；舌质淡，苔薄白，脉弱，均为肾气亏虚之象。

治护原则：补益肾气，固摄止血。

代表方：无比山药丸加减。常用药物为熟地黄、山药、山茱萸、怀牛膝、肉苁蓉、巴戟天、菟丝子、杜仲、煅龙骨、煅牡蛎、金樱子、赤石脂、仙鹤草、蒲黄炭、大蓟、小蓟、槐花等。

7. 紫斑

(1) 热盛迫血

证候表现：肌肤出现紫红或青紫斑点或斑块，发热口渴，烦躁不安，溲赤便秘，常伴有鼻衄、齿衄、尿血或便血。舌质红，苔薄黄，脉数有力。

证候分析：火热偏盛，迫血妄行，血溢于肌肤，故皮肤青紫斑点或斑块；热邪损伤鼻龈、肠胃和膀胱脉络，则鼻衄、齿衄、便血和尿血；热扰心神则烦躁不安；火热伤津，则发热，口渴，溲赤，便秘；舌质红，苔薄黄，脉数，为实热偏盛之象。

治护原则：清热解毒，凉血止血。

代表方：清营汤加减。常用药物为水牛角、玄参、生地黄、麦冬、牡丹皮、金银花、连翘、黄连、竹叶、紫草、茜草、侧柏叶、地榆等。

(2) 阴虚火旺

证候表现：肌肤出现红紫或青紫斑点、斑块，时作时止，手足心热，潮热盗汗，颧红，心烦口干，常伴齿衄、鼻衄、月经过多等。舌质红，少苔，脉细数。

证候分析：虚火内炽，灼伤脉络，血溢肌腠，则肌肤出现红紫或青紫斑点、斑块，齿衄、鼻衄或月经过多；阴虚火旺，则手足心热，潮热盗汗；虚火扰心，则心烦，盗汗；舌质红，少苔，脉细数，为阴虚火旺之象。

治护法则：滋阴降火，宁络止血。

代表方：茜根散加减。常用药物为玄参、龟甲、女贞子、墨旱莲、生地黄、阿胶、紫草、牡丹皮、茜草根、侧柏叶、黄芩等。

(3) 气不摄血

证候表现：紫斑反复出现，经久不愈，神疲乏力，食欲不振，面色苍白或萎黄，头晕目眩。舌质淡，苔白，脉弱。

证候分析：中气亏虚，统摄无力，血溢肌腠，而见紫斑反复出现，经久不愈；脾虚运化无权，气血不足，则食欲不振，神疲乏力，面色苍白或萎黄，头晕目眩；舌质淡，苔白，脉弱，为气血亏虚之象。

治护法则：补脾摄血。

代表方：归脾汤加减。常用药物为黄芪、黄精、党参、白术、茯苓、仙鹤草、棕榈炭、血余炭、

笔记栏

蒲黄炭、紫草等。

（三）施护措施

1. 病情观察　观察出血部位、颜色、性质、量及诱因和持续时间；观察出血量、色、质和病势的缓急；观察神志、面色、血压、脉象、舌象、汗出及皮肤肢温等变化。咳血者要注意观察色、质、量和血块情况；吐血者注意观察有无恶心、胃脘不适等先兆；便血者要观察大便的次数、性状、颜色及量，必要时留取标本送检；尿血者注意观察小便的色、质、量，有无滴沥不尽或刺痛、小便中断等情况。若患者出血量大，出现头晕、心慌、面色苍白、汗出、四肢湿冷、呼吸急促、脉细数等征象，或有头痛、呕吐、视力模糊、意识障碍等颅内出血症状，应及时报告医生，配合救治，备好急救物品，并做好配血、备血等工作，及时测量生命体征，并做好记录。大咳血者，防止血块阻塞气道发生窒息。若患者突然出现呼吸窘迫、发绀、神志障碍，应迅速报告医生，配合大咳血窒息抢救处理。

2. 生活起居护理　居室保持整洁安静，温湿度适宜，及时清除污物。气血亏虚者，应安排温暖向阳病室，室温宜偏高。实热证及阴虚火旺者，室温宜偏低，清静凉爽。出血量多和体虚的患者，应卧床休息。出血已止或少量出血的患者，可适当活动，以不感到疲劳为度。加强口腔护理，胃热炽盛者出现口臭，可用银莲含漱液漱口；阴虚口干者，用麦冬或地骨皮煎水代茶；齿衄发生后，宜冷水漱口，若出血不止，可于局部涂云南白药或三七粉等止血，为防止出血，禁用牙签剔牙；便血及尿血患者，保持肛周及会阴部清洁；吐血、咳血量多时，应取侧卧位，头偏向一侧，保持呼吸道通畅，防止窒息；紫斑患者，需保持皮肤清洁，避免搔抓，防止损伤，洗浴时水温不可过高，活动时注意自我保护，防止皮肤受到磕、碰、压、撞等外力，防止外伤诱发或加重出血。

3. 饮食护理

（1）一般护理：饮食宜清淡、易消化、富含蛋白质和维生素的食物，如瘦肉、蛋、奶、新鲜蔬菜等。忌生硬、辛辣、燥热、煎炸、炙煿之品，以免辛燥动火，迫血妄行。禁烟酒。吐血和大量便血时暂禁食，少量出血无呕吐时可给予偏温凉的流质，出血停止后改为半流。疑是过敏性紫癜引起的出血，应忌食腥燥食物。

（2）辨证施食：偏热盛者，宜食凉性食物，如荠菜、莲藕、苦瓜、菠菜、梨、百合等；口渴喜饮者，可用鲜茅根或鲜藕节、鲜小蓟煎水饮以清热止渴；肝火上炎者，宜食解郁理气之品，如佛手煲瘦肉粥、麦片粥等，也可用夏枯草、白茅根煎水代饮；气血亏虚者，宜食牛奶、山药粥、藕粉莲子羹、莲子桂圆粥、黄芪粥、红枣、瘦肉等以补益脾气而固摄止血；阴虚火旺者，宜食滋阴清热之品，如枸杞粥、麦冬茶等。

4. 情志护理　患者常因出血而感到恐惧紧张，长期反复出血、体质虚弱者情绪更易波动、烦躁，对治疗缺乏信心，应给予体贴和同情，使之安心接受治疗。出血时应使患者情绪稳定，避免恐惧心理，减少各种不良刺激，可指导患者培养兴趣爱好而转移注意力，缓解恐惧紧张心理。

5. 用药护理　中药汤剂虚证者宜温服，热证者宜凉服，服药后观察疗效及不良反应；凡中西药同用者，间隔服用，以利观察药后反应。服用中成药散剂切勿直接倒入口腔，避免吸入气管引起呛咳，加重出血。若出现血脱之象，可予独参汤服用，以益气固脱。

6. 中医护理技术的运用　鼻衄时可取坐位，按压鼻根，用冷毛巾湿敷额部，亦可用云南白药或三七粉棉球塞鼻，以压迫止血。齿衄可用冰水漱口后，用吸收了中药的止血明胶海绵敷贴止血。咳血伴双足不温者，可用温水泡双足后，用大蒜捣烂成茸敷于涌泉穴。另可辅助穴位按摩进行止血：鼻衄属热邪犯肺者，可选迎香、尺泽、少商、合谷等穴；齿衄属阴虚火旺者可选肾俞、合谷、太溪等穴；咯血属燥热伤肺者，可选迎香、大椎、尺泽、鱼际等穴；吐血属胃热壅盛者，可选上脘、曲池、内关、合谷等穴；便血属肠道湿热者，可选下脘、血海、足三里、太冲等穴；尿血属下焦热盛者，可选肾俞、膀胱俞、中极、合谷等穴。

（四）健康教育

1. 注意个人卫生，不抠鼻孔、常漱口、少剔牙、定时排便等，避免诱发加重疾病。

2. 选择适当的体育锻炼，如保健操、太极拳等，以增强机体正气。注意精神调摄，避免情志过极和各种不良刺激，保持平和的心境及乐观的生活态度。

3. 饮食有节，易消化、富营养，如新鲜蔬菜、水果、瘦肉、蛋等，忌辛辣、生冷、刺激性食物，不饮浓茶、咖啡等。吐血者，应暂予禁食。

4. 定期复查血常规、肝肾功能等，避免接触有害、过敏性化学物质。积极治疗原发病，定期门诊随访，发现出血应立即就诊。

第三节 消 渴

07章03节PPT

PPT 课件

消渴是由于多种病因导致阴津亏损、燥热偏盛，以口干、多饮、多食、多尿伴体重减轻甚至消瘦（简称为"三多一少"）为主要临床表现的一种病证。病情初起多形体肥胖，日久逐渐消瘦，疲乏无力，部分可出现肺痨、胸痹心痛、中风偏瘫、雀目、疮痈等多种并发症。本病多发生于中年以后，亦可见于青壮年。

西医学中的糖尿病、尿崩症、精神性多饮多尿等疾病，具有消渴临床特征者，均可参考本节辨证施护。

知识链接

历史沿革

《黄帝内经》中首见消渴的之名，并有消瘅、肺消、膈消、脾瘅、消中等不同称谓。《素问·奇病论》云："此人必数食甘美而多肥也，肥者令人内热，甘者令人中满，故其气上溢，转为消渴"。《灵枢·五变》云："五脏皆柔弱者，善病消瘅"。记载消渴的病因与五脏柔弱、过食肥甘等因素有关。《素问·气厥论》："肺消者，饮一溲二"；"大肠移热于胃，善食而瘦"，记载了消渴的主要症状。汉代张仲景认为胃热肾虚是导致消渴的主要病机，创制白虎加人参汤、肾气丸等方剂。隋代巢元方《诸病源候论》中主张"先行一百二百步，多者千步，然后食之"，初步认识到运动对消渴的意义。唐代王焘《外台秘要》谓"渴而饮水多，小便数……甜者，皆是消渴病也"，"每发小便至甜""焦枯消瘦"，对消渴的临床特点有了更深的认识。金代刘完素进一步阐述消渴本证和兼证，元代张从正《儒门事亲·三消论》云"夫消渴者，多变聋盲、疮癣、痤痱之类"或"虚热蒸汗，肺痿劳嗽"，并提出"三消当从火断"之说，指出消渴无论虚实均与火热伤津有关。《丹溪心法》中提出三消分治：上消用清法如白虎加人参汤，中消用下法如调胃承气汤，下消用补肾之法如六味地黄丸，对后世颇具影响。明代张景岳《景岳全书·消渴》曰："消证有阴阳，不可不察"，全面论证火、热、阴虚等"阳消"，还提出了"阴消"。明清时期对消渴的病机、治疗原则及方药有了更为广泛深入的研究，消渴的辨证论治臻于成熟。

笔记栏

一、病因病机

1. 禀赋不足　肾为先天之本，内寓元阴元阳，主藏精。先天禀赋不足，肾精亏虚，五脏柔弱，虚火内生，消灼津液，易发消渴，其中尤以阴虚体质者最易罹患本病。

2. 饮食不节　长期过食肥甘、醇酒厚味、辛辣香燥，损伤脾胃，导致脾胃运化失职，积热内蕴，化燥伤津，消谷耗液，发为消渴。正如《丹溪心法·消渴》云："酒面无节，酷嗜炙煿……于是炎火上熏，脏腑生热，燥炽盛，津液干焦，渴饮水浆而不能自禁。"

3. 情志失调　长期过度的精神刺激，如郁怒伤肝，肝气郁结，或劳心竭虑，营谋强思等，五志过极，郁久化火，火热内燔，销铄阴津，而发为消渴。《灵枢·五变》云："怒则气上逆，胸中蓄积，血气逆留……转而为热，热则消肌肤，故为消瘅。"《临证指南医案·三消》云："心境愁郁，内火自燃，乃消症大病。"

4. 劳欲过度　房事不节，劳欲过度，以致肾精亏损，虚火内生，上燔心肺则烦渴多饮，中灼脾胃则消谷多食，下铄肾阴致开阖失司，水谷精微下泄尿中，则小便混浊如脂膏或尿有甜味，终致肾虚肺燥胃热俱现，发为消渴。

消渴的病位主要在肺、脾、肾三脏，尤以肾为关键。肺主气为水之上源，布散津液。燥热伤肺，则津液不能正常敷布而直趋下行，随小便排出体外，故小便频数量多；肺不能敷布津液则口渴多饮。正如《医学纲目·消瘅门》云："盖肺藏气，肺无病则气能管摄津液之精微，而津液之精微者收养筋骨血脉，余者为溲。肺病则津液无气管摄，而精微者亦随溲下。"胃为水谷之海，主受纳腐熟水谷，脾主运化，主为胃行其津液。脾胃为燥热所伤，胃火炽盛，脾阴不足，则口渴多饮，多食善饥；脾气虚不能转输水谷精微，则水谷精微流注小便，故小便味甘；脾气受损，水谷精微生化乏源，不能濡养肌肉，故形体日渐消瘦。肾藏精，内寓元阴元阳，主水，为水之下源。燥热伤肾，肾阴亏虚则虚火内生，上燔心肺则烦渴多饮，中灼脾胃则胃热消谷，肾失所养，开阖固摄失权，则水谷精微直趋下泄，随小便排出体外，故小便频数量多味甜。消渴病虽有在肺、胃、肾的不同，但常常相互影响，如肺燥津伤，津液失于敷布，则脾胃不得濡养，肾精不得滋助；脾胃燥热偏盛，上可灼伤肺津，下可耗伤肾阴；肾阴不足则阴虚火旺，亦可上灼肺胃，终至肺燥胃热肾虚，故"三多"之症常可相互并见。

疾病初起病位在肌表经络，后期则深入筋骨，病及五脏。五脏之中，虽有所偏倚，往往又相互影响。本病的基本病机为阴虚燥热，两者互为因果，阴愈虚则燥热愈盛，反之，燥热愈盛而阴愈虚。就其病理性质而言，燥热为标属实，阴虚为本属虚，因此，本病病理性质为本虚标实，病理因素为虚与火。

若本病失治误治，不知调摄，可变证百出。消渴日久，若燥热内结，营阴被灼，络脉瘀阻，蕴毒成脓，则可发为痈疽；若阴虚燥热伤精耗血，以致肝肾两虚，精血不能上承于耳目，则可发为雀盲、耳聋；若肺之气阴耗伤，卫气虚衰，易感痨虫，则为肺痨；若久病入络，瘀血阻滞于脏腑肢体，则可发为胸痹心痛、中风、偏瘫等；若脾肾虚衰，水失输布及蒸化，以致水饮内停，泛溢肌肤，则为水肿；若阴津极度耗竭，阳无所依，则可见昏迷、四肢厥冷、脉微欲绝等厥脱危象。

ER-7-3

消渴病因病机示意图

二、诊断与鉴别诊断

（一）诊断依据

1. 以口干多饮，多食多尿，形体消瘦为主要表现，或无症状，体检时发现本病或"三多"症状虽不显著，但中年以后发病，且嗜食膏粱厚味，形体肥胖，伴发肺痨、水肿、眩晕、胸痹、中风、雀目、痈疽等病证，应考虑本病的可能。

2. 本病的发生与禀赋不足有密切关系，故消渴家族史可作为诊断参考。

3. 空腹血糖、餐后2小时血糖、糖化血红蛋白、糖耐量试验等有助于明确诊断。

（二）鉴别诊断

1. 消渴与瘿病　瘿病亦可出现多食、易饥、消瘦等临床表现，但以颈部喉结两旁肿大为特征，且常有眼球突出或伴心悸、情绪激动、手颤、多汗、大便次数增多的临床表现，无多饮多尿等症。

2. 消渴与口渴症　消渴是一种病证，而口渴症是口渴饮水的一个临床症状，既可出现于消渴病中，亦可出现于多种疾病过程中，尤以外感热病多见，患者口渴兼有所患病证相应的临床症状，不伴多食、多尿、消瘦等临床特点。

三、辨证施护

（一）辨证要点

1. 辨病位　消渴的“三多”症状往往同时存在，根据其程度的轻重不同，有上、中、下三消之分，即肺燥、胃热、肾虚之别。通常以肺燥为主，多饮症状较突出者，称为上消；以胃热为主，多食症状较为突出者，称为中消；以肾虚为主，多尿症状较为突出者，称为下消。消渴病久不愈多有传变，或合病，如上消不解，耗气伤阴，病传中下；中消不解，火灼肺肾之阴，病传上下；下消不解，则津气阴阳俱伤。

2. 辨标本　本病以阴虚为本，燥热为标，两者互为因果。常因病程长短及病情轻重的不同，阴虚和燥热之表现各有侧重。一般初病多以燥热为主，病程较长者则阴虚与燥热互见，日久则以阴虚为主，进而阴损及阳，导致阴阳俱虚。

3. 辨本症与并发症　多饮、多食、多尿和消瘦为本症。本病一般以消渴本症为主，并发症为次，即多数患者先见本症，随病情的发展而出现并发症。但亦有少数患者与此相反，如少数中老年患者，“三多”及消瘦的本症表现不明显，而以痈疽、眼疾、心脑病证等为首发表现，最后确诊为本病。

4. 辨病情轻重　从本病的虚实而言，上轻、中重、下危。《医宗己任编·消渴》云：“三消中，中上可治，下消难治，饮一溲一犹可治，饮一溲二不可治。”

（二）证候分型

1. 上消

肺热津伤

证候表现：口渴多饮，口干舌燥，尿频量多，烦热多汗。舌边尖红，苔薄黄，脉洪数。

证候分析：燥热伤肺，津液耗伤，失于濡润，欲饮水自救，则口渴多饮，口干舌燥；饮水虽多，但燥热伤肺，肺失宣降，治节失职，不能统摄水液以敷布全身，水液直趋于下，则尿频量多；肺燥热盛，扰及心神则烦热；热迫津泄，则多汗；舌边尖红，苔薄黄，脉洪数，均为里热炽盛之象。

治护原则：清热润肺，生津止渴。

代表方：消渴方加减。常用药物为桑白皮、地骨皮、藕汁、天花粉、葛根、麦冬、生地黄、黄连、黄芩、知母等。

2. 中消

(1) 胃火炽盛

证候表现：多食易饥，口渴多饮，尿频量多，形体消瘦，大便干燥。舌红，苔黄，脉滑实有力。

证候分析：胃火炽盛，消灼水谷，耗伤津液，则多食易饥，口渴多饮，大便干燥；胃火炽盛，燥热痞闭水液渗泄之路，所饮之水为燥热所迫，直趋而下，则尿频量多；胃热消谷，而中土不健，虽消谷而不化，水谷精微生化乏源，无以充养肌肉，则形体消瘦；舌红，苔黄，脉滑实有力，均为胃火炽盛之象。

治护原则：清胃泻火，养阴增液。

代表方：玉女煎加减。常用药物为生石膏、知母、黄连、栀子、玄参、玉竹、石斛、生地黄、麦冬、川牛膝等。

(2) 气阴两虚

证候表现：口渴引饮，精神不振，四肢乏力，或便溏，或饮食减少。舌质淡，苔少而干，脉细弱。

证候分析：胃火炽盛日久，壮火食气，火热伤阴，终致气阴两虚。气虚尤其是脾气亏虚，水谷精微生化不足，头目四肢肌肉失养，则精神不振、倦怠乏力；脾失运化，则便溏或饮食减少；阴虚口唇失于濡润，则口渴引饮；舌质淡，苔少而干，脉细弱，均为气阴两虚之象。

治护原则：益气健脾，生津止渴。

代表方：七味白术散加减。常用药物为黄芪、党参、白术、茯苓、怀山药、甘草、木香、藿香、葛根、天冬、麦冬等。

3. 下消

(1) 肾阴亏虚

证候表现：尿频量多，混浊如脂膏，腰膝酸软，头晕耳鸣，口干唇燥，皮肤干燥、瘙痒。舌红，少苔，脉细数。

证候分析：肾阴亏虚，水液失于固摄，伴精微下注，则尿频量多，混浊如脂膏；腰为肾之府，肾阴亏虚，腰府失养，则腰膝酸软；肾开窍于耳，主骨生髓，肾阴亏虚，头目耳窍失养，则头晕耳鸣；阴精亏虚，肌肤失养，则口干唇燥，皮肤干燥、瘙痒；舌红，少苔，脉细数，均为肾阴亏虚之象。

治护原则：滋阴固肾。

代表方：六味地黄丸加减。常用药物为熟地黄、山茱肉、枸杞子、五味子、怀山药、茯苓、泽泻、牡丹皮等。

(2) 阴阳两虚

证候表现：小便频数，混浊如膏，甚至饮一溲二，面容憔悴，耳轮干枯，腰膝酸软，四肢欠温，畏寒肢冷，阳事不举或月经不调。舌淡，苔白，脉沉细无力。

证候分析：肾阴亏虚日久，阳无所依，肾阳衰微，肾失固藏，精微物质随尿液下注，则小便频数，甚至饮一溲二，混浊如膏；肾开窍于耳，腰为肾之府，黑色属肾，肾虚精气失充，不能濡养，则面容憔悴，耳轮干枯，腰膝酸软；命门火衰失于温煦，则四肢欠温，畏寒肢冷，男性阳事不举，女性月经不调；舌淡，苔白，脉沉细无力，均为阴阳两虚之象。

治护原则：滋补阴阳，益肾固涩。

代表方：金匮肾气丸加减。常用药物为熟地黄、山茱肉、枸杞子、五味子、怀山药、茯苓、附子、肉桂等。

(三) 施护措施

1. 病情观察　观察患者口渴程度、饮水量、进食种类、进食量、尿量及体重的变化；观察尿液的颜色和气味；观察患者局部皮肤温度、感觉、触觉等的变化；观察患者有无肺痨、胸痹、中风、白内障、雀目、耳聋、疮疖痈疽等并发症；观察患者空腹血糖、餐后血糖、糖化血红蛋白、尿糖等指标的变化；若患者突然出现头晕、心慌、出汗、全身软弱无力，或恶心呕吐、烦躁不安，皮肤干燥或潮红、口渴明显，甚或嗜睡、呼吸深快、呼气有烂苹果味等情况，应立即报告医生，配合抢救及治疗。

2. 生活起居护理　保持病室清洁及空气流通，保持生活规律，注意劳逸结合，根据自身情况合理选择有氧运动，如散步、太极拳、八段锦、气功、五禽戏等，注意防寒保暖；注意个人卫生，保持口腔清洁，选用软毛刷，刷牙时动作宜轻柔；保持皮肤和会阴部清洁；皮肤瘙痒者，勿用指甲搔抓，避免损伤皮肤及感染；注意四肢末梢的保暖，每天检查双脚有无破损、水疱等，剪趾甲注意避免损伤皮肤，衣服、鞋袜要舒适、宽松、柔软，可以每天用温水泡脚，促进末梢血液循环，在使用热水、暖水袋、电热毯等时，要避免烫伤；素体阴虚燥热者，病室温度宜偏低，肾阴亏虚和阴阳两虚者，应注意休息，减少活动，节制房事，避免过度紧张及劳累；重症患者应卧床休息。

3. 饮食护理

(1) 一般护理：控制饮食是消渴病的基础治疗措施。根据患者性别、年龄、身高、体重、工作性质、体力活动程度等制订每日饮食总量，并合理分配总热量。指导患者定时、定量进餐，主食提倡粗制米面和适量杂粮，如高粱米、小米、燕麦、荞麦等纤维含量丰富的食物。病情轻者，每日三餐，主食分配量为 1∶2∶2 或 1∶1∶1 的比例，病情重者，主食可分配为 4~6 次。多食新鲜蔬菜，多食猪胰、山药、茭白、洋葱、西红柿等食物，避免餐间零食或随意增加食物，忌甜食、油腻、煎炸食物及辛辣、浓茶、咖啡等刺激性食物，戒烟酒。若患者饥饿难忍，可用少量麦饼、豆渣、蔬菜充饥。

(2) 辨证施食：肺热津伤者，口干舌燥明显，宜选择清热润燥的食物，如雪梨、西瓜、冬瓜、苦瓜、番茄、鳝鱼等，也可用鲜芦根、麦冬、沙参等泡水代茶饮，亦可给予天花粉粥（《备急千金要方》，天花粉 20g 洗净切片煎汁，同粳米 60g 煮粥），或五汁饮（《温病条辨》，鲜芦根汁 30g，荸荠汁 30g，麦冬汁 30g，梨汁 30g，藕汁 30g，混合均匀）不居量服用；胃火炽盛者，可多食芹菜、萝卜等通便食物，或给予葛根粉粥（《太平圣惠方》，粳米 100g 浸泡一夜，与葛根粉 30g 同煮）；气阴两虚者，可给予黄芪山药粥（《遵生八笺》，黄芪 30g 打碎，山药 60g 切片与粥同煮）；肾阴亏虚者，宜多食滋补肾阴之品，如地黄粥、枸杞粥、金樱子粥、黄精粥、桑椹汁等；阴阳两虚者，可选用补肾助阳的食物，如猪肾、黑豆、黑芝麻等，还可用猪肾 1 对、杜仲或核桃 30g 炖熟食用，或食用虫草炖老鸭、枸杞羊肾粥、韭菜粥、桂心粥等。

4. 情志护理　消渴病程长，变证繁多，患者易产生急躁、忧虑、恐惧、悲观的情绪，经常与患者沟通，体贴和安慰患者，了解其心理状态及存在的顾虑，耐心地劝说开导及释疑解惑，向患者及家属宣传疾病相关知识，让其了解良好的血糖控制可以减少多种并发症的发生，既要消除患者担心、恐惧心理，又要解除轻视、麻痹的思想；开展多种形式的健康教育讲座和糖友座谈会，开展同伴支持教育，介绍成功的病例，提高患者战胜疾病的信心；鼓励培养兴趣爱好，如绘画、听音乐、种植花草、太极剑、八段锦等，以分散患者对于疾病本身的注意力，调整情绪，力求做到开朗、豁达、乐观。

5. 用药护理　遵医嘱定时定量服用口服药；正确掌握不同种类胰岛素的使用方法；中药汤剂一般宜饭后半小时温服，防止患者私自减量及漏服；阴阳两虚者，中药汤剂宜文火久煎以充分煎出药物有效成分；注意部分中药的特殊用法，如鹿角、阿胶宜烊化，人参宜另煎，附子宜先煎等；观察用药后的疗效及不良反应，若患者用药后出现头晕、心慌、乏力、汗出等低血糖症状，可对症给予糖水 1 杯，如不能控制，及时联系医生积极救治。

6. 中医护理技术应用

(1) 穴位按摩：口干多饮者，取胰俞、鱼际、太溪等穴；腰膝酸软者，取气海、关元、涌泉等穴；肢体麻木者，取足三里、地机、太溪、涌泉等穴；肾阴亏虚者，可按摩足少阴肾经、足厥阴肝

笔记栏

经及任督二脉穴位，取肾俞、太白、太溪、关元、三阴交等穴；胃阴亏虚者，取脾俞、肾俞、中脘、足三里等穴；肺阴亏虚者，取肺俞、太渊、曲池等穴，每次每穴 3 分钟，每日数次。

(2) 耳穴埋籽：取皮质下、内分泌、糖尿病点、胰、脾、肾、三焦等穴，每日按压数次，每次按压 3~5 分钟，1~3 日更换 1 次，两耳交替或同时进行。

（四）健康教育

1. 知识宣教，提高认识，预防为主，消渴虽存在一定的遗传因素，但不良的生活方式如过食肥甘厚味，坐卧少动，房事不节等，尤易诱发本病的发生。对于既病患者，向患者及家属讲解糖尿病的有关知识，使其认识到糖尿病是一种慢性终身性疾病，其预后取决于血糖控制水平，使患者重视血糖控制，提高自我管理能力；指导患者外出携带识别卡，以便发生紧急情况及时处理。

2. 保持生活作息有规律，避免过度疲劳或纵欲过度。

3. 坚持有氧运动，如散步、慢跑、打太极拳、太极剑、八段锦等，运动时间以餐后 1~1.5 小时开始为宜，逐渐增加运动量，并遵循适量、经常性和个体化的原则，促进肌肉和组织对糖的利用，以增强体质，保持合适的体重。运动后脉搏宜控制在 170- 年龄次 /min 左右，以患者不感到疲乏为宜。

4. 合理膳食，注意饮食营养，定时定量进餐。饮食以清淡为主，多食新鲜蔬菜及膳食纤维含量丰富的食物，均衡食物搭配，忌食含糖量高的食物，避免烟酒、咖啡、浓茶等辛辣刺激之品。

5. 注意个人卫生，保持眼、口腔、足部、会阴皮肤的清洁卫生，修剪指甲，预防感染的发生，注意四肢末端的保暖，穿着透气性好、舒适柔软的鞋袜，避免足部的摩擦，预防糖尿病足的发生。

6. 调整情绪，保持情志平和，遇事不急不躁、心境平和，生活态度积极，避免精神紧张及情志郁结，日久化火伤津，使燥热更甚。关心、体贴、理解、同情患者，使患者感到温暖，有信任感，精神愉快。

7. 合理用药，定期复查。遵医嘱定时定量服药或注射胰岛素，定期复查血糖、糖化血红蛋白、尿糖、肝功能、肾功能等生化指标，定期检查眼底、外周血管及足部。

8. 教会患者家属识别低血糖情况，若患者出现心慌、出冷汗、手抖等临床表现，应立即给予患者饮糖水以缓解低血糖症状，患者外出时衣袋内常备糖块。

第四节　虚　劳

07章04节PPT

PPT 课件

虚劳亦称虚损，是由多种原因导致的以脏腑功能衰退、气血阴阳亏损，日久不复为主要病机，以五脏虚候为主要临床表现的多种慢性虚弱证候的总称。本病发病缓慢，病程较长，缠绵难愈，是气血津液病证中涉及脏腑最多、表现证候最复杂的一种病证，为临床常见病。

凡禀赋不足，后天失养，久病体虚，积劳久伤，久虚不复所致的多种以脏腑气血阴阳虚损为主要表现的病证，均属于本病的范围。西医学中的多种慢性消耗性及功能衰退性疾病，出现类似虚劳的临床表现者，均可参照本节辨证施护。

笔记栏

知识链接

历史沿革

早在《黄帝内经》《难经》就有关于虚、劳、损的论述。《素问·三部九候论》提出“虚则补之”的治疗原则。汉代张仲景《金匮要略·血痹虚劳病脉证并治》首先提出了虚劳的病名，并将虚劳分为阳虚、阴虚、阴阳两虚三大类，创制了肾气丸、小建中汤、黄芪建中汤、薯蓣丸等名方，后世应用甚广。隋代巢元方《诸病源候论·虚劳病诸候》记载了75种虚劳证候，详细论述了虚劳的病因及临床症状，并提出五劳、六极、七伤的内容。金元时代，李杲从脾胃论治虚劳，长于用甘温补中的治法调理虚损。朱震亨重视肝肾，善用滋阴降火的治法。明代张景岳提出了“阴中求阳，阳中求阴”的治则和左归丸、右归丸方药。清代吴澄《不居集》治疗虚劳尤重保护胃气，认为胃气存，始能复真阳之不足。

一、病因病机

1. 禀赋虚弱，先天不足　多种虚劳证候的形成都与禀赋不足、体质虚弱密切相关。或因父母体弱多病，年老体衰；或因胎元失养，孕育不足；或因出生后喂养失当，水谷精气不充，均可导致禀赋虚弱，易于罹患疾病，病后易发展为久虚不复，日久脏腑、气血、阴阳俱损，则为虚劳。

2. 烦劳过度，伤及五脏　烦劳包括心劳、体劳、房劳等，尤以劳神及房劳过度较为多见。忧郁思虑、积思不解、所欲不遂等可使心神失养、脾失健运，终致心脾两伤，气血亏虚成劳。早婚多育、房事不节、恣情纵欲等，易耗伤肾精，使肾气不足，日久则阴阳两损，渐生虚劳。

3. 饮食不节，损伤脾胃　暴饮暴食，饥饱失调，饮食偏嗜，营养不良，饮酒过度等原因，均可损伤脾胃，水谷精微化生不足，气血来源失充，脏腑经络失于濡养，日久形成虚劳。此即《中藏经·老伤论》云：“饥饱无度则伤脾。”《景岳全书》云：“少年纵酒者，多成劳损。”

4. 大病久病，失于调理　罹患大病，邪气偏盛，脏气虚损，气血阴阳皆被耗伤，正气短时难以恢复，加之病后失于调养，每易发展成劳。病情迁延失治，日久不愈，可因病性差异造成气血阴阳的不同损伤，如热病日久，耗伤阴血；寒病日久，损伤阳气；瘀结日久，新血不生，阴血暗耗，均可演变为虚劳。

ER-7-4

虚劳病因病机示意图

5. 失治误治，损耗精气　由于辨证有误，或选用治法、方药失当，如过用苦寒，可损伤脾胃，耗伤阳气；过用燥热，则损耗津液；过用攻伐，则耗伤阴阳，均可使精气损伤，既延误治疗时机，又使阴精气血阳气耗损，从而导致虚劳。《不居集》云：“若体虚之人……妄用汗吐下之法，重者当时受伤，变症甚速，轻者元气暗损。”

综上，幼年患虚劳者多因先天不足所致，因虚而致病；成年以后患病，多因劳伤过度、久病体虚、后天失养所致。病因虽有因虚致病、因病成劳，或因病致虚，久虚不复而成劳的不同，病理性质却不外乎气、血、阴、阳的亏虚。病变部位主要在五脏，尤以脾肾两脏更为重要。在病变发展过程中，常先发生某脏腑气血阴阳的亏虚，但因五脏相关，气血同源，阴阳互根，脏腑之间、气血阴阳之间病损可相互影响，所以常见一脏受损，累及他脏，阴损及阳，阳损及阴，气虚无以生血，血虚导致气损，气虚日久及阳，血虚耗伤阴精的状况，以致病势日渐发展，病情趋于复杂。但亦可仅见某一脏器病变，而不病及他脏者。

二、诊断与鉴别诊断

(一) 诊断依据

1. 多见形神衰惫,身体羸瘦,大肉尽脱,食少纳呆或五心烦热,或畏寒肢冷,脉虚无力等症。

2. 具有引起虚劳的致病因素及较长的病史。

3. 排除类似病证,应着重排除其他病证中的虚证。

(二) 鉴别诊断

1. 虚劳与肺痨 肺痨因正气不足,被痨虫侵袭所致,主要病位在肺,具有传染性,以阴虚火旺为其病理特点,以咳嗽,咳痰,咯血,潮热,盗汗,消瘦为主要临床症状;而虚劳则因多种原因所致,久虚不复,不具有传染性,以气血阴阳虚损为病理特点,分别出现五脏气血阴阳亏虚的临床症状。

2. 虚劳与他病的虚证 虚劳与内科其他病证中的虚证在临床表现、治疗方药方面有类似之处,但虚劳的各种证候,均以出现一系列精气亏虚的症状为特征,而其他病证的虚证则病变脏腑单一,各以其病证的主要症状为突出表现。另外,从病程来说,虚劳一般病程较长,病势缠绵,其他病证的虚证虽亦有久病属虚者,但亦有病程较短而呈现虚证者。

三、辨证施护

(一) 辨证要点

1. 辨气血阴阳亏虚 虚劳的证候,五脏气血阴阳密切相关,故对虚劳的辨证应以气血阴阳为纲,五脏虚候为目。一般来说,病变单纯者,病情局限,如气虚者主要表现为面色萎黄、神疲肢倦、少气懒言、自汗、脉细弱等;血虚者主要表现为面色无华、唇甲淡白、头晕眼花、脉细等;阴虚者主要表现为口干舌燥、五心烦热、潮热盗汗、舌红少苔、脉细数等;阳虚者主要表现为面色苍白、形寒肢冷、舌质淡胖有齿痕、脉沉细等。但由于气血同源,阴阳互根,五脏相关,所以各种原因所致的虚损往往互相影响,由一虚渐致两虚,由一脏而累及他脏,使病情趋于复杂和严重,辨证时应加以注意。

2. 辨有无兼夹病证 虚劳一般病程较长,辨证论治时还应注意有无兼夹病证,即因病致虚、久虚不复者,应辨明原有疾病是否还继续存在;辨明有无因虚致实的表现;辨明是否兼杂外邪等。

(二) 证候分型

1. 气虚

(1) 肺气虚

证候表现:短气不足以息,动则益甚,少气懒言,自汗乏力,声音低怯,咳嗽无力,痰液清稀,时寒时热,平素易于感冒,面白。舌质淡,脉弱无力。

证候分析:肺气不足,宗气运转无力,气的推动作用减弱,故短气不足以息,动则益甚,少气懒言、乏力;肺气亏虚,腠理不密,卫表不固,营卫失和,则时寒时热,平素容易感冒,自汗出;肺气亏虚,宣降失常,不能布津,则咳嗽痰液清稀;肺气虚,气血不荣于舌脉,故舌质淡,脉弱无力。

治护原则:补益肺气。

代表方:补肺汤加减。常用药物为人参、黄芪、沙参、熟地黄、五味子、百合、桑白皮、紫菀、款冬花等。

(2) 心气虚

证候表现:心悸,气短,活动后加重,面色淡白或㿠白,神疲体倦,自汗。舌质淡,脉弱。

证候分析:心气不足,鼓动无力,心失所养,故见心悸,气短;劳则气耗,故活动后加重;心气不足,气血不得上荣头面血脉,故面色淡白或㿠白,舌质淡,脉虚;心气不足,卫表不固,则自汗。

治护原则:益气养心。

代表方:七福饮加减。常用药物为人参、白术、炙甘草、熟地黄、当归、酸枣仁、远志等。

(3) 脾气虚

证候表现:食少纳呆,食后胃脘不舒,大便溏薄,倦怠乏力,面色萎黄。舌淡,脉弱。

证候分析:脾气虚弱,运化失职,水谷内停,故食少纳呆,食后胃脘不舒;脾失健运,精微不化,下注大肠,故大便溏薄;脾虚日久,气血生化乏源,不能荣养头面舌脉肢体,故倦怠乏力,面色萎黄,舌质淡,脉弱。

治护原则:健脾益气。

代表方:加味四君子汤加减。常用药物为人参、黄芪、白术、炙甘草、茯苓、白扁豆等。

(4) 肾气虚

证候表现:腰膝酸软,神疲乏力,小便频数而清,或尿失禁,或尿后余沥不尽,或夜尿频多。舌质淡,脉弱。

证候分析:肾气不充,不能作强,腰府、经脉、筋骨失于濡养,故腰膝酸软;肾虚形神失养,故神疲乏力;肾虚固摄无权,膀胱失约,则小便频数而清,或尿失禁,或尿后余沥不尽,夜尿频多;肾气亏虚,不能运血以荣舌脉,故舌质淡,脉弱。

治护原则:补益肾气。

代表方:大补元煎加减。常用药物为人参、山药、炙甘草、杜仲、山茱萸、熟地黄、枸杞子、当归等。

2. 血虚

(1) 心血虚

证候表现:心悸怔忡,健忘,失眠,多梦,面色淡白不华,口唇色淡。舌质淡,脉细弱或结代。

证候分析:心血亏虚,心失所养,故心悸怔忡;血不养心,神不守舍,则失眠多梦;血虚不能荣养头面,脑窍失充,面失所养,故健忘,面色淡白无华,口唇色淡,舌淡;血虚气少,血脉失充,心气不匀,故脉细弱或结代。

治护原则:养血宁心。

代表方:养心汤加减。常用药物为人参、黄芪、茯苓、五味子、炙甘草、当归、川芎、柏子仁、酸枣仁、远志、肉桂、半夏等。

(2) 肝血虚

证候表现:头晕,目眩,面色不华,胁痛,肢体麻木,筋脉拘急,或肌肉瞤动,视力减退,妇女月经不调,甚则闭经。舌质淡,脉弦细或细涩。

证候分析:肝血不足,血虚不能上荣头目,故头晕目眩,面色无华;肝开窍于目,肝血亏虚,目失濡养,故视力减退;两胁是足厥阴肝经循行部位,血虚不能养肝,故见胁痛;肝在体合筋,肝血虚,筋脉失养,故肢体麻木,筋脉拘急或肌肉瞤动;女子以肝为先天,肝血不足,冲任失养,故月经不调,甚则闭经;血脉不充,故见舌质淡,脉弦细或细涩。

治护原则:补血养肝。

代表方:四物汤加减。常用药物为熟地黄、当归、芍药、川芎、黄芪、党参、白术、何首乌、枸杞子、鸡血藤等。

3. 阴虚

(1) 肺阴虚

笔记栏

证候表现：干咳无痰，或痰少而黏，甚或痰中带血，咽喉干燥，声音嘶哑，甚或失音，潮热盗汗，面色潮红。舌红少津，脉细数。

证候分析：肺阴亏虚，肺失濡润，宣肃失常，故干咳；阴虚生内热，虚火灼津，炼液成痰，故痰少而黏；虚火灼伤肺络，甚则痰中带血；津液亏少不能上承，咽喉失养，故咽喉干燥，声音嘶哑，甚或失音；阴虚则生内热，故潮热，面色潮红；虚热迫津外泄，故盗汗；舌红少津，脉细数，为阴虚火旺之象。

治护原则：养阴润肺。

代表方：沙参麦冬汤加减。常用药物为沙参、麦冬、玉竹、天花粉、桑叶、甘草、百部、款冬花等。

(2) 心阴虚

证候表现：心烦，失眠，潮热，盗汗，面色潮红，或口舌生疮。舌红少津，脉细数。

证候分析：心阴虚，心神心脉失养，故失眠；阴虚生内热，故潮热，面色潮红；热扰心神，故心烦不宁；虚热迫津外泄，故盗汗；心开窍于舌，虚火上蒸于口舌，故口舌生疮；舌红少津，脉细数，为阴虚内热，津液不足之象。

治护原则：滋阴养心。

代表方：天王补心丹加减。常用药物为生地黄、玄参、麦冬、天冬、人参、茯苓、五味子、当归、丹参、柏子仁、酸枣仁、远志等。

(3) 脾胃阴虚

证候表现：口燥唇干，不思饮食，甚则干呕，呃逆，大便燥结，面色潮红。舌红少苔或无苔，脉细数。

证候分析：脾开窍于口，其华在唇，脾胃阴虚，运化失司，阴津不能上承，故口燥唇干，不思饮食；胃阴亏虚，胃失和降，故干呕呃逆；肠燥津亏，无水舟停，则大便燥结；面色潮红，舌红少苔或无苔，脉细数，均为阴虚内热之象。

治护原则：养阴和胃。

代表方：益胃汤加减。常用药物为沙参、麦冬、生地黄、玉竹、白芍、乌梅、冰糖、甘草等。

(4) 肝阴虚

证候表现：头晕，耳鸣，两目干涩，视物模糊，肢体麻木，筋惕肉瞤，面部潮红。舌红少津，脉弦细数。

证候分析：肝阴亏虚，肝阳上亢，上扰清空，故头晕耳鸣；肝开窍于目，肝阴不能荣养眼目，故两目干涩，视物模糊；肝在体合筋，肝阴亏虚，筋脉失养，虚风内动，故肢体麻木，筋惕肉瞤；阴虚阳旺，虚热内扰，故面部潮热；舌红少津，脉弦细数，为肝阴虚之象。

治护原则：滋养肝阴。

代表方：补肝汤加减。常用药物为地黄、当归、芍药、川芎、木瓜、甘草、山茱萸、何首乌等。

(5) 肾阴虚

证候表现：腰酸，遗精，两足痿弱，眩晕，耳鸣，甚则耳聋，口干，咽痛，颧红，五心潮热，盗汗。舌红少津，脉细数。

证候分析：肾阴亏虚，精血不足，腰府筋骨失养，故腰酸，甚则足痿；肾阴虚，髓海不足，脑失濡养，耳窍失充，故眩晕耳鸣，甚则耳聋；阴虚内热，内耗津液，口咽失养，故口干咽痛；阴虚火旺，虚火扰动精室，精关不固，故遗精；舌红少津，脉细数，为肾阴亏虚之象。

治护原则：滋补肾阴。

代表方：左归丸加减。本方滋补肾阴，常用药物为熟地黄、龟甲胶、枸杞子、山药等。

笔记栏

4. 阳虚

(1) 心阳虚

证候表现:心胸憋闷疼痛,心悸,自汗,神倦嗜卧,形寒肢冷,面色苍白。舌淡或紫黯,脉细弱或沉迟。

证候分析:心阳虚不能温煦血脉,故心悸;阳虚不固,汗液外泄,故自汗;心阳虚,心脉不畅,甚则瘀滞,故心胸憋闷或疼痛;阳虚不能温煦四肢百骸,故形寒肢冷,神倦嗜卧,面色苍白;舌淡或紫黯,脉细弱或沉迟,均属心阳亏虚,运血无力之象。

治护原则:温通心阳。

代表方:保元汤加减。常用药物为人参、黄芪、肉桂、生姜、甘草、郁金、川芎、丹参等。

(2) 脾阳虚

证候表现:腹胀食少,腹痛喜温喜按,大便溏薄或完谷不化,每因受凉或饮食不慎而加剧,形寒肢冷,面色萎黄,神疲乏力。舌质淡,苔白,脉弱。

证候分析:脾阳虚衰,运化失职,故腹胀食少;阳虚寒凝,四肢百骸失于温煦,故形寒肢冷;阳虚寒凝,中焦枢机不利,气机阻滞不通,故腹痛,喜温喜按;阳虚水谷不化,故大便溏薄或完谷不化,受凉或饮食不慎而加重;脾阳不足,运化无力,气血乏源,故面色萎黄;舌质淡,苔白,脉弱,均为中阳虚衰之象。

治护原则:温中健脾。

代表方:附子理中汤加减。常用药物为附子、干姜、人参、白术、甘草、高良姜、香附、丁香、吴茱萸、陈皮等。

(3) 肾阳虚

证候表现:腰背酸痛,畏寒肢冷,多尿,下利清谷或五更泄泻,面色苍白,男子遗精阳痿,女子宫冷不孕。舌质淡胖,有齿痕,苔白,脉沉迟。

证候分析:肾虚不能作强,腰府失养,故腰背酸痛;肾阳衰惫,失于固摄,精关不固,故遗精,阳痿;肾阳亏虚,火不生土,脾肾阳虚,故下利清谷或五更泄泻;肾阳虚弱,命门火衰,失于温煦,故畏寒肢冷,面色苍白,女子宫冷不孕;肾阳亏虚,气化不及,水不化气,故多尿;舌质淡胖,有齿痕,苔白,脉沉迟,均为肾阳亏虚,阴寒内盛之象。

治护原则:温补肾阳。

代表方:右归丸加减。常用药物为附子、肉桂、杜仲、山茱萸、菟丝子、鹿角胶、熟地黄、山药、枸杞子、当归等。

(三) 施护措施

1. 病情观察　虚劳病程较长,病情复杂,多为久病顽疾,观察重点在于原发病的症状、体征、病位、病性、全身营养状况、有无脏腑功能衰竭等。通过观察患者面色、舌苔脉象的变化,辨别脏腑气血阴阳亏虚的属性,或是夹杂为病。如阴虚患者,注意观察其面色是否潮红,是否有潮热盗汗、手足心热、口干等症状变化情况。病重及老年患者,密切观察其生命体征,并做详细记录。

2. 生活起居护理　病室保持空气流通,避免汗出当风,温湿度适宜。适当休息,积极锻炼身体,可进行气功、太极拳等活动。阳虚者,病室宜向阳温暖;阴虚者,病室温度宜偏低,湿度宜偏高;气虚和血虚者,病室宜安静,避免噪声,避免重体力劳动和剧烈运动,以免加重病情。

3. 饮食护理

(1) 一般护理:宜少食多餐,饮食以清淡、富营养、易消化为原则。病重及老年患者应给予富有营养的半流质饮食,如蒸蛋、肉沫、面条等,病情好转后,逐渐改为软饭或面食。忌食

笔记栏

肥甘滋腻、辛辣燥热、生冷、散气、煎炸炙煿、坚硬不易消化的食物，戒烟酒、浓茶及咖啡。

（2）辨证施食：气虚者，宜多食补气之品，肺肾气虚者可给予虫草老鸭汤（《饮食疗法》，雄鸭1只，去毛和内脏，将冬虫夏草15g放入鸭腹内，置锅内隔水炖熟）；心脾气虚者可常食健脾益气，养心安神之品，如党参粥、黄芪粥、山药粥等，亦可给予薯蓣拔粥（《神巧万全方》，生薯蓣150g去皮捣烂，加面粉80g煮粥，将熟时加入葱、姜、红糖适量）；血虚者，饮食宜增加补血类食物，如猪肝、红枣、桂圆、瘦肉、鸡蛋、菠菜等，配合药膳食疗，如归参炖母鸡（《乾坤生意》，母鸡去毛及内脏，将当归15g、党参15g放入鸡腹，置砂锅内煨炖）；阴虚者，宜多食百合、甲鱼、银耳等滋阴之品，配合药膳食疗，如川贝梨子猪肺汤（《饮食疗法》，雪梨2个去皮切块，猪肺250g切片洗净，与川贝母10g一同放入砂锅内，慢火熬煮）、玉竹沙参焖老鸭（《饮食疗法》，老鸭去毛及内脏，与玉竹50g、沙参50g置砂锅内同煮），忌食燥热动火伤阴之品；阳虚者，宜多食温性食物，如羊肉、狗肉、公鸡肉，或以姜、葱、花椒、八角、桂皮为佐料，可选用鲤鱼汤（《中国药膳辨证治疗学》，鲜鲤鱼1 000g去鳞及内脏，荜茇5g，葱姜适量同煮）作为食疗方。

4. 情志护理　虚劳病程长，病情复杂，患者精神压力大，需经常与患者沟通，了解患者关注的问题所在，使其保持情绪舒畅，尽量避免忧思恼怒等不良情绪刺激，消除紧张、焦虑及恐惧心理，增加战胜疾病的信心，让患者感到亲切、舒适、安全。

5. 用药护理　严格遵照医嘱的剂量、时间和方法给药；中药汤剂宜温服，阴虚者药液不能过热；注意观察服药后有无胃肠道等不适反应。

6. 中医护理技术的运用

（1）耳穴压籽：气虚者，取交感、心、肾上腺等耳穴；血虚者，取心、肝、脾、胃等耳穴；阴虚者，取肺、心、胃等耳穴；阳虚者，取心、脾、肾等耳穴。

（2）穴位按摩：气虚者，点压按揉肺俞、肾俞、气海等穴位，中气下陷者，按揉或艾灸气海、足三里、三阴交穴，有提升中气的作用；血虚者，点压按揉中脘、神阙、关元等穴；阴虚者，点压按揉足三里、太冲、太溪等穴位；阳虚者，可点压按揉关元、中极、心俞等穴。

（四）健康教育

1. 消除及避免引起虚劳的各种病因，积极预防虚劳。生活起居要规律，做到动静结合，劳逸适度，调畅情志，节制房事等，避免过度烦劳，如久视、久卧、久坐、久立、久行等；避免饥饱无度；避免大怒气逆，忧思气结，恐惧不节；避免坐卧湿地伤肾，形寒饮冷伤肺。

2. 注意调护，感受外邪，耗伤正气，通常能够引起病情恶化，而虚劳患者由于正气亏虚，卫外不固，容易被外邪侵袭，故应注意保暖，适寒温，避风寒，尽量减少外感。

3. 人体气血全赖水谷资生，故调理饮食至关重要，吸烟饮酒有损正气，应戒除烟酒，切实保护脾胃功能。

4. 根据自身体力状况，适当参加户外活动，如练气功、五禽戏、打太极拳、八段锦等。

07章05节PPT

PPT课件

第五节　瘿　病

瘿病是以颈前喉结两旁结块肿大为主要临床特征的一类疾病。一般结块皮色如常，不痛不溃，随吞咽而上下移动，逐渐增大，缠绵难消。有瘿、瘿气、瘿瘤、瘿囊、影袋等不同称谓。

西医学中的单纯性甲状腺肿、甲状腺功能亢进、甲状腺肿瘤、慢性淋巴细胞性甲状腺炎等，以颈前结块肿大为主要临床表现者，均属本病证的讨论范围，可参考本节辨证施护。

知识链接

历史沿革

战国时期的《庄子·德充符》即有“瘿”的病名。《吕氏春秋·季春纪》云：“轻水所，多秃与瘿人”，记载了瘿的发病与地理环境密切相关。隋代巢元方《诸病源候论·瘿瘤等病诸候》云：“诸山水黑土中，出泉流者，不可久居，常食令人作瘿病，动气增患”，指出瘿病与情志及水土因素有关。晋代葛洪《肘后方》首先用昆布、海藻治疗瘿病。唐代孙思邈《备急千金要方》及王焘的《外台秘要》记载了用海藻、羊靥、鹿靥等药物治疗瘿病，表明此时对含碘药物及用甲状腺进行脏器疗法已有明确的认识。《圣济总录·瘿瘤门》按照病因将瘿病分为“石瘿、泥瘿、劳瘿、忧瘿、气瘿”五类。明代李时珍《本草纲目》记载了黄药子具有“凉血降火、消瘿解毒”的功效。明代陈实功《外科正宗·瘿瘤论》指出瘿瘤主要由气、痰、瘀壅结而成，采用行气散血、行痰顺气、活血散坚的治法，并记载了应用海藻玉壶汤治疗瘿病，沿用至今。

一、病因病机

1. 情志内伤　由于长期的忿郁恼怒或忧思郁虑，使气机郁滞，肝气失于条达。而津液的正常循行及敷布均有赖气的运动气机郁滞，则津液凝聚成痰，气滞痰凝，壅结颈前，则形成瘿病。痰气凝结日久，又会阻碍气血运行而产生血行瘀滞，形成瘀血，则可使瘿肿较硬或有结节。正如《济生方·瘿瘤论治》云：“夫瘿瘤者，多由喜怒不节，忧思过度，而成斯疾焉。大抵人之气血，循环一身，常欲无滞留之患，调摄失宜，气凝血滞，为瘿为瘤。”

2. 饮食水土失宜　过食醇酒厚味、饥饱失常，或居住高山地区，或久饮沙水，水土失宜，影响脾胃功能，脾失健运，不能运化水湿，聚而生痰，痰气瘀结于颈前，则发为瘿病。

3. 体质因素　女子以肝为先天，妇女的经、孕、产、乳等生理功能与肝经气血有密切关系，而肝经气血变化常会受到情志、饮食等因素的影响，导致气郁痰结、气滞血瘀及肝郁化火等病理变化，因此女性易患瘿病。另外，素体阴虚之人，痰气郁结之后易于化火，更加伤阴，易使病情缠绵难愈。

本病病位主要在肝脾，与心有关。病机关键为气滞、痰凝、血瘀壅结于颈前。病理性质主要有虚实两端。起病以实证居多，多为气机郁滞，津聚痰凝，痰气搏结所致，日久引起血脉瘀阻，气、痰、瘀三者合而为患。实证与虚证之间可以相互兼杂，如实证日久，痰气郁结，久郁化火，耗伤阴津，阴虚火旺，由实致虚，可见气虚、阴虚等虚证或虚实夹杂之证。

ER-7-5 瘿病病因病机示意图

瘿病的预后大多较好。瘿肿小、质软、病程短、治疗及时者，多可治愈。但瘿肿较大者，则不容易完全消散。若肿块坚硬、移动性差，而增长又迅速、结节高低不平者，怀疑可能存在恶变，预后不佳。

二、诊断与鉴别诊断

（一）诊断依据

1. 以颈前喉结两旁结块肿大为特征，可随吞咽上下移动。发病之初可如樱桃或指头大小，后可增大如囊如袋，触之多柔软，光滑，病程日久则质地较硬，或可扪及结节。

2. 好发于女性，常与饮食不节、情志不舒密切相关，或发病有一定的地域性。

3. 相关检查　甲状腺激素和促甲状腺激素水平测定、甲状腺抗体、甲状腺摄 ^{131}I 率、甲状腺彩超、甲状腺核素扫描检查、基础代谢率等有助于瘿病的诊断。另外，瘿病肿块的局部扪诊，也有助于了解瘿肿的大小、形状、质地。

（二）鉴别诊断

1. 瘿病与瘰疬　两者虽均表现为颈项部肿块，但肿块的具体部位和性状有所不同。瘿病肿块在颈部正前方，肿块一般较大，正如《外台秘要·瘿病》云："瘿病喜当颈下，当中央不偏两旁也"；而瘰疬的病变部位在颈项的两侧或颔下，肿块一般较小，每个约黄豆大小，数目多少不等，正如《外科正宗·瘰疬论》云："瘰疬者，累累如贯珠，连结三五枚。"

2. 瘿病（阴虚火旺证）与消渴病（中消）　两者均有多食易饥的临床表现，但消渴病以多饮、多食、多尿和消瘦为主要临床表现，但颈部无肿块。瘿病阴虚火旺证的多食易饥虽与中消类似，但不伴随多饮、多尿的表现，而以颈部瘿肿为特征，伴心悸、烦躁易怒、潮热、突眼等症状。

三、辨证施护

（一）辨证要点

1. 辨瘿肿的性质　颈前喉结两旁结块肿大是瘿病的最突出临床特征，故应辨明瘿肿的性质。瘿囊者，一般颈前肿块较大，两侧比较对称，肿块柔软、光滑；瘿瘤者，颈前肿块可偏于一侧，也可两侧均大，瘿肿如核桃大小，质地常较硬，病重严重时，肿块增长迅速，质地坚硬，结节高低不平；瘿气者，颈前肿块为轻度或中度肿大，且对称、光滑、柔软。

2. 辨在气与在血　主要依据肿块特点进行辨证。若颈前结块肿大，质软不痛，伴胸闷，喜太息，属气郁痰阻，病在气分；若肿块质地较硬，甚则质地坚硬，表面高低不平，属痰结血瘀，病在血分。

3. 辨实火与虚火　瘿病日久每易郁而化火，多因肝火旺盛或阴虚火旺所致，而有实火与虚火之别。若见烦热，汗多，性情急躁易怒，眼球突出，手指震颤，口苦面红，舌红苔黄，脉数者，为实火；若见心悸不宁，心烦少寐，潮热盗汗，手指颤动，两目干涩，头晕目眩，舌红，脉弦细数者，为虚火。

（二）证候分型

1. 气郁痰阻

证候表现：颈前喉结两旁结块肿大，质软不痛，颈部觉胀，胸闷，喜太息，或兼胸胁窜痛，病情常随情志波动。舌质淡，苔薄白，脉弦。

证候分析：气机郁滞，津液聚而成痰，痰浊壅阻颈部，故颈前喉结两旁肿大；病因气滞所致，故肿块质软不痛；肝气不舒，肝络失和，故见胸闷，喜太息，胸胁窜痛等；情志失调易影响肝的疏泄，故病情随情志而波动；舌质淡，苔薄白，脉弦，为肝郁气滞之象。

治护原则：理气舒郁，化痰消瘿。

代表方：四海舒郁丸加减。常用药物为昆布、海带、海藻、海螵蛸、海蛤壳、浙贝母、郁金、青木香、青皮、陈皮等。

2. 痰结血瘀

证候表现：颈前喉结两旁结块肿大，按之较硬或有结节，肿块经久未消，胸闷，纳差。舌质黯或紫，苔薄白或白腻，脉弦或涩。

证候分析：气机郁滞，津凝成痰，痰气交阻，日久血行不畅，血脉瘀滞，气、痰、瘀壅结于颈前，故瘿肿较硬或有结节，肿块经久不消；气郁痰阻，中焦枢机不利，脾失健运，故胸闷、纳差；舌质黯或紫，苔白腻，脉弦或涩，为内有痰湿及气滞血瘀之象。

治护原则：理气活血，化痰消瘿。

代表方：海藻玉壶汤加减。常用药物为海藻、昆布、海带、陈皮、青皮、半夏、浙贝母、连翘、甘草、当归、川芎、独活等。

3. 肝火旺盛

证候表现：颈前喉结两旁轻度或中度肿大，一般柔软光滑，心烦急躁易怒，怕热，容易出汗，面热口苦，眼球突出，手指颤抖。舌质红，苔薄黄，脉弦数。

证候分析：肝气郁结，或痰气壅结于颈前，故出现瘿肿；痰气壅结，日久化火，肝火炽盛，故见性情急躁易怒，心烦，面热口苦等症；火热内迫，津液外泄，则易出汗；肝开窍于目，在体合筋，其华在爪，肝火上炎，风阳内盛，以致眼球突出，手指颤抖；舌质红，苔薄黄，脉弦数，均为肝火旺盛之象。

治护原则：清肝泻火，消瘿散结。

代表方：栀子清肝汤合消瘰丸加减。常用药物为栀子、柴胡、牡丹皮、当归、牛蒡子、海藻、白芍、川芎、茯苓、玄参、牡蛎、浙贝母等。

4. 心肝阴虚

证候表现：瘿肿质软，或大或小，心悸汗出，心烦少寐，手指颤动，眼干目涩，或兼胁痛隐隐。舌质红，苔少或无苔，舌体颤动，脉弦细数。

证候分析：痰气郁结于颈前而致瘿肿；日久郁而化火，火郁伤阴，心阴亏虚，心失所养，故心悸不宁，心烦少寐；阴虚舌体筋脉失养，则手指、舌体颤抖；肝阴亏虚，目失所养，故双目干涩；肝阴不足，胁络失养，故胁痛隐隐；舌质红，脉弦细数，为阴虚有热之象。

治护原则：滋阴降火，宁心柔肝。

代表方：天王补心丹或一贯煎加减。常用药物为生地黄、玄参、麦冬、天冬、人参、茯苓、五味子、当归、丹参、酸枣仁、柏子仁、远志、川楝子、砂仁、枸杞子等。

（三）施护措施

1. 病情观察　注意观察患者颈部肿块的大小、范围、质地、活动度等，若瘿肿不消，增大变硬，考虑有恶变的可能；密切观察体温、脉搏、血压、呼吸、心率、心律、舌苔和脉象变化；注意观察和测量患者的突眼度、视力、视野等变化；若肿块增长迅速、疼痛明显，伴吞咽困难、声音嘶哑等，应立即报告医生；若患者体温高于 39℃，脉搏大于 140 次 /min，出现烦躁不安、谵妄神昏、高热、大汗、脉疾等症状时，为病情危重的表现，应警惕甲状腺危象的发生，立即报告医生，配合抢救。

2. 生活起居护理　病室宜空气新鲜，通风良好，温湿度适宜，环境安静、整洁、舒适，光线柔和，避免噪声，减少对患者的不良刺激；注意休息，生活作息要有规律，避免熬夜劳累，适度活动，活动以不疲劳为度，重症患者应严格卧床休息，待症状好转后，逐渐恢复体力活动；保持皮肤的清洁干燥，及时更换衣物、被服；眼球突出者，取高枕卧位，以减轻局部水肿；眼睑不能闭合者，外出戴深色眼镜以防强光及灰尘刺激，睡觉时用油纱布或眼罩覆盖双眼，少看书和电视，勿向上凝视，以免加重突眼和诱发斜视，经常做眼球运动，使眼部肌肉放松；必要时遵医嘱滴眼药水；肝火旺盛者，病室以冷色调为主，痰结血瘀者，病室以暖色调为主，可摆放绿植及鲜花，营造生机盎然的氛围。

3. 饮食护理

（1）一般护理：饮食以清淡、富营养、易消化为原则，鼓励多饮水，少食多餐，多食新鲜蔬菜水果，忌肥腻、香燥、辛辣之品，有阴虚火旺表现的瘿病患者尤应如此，避免烟酒、浓茶、咖啡等刺激之品以免助火或情绪亢奋。若甲状腺功能亢进，宜进食高蛋白、高热量、高维生素及矿物质丰富的食物，忌食紫菜、海带及其他富碘的食物；若甲状腺功能正常，宜合理摄取含碘食物，尽量少吃含抗甲状腺素等易引起甲状腺肿大的食物，如萝卜、黄豆、卷心菜等，尽量

笔记栏

饮用自来水或蒸馏水，少用井水；若甲状腺功能减退，宜少量多餐，避免冰冻饮料及冰冻食物，以免寒冷伤阳。

(2) 辨证施食：气郁痰阻者，以理气化痰之品为宜，如陈皮、茉莉花、杏仁、丝瓜、橘子等，食疗方可选择玫瑰花茶(《本草纲目拾遗》)、橘皮粥(《保建药膳》，橘皮 20g、粳米 100g 同煮)；痰结血瘀者，以行气活血，化痰软坚之品为宜，如蒲公英、牡蛎、浙贝母、牛蒡子、紫甘蓝、山楂等，食疗方可选择月季花汤(《本草纲目》，月季花 15g、冰糖 30g 煎汤)；肝火旺盛者，以清肝泻火之品为宜，如茵陈、苦瓜、菊花、绿豆汤、西瓜汁、乌梅汤等，鼓励患者多饮水，可用菊花 5g、石决明 10g 泡水代茶饮；心肝阴虚者，以滋阴降火，宁心柔肝之品为宜，如莲子、酸枣仁、银耳、桂圆、甲鱼、枸杞子等，忌暴饮暴食。

4. 情志护理　瘿病常因情志因素而诱发或加重，故应做好情志护理。教育患者保持心情愉快，做到心境平和，遇事勿恼怒、勿忧思，避免情志过极化火伤阴，精神紧张和失眠者睡前给予热牛奶口服或热水沐足；给予患者足够的关心、爱护和尊重，鼓励患者敢于表达，不要压抑不良情绪，建立良好的护患关系；向患者介绍瘿病的相关知识，消除患者的思想顾虑，鼓励患者树立战胜疾病的信心；引导患者多与康复病友交流，逐渐恢复其与人交往的正常心态。

5. 用药护理　严格按照医嘱的剂量、时间和方法给药，不可擅自停药或间断、变更药物剂量；定期复查血象，防止粒细胞减少和粒细胞缺乏症，复查肝功能，防止肝功能损害；注意观察使用抗甲状腺药物，如甲巯咪唑、丙硫氧嘧啶后有无过敏反应；服用抗甲状腺药物后，如出现高热、喉咙疼痛等，应立即就诊；气郁痰阻者服用中药汤剂注意观察有无恶心、呕吐等不良反应；痰结血瘀者中药宜热服；肝火旺盛者中药汤剂宜浓煎，少量频服，饭后凉服；心肝阴虚者，中药宜睡前服用。

6. 中医护理技术的运用　可用道光散(当归、海藻、昆布等各 10g，少量淡盐水调匀至湿润即可，加鲜鸡肝 1 只，捣成糊状)贴敷颈部气瘿穴或阿是穴，气郁痰阻者配夹脊穴、合谷、曲池、风池等穴，阴虚火旺者配内关、神门、间使等穴。

(四) 健康教育

1. 保持心情愉快，防止情志内伤，以免诱发或加重病情，经常自检，如发现颈前有硬性结节肿块，应及早到医院检查与治疗。

2. 针对水土因素进行预防。在远离海洋的山区及瘿病高发地区，可经常食用海带、紫菜等海产品或食用碘化食盐以预防瘿肿的发生。

3. 规律作息，适当活动。保证充足睡眠，活动以不感到疲劳为度，如散步、打太极拳等。

4. 瘿病患者的自我管理　监测瘿肿的形态、大小、质地及活动度等；上衣领口宜宽松，避免压迫甲状腺，忌用手挤压甲状腺。

第六节　癌　　病

07章06节PPT

PPT 课件

癌病是多种恶性肿瘤的总称，以脏腑组织发生异常增生为其基本特征。临床主要表现为身体肿块逐渐增大，表面高低不平，质地坚硬，时有疼痛，发热，常伴纳差，乏力，消瘦并进行性加重。历代医著中的积聚、瘰疬、噎膈、癥、癖、岩、菌、瘕、瘤等与癌病有相似之处。

西医学中的各种恶性肿瘤如脑瘤、肺癌、大肠癌、肾癌、膀胱癌、肝癌、食管癌、胃癌、甲状腺癌、乳腺癌等，可参照本节辨证施护，也可与积聚、噎膈、瘿病等互参。

知识链接

历史沿革

早在殷墟甲骨文中就有关于“瘤”的记载。《素问·玉机真脏论》曰:“大骨枯槁,大肉陷下,胸中气满,喘息不便,内痛引肩项,身热,脱肉破䐃,真脏见,十月之内死。”记载的临床表现与肺癌晚期的症状相似,并明确指出预后不良。《圣济总录》云:”瘤之为义,留滞不去也。”对瘤的含义做了精辟的解释。“癌”字首见于宋代东轩居士《卫济宝书》,将“癌”作为痈疽五发之一。南宋杨士瀛在《仁斋直指方论》中指出:“癌者,上高下深,岩穴之状,颗颗累垂,裂如瞽眼,其中带青,由是簇头,各露一舌,毒根深藏,穿孔通里,男子多发于腹,女子多发于乳。”真正用“癌”字称恶性肿瘤。金元李杲强调“人以胃气为本”及“养正积自消”的观点,对于指导肿瘤的治疗具有重大意义。明代张景岳《景岳全书·积聚》对积聚提出了攻、消、散、补4种治法。

一、病因病机

1. 素体虚弱　“正气存内,邪不可干”,正气的强弱决定了癌病的易患性和倾向性,是癌病发生的内因。先天禀赋虚弱或年老体衰,导致正气亏虚,脏腑阴阳气血失调,每因生活失于调摄,劳累过度等情况,外邪乘虚而入,留滞不去,阻滞气机,终致血行瘀滞,结而成块。正如《医宗必读·积聚》所说:“积之成也,正气不足,而后邪气居之。”

2. 六淫邪毒　外感六淫(风、寒、暑、湿、燥、火)之邪,或工业废气、石棉、煤焦烟炱、放射性物质等邪毒之气,由口鼻、肌肤等多种途径侵袭人体,若正气不能抗邪,则致客邪久留,脏腑气血阴阳失调,可致气滞、血瘀、痰浊、热毒等病变,久则可形成结块。

3. 情志内伤　情志不遂,气机郁结,血行瘀滞,久之导致气滞血瘀;或气机郁结,气不布津,日久津凝成痰,血瘀、痰浊相互搏结,形成肿块。

4. 饮食失调　恣食肥甘厚味、辛辣香燥之品,或过食生冷,或饥饱失常,均能损伤脾胃,导致脾胃运化功能障碍,正气不足,痰浊内生、气滞、血瘀、浊毒等病理性产物聚积,日久耗气伤阴,脏腑功能失调,气血津液紊乱,邪毒炽盛,而致癌病发生。

5. 宿有旧疾　原患咳嗽、胃痛、胁痛、腹痛、黄疸等疾病,如治不得法或失于调养,病邪久羁,损伤正气;或正气本虚,祛邪无力,气、痰、食、湿、水、血等阻滞体内,壅结成块。

癌病基本病机为正气亏虚,脏腑功能失调,导致气滞血瘀、痰聚毒结,日久聚积成有形之肿块。主要病理因素为气滞、血瘀、痰结、毒聚。病理性质总属本虚标实,虚实夹杂,常见全身属虚而局部实的表现。发病初期,邪毒偏盛而正虚不明显;中晚期由于癌毒耗伤人体正气,多出现气阴两伤、气血亏虚或阴阳两虚等情况,邪愈盛而正愈虚。不同的癌病病变部位虽有不同,但均与肝、脾、肾三脏有密切的关系。如肝癌以脾胃气虚、肝肾阴虚为本,气滞血瘀、湿热毒聚为标;肺癌以肺脾气虚、肺肾阴虚为本,痰热瘀毒为标;肠癌以脾肾两虚、肝肾阴虚为本,湿热瘀毒为标。肝癌病位在肝,涉及脾肾;肺癌病位在肺,后期及肾;肠癌病位在肠,与脾胃相关,后期及肾。

ER-7-6

癌病病因病机示意图

二、诊断与鉴别诊断

(一) 诊断依据

1. 癌病早期症状常无特异性,中晚期可表现为乏力、纳差、疼痛,或不明原因发热及消瘦，并进行性加重，并可出现与病变部位相关的特异性临床表现，如脑瘤患者常有头痛、呕吐、视力障碍的表现等；肺癌患者常有顽固性干咳或咯血或痰中带血，以及胸痛、气急、发热的表现等；肝癌患者常有右胁肋区疼痛、乏力、纳差、黄疸的表现等；大肠癌患者常有排便习惯及大便性状改变的表现等；肾癌患者常有腰部不适、尿血的表现等。

2. 病变局部扪诊可有坚硬、表面不平的肿块，肿块呈进行性增大。

3. 实验室酶学检查、免疫学检查、胸片、B超、CT、MRI、胃镜、肠镜、纤维支气管镜等检查，以及手术或病灶穿刺活检进行组织病理学检查，可明确诊断。

（二）鉴别诊断

癌病（恶性肿瘤）与良性肿瘤　疾病发展速度方面，癌病（恶性肿瘤）肿块呈浸润性生长，增长迅速，而良性肿瘤以局部肿块为主，肿块呈膨胀性生长，增长缓慢；肿块特点方面，癌病（恶性肿瘤）肿块常表面粗糙，局部凸凹不平，质地较硬或固定，无弹性，边界不清，易向周围组织转移，与局部皮肤粘连，形成凹陷或溃疡，良性肿瘤肿块光滑，一般质地较软，边界清晰，与局部皮肤无粘连；转归预后方面，癌病（恶性肿瘤）早期症状隐匿，中晚期可出现神疲倦怠、乏力、消瘦等全身表现，并呈进行性加重，预后欠佳，而良性肿瘤一般不伴有明显全身症状，预后较好。另外，影像学检查、内镜检查、肿瘤标志物相关检查有助鉴别。

三、辨证施护

（一）辨证要点

1. 辨疾病分期　临床上常依据邪正的盛衰，将癌病分为早、中、晚三期。早期以邪实为主，痰湿、气滞、血瘀与热毒互结成癌块，正气未虚或正虚不显；随着病程进展，癌病耗伤人体之气血津液，至中期则正虚渐甚，出现气、血、阴、阳的亏虚，癌块逐渐增大，变硬，侵袭范围增大；晚期以正衰为主，正气消耗殆尽，邪毒侵凌范围广泛，或有远处转移。

2. 辨标本虚实　癌病多为因虚得病，因虚致实，是一种全身虚，局部实的疾病。正虚应首先明确何脏腑之虚，是两脏虚还是多脏俱虚；其次分清气血阴阳亏虚的不同及兼夹情况。邪实应分清痰结、湿阻、气滞、血瘀、热毒的不同，胀闷不适，善太息者，多属气郁；肿块硬韧，苔腻脉滑者，多属痰浊；疼痛难忍，痛有定处，舌质紫黯者，多属血瘀；肢体浮肿，下见秽浊者多属湿浊；肿块灼热疼痛，发热口干者，多属热毒。

3. 辨气血阴阳　癌病可引起患者脏腑气血阴阳的失调，气虚者见倦怠乏力、气短懒言、易于出汗、面色萎黄、食少纳差、舌淡而胖、舌边有齿痕、脉弱等；血虚者见面色苍白、唇甲淡白、头晕乏力、心悸目眩、失眠多梦、舌质淡、脉细弱等；阴虚者见口燥咽干、五心烦热、潮热盗汗、腰膝酸痛、舌红少津、脉细数等；阳虚者见畏寒肢冷、四肢不温、小腹冷痛，小便清长，舌质淡白、脉沉细等。

4. 辨脏腑病位　癌病涉及多个脏腑，不同的癌病，病位不同，因此应当辨明属脑、肺、胃、肝、大肠、肾、膀胱等不同脏腑之癌病。同时，癌病的发生发展与肝、脾、肾三脏有密切的联系，应注意脏腑之间的联系。

（二）证候分型

1. 气郁痰瘀

证候表现：胸膈痞闷，脘腹胀满，或胀痛不适，或隐痛或刺痛，善太息，神疲乏力，纳呆食少，便溏或呕血、黑便，或咳嗽咳痰，痰质稠黏，痰白或黄白相兼。舌苔薄腻，舌质紫暗，脉弦或细涩。

证候分析：肝脉布两胁，循少腹，肝气郁结，气机阻滞，故见胸膈痞闷，脘腹胀满，或胀痛不适；气能行血，气机郁结，血行瘀滞，而见气滞血瘀，不通则痛，故见隐痛或刺痛；肝气郁结，失于条达，故见善太息；肝郁日久不解，乘犯脾土，脾失健运，气血生化不足，故见神疲乏力，纳呆食少，便溏；瘀阻血络，血不循经而溢于脉外，故见呕血，黑便；肝气郁结，反侮肺金，影响肺气机的宣降，气不布津，痰浊阻肺，故见咳嗽咳痰，痰质稠黏，痰白或黄白相兼；舌苔薄腻，舌质紫暗，脉弦或细涩，为气郁痰瘀之象。

治护原则：行气解郁，化痰祛瘀。

代表方：越鞠丸合化积丸加减。常用药物为香附、槟榔、苍术、半夏、三棱、莪术、五灵脂、川芎等。

2. 热毒壅盛

证候表现：局部肿块灼热疼痛，发热，或热势壮盛，久稽不退，口咽干燥，心烦寐差，咳嗽无痰或少痰，或痰中带血，甚则咯血不止，胸痛或腰酸背痛，小便短赤，大便秘结。舌质红，舌苔黄腻或薄黄少津，脉细数或弦细数。

证候分析：热毒蕴结，局部血热络瘀，故见局部肿块灼热疼痛；热邪炽盛，亢于气分，无形里热熏蒸，故见发热，或热势壮盛，久稽不退；火热伤津则口咽干燥，热扰心神则心烦寐差；热毒蕴肺，肺失清肃，热灼津液成痰，热损肺络，迫血妄行，故见咳嗽，无痰或少痰，或痰中带血，甚则咯血不止；热毒蕴结，阻滞经络，络脉气血运行不畅，不通而痛，故见胸痛或腰酸背痛；热毒炽盛，化源不足而小便短赤，肠失濡润则便秘；舌质红，舌苔黄腻或薄黄少津，脉细数或弦细数为热毒壅盛之象。

治护原则：清热凉血，解毒散结。

代表方：犀角地黄汤合犀黄丸加减。常用药物为水牛角、牡丹皮、赤芍、生地黄、牛黄、半枝莲、半边莲、黄连、黄芩、大黄等。

3. 湿热郁毒

证候表现：时有发热，恶心，胸闷，口干口苦，心烦易怒，胁痛或腹部阵痛，身黄，目黄，尿黄，便中带血或黏液脓血便，里急后重，或大便干稀不调，肛门灼热。舌质红，苔黄腻，脉弦滑或滑数。

证候分析：湿热熏蒸，蕴热缠绵，易于反复，故见发热时见；湿热阻滞，中焦气机不利，故见恶心，胸闷；湿热熏蒸，肝胆疏泄失常，肝火上炎，故见口干口苦，心烦易怒；湿热蕴结，阻滞气机，气机郁滞，血行瘀滞，不通则痛，故见胁痛或腹部阵痛；湿热毒邪熏蒸肝胆，肝胆疏泄失职，胆汁不循常道而外溢，故见身黄，目黄，小便黄；肠腑湿热，热伤血络，血渗便中，故见便中带血或黏液脓血便；湿热阻滞气机，肠道气机不畅，故见里急后重，或大便干稀不调；肠腑热盛为毒，故见肛门灼热；舌质红，苔黄腻，脉弦滑或滑数，为湿热郁毒之象。

治护原则：清热利湿，泻火解毒。

代表方：龙胆泻肝汤合五味消毒饮加减。常用药物为龙胆草、黄芩、栀子、泽泻、木通、车前子、金银花、蒲公英、紫花地丁、天葵子等。

4. 瘀毒内阻

证候表现：面色晦暗，或肌肤甲错，胸痛或腰腹疼痛，痛有定处，如锥如刺，痰中带血或尿血，血色暗红，口唇紫暗。舌质暗或有瘀点、瘀斑，苔薄或薄白，脉涩或细弦或细涩。

证候分析：瘀毒内阻，新血不生，无以荣润皮肤，故见面色晦暗，或肌肤甲错；瘀血阻滞，气血运行不畅，不通则痛，故见胸痛或腰腹疼痛；瘀血为有形实邪，故见痛有定处，如锥如刺；瘀血阻络，血液不循常道，故见痰中带血或尿血，血色暗红；口唇紫暗，舌质暗或有瘀点、瘀斑，苔薄或薄白，脉涩或细弦或细涩，为瘀毒内阻之象。

治护原则：活血化瘀，理气散结。

代表方：血府逐瘀汤或膈下逐瘀汤加减。常用药物为桃仁、红花、五灵脂、牡丹皮、赤芍、

笔记栏

当归、川芎、香附、乌药、枳壳、黄连、黄柏、败酱草等。

5. 气阴两虚

证候表现：神疲乏力，口咽干燥，盗汗，头晕耳鸣，视物昏花，五心烦热，腰膝酸软，纳差，大便秘结或溏泄。舌质淡红少苔，脉细或细数。

证候分析：气虚推动无力，故见神疲乏力、纳差；癌毒稽留，耗伤气阴，阴液不足，虚热内生，故见口咽干燥，五心烦热，盗汗；阴液亏虚，精血不足，清窍、耳目、筋骨失于濡养，故见腰膝酸软，头晕耳鸣，视物昏花；阴亏津液不足，或气虚脾胃运化无权，故见大便秘结或溏泄；舌质淡红少苔，脉细数或细，为气阴两虚之象。

治护原则：益气养阴，扶正抗癌。

代表方：生脉地黄汤加减。常用药物为人参、麦冬、五味子、生地黄、熟地黄、玄参、百合、麦冬、炙甘草等。

6. 气血双亏

证候表现：形体消瘦，面色无华，唇甲色淡，气短乏力，动则多汗，心悸，头昏目眩，口干舌燥，纳呆食少。舌质淡红，脉细或细弱。

证候分析：瘤体消耗人体精血津液以自养，机体气血不足，不能荣养形体、肌肤、唇甲，故形体消瘦，面色无华，唇甲色淡；气虚推动无权，失于固摄，津液外泄，故气短乏力，动则多汗；气虚不能升举清阳，血虚不能濡养心神、清窍，故心悸，头昏目眩；津血同源，气血亏虚，阴液不足，故口干舌燥；中焦气虚，脾胃健运及受纳功能失职，故纳呆食少；舌质淡红，脉细或细弱，为气血亏虚之象。

治护原则：益气养血，扶正抗癌。

代表方：十全大补汤加减。常用药物为人参、生黄芪、炒白术、茯苓、炙甘草、当归、白芍、熟地黄、川芎等。

（三）施护措施

1. 病情观察　密切观察患者生命体征及疼痛部位、时间、程度、性质及伴随症状；若扪及包块，注意观察包块的部位、大小、性质、硬度、活动度及发展趋向，有无压痛，边缘是否光滑等；注意观察不同癌病的特殊表现，如肺癌患者密切观察痰液的色、质、量、有无特殊的腥臭味，大肠癌患者观察大便性状以及色、质、量，注意有无肠梗阻症状；若患者突然出现吐血或便血，面色苍白，汗出肢冷，头晕心悸，血压下降，脉搏细弱等临床表现时，及时报告医生，并配合抢救处理。

2. 生活起居护理　病室环境宜安静、整洁，温暖舒适，空气新鲜，定时开窗通风，定期空气消毒；根据病情安排休息及活动，病情轻者可适度活动，以利气血流通，增强体质，病情重者宜卧床休息，体位以舒适为宜；气血双亏长期卧床者，应注意保持皮肤清洁干燥，防止压疮，气阴两虚者避免剧烈活动和劳动，以免耗气伤阴，诱使病情加重或反复。

3. 饮食护理

（1）一般护理：日常饮食以清淡、易消化、富营养，定时、定量、少食多餐为原则。宜食用含有丰富的蛋白质、氨基酸及高维生素类食物，多食新鲜水果和蔬菜，或一些有利于排毒或解毒的食物，不宜食用熏制、腌制、炸烤及辛辣香燥、生冷油腻、粗糙坚硬的食物，戒烟限酒，进食速度忌过快。食少纳呆者，注意食物品种多样化，调整烹调手法，以改善患者的食欲。

（2）辨证施食：气郁痰瘀者，要少食多餐，可适量食用理气化痰，活血化瘀之品，如白梨、山楂、柑橘、萝卜、陈皮等，或配以薤白粥、佛手姜汤、香橼浆，或以川楝子与陈皮泡水代茶饮，忌土豆、红薯等产气之品；热毒壅盛者，可食用清热凉血解毒之品，如冬瓜、丝瓜、赤小豆、西瓜、鲜藕汁、蒲公英等，药膳如绿豆薄荷薏米粥；湿热郁毒者，可食用清热利湿解毒之品，如马齿苋、薏苡仁、苦瓜、山药、荸荠等，切忌肥甘厚腻之食物，以免助湿化痰生热；瘀毒内阻者，宜食用活血化瘀，理气软坚之品，如海带、紫菜、茯苓、白术、山药、太子参、浙贝母等，药膳如桃仁粥、梅花粥、玫瑰膏、川芎茶、金橘山药粟米粥等；气阴两虚者，宜食用益气养阴之品，如枸杞子、山药、莲子、百合、沙参、麦冬等，药膳如桑椹粥、百合粥、枸杞山药甲鱼汤、枸杞百合薏米粥等；气血双亏者，宜食用补气养血之品，如鸡肉、大枣、当归、芡实、白扁豆等，药膳如茯苓粥、红枣粥等，忌食辛辣香燥之品，以免耗伤气血。

4. 情志护理　情志不畅，精神抑郁，可使气机逆乱，阴阳气血失调，脏腑功能失常，故平时要指导患者避免焦虑、恐惧或悲观失望等不良情绪，保持良好的心态，医务人员及家属要注意倾听患者的诉求，避免一切不良精神刺激，尽量避免暗示，以免增加患者的痛苦和恐惧。根据患者患病年龄不同，给予不同的心理指导，年轻人需加强引导，积极鼓励，中年人以宣教为主，讲解疾病相关知识以及如何正确对待疾病，老年人应加以安慰，给予热情的关怀，劝慰患者少忧郁、勿恼怒、心平气和、豁达开朗。适当应用音乐疗法，情绪抑郁者，宜选择欢快向上的乐曲，倦怠乏力者，宜选择节奏明快、旋律优美而流畅的乐曲，焦虑不安者，选择节奏徐缓的乐曲，使患者气机舒畅，以利于疾病的恢复。

5. 用药护理　部位固定的剧烈疼痛以及痛无定处的轻微痛，应遵医嘱合理使用镇痛剂；中药汤剂宜温服；对胃有刺激的中药宜饭后服用，补益药物宜饭前服用；湿热郁毒及肝肾阴虚患者，服药的温度可稍低。

6. 中医护理技术的运用　癌病患者放疗、化疗后，正气常被耗伤。可配合隔姜灸命门、肾俞，关元、足三里，以增强体质。针对不同病证或症状，可加选相应穴位，如肝癌者，遵医嘱加选章门、肝俞、期门、内关等穴；脘腹胀满者，可加隔姜灸神阙穴。

（四）健康教育

1. 起居有常，生活作息有规律，养成良好的生活习惯，戒烟酒。

2. 宜食用易于消化而富于营养的食物，禁食辛辣、腌炸、粗糙坚硬的食物。

3. 保持精神愉快，乐观，克服悲观失望或急躁焦虑的心理，增强战胜疾病的信心。

4. 加强普查工作，做到早期发现、早期诊断和早期治疗，对防治疾病、改善预后有积极的意义。

5. 注意劳逸结合，根据具体情况，适度锻炼，如晨起散步、慢跑、做操、打太极拳、练气功、八段锦、五禽戏等，可在功能上和精神上起到很好的调理作用，具有增强体质、调理脏腑气血阴阳功能，达到扶正目的。

6. 既病之后，定期复查，及早发现复发和转移，并及时采取相应的治疗措施。

附：厥　证

厥证是由多种原因引起的，以气机逆乱，升降失调，气血阴阳不相接续为基本病机，以突然昏倒，不省人事，或伴有四肢逆冷为主要临床表现的一种急性病证。病情轻者，一般在短时间内即可苏醒，醒后无偏瘫、失语及口眼㖞斜等后遗症；但病情重者，昏厥时间较长，甚至一厥不醒而导致死亡。

鉴于厥的含义较多，本节厥证所论范围是以内伤杂病中具有突然发生的一时性昏倒，不知人事为主症，或伴有四肢逆冷表现的病证。西医学中多种原因所致的晕厥、癔症、中暑、虚脱、高血压脑病、脑血管痉挛、低血糖晕厥、直立性低血压、出血性或心源性休克等，可参考本节辨证施护。

笔记栏

知识链接

历史沿革

厥的记载，始于《黄帝内经》，《素问·大奇论》曰："暴厥者，不知与人言。"指出厥有突然昏倒，不知人事的特征。《素问·厥论》说："寒厥之为寒也，必从五指而上于膝。"指出厥有肢体和手足逆冷的临床表现。张仲景继承《黄帝内经》手足逆冷为厥的论点，在《伤寒论·辨厥阴病脉证并治》指出："凡厥者，阴阳气不相顺接，便为厥。厥者，手足逆冷是也。"隋代巢元方《诸病源候论·中恶病诸候》认识到有些厥证与精神因素密切相关，指出："中恶者，是人精神衰弱，为鬼神之气卒中之也。夫人阴阳顺理，荣卫调平，神守则强，邪不干正。若将摄失宜，精神衰弱，便中鬼毒之气。"元代张子和立专篇论述厥证，《儒门事亲》中不仅记载了手足逆冷之厥，还记载了昏不知人之厥，并将昏厥分为尸厥、痰厥、酒厥、气厥、风厥等。明代张景岳对厥证的寒热虚实以及暑厥、酒厥大有发挥，为后世医家所推崇。

一、病因病机

1. 素体因素　素体虚弱，或素体阳旺阴亏，或脾虚有痰，或慢性久病、阴阳气血暗耗等，陡遇巨大精神刺激、创伤、外邪侵袭等诱因，致使气血逆乱，发为厥证。

2. 情志因素　在通常情况下，情志是人体生命活动的一部分，如果突遇剧烈的精神刺激，超过了生理活动所能调节的范围，就会引起脏腑的功能失调而发病。以恼怒致厥者居多，即《素问·生气通天论》所谓："大怒则形气绝，而血菀于上，使人薄厥。"若所愿不遂，肝气郁结，郁久化火，肝火上炎，致气血郁滞，以致阴阳不相顺接而发为厥证；若平素体弱胆怯，加上突如其来的外界影响，或见鲜血，或闻巨响等，"惊则气乱""恐则气下"，均可使患者发生气血逆乱而发为厥。

3. 暴感外邪　感受六淫或秽恶之邪，使气机逆乱，阴阳之气不相顺接，即可发为昏厥，即《素问·缪刺论》云："邪客于手足少阴、太阴、足阳明之络……五络俱竭，令人身脉皆动，而形无知也，其状若尸，或曰尸厥。"六淫致厥，以中寒、中暑者比较多见。中寒之厥，多发于严寒之令或高寒地区；中暑之厥，多发于酷暑之季，暑邪，其性炎热属阳，内侵人体，传变迅速，传入心包，扰乱心神，以致昏不知人而成暑厥；秽恶之厥，多发于深入矿井之内者。

4. 亡血失津　如因大汗吐下，气随液耗，或因创伤出血，或血证失血过多，以致津血亏虚，不能上荣，甚则气随血脱，阳随阴消，神明失养而致厥。如《伤寒论·辨少阴病脉证并治》中"大汗出，热不去，内拘急，四肢疼，又下利厥逆而恶寒者"，就是关于失津致厥的论述。

5. 饮食不节　嗜食酒肉肥甘，脾胃受损，失于健运，以致水液运行障碍，聚湿生痰，痰阻气机，气机不畅，日久不化，痰愈多则气愈阻，气愈滞则痰更盛，如遇不良情绪刺激，痰浊一时上壅，清阳被阻遏，则可发为昏厥；或暴饮暴食，饮食停于胸膈，气机不通，胃失和降，脾失升清，气血阴阳升降受阻，可引起昏厥。《证治准绳》云："中食之证，忽然厥逆昏迷，口不能言，肢不能举，状似中风，皆因饮食过伤，醉饱之后，或感风寒，或着气恼，以致填塞胸中，胃气有所不行，阴阳痞隔，升降不通。"

厥证的病机主要是气机逆乱，升降失常，气血阴阳不相顺接，常见气厥、血厥、痰厥、食厥、暑厥等类型。正如《景岳全书·厥逆》所说："厥者尽也，逆者乱也，即气血败乱之谓也。"所谓气机逆乱是指气的上逆不顺。情志变化最易影响气机运行，轻则气郁，重则气逆，逆而不顺则为气厥。其中，素体气盛之人，骤遇恼怒惊恐，气机逆乱上冲，清窍壅塞而昏倒为厥；素体虚弱之人，陡遇恐吓，清阳不升，神明失养而昏仆发厥。升降失调是指气机逆乱的病理变化。气的升降出入，是气运动的基本形式。由于情志、饮食、外邪而致气的运行逆乱，痰随气升形成痰厥；食滞中焦，胃失和降，脾不升清，形成食厥；暑热郁逆，上犯阳明而致暑厥。气为阳，血为阴，气与血阴阳相随，互为资生，互为依存，气血的病变也是互相影响的。血厥发生的病机有二，一是素体肝阳偏亢，遇恼怒伤肝，肝阳上亢，血随气升，气血逆乱于上，发为血厥；二是大量失血，血脱气无所依附，气血不能上荣清窍，清窍失养，则昏不知人，发为血厥。

厥证由于体质和病机转化的不同，又有虚实的区别。大凡气盛有余者，情志突变，气逆上冲，血随气逆，或挟痰挟食壅滞于上，以致清窍闭塞，不知人事，成为厥之实证；气虚不足，或大量出血者，清阳不升，气陷于下，血不上达，气随血脱，气血一时不相顺接，以致神明失养，不知人事，四肢不温，发为厥之虚证。

病变所属脏腑主要在心、肝，涉及脾、肾。心主神志，心病则神明失用，而致昏厥；肝主疏泄，并调畅气机和情志，肝病则气郁气逆；脾主运化，为气机升降之枢，脾病清阳不升，血不上达，清窍失养；肾藏精，为元气之根，肾虚精气不能上荣，亦可与心肝同病致厥。

厥证的预后，主要取决于正气的强弱、病情的轻重，以及抢救治疗是否及时、得当等。发病之后，若呼吸比较平稳，脉象有根，表示正气尚存，预后良好。反之，若气息微弱，或见昏愦不语，或手冷过肘、足冷过膝，或脉象沉伏如一线游丝，或如屋漏，或散乱无根，或人迎、寸口、趺阳之脉全无，多属危候，预后不良。

二、诊断与鉴别诊断

（一）诊断依据

1. 以突然昏仆、不省人事，或伴四肢逆冷为主要临床表现。发病前常有头晕、视物模糊、面色苍白、汗出等先兆症状，发病后感头晕、疲乏、口干，但无失语、偏瘫等后遗症。

2. 有明显的精神刺激、情绪波动、大失血、饮食不节、痰盛宿疾等病史。应了解既往有无类似病证发生。

3. 脑血流图、脑电图、脑干诱发电位、动态心电图、颅脑 CT、MRI 等有助于本病的诊断。

（二）鉴别诊断

1. 厥证与中风　中风中老年人多见，常存在素体肝阳亢盛。厥证可发生于任何年龄，常有明确的饮食、情志、外邪侵袭等诱因。中风中脏腑者神昏时间一般较长，苏醒后有偏瘫、口眼㖞斜及失语等后遗症。而厥证昏倒时间一般相对较短，移时苏醒，醒后不遗留后遗症。

2. 厥证与痫证　痫证常有先天因素或头部外伤史，以青少年为多见，常反复发作。病情重者，可表现为突然昏仆、不省人事，但发作时间短暂，且发作时常伴有号叫、抽搐、口吐涎沫、两目上视、小便失禁等，苏醒缓解后可如常人。厥证表现为突然昏倒，伴四肢厥冷、面色苍白，无叫吼、吐沫、抽搐等症。

三、辨证施护

（一）辨证要点

1. 辨病因　厥证的发生，常有明确的病因。如气厥虚证者，多素体虚弱，发作前有过度疲劳、休息不足等诱因；气厥实证者，多形体壮实，而发作多与精神刺激密切相关；血厥虚证者常与失血有关，或是继发于大汗之后；痰厥者，好发于素体湿盛，恣食肥甘之人；食厥常发生于暴食之后；酒厥发生于暴饮之后；暑厥多在夏季暴晒或高温作业之时出现。故了解病史，有助于查明病因，辨清证候。

笔记栏

2. 辨虚实　实证一般表现为昏厥而气粗息涌，喉间痰鸣，牙关紧闭，两手握固，脉多沉实或沉浮；虚证表现为昏厥而气息微弱，面色苍白，张口自汗，肤冷肢凉，小便自遗，脉沉细无力。

（二）证候分型

1. 气厥

(1) 实证

证候表现：由情志异常、精神刺激而发作，突然昏倒，不省人事，或四肢厥冷，呼吸气粗，口闭拳握。舌苔薄白，或舌红苔黄，脉伏或沉弦。

证候分析：情志刺激过甚，肝气不疏，气机上逆，血随气涌，故突然昏倒，不省人事；气机逆乱，阳气不达四末，四肢失于温煦，故四肢厥冷；气机逆乱，肺失宣降，故呼吸气粗；肝在体合筋，气机逆乱，气血不能荣筋，故口闭握拳；气机逆乱未化火者苔薄白，若化火可见舌红苔黄；脉伏或沉弦，为气逆不顺之象。

治护原则：开窍，顺气，解郁。

代表方：通关散合五磨饮子加减。常用药物为皂角、细辛、沉香、乌药、槟榔、枳实、木香、檀香、丁香、藿香等。

(2) 虚证

证候表现：发病前有明显的焦虑紧张、恐惧、疼痛或久立等诱发因素，发作时眩晕昏仆，面色苍白，呼吸微弱，汗出肢冷。舌淡，脉沉细微。

证候分析：患者元气素虚，骤遇惊恐，惊则气乱，恐则气下，清阳不升，清窍失养，故眩晕昏仆，面色苍白；肺主气，司呼吸，气虚下陷，故呼吸微弱；气虚不能固摄津液而汗出，气虚失于温煦而肢冷；舌淡，脉沉细微，为气虚之征。

治护原则：补气，回阳，醒神。

代表方：急用生脉注射液、参附注射液，苏醒后继用四味回阳饮。常用药物为人参、麦冬、五味子、附子、炮姜、炙甘草等。

2. 血厥

(1) 实证

证候表现：多因急躁恼怒而发，突然昏倒，不省人事，牙关紧闭，面赤唇紫。舌黯红，脉弦有力。

证候分析：急躁暴怒伤肝，怒而气上，血随气升，气血并走于上，上冲头面，清窍壅塞，故突然昏仆，不省人事，面赤唇紫；肝在体合筋，肝气暴张，筋肉强直，故牙关紧闭；舌黯红，脉弦而有力，为肝气有余之象。

治护原则：平肝潜阳，理气通瘀。

代表方：羚角钩藤汤或通瘀煎加减。常用药物为羚羊角（或山羊角）、钩藤、当归尾、红花、山楂、乌药、青皮、木香、香附、泽泻。

(2) 虚证

证候表现：多因大失血而发，突然昏厥，面色苍白，口唇无华，四肢震颤，自汗肢冷，目陷口张，呼吸微弱。舌质淡，脉芤或细数无力。

证候分析：大量失血，血不荣于头面，故突然昏厥，面色苍白，口唇无华；血不养筋，故四肢震颤；气随血脱，卫表不固，故自汗肢冷；血亏而目陷，气乏则口张，呼吸亦随之微弱；舌质淡，脉芤或细数无力，皆为血脱之征。

治护原则：补养气血。

代表方：急用独参汤，继服人参养荣汤。常用药物为人参、黄芪、当归、熟地黄、白芍、五味子、白术、茯苓、远志、甘草、肉桂、生姜、大枣、陈皮等。

3. 痰厥

证候表现：素有咳喘宿痰，多湿多痰，恼怒或剧烈咳嗽后突然昏厥，喉有痰声，或呕吐涎沫，呼吸气粗。舌苔白腻，脉沉滑。

证候分析：素有宿痰，逢恼怒则气逆，痰随气升，上闭清窍，故突然昏厥；痰气搏击于喉，痰气上逆，故喉有痰声，呕吐涎沫；痰气壅塞胸中，气机不利，故胸膈满闷，呼吸气粗；舌苔白腻，脉沉滑，为痰浊内阻之象。

治护原则：行气豁痰。

代表方：导痰汤加减。常用药物为陈皮、枳实、半夏、胆南星、茯苓、紫苏子、白芥子等。

（三）施护措施

1. 病情观察　在晕厥过程中应严密观察患者的神志、面色、皮温、汗出、脉搏、呼吸、血压、瞳孔、心率的变化；观察厥证发作的原因和诱因；观察昏厥持续时间、发作次数、程度和伴随症状等；有痰者，注意观察痰的色、质、量等。

2. 生活起居护理　病室整洁安静，光线宜暗，温湿度适宜，避免噪声和各种声光刺激；虚证者注意保暖，室温宜偏高，卧床休息，减少活动，保证充足的睡眠，以免损耗正气；厥证发作时，应立即让患者平卧，取头低足高位，头偏向一侧，解开衣领裤带，以利气血的流通；床旁加床档保护，以免发生坠床；病情缓解时，应以卧床休息为主，适当锻炼。

3. 饮食护理

(1) 一般护理：厥证发作时，应暂禁食。病情平稳后，宜清淡、易消化、营养丰富的流质或半流质饮食，食材宜多样化，如豆浆、牛奶、藕粉等，并补充足够的新鲜果汁，如西瓜汁、橙子汁、甘蔗汁、番茄汁等。禁食烟酒及辛辣、油腻、香燥之品。

(2) 辨证施食：气厥虚证者，可选用益气健脾之品，如白扁豆、莲子、山药、栗子、薏苡仁、蛋类、牛肉等；血厥者，予以易消化的糖水、米粥、蛋汤、牛奶等，多食补气养血之品，如龙眼、大枣、荔枝、羊肝、菠菜等食物；痰厥者，饮食宜细软温热，以素食为主，可服竹沥水、姜汁以化痰降浊，忌甜食、肥甘厚味、油腻、黏滑之品，以防助热生痰，忌生冷食物，防伤脾生痰。

4. 情志护理　厥证的发生与情志关系密切，可因情绪波动或精神刺激而反复发作，故应加强情志护理，避免忧思恼怒，消除使患者激动的任何因素。厥证急性发作时要劝慰家属不要惊慌失措，不宜在床旁啼哭或议论病情；厥证缓解时，应给予患者关心体贴，精神上安慰，对于精神脆弱，心虚胆怯，易于激动的患者，应加强自身修养，消除恐惧心理，增强意志，以宽广的胸怀对待烦恼和不悦，遇事要保持冷静、平和的心态。

5. 用药护理　严格按医嘱用药；中药汤剂宜温服；独参汤，要按时正确服下，可少量多次频饮。

6. 中医护理技术的运用　昏迷者可温和灸人中、素髎、合谷、内关、涌泉等穴，直到脉回汗止为度。气厥虚证者可配伍百会、膻中、关元等穴；血厥虚证可配伍太溪、气海、神阙、百会等穴。

（四）健康教育

1. 起居有常，合理安排工作，注意劳逸结合，保证充足的睡眠，避免过度疲劳；适度锻炼，增强体质，下蹲起立时动作要缓慢。

2. 饮食有节，定时定量进餐，不可暴饮暴食或过度饥饿，饮食宜清淡、营养丰富、易消化，忌食肥甘、油腻、生冷、辛辣之品，禁烟酒。

3. 情志调养，保持情绪稳定、乐观，避免恶性的精神和环境刺激。

4. 积极治疗原发病，注意识别晕厥前的先兆症状。遵医嘱定时服药，定期复诊。

笔记栏

病案分析

李某，男，52岁。于2019年10月12日入院。

主诉：间断多饮、多尿10余年，加重伴乏力1个月。

现病史：患者缘于10年前无明显诱因出现口干、口渴、多饮症状，饮水后不能缓解，就诊于当地医院，查空腹血糖7.8mmol/L，诊断为“2型糖尿病”，口服盐酸二甲双胍片0.85g，每日1次。1个月前，无明显诱因上述症状加重，体重减轻约5kg，乏力持续不能缓解，遂来就诊。现症：口干渴，多饮，多尿，倦怠乏力，腰膝酸软，心慌，汗出，胸闷，气短，视物模糊，双下肢麻木，肢端疼痛，入夜痛甚，偶有头晕，饮食尚可，睡眠尚可，大便可。

查体：T：36.4℃，P：78次/min，R：18次/min，BP：150/80mmHg，身高：185cm，体重：86kg。神志清醒，发育正常，体型中等，营养良好，步入病房，表情自然，自主体位，查体合作。舌质红，苔薄白，脉沉细无力。

辅助检查：空腹血糖15.38mmol/L，糖化血清蛋白589μmol/L，糖化血红蛋白10.2%；尿常规检查：尿糖（++），尿酮体（+），尿蛋白（+）；眼底及双下肢彩超未见异常。

请分析：

1. 该患者的中医诊断及病因病机是什么？
2. 该患者饮食护理措施有哪些？

（王　丽　刘向荣）

复习思考题

1. 郁证肝气郁结者，如何进行饮食调护？
2. 鼻衄时宜如何对症处理？
3. 玉竹沙参焖老鸭适用于哪些证型的虚劳？请分析原因并分析该证型的虚劳有何证候表现？
4. 瘿病发病的病机关键是什么？请分析情志内伤与该病机的关系。

扫一扫，测一测

第八章

经络肢体病证

学习目标

1. 识记　经络肢体病证的发病特点，以及痹证、痉证、痿证、腰痛的概念、辨证要点、证候表现及施护措施。

2. 理解　经络肢体病证的病因病机、诊断及辨证施护。

3. 应用　能正确分析经络肢体病证的具体病例，并解决临床护理问题。

经络是机体内的一种体系，由经脉和络脉共同组成，它们相互交织，纵横交错，其主要生理功能是通行气血，协调阴阳，沟通表里内外，是维持肢体之间、肢体与脏腑之间等机体功能活动协调统一的结构保证。经络肢体病证多因外邪侵袭、筋脉失养，肢体经络功能失常等所引致，证候特征主要表现为肢体疼痛、麻木、活动受限或功能活动失调，不能正常生活和工作。护理上应根据经络肢体病证特点，观察疼痛的性质与程度的变化；避免受寒，不宜过劳；饮食清淡，富营养，易消化；消除患者忧思郁怒等情绪。临床常见病证有痹证、痉证、痿证、腰痛。

第一节　痹　证

08章01节PPT

PPT 课件

痹证是由于风、寒、湿、热等外邪侵袭人体，痹阻经络，导致气血运行不畅，以肌肉、筋骨、关节等部位发生酸痛、麻木、重着、屈伸不利，甚或关节肿大灼热等为主要临床表现的一种病证，临床上具有渐进性或反复发作的特点。

西医学中的风湿热、风湿性关节炎、类风湿关节炎、骨关节炎、反应性关节炎、强直性脊柱炎、坐骨神经痛、骨质增生、痛风等疾病，表现以痹证为主症者，均可参照本节辨证施护。

知识链接

历 史 沿 革

痹证的病名最早见于《黄帝内经》。《素问·痹论》指出："风、寒、湿三气杂至，合而为痹。其风气胜者为行痹，寒气胜者为痛痹，湿气胜者为着痹也。"认为感受风寒湿邪是引起痹证的主要原因。唐代《备急千金要方》等书，收载了多种较为有效的治疗方剂，如独活寄生汤。明代李中梓提出行痹、痛痹、着痹治疗应分别以祛风、散寒、除湿为主，行痹参以补血，痛痹参以补火，着痹参以益气补脾，这些痹证的基本治则为后世医家所重视。清代吴鞠通《温病条辨》一书中新拟订了宣痹汤、加减木防己汤等适用于热痹的方剂。王清任在《医林改错》中新拟以活血化瘀为主的身痛逐瘀汤，扩充了治疗痹证方剂的类型。

笔记栏

一、病因病机

（一）外因

1. 风寒湿邪　久居潮湿之地、严寒冻伤、贪凉露宿、睡卧当风、暴雨浇淋、水中作业或汗出入水等，外邪注于肌腠经络，滞留于关节筋骨，导致气血痹阻而发为风寒湿痹。由于感受风寒湿邪各有所偏盛，而有行痹、痛痹、着痹之别。

2. 风湿热邪　久居炎热潮湿之地，外感风湿热邪，袭于肌腠，壅于经络，痹阻气血经脉，滞留于关节筋骨，发为风湿热痹。

（二）内因

1. 劳逸不当　劳欲过度，将息失宜，精气亏损，卫外不固；或剧烈活动后体力下降，防御功能降低，汗出肌疏，外邪乘袭。

2. 久病体虚　老年体虚，肝肾不足，肢体筋脉失养；或病后、产后气血不足，腠理空疏，外邪乘虚而入。

ER-8-1

痹证病因病机示意图

3. 饮食失调　恣食甘肥厚腻或酒热海腥发物，导致脾运失健，湿热痰浊内生，气血经脉痹阻。

4. 跌仆外伤　跌倒、扭伤等伤及肢体筋脉，气血经脉痹阻，亦与痹证发生有关。

痹证多因正气不足，腠理不密，卫外不固，外感风、寒、湿、热之邪，导致肌肉、筋骨、关节、经络痹阻，气血运行不畅，不通则痛。其病位在筋脉、筋骨、肌肉、关节，可涉及心、脾、肝、肾等脏腑。一般初病属实，久则出现正虚邪实，出现虚实夹杂之候。

二、诊断与鉴别诊断

（一）诊断依据

1. 发病及病情的轻重与劳累、寒冷、潮湿、劳累及天气变化、节气更迭有关，某些痹证的发生和加重可与饮食不当有关。好发于青壮年、体力劳动者、运动员及体育爱好者。

2. 以突然或缓慢地自觉肢体关节肌肉疼痛、屈伸不利，或疼痛游走不定，甚则关节剧痛、肿大、强硬、变形为痹证的症状学特征。

3. 抗链球菌溶血性 O 试验、红细胞沉降率、C 反应蛋白等实验室检查和 X 线检查有助于痹证的诊断。

（二）鉴别诊断

痹证与痿证　见表 8-1。

表 8-1　痹证与痿证的鉴别诊断

病名	发病特点
痹证	主要是由风寒湿邪和风湿热邪流注关节，经络痹阻，气血运行不畅导致，以四肢筋骨、肌肉关节的疼痛、重着、屈伸不利为主，有时也兼不仁或肿胀，但无瘫痿的表现
痿证	主要是肌肉、筋骨失于濡养，以肢体痿弱，羸瘦无力，行动艰难，甚则瘫软于床为主要表现，但肢体关节多无疼痛

三、辨证施护

（一）辨证要点

1. 辨病邪　痹证的证候特征多因感受邪气的性质不同而表现各异。肢体关节疼痛呈游走不定者，属风胜；疼痛较剧，遇寒则甚，得热则缓者，属寒胜；重着而痛，手足沉重，肌肤麻木者，属湿胜；红肿热痛，筋脉拘急者，属热胜。

2. 辨虚实 新病多实，久病多虚。实者，发病较急，正气尚胜抗邪，故痛势剧，脉实有力；虚者，病程较长，多有气血不足，故疼痛绵绵，痛势较缓，脉虚无力。后期多见虚实错杂，应辨明虚实，分清主次。

3. 辨证候特征 病程久者，应辨识有无痰瘀阻络，气血亏虚及脏腑损伤证候。各种痹证迁延不愈，症见关节漫肿，甚则强直畸形，痛如针刺，痛有定处，屈伸不利，多属瘀血阻络，痰瘀交结，经络不通，关节不利，而成顽疾。

（二）证候分型

1. 行痹

证候表现：肢体关节、肌肉疼痛酸楚，屈伸不利，可涉及肢体多个关节，疼痛呈游走性，初起可见恶风、发热等表证。舌苔薄白，脉浮或浮缓。

证候分析：风寒湿邪侵袭肌表，留滞经络，气血运行不畅，不通则痛，故见肢体关节、肌肉疼痛酸楚，屈伸不利；行痹以感受风邪为主，风性善变，故痹痛游走不定；外邪束表，营卫不和，则见恶风、发热，舌苔薄白，脉浮或浮缓。

治护原则：祛风通络，散寒除湿。

代表方：防风汤。常用药物为防风、麻黄、桂枝、葛根、当归、茯苓、生姜、大枣、甘草等。

2. 痛痹

证候表现：肢体关节疼痛，痛势较剧，遇寒则痛甚，得热则痛缓，关节屈伸不利，痛处不红，触之不热。苔白滑，脉弦紧。

证候分析：感受寒邪较重，寒主收引，邪留经络，痹阻气血，故见肢体关节疼痛，痛势较剧，遇寒则痛甚，得热则痛缓，关节屈伸不利；因寒为阴邪，故痛处不红，触之不热；苔白滑，脉弦紧，为寒湿之象。

治护原则：散寒通络，祛风除湿。

代表方：乌头汤。常用药物为制川乌、麻黄、芍药、甘草、蜂蜜、黄芪等。

3. 着痹

证候表现：肢体关节肌肉酸楚、重着、疼痛，肿胀散漫，关节活动不利，肌肤麻木不仁。舌质淡，舌苔白腻，脉濡缓。

证候分析：以感受湿邪为重，湿性重浊黏腻，留滞关节，则见肢体关节肌肉酸楚、重着、疼痛，肿胀散漫，关节活动不利；肌肤经络被湿邪阻滞，营血运行不畅，故见肌肤麻木不仁；舌质淡，舌苔白腻，脉濡缓，均为湿邪偏盛的表现。

治护原则：除湿通络，祛风散寒。

代表方：薏苡仁汤。常用药物为薏苡仁、苍术、甘草、羌活、独活、防风、麻黄、桂枝、制川乌、当归、川芎等。

4. 热痹

证候表现：关节疼痛，局部灼热红肿，得冷则舒，得热则甚，痛不可触，可病及 1 个或多个关节，可有皮下结节或红斑，多兼有发热、恶风、汗出、口渴、烦闷不安等全身症状。舌质红，舌苔黄或黄腻，脉滑数或浮数。

证候分析：感受风湿热邪，邪气壅滞经络，流注关节，气血不通，导致关节疼痛，局部红肿灼热，得冷则舒，得热则甚，痛不可触，可病及 1 个或多个关节，可有皮下结节或红斑；湿热壅盛，营卫郁滞，故有发热、恶风、汗出、口渴、烦闷不安等全身症状；舌质红，舌苔黄腻，脉滑数等，均为湿热内盛的表现。

治护原则：清热通络，祛风除湿。

笔记栏

代表方：白虎桂枝汤合宣痹汤。常用药物为石膏、知母、黄柏、连翘、桂枝、防己、杏仁、薏苡仁、滑石、赤小豆、蚕沙等。

（三）施护措施

1. 病情观察　观察疼痛的部位、持续时间、性质、特点、诱发因素等；观察体温与关节疼痛发作的关系。观察关节功能，有无关节活动不利、关节畸形等，注意关节活动受限程度。病程日久可伤及脏腑，注意观察尿量、脉搏变化，以及有无伴发胸闷、心悸、水肿等症状。

2. 生活起居护理　居室应避免阴冷、潮湿，痛痹患者，尤应注意保暖，避免风寒湿之邪侵入人体。汗出勿当风，劳动或运动后不可乘身热汗出入水洗浴等。起居作息规律化，饮食有常、劳逸结合。关节肿胀、疼痛及发热者需卧床休息。长期卧床患者，应注意定时更换体位，将罹患关节保持功能位置，在疼痛缓解后，协助患者进行功能锻炼，以免肌肉萎缩或关节畸形，并应注意皮肤护理，预防压疮。

3. 饮食护理

(1) 一般护理：以清热疏利食品为主，忌食辛辣刺激、油腻、生冷之物。可多食丝瓜、苋菜、绿豆、冬瓜、菱角、藕、香蕉、西瓜等。

(2) 辨证施食：行痹者，宜食祛风除湿的食物，如葱头、生姜、薏苡仁、糙米等，忌食猪油、螃蟹、冰棍等寒凉滋腻碍胃食物。痛痹者，宜食散寒止痛利湿的食物，如韭菜粥、五谷杂粮等，饮食中可多用姜、椒等温热性调料，以助热散寒；可食川姜粥、牛羊骨头汤等药膳。着痹者，饮食宜健脾除湿通络的食物，如薏苡仁、扁豆、山药等，可食薏苡仁干姜粥、薏苡仁酒等药膳。热痹者，宜食清热除痹的食物，如冬瓜、绿豆、丝瓜等，可食疗忍冬藤薏苡仁粥、荷叶桑枝粥等药膳。

思政元素

勤于思考，善于观察，开拓创新，解除病痛

相传唐代时，长安城内有几个富翁身患一种怪病，只见脚胫日渐浮肿，浑身肌肉酸痛麻木，身倦乏力，众医诊治均束手无策，于是请孙思邈诊治，经药石下肚，仍没有好转，孙思邈由于难揭其迷，终日甚感不安。有一天，严太守也患此病请孙思邈治疗，为查明病因，他住进严府仔细观察了十几天，只见严太守的贴身家童也精神萎靡，下肢浮肿，只是比严太守轻些，孙思邈仍百思不得其解，他又到厨房内调查，厨师说严太守不喜欢大鱼大肉，但对粮食精制很讲究，派人将米面反复加工精碾细磨后才作为主粮食品。随后，孙思邈又去拜访了其他几位同样症状的富翁，发现他们均喜食精粮，此时，孙思邈已悟出其中的奥妙，立即建议严太守将每日主食全改成粗粮糙米，并将一些细谷糠、麦麸皮煎水服用，半月后严太守精神好转，浮肿全消退，怪病竟神奇的康复了。孙思邈勤于思考，善于观察，首次使用食疗法成功治愈因过食精粮引起的“脚气病”，并编撰《备急千金要方》等医学巨著造福后人。

4. 情志护理　痹证病程较长，缠绵难愈，患者易情绪低落，抑郁、忧思过度，可使脾气郁结，运化失常，导致胸胁痞满，食欲不振，失眠健忘等症状，做好耐心细致的开导、安慰、解释工作，调动患者的积极心理因素，防止不良情绪的发生。

5. 用药护理　指导患者遵医嘱服用中药，宜温热服用，并严密观察服药后的反应。对于关节疼痛剧烈的患者，中药方剂中如采用附子、川乌药等毒副作用较强的药时，中药汤剂宜久煎，若患者服药后出现唇舌、手足发麻、恶心、心慌、脉迟等中毒症状时，应通知医生进行处理。中药方剂中如有药性比较峻猛、毒副作用较大的虫类药物，如全蝎、蜈蚣等，可采用研末装入胶囊内吞服。

6. 中医护理技术的运用　患肢局部肿痛时，可取曲池、尺泽、合谷、外关、足三里、阳陵泉、委中等穴位进行穴位按摩。可选用坎离砂醋调进行中药外敷，或用食盐、葱白炒热后熨贴患处；也可用松节油、牛膝煎水热敷，均起到活血化瘀，消肿止痛，疏风通络，缓解疼痛的作用。

（四）健康教育

1. 注意季节时令变化，及时采取有效的保暖、防寒、防湿措施，随气温变化增减衣被，以防外邪入侵。天气寒冷时应加强局部保暖措施，可用热水袋或坎离砂热敷，进行局部按摩、揉搓擦交替运用，手法要轻，以局部热感为度。

2. 适当进行功法练习，如八段锦、太极拳等，加强体育锻炼，促使筋脉舒通，气血运行通畅，有利于肢体功能的恢复。

3. 饮食有节，宜进食高营养、清淡可口、易消化饮食。风寒湿痹者忌生冷，可多食温性食物，如羊肉、姜等；热痹宜清淡食品，忌辛辣、肥甘等食物，可多饮水。

4. 保持心情舒畅，家属应多关心、鼓励患者，使其消除顾虑，增强战胜疾病的信心。

第二节　痉　　证

08章02节PPT

PPT 课件

痉证是指由于筋脉失养所引起的以项背强急，四肢抽搐，甚至口噤、角弓反张为主要表现的一种病证。痉证多因阴阳失调，阴血不濡，筋脉失养，导致风阳内动。

西医学中，各种原因引起的热性惊厥以及某些中枢神经系统病变，如流行性脑脊髓膜炎、流行性乙型脑炎、中毒性脑病、脑脓肿、脑寄生虫病、脑血管疾病等，表现以痉证为主症者，均可参照本节辨证施护。

知识链接

历史沿革

《黄帝内经》奠定了外邪致痉的理论基础，认为痉证主要由风、寒、湿、热之邪壅阻经络而引起。《素问·至真要大论》："诸痉项强，皆属于湿。诸暴强直，皆属于风。"《灵枢·经筋》："经筋之病，寒则反折筋急。"《灵枢·热病》："热而痉者死。"《金匮要略》最早立专篇论述痉证，将痉证分为刚痉、柔痉两大类：刚痉——痉证见发热无汗者；柔痉——痉证见身热汗出者。《诸病源候论·风痉候》描述为"口噤不开，背强而直，如发痫状"。《景岳全书》明确提出痉证的病机。清代温病学家提出热盛津伤，肝风内动致痉的观点。《张氏医通》《温病条辨》提出"瘛疭"即抽搐。

一、病因病机

1. 感受外邪　外感风寒湿邪，壅塞经络，以致气血运行不利，筋脉失养，拘挛抽搐而成痉；外感温热之邪，或寒热郁而化热，邪热消灼津液，筋脉失养。或热病邪入营血，引动肝风，扰乱神明，而发生痉证。

2. 久病过劳　久病不愈，气血耗伤，气虚血运不畅，瘀血内阻，血虚则不能濡养筋脉，久病脏腑功能失调，或脾虚能运化水湿，或肝火灼伤津液，或肺热蒸灼津液，皆能产生痰浊，痰浊阻滞筋脉，筋脉失养而致痉。先天禀赋不足，操劳过度，情志不畅，久之致肝肾阴虚，阴不敛阳，水不涵木，肝阳上亢，阳亢化风而致痉。

3. 误治或失治　误用或过用汗吐下法，如表证过汗及产后失血，风寒误下，疮家误汗等，导致津液耗伤；汗证、血证、体虚等病证失治，伤津损液，导致津伤脱液，亡血失精，筋脉失养，均可导致痉病的发生。

FR-8-2

痉证病因病机示意图

痉证多因风寒湿邪，壅滞脉络，或热甚于里，消灼津液，或阴血亏损，导致筋脉失养而发病。其病位在筋脉，常涉及心、肝、脾、肾。痉证有虚实之分，虚者为阴阳、气血、津液不足，以致筋脉失养；实者为风、寒、湿、热之邪，壅滞于经脉。热盛伤津，经脉失养，则多为正虚邪实，虚实夹杂证。痉证日久，邪盛伤正，出现气血阴液亏虚，可由实证转为虚证，或虚中夹实证；虚证日久，脏腑功能失调，气血运行不畅，亦可产生痰浊、瘀血，因虚致实。失治、误治，病情进一步发展，可出现阴阳气血衰败，肝脾心肾俱损之危症、重症。

二、诊断与鉴别诊断

（一）诊断依据

1. 多突然起病，以项背强急，四肢抽搐，甚至角弓反张为其证候特征。
2. 部分危重患者可有神昏谵语等意识障碍。
3. 发病前多有外感或内伤等病史。

（二）鉴别诊断

痉证与痫病、厥证、中风、破伤风　见表 8-2。

表 8-2　痉证与痫病、厥证、中风、破伤风的鉴别诊断

病名	发病特点
痉证	是指由于筋脉失养所引起的以项背强急，四肢抽搐，甚至口噤、角弓反张为主要表现的一种病证，多突然起病，以项背强急，四肢抽搐，甚至角弓反张，无偏瘫症状，发病前多有外感或内伤等病史
痫病	是一种发作性的神志异常的疾病，其大发作的特点为突然仆倒，昏不知人，口吐涎沫，两目上视，四肢抽搐，或口中如作猪羊声，大多发作片刻即自行苏醒，醒后如常人
厥证	由于阴阳失调，气机逆乱，以致突然昏倒、不省人事、四肢逆冷为主要表现的一种病证。多表现为四肢逆冷，无项背强硬、四肢抽搐等表现
中风	以突然昏仆，不省人事，或不经昏仆，而表现为以半身不遂，口舌歪斜为主要特点
破伤风	古称“金疮痉”，现属外科疾病的范畴。因金创破伤，伤口不洁，感受风毒之邪，临床表现为项背强直，四肢抽搐，角弓反张，发痉多始于头面部，肌肉痉挛，口噤，苦笑面容，逐渐延及四肢或全身，病前有金创破伤，伤口不洁病史

三、辨证施护

（一）辨证要点

1. 辨外感与内伤　外感致痉多有恶寒、发热、脉浮等表证，内伤发痉则多无恶寒发热。

2. 辨虚实　颈项强直，牙关紧闭，角弓反张，四肢抽搐频繁有力而幅度较大者，多属实证；手足蠕动，或抽搐时休时止，神疲倦怠，多属虚证。

（二）证候分型

1. 邪壅经络

证候表现：头痛，项背强直，恶寒发热，无汗或汗出，肢体酸重，甚至口噤不能语，四肢抽搐。舌苔薄白或白腻，脉浮紧。

证候分析：风寒湿邪阻滞经络，故头痛，项背强直；外邪侵于肌表，营卫不和，则恶寒发热；湿邪阻滞经络肌肉，故肢体酸重；如寒邪较重，则口噤不得语，甚至四肢抽搐；如风邪偏盛，则见发热不恶寒，汗出；舌苔薄白或白腻，脉浮紧，均为风寒湿邪在表之征。

治护原则：祛风散寒，燥湿和营。

代表方：羌活胜湿汤加减。常用药物为羌活、独活、防风、藁本、川芎、蔓荆子、葛根、白芍、甘草等。

2. 肝经热盛

证候表现：高热头痛，口噤龂齿，手足躁动，甚则项背强急，四肢抽搐，角弓反张。舌质红绛，舌苔薄黄或少苔，脉弦数。

证候分析：邪热炽盛，上干清窍，则高热头痛；热邪燔灼肝经，上扰元神，风阳相煽，筋脉失养，则口噤龂齿，四肢抽搐，角弓反张，手足躁动；舌质红绛，舌苔薄黄或少苔，脉弦数，为肝经热盛，波及营血之征。

治护原则：清肝潜阳，息风镇痉。

代表方：羚角钩藤汤加减。常用药物为水牛角、钩藤、桑叶、菊花、川贝母、竹茹、茯神、白芍、生地黄、甘草等。

3. 阳明热盛

证候表现：壮热汗出，项背强急，手足挛急，甚则角弓反张，腹满便结，口渴喜冷饮。舌质红，苔黄燥，脉弦数。

证候分析：热入阳明，阳明气分热盛，迫津外出，灼津耗液，则壮热，口渴饮冷，多汗；热邪内结，腑气不通，则腹满便结；邪热上犯元神，下消阴液，筋脉失养，则项背强直，手足挛急，甚则角弓反张；舌质红，苔黄燥，脉弦数，均为阳明热盛之征。

治护原则：清泄胃热，增液止痉。

代表方：白虎汤合增液承气汤加减。常用药物为生石膏、知母、玄参、生地黄、麦冬、大黄、芒硝、粳米、甘草等。

4. 心营热盛

证候表现：高热烦躁，神昏谵语，项背强急，四肢抽搐，甚则角弓反张。舌质红绛，苔黄少津，脉细数。

证候分析：热入心营，神明被扰，则见高热烦躁，神昏谵语；热灼营血，血热横窜经脉，筋脉失养，则见项背强急，四肢抽搐，角弓反张；舌绛，苔黄少津，脉细数，为热入心营之征。

治护原则：清心透营，开窍止痉。

代表方：清营汤加减。常用药物为水牛角、莲子心、淡竹叶、连翘、玄参、生地黄、麦冬等。

5. 痰浊阻滞

证候表现：头痛昏蒙，神识呆滞，项背强急，四肢抽搐，胸脘满闷，呕吐痰涎。舌苔白腻，脉滑或弦滑。

证候分析：痰浊瘀血阻于经脉、血络，清阳不升，故头痛昏蒙；清窍瘀阻，神明失养，故神情呆钝，痴呆，失语；痰浊、瘀血阻滞胸膈，故胸脘满闷；痰浊中阻，胃气上逆，则呕吐痰涎；痰瘀滞络，筋脉失养，故见手足颤动或四肢抽搐，项背强急；苔白腻，脉弦或脉弦滑，为痰瘀内阻之征。

笔记栏

治护原则：豁痰开窍，息风镇痉。

代表方：导痰汤加减。常用药物为羌活、防风、半夏、石菖蒲、陈皮、胆南星、姜汁、竹沥、枳实、茯苓、白术、全蝎、地龙、蜈蚣等。

6. 阴血亏虚

证候表现：项背强急，四肢麻木，抽搦或筋惕肉瞤，直视口噤，头目昏眩，自汗，神疲气短，或低热。舌质淡或舌红无苔，脉细数。

证候分析：素体气血亏虚，或失血，或汗下太过之后，气血两虚，不能营养筋脉，故项背强急，四肢麻木，抽搦；血虚不能上奉于脑，故头目昏眩；血虚不能上灌于目，目系筋脉失荣而拘急，故目难以转动而有直视；血虚口肌失荣，故发口噤；气血不足，故神疲短气而自汗；舌淡红，脉细数，均为气血亏虚之征。

治护原则：滋阴养血，息风止痉。

代表方：四物汤合大定风珠加减。常用药物为生地黄、熟地黄、白芍、麦冬、阿胶、五味子、当归、麻子仁、生龟甲、生鳖甲、生牡蛎、鸡子黄等。

（三）施护措施

1. 病情观察　密切观察发痉的次数、持续时间，发作时和发作后的情况及体温、呼吸、血压、舌象、脉象、神志、面色、出汗、二便等变化，并做好记录。严密观察病情，若发现双目不瞬、口角抽动、指（趾）抽动等痉证发作的先兆表现时，应立即报告医生并协助及时处理，如遵医嘱针刺治疗或急煎止痉药物顿服，防止发痉。

2. 生活起居护理　病室应保持安静通风，光线柔和暗淡，避免噪声和强光等刺激。痉病刚发作后，应绝对卧床休息，待病情稳定3日以上不发作，且原发病症状已减轻时，方可考虑下床适当活动。应有计划地集中安排各种检查、治疗、护理操作，发痉时应尽量避免不必要的操作，减少对患者的刺激，避免诱发抽搐。床铺要平整松软，加设床档，以防患者坠床、跌伤。患者抽搐时，切忌强拉、强压约束患者拘急挛缩的肢体，以免造成骨折。对发痉较甚和长期卧床者，协助其生活护理，加强口腔护理、皮肤护理、大小便护理等，预防压疮等并发症的发生。

3. 饮食护理

(1) 一般护理：在痉证发作时，短暂禁食，待痉止后，再根据证型给予相宜的饮食。一般痉作不止，应及早鼻饲，以保证营养供给。

(2) 辨证施食：邪壅经络者，饮食宜热服，宜食辛温散寒的食物，如葱、姜、韭菜等；忌食生冷油腻。肝经热盛者，宜食清淡性凉的食物，如西瓜、苦瓜、黄瓜、绿豆等；对热极伤津者应鼓励多饮水，也可选择西瓜汁、藕汁等频服，以生津止渴；忌食辛辣助火动风之品。阳明热盛者，宜食清热解毒的食物，如饮绿豆汤、西瓜汁；忌辛辣、油腻食物。心营热盛者，宜食清凉素淡的食物，忌辛辣香燥之品。痰浊阻滞者，宜清淡饮食，忌食肥甘厚味、辛辣、油腻黏滑之品，以防助热生痰。阴血亏虚者，宜食补血养阴的食物，如牛奶、牛肉、鸡蛋、阿胶、甲鱼、鳗鱼、淡菜、海参等。

4. 情志护理　患者常因发痉而感到紧张和恐惧，应多安慰、关心患者，使之情绪安定。劝慰患者消除急躁、恐惧等不良情绪，避免情志过激。做好家属及陪诊者的思想工作，配合医护人员做患者的疏导工作，切忌在病床前谈论病情或伤心哭泣，以免影响患者情绪，加重或诱发病情。

5. 用药护理　严格按医嘱可少量、多次口服或鼻饲用药。痰浊者，为预防吐药可加少许姜汁，以和胃止呕，服药后饮热粥以和胃气。中药汤剂宜温服，服药后给予热饮料，以助药力，忌生冷油腻。

笔记栏

6. 中医护理技术的运用　可选取肩髃、曲池、合谷、环跳、阳陵泉、足三里进行针灸，毫针刺用泻法，不留针，寒湿阻滞经脉者加灸。热甚致痉发作后，可用泻法针刺大椎、曲池、合谷及十宣穴（放血）降温，以防再发。痉后四肢活动不利者，可采用按摩疗法，以通经活络。

（四）健康教育

1. 痉证发病前往往有先兆表现，嘱家属进行密切观察，如发现双目不瞬、眼球活动不灵活、口角肌肉抽动，应及时就医。

2. 痉证发作时暂禁食，病情缓解后给予易消化、高热量流质饮食，并补充足够水分，如橘子汁、甘蔗汁、西瓜汁、番茄汁、藕汁、梨汁等，忌食辛辣、油腻、煎炸、腥发等助热生痰之品。

3. 痉证急性发作时，注意保护舌体和防止窒息，保持呼吸道通畅，清除义齿及呼吸道异物，以防堵塞气道。对肢体频繁抽动者，要避免强行按压和捆绑，防止骨折。因高热而痉，要给予降温。

4. 中药宜热服，可少量、多次口服，以助药力，忌生冷油腻之品。

5. 适当活动，积极锻炼身体，增强体质，防止外邪侵袭和外伤感染。一旦感受外邪，要进行积极有效的治疗。

6. 家属应多安慰、关心患者，使之情绪安定。劝慰患者消除急躁、恐惧等不良情绪，避免情志过激。

第三节　痿　　证

08章03节PPT

PPT 课件

痿证是由邪热伤津，或气阴不足而致经脉失养，以肢体软弱无力，经脉弛缓，甚则肌肉萎缩或瘫痪为主要表现的肢体病证。临床以下肢痿弱较多见，亦称痿躄。多见于温热病后期或由体虚久病、肝肾亏虚、精血不足，不能濡养筋骨，或瘀阻脉络等原因而成。

西医学中的急性感染性多发性神经根炎、急性脊髓炎、多发性肌炎和皮肌炎、进行性肌萎缩、重症肌无力、周期性瘫痪、肌营养不良、癔症性瘫痪和表现为软瘫的中枢神经系统感染后遗症等，表现以痿证为主症者，均可参照本节辨证施护。

知识链接

历史沿革

最早记述痿证的古代文献是《黄帝内经》，《素问·生气通天论》说："因于湿，首如裹，湿热不攘，大筋緛短，小筋弛长，緛短为拘，弛长为痿。"提出感受湿热邪气是痿证发生的原因之一；在治疗上，《素问·痿论》提出"治痿独取阳明"的原则，其理论依据是："阳明者，五脏六腑之海，主润宗筋，宗筋主束骨而利机关也。"冲、任、督、带脉皆络合于阳明，故"阳明虚则宗筋纵，带脉不引，故足痿不用也"。

一、病因病机

1. 热邪燔灼，肺胃津伤　由于正虚邪实，高热不退，或病后余邪未尽，低热不解，肺受热灼，津液损伤，筋脉失于濡润，手足痿弱不用，而成痿证。

2. 湿热浸淫，气血阻滞　久处湿地，或冒雨涉水，感受外来之湿邪，郁久化热；或饮食不节，过食肥甘，或嗜酒，或多食辛辣，损伤脾胃，湿从内生，蕴湿积热，以致湿热浸淫筋脉，影响气血运行，使筋脉肌肉弛纵不收，因而成痿。

3. 肝肾亏虚，筋骨失养　体虚久病，精血耗伤，或梦遗滑泄，精血俱损，阴虚内热，灼液伤津，筋骨失养，致成痿证。

ER-8-3

痿证病因病机示意图

4. 脾胃亏虚，精微不输　脾胃虚弱，或久病中气亏损，使脾胃受纳、运化、输布功能失常，气血津液之源不足，五脏失于濡养，气血运行及筋骨荣养失常，而出现关节不利，肌肉瘦削，肢体痿弱不用等症状。

痿证的病因十分复杂、广泛，外感温热邪气或湿热邪气，跌仆损伤，内伤情志，劳倦色欲，久病耗损等，致使内脏精气损伤，肢体筋脉失养而发病。痿证的病位在肢体筋脉，涉及脏腑以肺、脾胃、肝肾为主。痿证有虚实之分，一般是热证、虚证居多，虚实夹杂者亦不少见。

二、诊断与鉴别诊断

（一）诊断依据

1. 以下肢或上肢、一侧或双侧筋脉弛缓，痿软无力，甚至瘫痪日久，肌肉萎缩为主症。

2. 具有感受外邪与内伤积损的病因，有缓慢起病的病史，也有突然发病者，或有反复发作史者。

3. 神经系统检查可见肌力降低、肌萎缩，必要时做肌电图、肌肉活检与酶学检查等有助于明确诊断。

（二）鉴别诊断

痿证与偏枯、痹证　见表 8-3。

表 8-3　痿证与偏枯、痹证的鉴别诊断

病名	发病特点
痿证	主要是肌肉、筋骨失于濡养，以肢体痿弱，羸瘦无力，行动艰难，甚则瘫软于床为主要表现，但肢体关节多无疼痛
偏枯	亦称半身不遂，是中风症状，病见一侧上下肢偏废不用，常伴有语言謇涩、口眼㖞斜，久则患肢肌肉枯瘦，其瘫痪是由于中风而致
痹证	主要是由风寒湿邪和风湿热邪流注关节，经络痹阻，气血运行不畅导致，以四肢筋骨、肌肉关节的疼痛、重着、屈伸不利为主，有时也兼不仁或肿胀，但无瘫痿的表现

三、辨证施护

（一）辨证要点

1. 辨脏腑病位　痿证初起，症见发热，咳嗽，咽痛，或在热病之后出现肢体软弱不用者，病位多在肺；凡见四肢痿软，食少便溏，面浮，下肢微肿，纳呆腹胀，病位多在脾胃；凡以下肢痿软无力明显，甚则不能站立，腰脊酸软，头晕耳鸣，遗精阳痿，月经不调，咽干目眩，病位多在肝肾。

2. 辨标本虚实　痿证以虚为本，或本虚标实。因感受温热毒邪或湿热浸淫者，多急性发病，病程发展较快，属实证。热邪最易耗津伤正，故疾病早期就常见虚实错杂。内伤积损，久病不愈，主要为肝肾阴虚和脾胃虚弱，多属虚证，但又常兼夹郁热、湿热、痰浊，而虚中有实。

（二）证候分型

1. 肺热伤津

证候表现：病起发热之时，或热退后突然出现肢体软弱无力，皮肤枯燥，心烦口渴，咳呛咽干少痰，小便黄少，大便秘结。舌质红，苔黄，脉细数。

证候分析：温热之邪犯肺，肺脏气阴受伤，津液不足以敷布全身，遂致筋脉皮肤失养，而肢体痿软，皮肤干燥；热邪伤津，故心烦口渴，小便黄少，大便干燥；肺津不能上润肺系，故咽干不利，咳呛少痰；舌质红，苔黄，脉细数，均为阴伤津亏，虚热内炽之象。

治护原则：清热润燥，濡养筋脉。

代表方：清燥救肺汤。常用药物为人参、麦冬、生甘草、阿胶、苦杏仁、炒胡麻仁、生石膏、霜桑叶、炙枇杷叶等。

2. 湿热浸淫

证候表现：肢体困重，痿软无力，或微肿麻木，尤以下肢多见，兼见手足麻木微肿，扪及微热，喜凉恶热，或足胫热蒸，或有发热，胸痞脘闷，小便短赤涩痛。舌红，苔黄腻，脉濡数或滑数。

证候分析：湿热浸淫经脉，气血阻滞，筋脉失养，故肢体痿软无力；因湿性重浊，下先受之，故以下肢为常见；湿热浸渍肌肤，故见肢体困重，或微肿，扪之微热，喜凉恶热；湿热不攘，气血运行不畅，则见手足麻木；湿热阻滞气机，则胸痞脘闷；湿热下注，则小便短赤涩痛；舌红，苔黄腻，脉濡数或滑数，为湿热内蕴之征。

治护原则：清热利湿，通利筋脉。

代表方：加味二妙散。常用药物为苍术、黄柏、萆薢、防己、薏苡仁、蚕沙、木瓜、牛膝、龟甲等。

3. 脾胃虚弱

证候表现：肢体痿软无力，逐渐加重，食少纳呆，腹胀便溏，面浮不华，气短，神疲乏力。舌淡，舌体胖大，苔薄白，脉细弱。

证候分析：脾胃虚弱，气血生化不足，筋脉失荣，故肢体痿软，逐渐加重；脾不健运，则食少便溏；脾胃虚弱，气血化生不足，周身失充，则气短乏力，神疲懒言，面色不华；舌淡，苔薄白，脉细弱，亦为脾胃虚弱，气血不足之象。

治护原则：补脾益气，健运升清。

代表方：参苓白术散。常用药物为人参、白术、山药、扁豆、莲子肉、甘草、大枣、黄芪、当归、薏苡仁、茯苓、砂仁、陈皮、升麻、柴胡、神曲等。

4. 肝肾亏损

证候表现：起病缓慢，四肢痿弱无力，腰脊酸软，不能久立，目眩耳鸣，遗精或遗尿，或月经不调，甚至步履全废，腿胫大肉渐脱。舌红少苔，脉沉细数。

证候分析：肝肾亏虚，精血不能濡养筋骨经脉，故渐成痿证；腰为肾之府，肾主骨，精髓不足，故腰脊酸软，不能久立；目为肝之窍，耳为肾之窍，肝肾精血亏虚，不能上承，则见目眩耳鸣；肾司二便，主藏精，肾虚不能藏精，故见遗精或遗尿；肝肾亏虚，冲任失调，故见月经不调；久则髓枯筋燥，而腿胫大肉消脱，遂成痿废不起，步履全废；舌红少苔，脉沉细数，均为阴亏内热之象。

治护原则：补益肝肾，滋阴清热。

代表方：虎潜丸。常用药物为狗骨、牛膝、熟地黄、龟甲、知母、黄柏、锁阳、当归、白芍、陈皮、干姜等。

（三）施护措施

1. 病情观察　密切观察痿证发生的时间、部位、程度及病情的进展情况。观察患者肢体自主运动的能力是否减退或丧失，肢体活动度和肌张力有无减退，以及肌肉是否出现萎缩和萎缩的程度。皮肤感觉、浅反射有无减弱或消失等，判断病情轻重和转归趋向。如肢体痿软部位逐渐增加，程度不断加重，说明病情处于进展期；若在较短时间内见下肢痿软明显加重，

笔记栏

上延至腹部、胸部肌肉，甚至出现呼吸困难，呼吸肌麻痹等情况，说明病情危急，应进行抢救。

2. 生活起居护理　病室宜凉爽、湿润、舒适。急性期病情继续发展加重时，应卧床休息至病情稳定。若生活不能自理者，应做好安全保护工作，防止跌伤，进入恢复期尚可自主活动，注意养成良好的起居习惯。注意保持皮肤清洁干燥，下肢腰背痿软者，要定时翻身，保持肢体功能位置，防止发生压疮和垂足。若患者局部感觉障碍时，应避免碰撞，并加强巡视。

3. 饮食护理

(1) 一般护理：以清淡易消化为原则，可用姜、椒等温热性食物进行调味，有助于温运脾阳。慎用辛辣炙煿之品、肥甘及生冷瓜果。急性期或发热患者，宜食流食或半流食，热退后改为软食，多食滋养肺胃阴津作用的食品，如雪梨、鲜藕、西瓜、番茄等，忌食辛辣及肥甘厚味。

(2) 辨证施食：肺热伤津者，宜食清热生津的食物，如苹果、梨、甘蔗等新鲜水果；湿热浸淫者，宜食富含维生素和矿物质的食物，如胡萝卜、鲜果汁，忌食辛辣刺激性食物；脾胃虚弱者，宜食补中健胃的食物，同时宜细软、易消化，营养丰富，如鸡蛋、瘦肉、牛奶、羊肉、红枣、桂圆等；肝肾亏损者，宜食补益肝肾的食物，如猪牛羊脊髓、芝麻、银耳、淡菜、甲鱼等。

4. 情志护理　患者部分肢体丧失功能，失去正常人的活动能力，可产生绝望情绪，特别是青壮年患者思想负担更大，要注意情志护理，使患者树立战胜疾病的信心，并取得家属配合，防止发生意外。急性进展期患者常有恐惧、抑郁等心理，应采取针对性的情志疏导方法，减轻患者的不良情绪对身心的影响。

5. 用药护理　观察药物的作用及不良反应，指导患者遵医嘱正确服药。中药汤剂以饭前或空腹服用为佳，服药期间忌油腻、生冷、辛辣、炙烤的食物。

6. 中医护理技术的运用　可取肝俞、肾俞、脾俞、委中、肩髃、阳陵泉、足三里、曲池、合谷、阳溪、梁丘、解溪等穴进行穴位按摩，以疏通经络，防止肌肉萎缩。

（四）健康教育

1. 保持居室环境干燥清洁，避免潮湿，注意防御外邪侵袭。对瘫痪者，应注意患肢保暖，保持肢体功能体位，防止肢体挛缩和关节僵硬。肌肤麻木，知觉障碍者，应避免冻伤或烫伤。

2. 起居有常，避免过劳，生活规律。坚持合理的锻炼，生活自理者，可练习太极拳、五禽戏。病情较重者，可经常用手轻轻拍打患肢，以促进肢体气血运行，有利于康复。对于肢体功能已恢复正常者，应坚持适度锻炼。对于肢体功能未恢复，甚有肌肉萎缩者，可借助各种器械，辅助锻炼，促进功能恢复。

3. 中药汤剂宜温服，丸剂用温开水送服，或用水溶化后服用。神志不清者给予鼻饲给药，服用通腑泻热药后观察大便排泄情况。

4. 饮食宜食高蛋白，富有营养的食物，如鸡、鸭、鱼、瘦肉、蛋类、豆制品及新鲜蔬菜水果，忌食生、冷、辛、辣性食物以及烟酒等。

5. 加强精神调养，保持愉快的心情，根据患者个人情况的不同，正确运用语言技巧，采取劝说开导法、愉悦开导法、释疑解惑法、转移注意力法等。

第四节　腰　　痛

08章04节PPT

PPT 课件

腰痛是指腰部感受外邪，或因外伤或由肾虚而引起的气血运行失调，脉络绌急，腰府失养所致的以腰部一侧或两侧疼痛为主要症状的一类病证。

西医学中的腰肌劳损、腰椎间盘病变、腰椎骨质增生、腰肌纤维炎等疾病，均可参照本节辨证施护。

知识链接

历史沿革

腰痛一病，最早见于《黄帝内经》。如《素问·脉要精微论》指出："腰者肾之府，转摇不能，肾将惫矣。"说明了肾虚腰痛的特点。汉代张仲景在《金匮要略》中则以肾著、虚劳统论之，创立了肾气丸、甘姜苓术汤治疗，如云："肾著之病，其人身体重，腰中冷，如坐水中，形如水状……腰以下冷痛，腹重如带五千钱，甘姜苓术汤主之。"元代朱震亨在《丹溪心法》中归纳腰痛的病因主要有"湿热、肾虚、瘀血、挫闪，有痰积"，并强调了肾虚的重要作用。清代李用粹《证治汇补·腰痛》中指出腰痛应分清标本先后缓急的治疗原则，对后世亦有很大影响，如"治惟补肾为先，而后随邪之所见者以施治。标急则治标，本急则治本，初痛宜疏邪滞、理经隧，久痛宜补真元、养血气。"

一、病因病机

1. 感受外邪　外感寒湿、湿热之邪，均可引起腰痛。由于久居冷湿之地，或涉水冒雨、湿衣裹身，或劳作汗出当风，衣着冷湿等，均可导致寒湿入侵，留着腰部，寒邪凝滞收引，湿邪黏聚不化，致腰部经脉阻滞，气血运行不畅，因而发生腰痛。

2. 气滞血瘀　跌仆外伤，损伤经脉气血，或因久病，气血运行不畅，或体位不正，腰部用力不当，摒气闪挫，导致经络气血阻滞不通，均可使瘀血留着腰部，而发生疼痛。

3. 肾亏体虚　先天禀赋不足，加之劳累过度，或久病体虚，或年老体衰，或劳欲过度，以致肾精亏损，无以濡养筋脉，而发生腰痛。

ER-8-4 腰痛病因病机示意图

外感风寒湿热诸邪，因湿邪重浊黏滞，最易痹着腰部，所以外感所致腰痛总离不开湿邪为患；而腰为肾之府，乃肾之精气所溉之域。肾与膀胱相表里，足少阴肾之脉，贯脊，属肾，络膀胱；足太阳膀胱之脉，夹背抵腰中，络肾，属膀胱，其支者，从腰中下夹脊贯臀。此外，任、督、冲、带诸脉，亦布于腰部，故内伤则不外乎肾虚。

二、诊断与鉴别诊断

（一）诊断依据

1. 有腰部感受外邪、外伤、劳损等病史。

2. 一侧或两侧腰痛，或病势绵绵，时作时止，遇劳则剧，得逸则缓，按之则减；或痛处固定，腰痛不适；或如锥刺，按之痛甚。

3. 需排除腰部器质性病变，必要时可做腰部 X 线平片或 CT 检查等，以助明确诊断。

（二）鉴别诊断

腰痛与腰软　见表 8-4。

表 8-4　腰痛与腰软的鉴别诊断

病名	发病特点
腰痛	主要以腰部不同程度的疼痛为主要发病特点
腰软	指腰部软弱无力为主症的病证，少有腰部酸痛，但多伴见发育迟缓，而表现为头项软弱，手足瘫痿，甚则鸡胸龟背等。多发生在青少年

笔记栏

三、辨证施护

（一）辨证要点

1. 辨外感内伤　外邪侵袭，跌仆损伤，腰部过度劳累等多为外感、外伤腰痛；肾虚腰痛多为内伤腰痛。

2. 辨标本虚实　慢性腰痛多属虚实夹杂。一般以肾精不足，气血亏虚为本，邪气内阻，经络变壅为标。治当标本兼顾。

（二）证候分型

1. 寒湿腰痛

证候表现：腰部冷痛重着，每遇阴雨天或腰部感寒后加剧，痛处喜温，转侧不利，静卧痛势不减，体倦乏力，或肢末欠温，食少腹胀。舌质淡，苔白腻，脉沉紧或沉迟。

证候分析：寒湿之邪留着，痹阻经络，气血不畅，因寒性收引，湿性重着，两邪相合，故腰部冷痛重着，转侧不利；阴雨寒冷天气或感寒后，寒湿之邪更甚，故疼痛加剧；湿为阴邪，得阳始化，故痛处喜温；湿为阴邪，其性凝滞，静卧则湿邪更易停滞，故虽卧其痛不减；寒湿停滞，脾阳不振，健运失司，化源不足，故倦怠乏力，或肢末欠温，食少腹胀；舌质淡，苔白腻，脉沉紧或沉迟，均为寒湿留滞之象。

治护原则：散寒除湿，温经通络。

代表方：甘姜苓术汤加减。常用药物为干姜、桂枝、甘草、牛膝、茯苓、白术、杜仲、桑寄生、续断等。

2. 湿热腰痛

证候表现：腰部弛痛，痛处伴有热感，每于热天或雨天或腰部着热后疼痛加重，遇冷痛减，口渴不欲饮，口苦烦热，小便短赤。舌质红，苔黄腻，脉濡数或弦数。

证候分析：湿热壅阻腰部经络，筋脉弛缓，经气不通，故腰部弛痛，且伴有热感；热天或雨天或腰部着热后，热增湿加，故腰痛转重；热为阳邪，遇冷热邪得以缓解，故疼痛减轻；因于热，则口渴；因于湿，则不欲饮；湿热蕴中，故口苦烦热；湿热下注，故小便短赤；舌质红，苔黄腻，脉濡数或弦数，均为湿热之象。

治护原则：清热利湿，舒筋通络。

代表方：加味二妙散。常用药物为苍术、黄柏、薏苡仁、木瓜、络石藤、川牛膝等。

3. 瘀血腰痛

证候表现：腰痛如刺，痛处固定，日轻夜重，痛处拒按，轻者俯仰不便，重者不能转侧，面晦唇黯，或伴血尿。舌质青紫，或紫黯，或有瘀斑，脉弦涩。

证候分析：瘀血阻滞腰部经脉，以致气血不能通畅，故腰痛如刺，痛处拒按，轻者俯仰不便，重者不能转侧；瘀阻部位固定，则痛处固定；血为阴，夜亦为阴，入夜阴盛，愈致瘀凝气滞，故疼痛日轻夜重；因外伤而突然发病者，若伤及于肾，血络受损，则可伴有血尿；面晦唇黯，舌质青紫或紫黯，脉涩，均为瘀血停滞之征象。

治护原则：活血化瘀，理气止痛。

代表方：身痛逐瘀汤。常用药物为当归、川芎、桃仁、红花、香附、没药、五灵脂、地龙、牛膝等。

4. 肾虚腰痛

证候表现：腰痛以酸软为主，喜按喜揉，遇劳更甚，常反复发作，腿膝无力。偏阳虚者，则少腹拘急，面色㿠白，手足不温，少气乏力；偏阴虚者，则心烦失眠，口燥咽干，面色潮红，手足心热。偏阳虚者，舌质淡；偏阴虚者，舌质红，少苔；偏阳虚者，脉沉细；偏阴虚者，脉弦细数。

证候分析：肾为腰府，肾主骨髓，充养腰部，因肾之精气亏虚，骨髓不充，腰脊失养，故腰部酸软，其痛绵绵，且喜按喜揉；劳则耗气，故遇劳加重；肾阳不振，阳虚不能煦筋，则少腹拘急；四肢不得温养，故手足不温；阳气不充，故少气乏力；面色㿠白，舌质淡，脉沉细，皆为阳虚有寒之象；肾阴亏虚，阴虚则阴津不足，阴不敛阳，虚火上炎，故心烦失眠，口燥咽干，面色潮红，手足心热；舌质红，少苔，脉弦细数，均为阴虚内热之征。

治护原则：偏阳虚者，宜温补肾阳；偏阴虚者，宜滋补肾阴。

代表方：偏阳虚者，右归丸为主方，常用药物为肉桂、附子、鹿角胶、杜仲、菟丝子、熟地黄、山药、山萸肉、枸杞子等；偏阴虚者，左归丸为主方，常用药物为熟地黄、枸杞子、山萸肉、山药、龟甲胶、菟丝子、鹿角胶、牛膝等。

（三）施护措施

1. 病情观察　评估疼痛的诱因、性质、腰部活动、下肢感觉、运动情况。评估麻木部位、程度以及伴随的症状，并做好记录。评估患者双下肢肌力及步态，对肌力下降及步态不稳者，做好安全防护措施，防止跌倒及其他意外事件发生。

2. 生活起居护理　急性期患者以卧床休息为主，采取舒适体位。下床活动时采取正确的起床姿势，并戴腰托加以保护和支撑，不宜久坐。做好腰部保护措施，防止腰部受到外伤，尽量不弯腰提重物，减轻腰部负荷。告知患者捡拾地上的物品时宜双腿下蹲，腰部挺直，动作要缓。指导患者在日常生活与工作中注意对腰部的保健，提倡坐硬板凳，宜卧硬板薄软床垫。工作时要做到腰部姿势正确，劳逸结合，防止过度疲劳，同时还要防止寒冷等不良因素的刺激。指导患者正确咳嗽、打喷嚏的方法，注意保护腰部，避免诱发和加重疼痛。

课堂互动

腰痛患者卧床休息小技巧

腰痛患者要选择合适的床，最好是木板床，上面可铺两三层褥子，既要保暖，也不能太软或太硬。床的高度选择应根据患者的身高或以患者上下床方便为宜，不可过高或过低。卧姿以仰卧为主，配合俯卧和侧卧。仰卧时，可将腘窝用枕头垫起，使膝髋2个关节弯曲，缓解下肢肌肉紧张，对腰椎有一定牵引作用。卧床期间，要注意翻身和起床的姿势，翻身时要滚动翻身，尽量不要随意扭转脊柱。起床时，不可以从仰卧体位直接坐起，这样会加大腰椎间盘内的压力，促进腰椎间盘向后方进一步突出，正确的坐起方式是先翻身至健侧位，再屈髋、屈膝使双腿移至床边之后，用双侧上肢支撑坐起，坐起的同时，双足下垂至地面踩实坐正，最后再扶持必要的支撑物站起。

ER-8-5

拓展阅读——腰痛患者正确起床姿势指导视频

3. 饮食护理

（1）一般护理：宜给予清淡饮食，多食含纤维素的水果和蔬菜以保持大便通畅，如芹菜、菠菜、韭菜等。待手术者要增加营养，需高维生素、高蛋白补充能量，以提高机体抵抗力。忌烟酒以及辛辣刺激性食物，海鲜发物。

（2）辨证施食：寒湿腰痛者，饮食宜进温经散寒，祛湿通络之品，如砂仁、羊肉等；药膳方有肉桂瘦肉汤、鳝鱼汤、当归红枣煲羊肉；忌凉性食物及生冷瓜果、冷饮。湿热腰痛者，饮食宜清热利湿通络之品，如丝瓜、冬瓜、赤小豆、玉米须等；药膳方有丝瓜瘦肉汤；忌辛辣燥热之品，如葱、蒜、胡椒等。瘀血腰痛者，饮食宜进行气活血化瘀之品，如黑木耳、金针菇、桃仁等。肾阳虚者，宜进食温壮肾阳，补精髓之品，如黑豆、核桃、杏仁、腰果、黑芝麻等；可食用干姜煲

笔记栏

羊肉药膳；忌生冷瓜果及寒凉食物。肾阴虚者，宜进食滋阴填精，滋养肝肾之品，如枸杞子、黑芝麻、黑白木耳等；可食莲子百合煲瘦肉汤药膳；忌辛辣香燥之品。

4. 情志护理　了解患者的情绪，使用言语开导法做好安慰工作，保持情绪平和、神气清净。用移情疗法，转移或改变患者的情绪和意志，舒畅气机、怡养心神，有益患者的身心健康。疼痛时出现情绪烦躁，使用安神静志法，让患者闭目静心，全身放松，平静呼吸，以达到周身气血流通舒畅。

5. 用药护理　中药温服，饭后半小时至 1 小时服用为宜。用药期间忌生冷及寒凉食物，同时外避风寒，以免加重病情。中药熏洗时水温适宜，观察用药前后肢体变化，并做好记录。局部敷贴药物时，观察局部有无过敏。若出现红疹或糜烂，应停止用药，通知医生。敷药要保持一定的温度，每日更换 1 次，观察疗效。

ER-8-6

拓展阅读——正确佩戴腰托的健康指导

6. 中医护理技术的运用　寒湿腰痛者可采用拔火罐法，借助热力驱逐空气，使罐具内形成负压，吸附于穴位皮肤组织，造成局部充血或瘀血，加强局部循环，达到温散寒邪，行气活血，消肿止痛的治疗目的，也可采用艾条灸法，利用艾条燃烧的热力和药效作用于穴位或痛点，具有温经散寒，行气活血，消瘀散结，防病保健之功。瘀血腰痛者可采用中药湿热敷，将毛巾置于中药煎出液中浸透，取出拧至半干，敷于患部，通过药物组方和热效应作用起到温经散寒，活血祛瘀等作用。肾虚腰痛者可采用中药熏蒸法，利用治疗仪将药物煎煮加热，形成气化颗粒，通过皮肤吸收达到治疗效果，具有药物的祛风除湿，补益肝肾的作用。

ER-8-7

拓展阅读——正确佩戴腰托的健康指导视频

（四）健康教育

1. 生活起居应注意站、坐、行和劳动姿势，减少慢性损伤的发生。必要时佩戴有保护作用的腰托，定期门诊随访。

2. 适当活动，加强腰背肌肉的锻炼，增加脊柱的稳定性，平时做工间操是预防职业性急、慢性损伤的良好方法。

3. 饮食宜清淡，多食含纤维素的水果和蔬菜，以保持大便通畅，如芹菜、菠菜、韭菜等。忌烟酒、辛辣刺激性食物、海鲜发物。

病案分析

李某，男，29 岁。于 2020 年 7 月 16 日入院。

主诉：腰部疼痛、沉重两年，加重 1 个月。

现病史：患者 2 年前外出打工，居处寒冷潮湿，劳累过度，出现腰部疼痛沉重，每遇阴雨天加重。就诊当年入夏以来，腰痛加重，刻下：腰部疼痛沉重，痛处有热感，小腹部牵引作痛，尿色黄赤，口渴不欲饮。

查体：T：37.3℃，P：88 次 /min，R：19 次 /min，BP：118/76mmHg。神志清楚，精神欠佳。舌质红，苔黄腻，脉濡数。

CT 报告显示椎间盘向周围均匀膨出，椎体边缘，骨质增生，韧带肥厚。

请分析：

1. 患者所患疾病和证型，并提出诊断依据。

2. 其发病机理和治护原则是什么？

3. 其主要的护理措施有哪些？

（陆静波）

复习思考题

1. 痉证引起的临床症状可采取哪些中医护理技术？
2. 试述如何按痹证的辨证分型指导患者辨证施食。
3. 针对患者反复出现腰痛等不适自觉症状，你的临证护理思路是什么？
4. 请思考如何为痿证患者制订关于功能锻炼的健康指导计划。

扫一扫，测一测

综合实践训练三

李某，男，45岁，建筑工人，已婚。就诊时间：2020年8月25日上午。

【情境一】

患者因“右膝关节肿痛2年余，疼痛加重2周”，由其家属陪同下来风湿科门诊就诊。

问题1：患者右膝关节肿痛2年余，1年前曾在某医院就诊过1次，诊断为类风湿关节炎，但其当时症状较轻，未予重视，现其右膝关节肿痛加剧，影响其正常走路，推轮椅来医院就诊，患者十分焦虑、烦躁，作为风湿科护士，应如何接诊和安抚患者的情绪？

问题2：在接诊过程中，患者不停地打断护士的问诊，处理工作上的事情，并询问护士如何快速减轻疼痛，可以马上回去工作。请分析患者目前的角色行为特征。

【情境二】

风湿科医生对李某进行详细的问诊与检查，具体如下。

主诉：右膝关节肿痛2年余，疼痛加重2周。

现病史：患者2年前无明显诱因下出现右膝关节肿痛，患者活动后自行缓解，遂未予重视。现患者右膝关节肿痛加重2周，屈伸不利，近日患者相继出现双手掌指、近端指间、双腕关节肿痛，晨僵半天不能缓解，遇寒则疼痛加剧，热敷后稍缓解，胃纳可，二便调，夜寐欠安。

既往史：有高血压病史，口服替米沙坦40mg，每天1次，血压控制良好。否认糖尿病、冠心病等慢性病史，否认肝炎、结核等传染病病史，否认其他手术史、输血史及外伤史。

过敏史：否认药物及食物过敏史。

其他情况：原籍生长，否认疫水疫区接触史，否认烟酒等不良嗜好。育有一子，妻儿体健，否认家族遗传病病史。

体检：T：36.4℃，P：78次/min，R：19次/min，BP：110/70mmHg。神志清楚，面色萎黄，皮肤巩膜无黄染，未见肝掌、蜘蛛痣，浅表淋巴结未触及肿大。胸廓两侧对称，无畸形。呼吸运动两侧对称，呼吸频率19次/min，节律齐，肋间隙正常。未触及胸膜摩擦感。叩诊两肺可闻及清音，两肺呼吸音清晰，两肺无干、湿性啰音，未闻及哮鸣音，未闻及胸膜摩擦音。心前区无隆起，心尖搏动正常，触诊无触及震颤，无触及心包摩擦感。心脏相对浊音界正常，听诊心率78次/min，心律齐，心尖区未闻及杂音，未闻及心包摩擦音等。右膝、双手掌指关节、双侧第2~3个近侧指间关节、双腕关节均肿胀、疼痛，其余关节无肿胀疼痛症状，无皮疹。

医生为进一步明确诊断，要求患者做血常规、尿常规、血沉、C反应蛋白以及特异性免疫学指标，X线摄片等检查。

问题1:作为风湿科护士,如何配合医生,指导患者尽快完成上述检查?

问题2:患者认为X线摄片检查对身体产生辐射,拒绝做检查,护士该如何与患者进行解释与沟通?

【情境三】

患者检查结果回报如下:

血沉:64mm/h↑(正常范围:0~20mm/h)。

C反应蛋白:15mg/L(正常范围:<10mg/L)。

抗核抗体(antinuclear antibody,ANA):阳性。

类风湿因子(rheumatoid factor,RF):2 900IU/ml(正常范围:0~20IU/ml)。

类风湿因子IgA:阳性。

X线摄片:右侧膝关节正位片显示软组织肿胀,关节间隙减小,多关节骨质可见疏松,呈类风湿关节炎改变。

结合患者病情,拟收住院进行治疗。

问题1:结合患者的病史、临床表现和检查结果,进行辨病和辨证分析,并说明辨病辨证的依据。

问题2:作为风湿科病房护士,应如何对该患者进行接诊?需做哪些安排?

【情境四】

患者入院后,主管医生经过收集病情资料后,开出长期医嘱如下。

(1) 风湿内科护理常规。

(2) Ⅱ级护理。

(3) 普食。

(4) 醋氯芬酸片100mg,口服,qd;羟氯喹400mg,口服,qd;甲泼尼龙片4mg,口服,qd,骨化三醇胶丸0.25μg,口服,qd。

(5) 氨甲蝶呤15mg+0.9%氯化钠注射液100ml,静脉滴注,qw;血塞通注射液400mg+5%葡萄糖氯化钠注射液250ml,静脉滴注,qd;注射用奥美拉唑钠10mg,静脉注射,qd。

(6) 中药煎剂1剂,口服,qd。

(7) 中药熏蒸,qd。

问题1:如何执行上述医嘱?(如果2~3人一组,如何进行小组内分工协作?)

问题2:如何对患者进行饮食调护?

问题3:如何对患者进行中药用药指导?

问题4:为患者做中药熏蒸时应注意哪些事项?

问题5:如何对该患者进行健康宣教?

【情境五】

患者入院后1周,经系统的治疗与护理,患者右下肢疼痛症状减轻,仍屈伸不利,双手掌指、双腕关节肿痛减轻,晨僵仍存在。患者情绪较稳定,积极配合治疗。

问题:针对患者目前的情况,护士应如何对患者进行康复护理指导?

【情境六】

患者入院治疗2周后，症状明显好转，右下肢疼痛症状减轻，可下床行走，双手掌指、双腕关节肿痛减轻，血沉：18mm/h，C反应蛋白：8mg/L，类风湿因子：305IU/ml。患者要求出院。医生同意患者出院，建议患者出院后继续服用中药2周，中药方如下：防己15g，杏仁15g，软滑石15g，生薏苡仁15g，蚕沙9g，秦艽9g，地龙15g，徐长卿10g，青风藤12g，制半夏9g，茯苓15g，炒山药30g，炙甘草6g。

问题1：如何对患者进行出院指导？

问题2：患者不懂如何煎煮中药，请向患者讲解煎煮中药的方法与注意事项。

（陆静波）

笔记栏

第九章 疮疡及周围血管病证

学习目标

1. 识记　疮疡及周围血管病证的临床表现,治护原则及施护措施。
2. 理解　疮疡及周围血管病证的病因病机及证候分析。
3. 应用　对疮疡及周围血管病证能开展辨证施护。

疮疡是各种致病因素侵袭人体后引起的体表化脓性疾病的总称,是最常见的中医外科病证,相当于西医学的"外科感染"。其致病因素分为外感和内伤两大类。其中,外邪引发的疮疡以火热之毒最为常见,急性者为多;内伤引起的疮疡大多因虚致病,慢性者居多。其外在表现在肿疡阶段:局部有红、肿、热、痛和功能障碍,在溃疡阶段则可有溃腐流脓的机体组织损伤和全身中毒症状。临床常见疮疡病一般为急性疮疡,主要表现为肿块疼痛,结块坚实,色红灼热,化脓感染。疮疡内治法的总则为消、托、补三步:即尚未成脓的初期,用消法使之消散;脓成不溃或脓出不畅的中期,用托法以托毒外出;后期体质虚弱者,用补法以恢复正气。外治法则常遵循以下治疗法则:初期用箍围消肿法,中期用透脓祛腐法,后期用提脓祛腐和生肌收口法。总之,治疗疮疡疾病,要把内治法和外治法有机结合并灵活应用,护理上应注意观察局部症状及全身情况,对患者的精神、饮食、起居、情志、换药几个方面全面关注,以预防"走黄""内陷"等危证的发生。

周围血管病证是发生于心、脑、肾等脏器组织血管以外的血管病证,中医学称其为"脉管病"。病因亦可分为外感、内伤两大类,其临床表现有肢体疼痛、苍白或发紫或发红、潮热或寒冷、倦怠感、麻木、针刺或蚁行感、溃疡和坏疽等。治疗上以活血化瘀改善肢体血运为主。护理上应重点观察患者神志、体温、肢体疼痛的特点;加强情志护理;重视疼痛管理;注意防寒保暖,避免外伤;禁止吸烟,少食辛辣及醇酒之品;重视健康教育,适当进行患肢运动锻炼;积极预防并发症的发生。

09章01节PPT

PPT 课件

第一节　疮　　疡

疔

疔是一种发病迅速,病情变化快且危险性大的急性化脓性疾病。临床特点是疮形虽小,但根脚坚硬,有如钉丁之状,病情变化迅速,易造成毒邪走散。多发生于颜面和手足等处。疔的范围广泛,名称繁多,证因各异。根据发病部位及其性质的不同,而有不同的名称,如发生在颜面部的称颜面部疔疮,以疮形如粟,坚硬根深,如钉丁之状,或痒或痛,病情变化迅速,

笔记栏

易成走黄之变为主要特征；发生在手足部的称手足部疔疮，其临床以初期肿痛无头为特征，若失治误治，易损伤筋骨，影响手足功能。

西医学中，凡疖、痈、瘭疽、气性坏疽、皮肤炭疽及急性淋巴管炎等，表现疔疮特征者，均属本病证的讨论范围，可参考本病辨证施护。

知识链接

历史沿革

《素问·生气通天论》曰："高粱之变，足生大丁"，是疔疮最早的文字记载，但此处的"丁"字泛指体表疮疡。汉代华佗《中藏经·论五疔状候第四十》记载："五疔者，皆由喜怒忧思，冲寒冒热，恣饮醇酒，多嗜甘肥，毒鱼酢酱，色欲过度之所为也。蓄其毒邪，浸渍脏腑，久不摅散，始变为疔……五疔之候，最为巨疾"，将面部的疮疡命名为疔，并以白、赤、黄、黑、青五色名五脏疔，从病因病机、临床表现、预后等方面进行了阐述。

一、病因病机

（一）颜面部疔疮

1. 感受火毒　由于感受火热之气，烈日暴晒，毒邪内侵，毒蕴肌肤，或因昆虫咬伤，或皮肤破损染毒，蕴蒸肌肤，经络阻塞，气血凝滞、火毒结聚，热胜肉腐而成。

2. 脏腑蕴热　由于素体热盛，恣食膏粱厚味、醇酒辛辣炙煿之品，脏腑蕴热，火毒内生，蕴蒸肌肤，以致气血凝滞，火毒结聚，热盛肉腐所致。

颜面部疔疮多因感受火毒和脏腑蕴热等，导致热盛肉腐而发病。其病位在颜面部，属实证、热证、阳证。若火毒积聚，内燔营血，如不及时治疗或处理不当，毒邪易于扩散，则成"走黄"重证。

（二）手足部疔疮

1. 外伤染毒，内脏蕴热　常有外伤诱因，如针尖、竹、木、鱼骨刺伤或昆虫咬伤等而感染邪毒；内因为脏腑蕴热蓄积，两邪相搏，以致血凝毒滞，经络壅阻而热盛肉腐。

2. 经络传导　通过经络的传导，内脏病变可以反映于肌表。如托盘疔还可由手少阴心经、手厥阴心包经火毒炽盛，与气血搏结，凝滞经络，发于四肢。

3. 湿热下注　足底疔多由湿热下注，毒邪壅结，气血凝滞，热盛肉腐。

手足为人体之末，易受外来伤害。如不及时治疗或处理不当，可致腐筋蚀骨，或毒邪内传，而导致疔毒走黄。

FR-9-1

疔病因病机示意图

二、诊断与鉴别诊断

（一）诊断依据

1. 颜面部疔疮　发于颜面部，初起粟米样脓头，或麻或痒，继而红肿热痛，肿势范围3~6cm，但根深坚硬，状如钉丁；5~7天，肿势渐增，周围浸润明显，疼痛加剧，脓头破溃；7~10天，肿势局限，顶高根软溃脓，脓栓（疔根）随脓外出，肿痛渐消，身热渐退，收口而愈；伴高热，头痛，烦渴，呕恶，溲赤，舌红，苔黄腻，脉洪数。若出现"走黄"，可见舌红绛，苔黄燥，脉洪数；常因妄加挤压，或不慎碰伤，或过早切开等，而使疔毒走散，发为"走黄"。

2. 手足部疔疮　发于手足部，常有外伤诱因，如针尖、竹、木、鱼骨刺伤或昆虫咬伤等而

笔记栏

诱发；舌红，苔黄或黄腻，脉滑数。因其部位的不同，其诊断依据各不相同。

（1）蛇眼疔：初起多局限于指（趾）甲一侧边缘的近端处，红肿疼痛较轻，一般 2~3 天即成脓。如不及时治疗，红肿可蔓延至对侧而形成指（趾）甲周围炎；若脓液侵入指（趾）甲下，可形成指（趾）甲下脓肿，在指（趾）甲背面可透出黄色或灰白色的脓液积聚阴影，造成指（趾）甲溃空或有胬肉突出，甚则指（趾）甲脱落。

（2）蛇头疔：初起指端感觉麻痒疼痛，继而刺痛焮热，红肿不甚。随后肿势渐增，手指末节呈蛇头状肿胀，搏动性疼痛，患肢下垂时痛甚，局部触痛明显，10 天左右成脓，常因剧痛影响食欲和睡眠。伴恶寒、发热、头痛、全身不适等症状。一般脓出黄稠，逐渐肿退痛止，趋向痊愈。若处理不及时，任其自溃，溃后脓水臭秽，经久不尽，余肿难消，为损骨的征象，必待死骨取出后，方能愈合。

（3）蛇腹疔：整个患指红肿，呈圆柱状，形似小红萝卜，皮肤色红光亮，关节轻度屈曲，无法伸展，若强行扳直可引起剧烈疼痛。症状逐渐加重，7~10 天成脓。因指腹部皮肤坚厚，不易测出搏动性，也难自溃。溃后脓出黄稠，症状逐渐减轻，约 2 周愈合。若损及筋脉，则愈合缓慢，并常影响手指功能。

（4）托盘疔：整个手掌肿胀高突，掌心凹陷消失，形如托盘，手背肿势常更明显，甚至延至手臂，疼痛剧烈。伴恶寒发热、头痛、纳呆等症。14 天左右成脓，因手掌皮肤坚韧，虽内已化脓，但不易向外透发，可向周围蔓延，损伤筋骨或并发走黄。

（5）足底疔：初起时足底部疼痛，不能着地，按之坚硬。3~5 天有搏动性疼痛，除去老皮后，可见脓点。重者肿势蔓延至足背，痛连小腿，无法行走。伴恶寒发热、头痛、纳呆等症状。溃后脓出黄稠，肿消痛止，全身症状亦随之消失。

（二）鉴别诊断

颜面部疔疮与有头疽、疖　见表 9-1。

表 9-1　颜面部疔疮与有头疽、疖的鉴别

病名	好发部位	红肿范围	局部症状	全身症状
疔疮	颜面、四肢	3~6cm	初起粟米样脓头，或麻或痒，继而红肿热痛，根深坚硬，状如钉丁	有
有头疽	项背部	≥9cm	初起也出现粟粒样脓头，但逐渐形成多头和蜂窝状，发展较慢，病程较长	有
疖	头面、颈背臀等	≤3cm	病位表浅，局部皮肤红肿疼痛，无明显根脚	无

三、辨证施护

（一）辨证要点

疔疮因其病势急，病情变化快，故应辨其顺逆。若根束顶高，红肿热痛，溃破脓出后肿消痛止为顺证；颜面部疔疮若顶陷无脓，根脚散漫，肿势平塌，皮色黯红或紫黑，且伴壮热烦躁，胁痛气急，神昏谵语，此为走黄逆证。手足部疔疮若向周围蔓延，出现指（趾）甲下脓肿，甚则指（趾）甲脱落；或肿势蔓延至足背，痛连小腿，无法行走；或溃后脓水臭秽，经久不尽，余肿难消，损伤筋骨；或并发走黄，均为逆证。

（二）证候分型

1. 颜面部疔疮

（1）热毒蕴结

证候表现：红肿高突热痛，肿势范围 3~6cm 以上，顶突根深坚硬，根脚收束，伴发热头痛。

笔记栏

舌红，苔黄，脉数。

证候分析：热毒蕴结头面肌肤，气血壅滞，故红赤灼热，肿胀高突；热毒内蕴，故发热；毒热炎上，热扰清阳，故头痛；邪盛正不虚，毒邪约束，故根脚收束；舌红，苔黄，脉数，为热毒内蕴之象。

治护原则：清热解毒。

代表方：五味消毒饮合黄连解毒汤加减。常用药物为金银花、野菊花、紫花地丁、天葵子、蒲公英、黄连、黄芩、黄柏、栀子等。

(2) 火毒炽盛

证候表现：疮形平塌，肿势散漫，皮色紫黯，焮热疼痛，伴高热，头痛，烦渴，呕恶，溲赤。舌红，苔黄腻，脉洪数。

证候分析：热邪化火，脏腑蕴毒，火毒炽盛，邪热鸱张，故疮形平塌，肿势散漫，焮热疼痛；毒盛入营，气血阻遏，故皮色紫黯；热结脏腑，故高热，头痛，烦渴，呕恶，溲赤等；舌红，苔黄腻，脉洪数，示脏腑热毒炽盛。

治护原则：凉血清热解毒。

代表方：犀角地黄汤合五味消毒饮、黄连解毒汤加减。常用药物为水牛角、生地黄、牡丹皮、赤芍、金银花、野菊花、天葵子、紫花地丁、黄连、黄芩、黄柏、栀子、当归、生黄芪等。

2. 手足部疔疮

(1) 火毒凝结

证候表现：局部红肿热痛，麻木作痒，伴畏寒发热。舌红，苔黄，脉数。

证候分析：外感邪毒，脏腑蕴热，两邪相搏，阻于手足皮肉间，以致营气不从，经络阻隔，气血凝滞，故见红肿热痛、麻木作痒；火毒与气血相搏，营卫失和，故畏寒发热；脏腑火毒蕴结，故舌红，苔黄，脉数。

治护原则：清热解毒。

代表方：五味消毒饮合黄连解毒汤加减。常用药物为金银花、野菊花、紫花地丁、天葵子、蒲公英、黄连、黄柏、黄芩、栀子等。

(2) 热盛肉腐

证候表现：红肿明显，疼痛剧烈，痛如鸡啄，肉腐为脓，溃后脓出肿痛消退，或溃后脓泄不畅，肿痛不退，胬肉外突，甚者损筋蚀骨。舌红，苔黄，脉数。

证候分析：热毒蕴结，郁而化火，火炽热盛，则红肿加重，疼痛加剧；血肉腐败，则成脓；脓毒深溃，腐筋蚀骨，则溃后脓泄不畅，肿痛不退；舌红，苔黄，脉数，均为火毒蕴结之象。

治护原则：清热透脓托毒。

代表方：五味消毒饮合透脓散加减。常用药物为金银花、野菊花、紫花地丁、天葵子、蒲公英、黄芪、穿山甲、川芎、当归等。

(3) 湿热下注

证候表现：足底部红肿热痛，伴恶寒，发热，头痛，纳呆。舌红，苔黄腻，脉滑数。

证候分析：湿性重着，湿热下注，阻于足部肌肤，湿阻则肿胀明显；湿热交蒸，则局部焮红灼痛，伴发热恶寒；湿阻中焦故见纳呆，阻遏清阳则头痛；舌红，苔黄腻，脉滑数，乃湿热内蕴之象。

治护原则：清热解毒利湿。

代表方：五神汤合萆薢渗湿汤加减。常用药物为茯苓、金银花、牛膝、车前草、紫花地丁、萆薢、薏苡仁、黄柏、赤芍、牡丹皮、泽泻、滑石、通草等。

笔记栏

（三）施护措施

1. 病情观察 密切观察有无变证。发生于鼻翼、上唇处的疔疮，若妄加挤压或不慎碰伤，或过早切开等，极易引起走黄。若手足部疔疮肿胀不见消退，愈合缓慢，可能为损筋蚀骨，应及时处理。如疮顶陷黑无脓，根脚走散，皮色由焮红转为黯红或灰白等，头面红肿，并伴寒战高热，神昏谵语，烦躁不安，胁痛气急，恶心呕吐，皮肤瘀斑，舌质红绛，舌苔黄糙，脉洪数等，为火毒炽盛，病情加重，有走黄的可能。此时，应密切观察患者病情变化，及时报告医生，做好急救处理。

2. 生活起居护理 病室应安静、清洁、通风、凉爽，室温保持 18~22℃之间。卧床休息，减少活动量，忌房事。减少活动，以利病灶局限。保持患部清洁，保持二便通畅；初起患部忌灸，忌挤脓，忌早期切开及针挑，避免碰撞伤口。如颜面部疔疮应减少咀嚼、交谈及大笑等颜面部活动；手足部疔疮应适当限制肢体活动，忌持重和剧烈活动。手部疔最好用三角巾悬吊于胸前，使手处于功能位；托盘疔宜掌面向下，未溃者可减少脓液浸淫，已溃者可使脓毒易泄；足部疔疮宜抬高患肢，减少活动，急性期伴全身症状的患者，应卧床休息。

3. 饮食护理

（1）一般护理：以清淡、易消化为原则，可选清凉流质或半流质，多饮水，忌辛辣油腻、海腥发物，以免助湿生热，加重病情。

（2）辨证施食：热毒蕴结者，以清热食物为宜，如梨汁、苹果汁、西瓜汁、绿豆汤、丝瓜汤、冬瓜汤等；火毒炽盛者，可饮金银花露、甘蔗汁、苦瓜汁、马齿苋粥等；湿热下注者，宜选择清热解毒燥湿之品，如绿豆粥、丝瓜鲫鱼汤、芹菜饮等。

4. 情志护理 本病疼痛难忍，严重时可走黄或引起筋骨损伤，手指残缺，造成手足部功能障碍，因此应重视情志护理。火毒凝结与热盛肉腐者，应避免七情刺激，防止郁而化火，加重病情。可进行说理开导，解除患者对疾病的疑虑，建议家属多陪伴，消除不良情绪。湿热下注者，易出现烦躁情绪，常常处于紧张焦虑状态，故可借助移情法，如琴、棋、书、画等，来改变患者的情绪和注意力。

5. 用药护理 中药内服时，清热解毒药煎熬时间宜短，一般武火煮沸后再煎 15~20 分钟，并宜凉服；脾胃虚弱者，可温服；忌服发散药。中药外用时，使用箍围药可消肿解毒，但范围必须大于肿势范围，宜厚敷，注意保护其他部位的正常功能。对于颜面部疔疮，初起箍毒消肿，用玉露散以金银花露或水调敷，或千锤膏盖贴；脓成则提脓祛腐，用九一丹、八二丹撒于疮顶，再用玉露膏或千锤膏覆贴；若脓出不爽，可用药线引流；若脓已成熟，中央已软，有搏动感时，也可切开排脓；脓未成者，不宜早期切开或刺破，避免脓毒扩散；脓尽宜生肌收口，用生肌散、太乙膏或红油膏盖贴，换药时动作宜轻柔。对于手足部疔疮，初起宜用金黄膏或黄连膏外敷；脓成宜及早切开排脓，保持引流通畅，用药线蘸八二丹或九一丹插入疮口，外敷金黄膏或红油膏，每日换药 1 次。换药时，应观察疮口情况以及分泌物的性质。脓肿切开引流者，填入引流条不可过紧，保持伤口敞开，待肿消脓净，拔除引流条，以利于肉芽组织的生长。换药时动作宜轻、准、快，以减轻患者的痛苦；脓尽用生肌散、白玉膏外敷。若有胬肉高突，伤口难愈者，修剪胬肉后用平胬丹或枯矾粉外敷。若已损骨，溃烂肿胀，久不收口，可用 10% 黄柏溶液冲洗脓腔后，再置黄连油纱条引流，待坏腐组织清除、脓尽后，用生肌散收口。有死骨存在，可用七三丹提脓祛腐，待死骨松动后夹出死骨；使用拔脓祛腐药时，注意有无过敏反应，过敏者禁用。

6. 中医护理技术的运用 可用中药外敷，不同证型、不同时期选用不同药物。若患处痛甚，可选用新鲜紫花地丁、苍耳草、半枝莲等清热解毒中药洗净，捣烂外敷，以清热解毒，减轻疼痛。高热者可选用大椎、曲池、合谷、外关、太阳等穴按摩降温，宜重揉大椎、太阳，也可选择背部督脉及两侧足太阳膀胱经进行刮痧，使用泻法以降温或耳尖部三棱针点刺放血，以清泄里热降温；筋脉受损导致手指屈伸障碍者，待伤口愈合后，用桂枝、红花、丝瓜络、伸筋草等煎汤熏洗。

（四）健康教育

1. 向患者及家属讲解疾病相关知识，了解疾病发生发展变化规律，帮助其树立战胜疾病的信心。

2. 保护患者皮肤，避免阳光暴晒、蚊虫叮咬、搔抓碰伤。修剪指甲不宜过深，避免针尖、竹、木、鱼骨刺伤；避免赤足劳动。彻底治疗手足癣，保持皮肤清洁干燥，避免感染。

3. 患病期间注意应适当休息，保护患处，避免损伤。平素饮食宜清淡、易消化且富有营养，多食蔬菜水果，忌膏粱厚味、荤腥发物及甜腻之品，忌醇酒、辛辣、炙煿之品，保持大便通畅。遵医嘱用药。

4. 恢复期注意保护患处，避免污染，以免影响伤口愈合。

疖

疖是指发生在肌肤浅表部位、范围较小的急性化脓性病证。其特点为肿势局限，范围多小于 3cm，突起根浅，红肿疼痛，易脓、易溃、易敛。根据病因、证候不同可分为有头疖、无头疖、蝼蛄疖、疖病等。一般症状轻而易治，亦有因失治误治形成“蝼蛄疖”。疖为临床常见病证，好发于体弱小儿或消渴病患者。

西医学中的疖、化脓性汗腺炎、化脓性淋巴结炎、蜂窝织炎、皮肤脓肿、头皮穿凿性脓肿、疖病等，可参照本病辨证施护。

知识链接

历史沿革

古代文献对疖的病因病机、临床表现与治疗多有记载。如唐代孙思邈的《备急千金要方·痈疽》指出：“凡肿，根广一寸以下者名疖。”宋代《太平圣惠方·治热毒疖诸方》说：“疖者，由风湿冷气搏于血，结聚所生也。人运役劳动，则阳气发泄，因而汗出，遇冷湿气搏于经络，血得冷折，则结涩不通，而生疖。”明代王肯堂的《证治准绳·疡医》又说：“疖者，初生突起，浮赤而无根脚，肿见于皮肤间，止阔一二寸，有少疼痛，数日后则微软，薄皮剥起，始出清水，后自破脓出，如不破，用拔毒膏贴之，脓出即愈。”清代吴谦的《医宗金鉴·外科心法要诀·蝼蛄疖》曰：“此证多生于小儿头上，俗名貉脑。未破如曲蟮拱头，破后形似蝼蛄串穴”，指出了蝼蛄疖的特点。

一、病因病机

1. 感受暑毒　多由夏秋天气炎热或经日光暴晒，感受暑毒而生；或因天气闷热，汗出不畅，暑湿热毒蕴蒸肌肤，引起痱子，搔破皮肤染毒而成。

2. 内郁湿火　多因素体肥胖，痰湿过剩，或恣食生冷，过食肥甘，内伤脾胃，而致脾失健运，湿浊中生，久郁化火，蕴阻肌肤所致。

3. 脓毒潴留　多因素体虚弱，气血双亏，患疖病后若处理不当，疮口过小，引流不畅，脓毒潴留所致；或搔抓染毒，导致脓毒旁窜，彼此蔓延、腐蚀肌肉所致。

笔记栏

ER-9-2

疖病因病机示意图

疖病多因暑毒浸淫、饮食不节、体虚毒恋等，导致肌肤浅表部位发生化脓性感染。疖的病位在肌肤，属阳证、实证、热证。

二、诊断与鉴别诊断

（一）诊断依据

1. 有头疖、无头疖、蝼蛄疖及疖病的局部皮肤均有红肿热痛，但其临床表现亦有不同之处。

(1) 有头疖：红色结块，直径小于3cm，灼热疼痛，突起根浅，中心有一脓头，脓出即愈。

(2) 无头疖：红色结块，直径小于3cm，无脓头，表面灼热，触之疼痛，2~3天化脓，切开后脓出黄稠，3~5天结痂而愈。

(3) 蝼蛄疖：多发于儿童头部。临床可见2种类型：一是坚硬型，疮形肿势虽小，但根脚坚硬，疮口愈合后易复发；二是多发型，疮大如梅李，相连三五枚，溃破脓出不易愈合，日久头皮窜空，如蝼蛄串穴状。无论何型，局部皮厚且硬者重，皮薄呈空壳者轻。

(4) 疖病：好发于项后发际及背臀部。几个到数十个，也可散发，反复发作，缠绵难愈。多发于青壮年、消渴病、习惯性便秘及营养不良者。

2. 患者常伴有发热、口干、便秘、苔黄、脉数等全身症状。

3. 疖病多因暑毒浸淫、素体肥胖而过食肥甘、体虚毒恋等诱发。

（二）鉴别诊断

疖与痈、颜面部疔疮、囊肿性痤疮 见表9-2。

表9-2 疖与痈、颜面部疔疮、囊肿性痤疮的鉴别

病名	好发部位	范围	局部症状	伴全身症状
疖	头面、枕部、臀部	3cm左右	红肿热痛	一般无
痈	体表任何部位	6~9cm	初起无头，局部顶高色赤，表皮紧张光亮，肿势范围较大	全身症状明显
颜面部疔疮	颜面	3~6cm	初起有粟粒状脓头，根脚较深，状如钉丁，肿势散漫，出脓日期较晚，且有脓栓	多伴全身症状
囊肿性痤疮	面颊部、背部	1cm左右	初为坚实丘疹，挤之有豆渣样物质，反复挤压形成大小不等的结节	一般无

三、辨证施护

（一）辨证要点

辨虚实 根据红肿疼痛程度、疖肿大小、发热、口渴情况及舌脉等进行辨证。实证者疮面易脓、易溃，伴发热，口渴，溲赤，便秘，苔黄或薄腻，脉滑数有力。而虚证者疮面成脓、收口时间均较长，脓水稀薄，红肿疼痛不甚，常时好时发，缠绵难愈；常伴面色萎黄，神疲乏力，纳少便溏，舌质淡或边有齿痕，苔薄，脉濡；或伴口唇干燥，舌红苔薄，脉细数。

（二）证候分型

1. 热毒蕴结

证候表现：常见于素体实热内火之人，轻者疖肿只有1~2个，重者数目较多，可散布全身，或簇集一团，此愈彼起，可伴有发热，口渴，便秘，溲赤。舌红，苔黄，脉数。

证候分析：素有实热内火，脏腑蕴热，外泛肌表，发为疖肿；热毒之邪走散，故见泛发周身；热盛伤阴，则发热，口渴，溲赤，便秘；舌红，苔黄，脉数，均为热毒蕴结之象。

治护原则：清热泻火，解毒散结。

代表方：五味消毒饮合黄连解毒汤加减。常用药物为金银花、野菊花、紫花地丁、天葵子、蒲公英、黄连、黄芩、黄柏、栀子等。

2. 暑热浸淫

证候表现：常见于夏秋季节，以儿童及产妇多见，皮肤红肿结块，灼热疼痛，根浅，范围局限，可伴发热，口干，便秘，溲赤。舌红，苔薄腻，脉滑数。

证候分析：暑多夹湿，相兼为病，故多发于夏秋之季；暑为阳邪，暑热毒邪壅结肌肤，阻塞经络，则皮肤红肿热痛；暑热浸淫，耗伤津液，则发热，口干；暑热夹湿，下移肠道，则便秘，溲赤；舌红，苔薄腻，脉滑数，均为暑热浸淫之象。

治护原则：清热解毒，祛暑化湿。

代表方：清暑汤加减。常用药物是连翘、天花粉、赤芍、甘草、滑石、车前、金银花、淡竹叶、泽泻等。

3. 体虚毒恋

证候表现：消渴病或脾胃虚弱的患者多见。如由阴虚内热染毒所致，疖肿常此愈彼起，不断发生，可散发全身，疖肿较大，易转变为有头疽，多伴口唇干燥，舌红苔薄，脉细数；由脾胃虚弱染毒所致，疖肿亦呈散发状，溃脓、收口时间均较长，脓水稀薄，伴面色萎黄，神疲乏力，纳少便溏，舌淡或边有齿痕，苔薄，脉濡。

证候分析：正虚无力抗邪，卫表不固，毒邪留恋，故疖肿常反复发作，散发全身，此愈彼起，日久不瘥；阴液不足，内热毒炽，故疖肿较大，且易转变成有头疽；口渴唇燥，舌红苔薄，脉细数，乃阴虚内热之象；脾胃虚弱，气虚无力托毒，故疖肿难溃、难敛，脓水稀薄；面色萎黄，神疲乏力，纳少便溏，舌淡或有齿痕，苔薄，脉濡，均为脾胃虚弱之征象。

治护原则：清热解毒，养阴生津；健脾和胃，清热化湿。

代表方：仙方活命饮合增液汤加减。常用药物为金银花、防风、白芷、当归、天花粉、浙贝母、穿山甲、茯苓、牛膝、车前子、党参、白术等。脾胃虚弱者宜健脾和胃，清热化湿，方用防风通圣散，去大黄、芒硝，加黄芪、党参、白术等。

（三）施护措施

1. 病情观察　密切观察有无变证的发生：密切观察头顶皮肉较薄之处的疖，如脓成不予早泄，或切口太小，引流不畅，可致头皮窜空，转变为蝼蛄疖；而颜面部疖，如伴有恶寒、发热、口渴、便干、溲赤、肿势扩大、疼痛加剧，可能转变成颜面部疔疮，疔疮之火毒炽盛者有走黄的危险，应立即报告医生，做好急救准备。

2. 生活起居护理　保持室内凉爽，清洁，安静，温湿度适宜，注意通风，夏秋季节不可在烈日下暴晒。伴发热、头痛等不适或疖肿多发时，宜卧床休息；注意个人卫生，勤洗澡，勤理发，勤修指甲，勤换衣服。保持局部皮肤清洁，出汗后应及时沐浴，更换衣服，衣服宜宽松柔软。疖肿周围毛发应剃除，以便换药；忌用手挤压、搔抓、碰撞、挑剔，尤其是颜面部疖肿更应重视，以免毒邪扩散，转成疔疮重症；发于四肢、腰、臀部位者，宜限制活动；发热盛者应注意口腔护理，必要时用金银花煎水或者两面针漱口水漱口。

3. 饮食护理

(1) 一般护理：以清淡易消化为基本原则。多食新鲜蔬菜、水果，忌辛辣、油腻、刺激之品，如烟酒、浓茶、咖啡、鱼腥、葱姜蒜、辣椒、肥肉等。

(2) 辨证施食：热毒蕴结与暑热浸淫者，宜食清凉流质及半流质饮食，以解毒清热利湿，如金银花、鲜藿香、菊花、生甘草等煎汤代茶饮；暑天可饮西瓜汁、金银花露、菊花露、地骨皮露、绿豆薏苡仁汤等；可常食蒲公英粥、绿豆薏苡仁粥；体虚毒恋者，应加强营养，消渴病患者

笔记栏

宜低糖饮食，可多食蛋类、兔肉、鸭肉及百合粥、莲子粥等滋阴之品；脾胃虚弱者，可多食红枣、党参、茯苓及山药粥、薏苡仁粥、莲子粥等健脾益气化湿之品。

4. 情志护理　让患者了解病情，做好心理疏导工作，避免焦虑、紧张和急躁情绪，保持乐观的心态，可使营卫流通，气血和畅，有利于疾病的痊愈。鼓励体虚者选择适合自己的体育运动和娱乐活动，以使身心状态良好，增强抗病能力。

5. 用药护理　中药内服时，因清热解毒药药性寒凉，易伤脾胃阳气，故不宜久服；脾胃虚弱者，宜温服。中药外用时，初期宜外敷药物，疖小者用千锤膏盖贴或三黄洗剂外搽；疖大者用金黄散或玉露散，以金银花露或菊花露调成糊状敷于患处；遍体发疮，破流脓水成片者，用青黛散麻油调敷；成脓，宜切开排脓，溃后用九一丹、太乙膏盖贴，每日 2~3 次；深者，可用药线蘸八二丹引流；蝼蛄疖宜做十字形切开，如遇出血，可用棉垫加多头带缚扎以压迫止血。若有死骨，待松动时用镊子钳出；脓尽改用生肌散、生肌玉红膏、白玉膏收口，可用垫棉法压迫止血。疖肿常为多发，换药时避免遗漏，严格无菌观念。

6. 中医护理技术的运用　可根据病情，给予刺络拔罐，在溃烂化脓的疮口周围，用毫针点刺后，再拔火罐以泻火解毒，消肿排脓；对于需清热解毒者，可给予清热解毒药外敷，取新鲜野菊花叶、蒲公英、芙蓉叶、马齿苋、丝瓜叶中的一种，洗净捣烂敷于患处。另外，取脊背第 1~9 胸椎两侧足太阳膀胱经刮痧亦有泻火解毒之效。

（四）健康教育

1. 向患者及家属讲解疾病相关知识，了解疾病发生发展变化规律，帮助其树立战胜疾病的信心。

2. 养成良好的卫生习惯，保持皮肤清洁干燥，避免皮肤染毒。注意劳逸结合，提高机体抗病能力。选择适合自身体质的运动方式，如散步、打太极拳等。

3. 饮食宜选择清淡、易消化、营养丰富的食物，忌食辛辣肥甘厚味之品；脾胃虚寒者少食生冷寒凉食物。

4. 保持平和的心态，学会自我减压和调适，避免急躁情绪，以免实火内生。

5. 消渴病患者及体虚者发生疖病后，应及时就医，积极治疗。避免延误病情，致使毒邪内陷。消渴病患者应定期检查血糖，维持血糖的稳定。

痈

痈是指发生在体表皮肉之间的急性化脓性疾病。古代文献中痈有“内痈”与“外痈”之分，内痈生于脏腑，外痈发于体表，本节主要阐述外痈。外痈病位浅表，其特点是局部光软无头，红肿疼痛，肿胀范围多在 6~9cm，发病迅速，易肿、易脓、易溃、易敛，多伴有恶寒、发热、口渴等全身症状。痈发无定处，随处可生，因其发病部位不同，名称各异。如生于颈部的称颈痈；生于腋下的称腋痈；生于脐部的称脐痈；生于委中穴的称委中痈等。它们在病因病机及症状方面除具有一般痈的共性外，又各有特征。

西医学中的皮肤浅表脓肿、急性化脓性淋巴结炎等病证，可参照本病辨证施护。

知识链接

历史沿革

“痈”作为病名，首见于《五十二病方》。《黄帝内经》对痈的特点、病因病机、预后等已有较系统的论述，《灵枢·痈疽》曰：“痈者，其皮上薄以泽。”“热胜则肉腐，肉腐则为脓，然不能陷，骨髓不为焦枯，五脏不为伤，故命曰痈。”《金匮要略》曰：“诸浮数脉，应当发热，而反洒淅恶寒，若有痛处，当发其痈。”对痈的病脉、判断有脓无脓有了较详细的描述。《外科精义·辨疮疽疖肿证候法》曰：“六腑积热，腾出于外，肌肉之间，其发暴，甚肿，皮光软，侵展广大者，痈也”，指出了本病病因、症状。《景岳全书》曰：“痈者，热壅于外，阳毒之气，其肿高，其色赤，其痛甚，其皮薄而泽，其脓易化，其口易敛，其来速者，其愈亦速。”详细描述了痈的临床表现及转归。

一、病因病机

1. 感受外邪　六淫之邪，侵袭人体，郁于肌表，而六气皆从火化，致使湿热火毒内蕴，壅聚肌肤所致。

2. 饮食不节　多由恣食膏粱厚味，内郁湿热火毒或由饮食不节，脾胃功能失调，传化失司，湿浊内生，郁结不散，化热化火，乃成痈肿。

3. 外伤染毒　体表肌肤直接受损，局部瘀血阻络，气血失运，复染毒邪，或瘀血化火，结于肌肤所致。

痈多因六淫邪气侵袭、恣食膏粱厚味、脾胃失调、肌肤受损染毒等，导致体表皮肉间发生化脓而发病。其病位在皮肉之间，多属实证、阳证、热证。痈之病位浅，发病迅速，易肿、易脓、易溃、易敛，愈后良好，一般不会损伤筋骨，也不会造成陷证。

ER-9-3

痈病因病机示意图

二、诊断与鉴别诊断

（一）诊断依据

1. 初起患处皮肉之间突然肿胀，光软无头，迅速结块，红肿疼痛，少数病例初起皮色不变。结块范围多在6~9cm。发病迅速，易肿、易脓、易溃、易敛，轻者无全身症状，重者可伴有恶寒，发热，头痛，泛恶，

2. 舌红，苔黄腻，脉弦滑或洪数等全身症状。

3. 常因外感六淫、饮食不节、肌肤受损染毒而诱发本病。

（二）鉴别诊断

痈与疖、有头疽　见表9-3。

表9-3　痈与疖、有头疽的鉴别

病名	好发部位	红肿范围	局部症状	全身症状
痈	体表任何部位	6~9cm	初起无头，局部顶高色赤，表皮紧张光亮，肿势范围较大	有
疖	颜面	≤3cm	病位表浅，局部皮肤红肿热痛，无明显根脚	无
有头疽	项背	≥9cm	初期有粟粒样脓头，逐渐形成多头和蜂窝状，发展较慢，病程较长	有

三、辨证施护

（一）辨证要点

主要辨虚实。实证者疮面肿势高突，红、肿、热、痛明显，易脓、易溃、易敛，伴发热恶寒、口渴等，苔黄腻，脉弦滑或洪数。新病多实，体壮者多实。虚证者疮面成脓、收口时间均较长，脓水稀薄，疮面新肉不生，愈合缓慢，常伴面色无华，神疲乏力，舌淡胖，苔少，脉沉细无力。

笔记栏

久病多虚，弱者多虚。

（二）证候分型

1. 火毒凝结

证候表现：常见于初起阶段，局部突然肿胀，光软无头，迅速结块，红肿热痛，逐渐肿大，高肿发硬，伴恶寒，发热，头痛，泛恶，口渴。舌红，苔黄腻，脉弦滑或洪数。

证候分析：外邪侵入人体，邪郁化火，或过食膏粱厚味，体内湿热火毒蕴结，故发病迅速，局部肿胀，光软无头；气血凝滞，邪热壅聚，则红肿热痛，迅速结块；邪在卫表，营卫失和，湿热蕴结，则恶寒发热，头痛，口渴，泛恶；舌红，苔黄腻，脉弦滑或洪数，乃火毒凝结之象。

治护原则：解毒消肿，活血止痛。

代表方：仙方活命饮加减。常用药物为白芷、贝母、防风、赤芍、当归尾、甘草、皂角刺、穿山甲、天花粉、乳香、没药、金银花、陈皮等。

2. 热盛肉腐

证候表现：常见于成脓阶段，局部红肿明显，肿势高突，疼痛剧烈，痛如鸡啄，溃后脓出则肿痛消退。舌红，苔黄，脉数。

证候分析：热毒壅盛，火毒之邪阻于皮肉之间，肉腐成脓，故见局部红肿明显，肿势高突，痛甚，痛如鸡啄，溃后脓出则肿痛消退；舌红，苔黄，脉数，乃热盛之象。

治护原则：和营清热，透脓托毒。

代表方：仙方活命饮合五味消毒饮加减。常用药物为白芷、贝母、防风、赤芍、当归尾、甘草、皂角刺、穿山甲、天花粉、乳香、没药、金银花、陈皮、野菊花、蒲公英、紫花地丁、天葵子等。

3. 气血两虚

证候表现：常见于溃后，脓水稀薄，疮面新肉不生，色淡红不鲜或黯红，久不愈合，痛势减轻，伴面色无华，神疲乏力，纳少。舌质淡胖，苔少，脉沉细无力。

证候分析：脾主肌肉，脾胃虚弱，气血不化，腐肉难去；新肉难生，则疮面久不愈合，脓水稀薄；脾失健运，气血不达，故见面色无华，神疲乏力，纳少；舌淡胖，苔少，脉沉细无力，乃气血两虚之象。

治护原则：益气养血，托毒生肌。

代表方：托里消毒散加减。常用药物为人参、黄芪、当归、川芎、芍药、白术、陈皮、茯苓、金银花、连翘、白芷、甘草等。

（三）施护措施

1. 病情观察　密切观察疮形、肿势、色泽、疼痛程度、脓液的量及性质、有无恶寒发热、舌脉及全身情况；高热者，嘱其多饮温开水，及时给予物理降温或根据医嘱予以药物降温。如有高热不退，烦躁不安，神昏谵语等，应及时告知医生处理。

2. 生活起居护理　保持病室清洁，环境安静，空气清新，通风凉爽，室温 18~20℃；伴全身症状者，宜卧床休息，减少外出，减少患部活动。行动不便者，协助其做好生活护理。保持皮肤清洁干爽，勤洗澡更衣，勤修指甲，禁止用手搔抓、挤压、挑刺等。个人衣着宜舒适、宽松，勤洗、勤换、勤晒；特殊护理：张景岳《景岳全书·外科钤·论证》："痈者热壅于外，阳毒之气也，其肿高，其色赤，其痛甚，其皮薄而泽，其脓易化，其口易敛，其来速者其愈亦速"，这些条文文献详细描述了痈的临床表现与转归，也为护理提供了指导。临床上对痈急性期的处理大都采取切开排脓引流，应做好术前、术后及抗感染的护理。

3. 饮食护理

（1）一般护理：饮食宜清淡、易消化，多食新鲜蔬菜及水果，鼓励患者多饮水，忌油腻、辛辣刺激之品及腥膻发物。

(2) 辨证施食:火毒凝结和热盛肉腐者,宜多食清热食物,如黄瓜、苦瓜、西瓜、猕猴桃、甘蔗、荸荠、白菜、绿豆、蚌肉、金银花、蒲公英、马齿苋等,或竹叶粥、五汁饮、马齿苋绿豆粥、公英地丁绿豆汤;气血两虚者,宜多食益气养血之品,如红枣、山药、牛肉、西洋参、乌鸡、菠菜、黑木耳、龙眼肉、阿胶等,或黄芪炖鸡、糯米阿胶粥、桂圆桑椹汤、参枣米饭。

4. 情志护理 关心体贴患者,经常开导患者,耐心讲解发病病因及治疗过程,使患者了解病情,消除其紧张、恐惧、焦虑等负性情绪,保持心情舒畅,积极配合治疗。火毒凝结和热盛肉腐者,避免忧思恼怒等不良情志;气血两虚者,避免思虑过度,阴血暗耗。

5. 用药护理 中药汤剂以温热服用为宜,一般药物宜进食半小时后服用,清热解毒剂宜温凉服;外敷膏药宜紧贴患处,药膏范围大于炎症直径。初期,宜清热消肿,用金黄膏、玉露膏外敷;热盛者用千锤膏、太乙膏,掺红灵丹或阳毒内消散外贴。成脓期,宜切开排脓,切口不宜过深过大,若有袋脓,需及时扩创。溃后,宜祛脓祛腐,用八二丹或九一丹,并用药线引流。脓尽,宜用生肌散、生肌白玉膏收口;疮口将敛时,需外盖棉垫,紧压疮口,加速愈合。

6. 中医护理技术的运用 患处痛剧者可用紫花地丁、苍耳草、半枝莲等洗净,捣烂外敷,以清热解毒;或局部用黄连、大黄、乳香、没药共研末,醋调外敷,并以绷带固定。亦可取大椎并配合病灶近部或远部取穴,用三棱针在所选穴位处点刺,然后以闪火法或抽吸法拔罐,一般以出血 3ml 为宜,若血出如涌,应立即去罐。

(四) 健康教育

1. 向患者及家属讲解疾病相关知识,了解疾病发生发展变化规律,帮助其树立战胜疾病的信心。

2. 生活起居有常,劳逸结合,保持局部皮肤清洁,养成良好的卫生习惯。根据自身体质特点选择适宜的健身方式以增强体质,抵御外邪入侵,如太极拳、八段锦、健身气功等可调和人体气血,提高正气。

3. 饮食宜清淡、易消化且富有营养,忌生冷、辛辣、鱼腥发物及肥甘厚味之品,忌烟酒。

4. 保持心境平和,能积极面对疾病,配合临床治疗和护理。

5. 伴有消渴等慢性病者,须积极治疗原发病,以免发展为重症。

有 头 疽

有头疽是发生于肌肤间的急性化脓性疾病。本病初起皮肤上即有粟粒样脓头,焮热红肿胀痛,易向深部及周围扩散,脓头相继增多,溃后状如莲蓬、蜂窝,范围常超过 9~12cm,大者可在 30cm 以上。好发于项后、背部等皮肤厚韧之处,中老年人及消渴病患者易发病,并容易发生内陷。

西医学中的发生于肌肤间的急性化脓性疾病,可参照本病辨证施护。

知识链接

历史沿革

我国最早的医书《五十二病方》中就已有“肉疽倍黄芪”的记载。《灵枢·痈疽》云:“何谓疽?……热气淳盛,下陷肌肤,筋髓枯,内连五脏,血气竭,当其痈下,筋骨良肉皆无余,故命曰疽。”《疡医大全》曰:“已溃,开疮看视,务宜密室中揭膏,拭脓,收拾。切忌外风袭入,以免漫肿、抽搐之虞。”又云:“凡痈疽勿食羊、鸡、鱼、面、煎炒炙煿醇厚等味,犯之必发热。”在护理方面,提出忌外受风邪,防止染毒及饮食禁忌。

笔记栏

ER-9-4

有头疽病因病机示意图

一、病因病机

1. 感受外邪　外感风温、湿热之邪，邪毒凝聚肌表，以致经络阻塞，气血运行失常。

2. 脏腑蕴热　情志内伤，气郁化火；或由于平素恣食膏粱厚味、醇酒炙煿，以致脾胃运化失常，湿热火毒内生。以上两者皆可致脏腑蕴毒。

3. 正气虚弱，复感毒邪　由于房事不节，劳伤精气，以致肾水亏损，相火炽盛，感受毒邪之后，往往毒滞难化；气血虚弱之体，每因毒邪留滞，不能透毒外出，如病情加剧，极易发生。

有头疽多因外感风温、湿热邪气、七情化火、饮食失节、肾阴亏虚而感受毒邪等，导致肌肤间发生化脓性感染。本病病位在肌肤，有实证、虚证之分。患者正气的盛衰、热毒的轻重，是本病顺与逆、陷与不陷转归的决定因素。

二、诊断与鉴别诊断

（一）诊断依据

1. 初起局部红肿，有粟粒样脓头，逐渐增多，溃后脓出黄稠。局部症状分为四候，每候约7日。一候成形，在红肿热痛的肿块上有多个脓头；二候化脓，肿块增大，化脓溃烂从中心向四周扩散，状似蜂窝或莲蓬；三候脱腐，坏死皮肉逐渐脱落，红肿热痛随之减轻；四候生新，腐肉脱落，脓液减少，新肉生长逐渐愈合。

2. 伴有恶寒，发热，头痛，口渴，舌红，苔白腻或黄腻，脉数等。

3. 本病常因外邪侵袭、情志内伤、饮食不节而诱发。

（二）鉴别诊断

1. 发际疮　生于项后部，病小位浅，范围局限，多小于3cm，或呈多个簇生，2~3日化脓，溃脓后3~4日即能愈合，无明显全身症状，易脓、易溃、易敛，但易反复发作，缠绵难愈。

2. 脂瘤染毒　患处平素已有结块，与表皮粘连，但基底部推之可动，其中心皮肤可见粗大黑色毛孔，可挤出脂浆样物，有臭味，染毒后红肿较局限，化脓约需10天，脓出夹有粉渣样物，并有白色包囊，愈合缓慢，全身症状轻。

三、辨证施护

（一）辨证要点

1. 辨虚实　实证多表现为疮面肿势高突，红、肿、热、痛明显，易脓、易溃、易敛，伴恶寒，发热、口渴等全身症状，舌苔黄或黄腻，脉弦滑或洪数。新病多实，体壮者多实。虚证多表现为疮面平塌，成脓、收口时间均较长，脓水稀薄，淋漓不尽，疮面新肉难生，腐肉难去，伴面色无华，神疲乏力，舌淡胖，苔少，脉沉细无力等。久病多虚，体弱者多虚。

2. 辨脏腑　本病病位虽在肌肤，但与肺、脾两脏关系密切。肺为脏腑之外卫，外合皮毛，故肺气充则卫外固，六淫邪气不得侵犯。反之，外邪侵袭，首先犯肺，郁久化火，乃生痈肿。脾为后天之本，脾气健运，气血生化有源。反之，脾虚则运化失健，湿浊内生，化火生毒，结于肌肤而成。

（二）证候分型

1. 火毒凝结

证候表现：局部红肿高突，灼热疼痛，根脚紧束，迅速化脓脱腐，脓液稠黄，伴发热，口渴，尿赤。舌红，苔黄，脉数有力。

证候分析：火毒蕴于肌肤，则局部红赤灼热；邪热壅聚，经络阻塞，气血凝滞，故疼痛；气血充盛，能约束毒邪，故疮形高突，根脚紧束，迅速化脓脱腐，脓液稠黄；火毒凝结，邪热伤津，则发热，口渴，尿赤；舌红，苔黄，脉数有力，皆为火毒凝结之实热征象。

治护原则：清热泻火，和营托毒。

代表方：黄连解毒汤合仙方活命饮加减。常用药物为黄芩、黄连、黄柏、栀子、穿山甲、皂角刺、当归尾、甘草、金银花、赤芍、乳香、没药、天花粉等。

2. 湿热壅滞

证候表现：局部症状与火毒凝结相同，伴全身壮热，朝轻暮重，胸闷呕恶。舌苔白腻或黄腻，脉濡数。

证候分析：壮热，朝轻暮重，胸闷呕恶，舌苔白腻或黄腻，脉濡数，皆为湿热火毒壅滞之象。

治护原则：清热利湿，托毒透脓。

代表方：仙方活命饮加减。常用药物为穿山甲、皂角刺、当归尾、甘草、金银花、赤芍、乳香、没药、天花粉、陈皮、防风等。

3. 阴虚火炽

证候表现：多见于消渴病患者，肿势平塌，根脚散漫，皮色紫滞，脓腐难退，脓水稀少或带血水，剧痛，伴发热烦躁，口渴喜饮，不思饮食，大便干结，小便短赤。舌红，苔黄燥，脉弦细数。

证候分析：正气亏虚，阴津耗损，火毒炽盛，正不胜邪，不能托毒外出，故肿势平塌，根脚散漫；气虚不能固其形，血虚无以华其色，故疮色紫黯，脓腐难退，脓水稀薄或带血水；水亏火炽，火毒炽盛，则疼痛剧烈；发热，口渴喜饮，纳差，大便干结，小便短赤，舌红，苔黄燥，脉弦细数，皆为阴虚火炽之象。

治护原则：养阴生津，泻火托毒。

代表方：竹叶黄芪汤加减。常用药物为人参、黄芪、石膏、半夏、麦冬、白芍、川芎、当归、黄芩、生地黄、甘草、淡竹叶等。

4. 气虚毒滞

证候表现：多见于年迈体虚、气血不足的患者，肿势平塌，根脚散漫，皮色灰黯不鲜，难以成脓，腐肉难退，脓液稀少，或带灰绿色，闷肿胀痛，易成空腔，伴高热，或身热不扬，大便溏薄，小便频数，口渴喜热饮，神疲乏力，面色少华。舌淡红，苔白或微黄，脉数无力。

证候分析：气虚无力托毒外出，故肿势平塌，根脚散漫；血虚不得外荣皮毛，则皮色灰黯不鲜；正不胜邪，则闷肿胀痛；年迈体虚，气血俱亏，则难以成脓，腐肉难去，脓液稀少，或带灰绿色，易成空腔；阳气亏虚，邪随寒化，则高热，或身热不扬，大便溏薄，小便频数，口渴喜热饮，神疲乏力，面色少华；舌淡红，苔白或微黄，脉数无力，皆为气虚毒滞之象。

治护原则：益气养血，扶正托毒。

代表方：八珍汤合仙方活命饮加减。常用药物为人参、白术、白茯苓、当归、川芎、白芍、熟地黄、炙甘草、穿山甲、皂角刺、当归尾、甘草、金银花、赤芍、乳香、没药、天花粉、陈皮等。

（三）施护措施

1. 病情观察　观察疮形，肿势范围，色泽，温度，疼痛，脓腐的量、色、质和气味的变化以及疮周皮肤的颜色；观察神志、面色，体温、呼吸、舌苔、脉象、大小便等情况；有无畏寒、发热、头痛、口渴、胸闷、恶心、呕吐等伴随症状。消渴病患者应积极治疗原发病，并注意观察低血糖反应；若局部出现疮顶不高或陷下，根盘散漫，疮色紫滞或晦暗，疮口脓少或干枯无脓，脓水灰薄或偶带绿色，腐肉虽脱而新肉难生，灼热疼痛或闷胀疼痛或不痛；全身出现高热寒战，或体温不升，头痛烦躁，或精神不振，甚至神昏谵语，气粗喘急或气息低微，胸闷胸痛，恶心呕吐，腹胀腹痛，便秘或泄泻，汗多肢冷或痉厥或黄疸等，应及时报告医生。

笔记栏

2. 生活起居护理　保持病室清洁安静，舒适，空气清新，温湿度适宜。气血不足者，注意保暖，避免感受外邪；少腹疽患者，忌系皮带；发背疽、脑疽患者，宜侧卧位；疽发于项部者，宜用四头带包扎；发于上肢者，可用三角巾悬吊；发于下肢者，宜抬高患肢，且减少活动；若辨证观察有头疽易出现疽毒内陷之危证，其与气血虚弱，毒滞难化，不能透毒外出有关。一旦发现异常，立即报告医生，并做好急救护理。

3. 饮食护理

（1）一般护理：饮食以清淡、易消化、富有营养为原则，宜食清凉半流质或软食，如各种新鲜蔬菜水果，鼓励患者多饮水，忌鱼腥、辛辣及甜腻食物。消渴患者应严格控制摄入量。

（2）辨证施食：火毒凝结者，宜选菊花叶、赤豆、绿豆、冬瓜、丝瓜、鱼腥草、马齿苋佐餐，有利于疽毒消散，如马齿苋绿豆粥、鱼腥草饮等；湿热壅滞者，饮食可选用清热利湿之品，如薏苡仁、赤小豆、荷叶、冬瓜等，或茯苓粥；阴虚火炽者，初起宜选健脾养阴之品，如百合汤、莲子汤等；恢复期宜食滋阴清热清补之品，如淡菜、银耳、百合，或清蒸人参元鱼、益寿鸽蛋汤、生地黄鸡、怀药芝麻糊、鲜石斛煎汤、甘蔗汁等；气虚毒滞者，饮食以健脾益气养血为主，宜予温补，可用黄芪蒸鸡、黄精烧鸡、人参猪肚、人参莲肉汤等；忌生冷寒凉食物，如西瓜、梨、苦瓜等，以免损伤脾阳，有碍运化；肿势平塌下陷者，宜服笋尖汤，有托毒外出的作用。

4. 情志护理　保持心情愉悦，以利于增强正气，驱邪外出。经常关心体贴患者，耐心讲解病因及治疗过程，使患者了解病情，以消除其紧张、焦虑等负性情绪，便于积极配合治疗。火毒凝结及阴虚火炽者，宜保持平和的心态，忌忧思恼怒；湿热壅滞者，多烦躁易怒，可采用言语诱导、琴棋书画等方式来移情，改善患者的不良情绪；气虚毒滞者，避免思虑过度，暗耗心血，使加重病情。

5. 用药护理

（1）内服和营托毒药时，中药煎煮时间不宜过长，一般武火煮开后转文火 20~30 分钟即可，宜凉服。气虚毒滞者，中药汤剂宜温服。

（2）外用油膏时，摊药应薄，紧贴患部，范围大于疮疡部位 2cm 以上。掺药撒布均匀，升丹过敏者禁用。①初起火毒凝结、湿热壅滞者外敷金黄膏；阴虚火炽、气虚毒滞者外敷冲和膏。②溃脓期，在上述油膏中加掺八二丹或九一丹；若脓水稀薄而带灰绿色者，改掺七三丹。③脓腐脱尽，用生肌散、生肌玉红膏外敷。若疮口有空腔，皮肤与新肉一时不能黏合者，用垫棉法加压包扎。

6. 中医护理技术的运用　实证者，取耳尖三棱针点刺放血以清泄里热；虚证者，可取内分泌、肺、脾、肾等耳穴，用王不留行籽或磁珠贴压以扶正祛邪；虚证者，取肾俞、脾俞、命门、关元等穴进行热敏灸，以增强正气，透毒外出。

（四）健康教育

1. 向患者及家属讲解疾病相关知识，了解疾病发生发展变化规律，帮助其树立战胜疾病的信心。

2. 注意个人卫生，保持皮肤清洁，可用 2%~10% 黄柏溶液或生理盐水清洗疮面。若皮肤出现丘疹、脓头，禁止搔抓及暴力挤压，应及时就诊。

3. 生活起居有规律，劳逸结合。适当进行体育锻炼，以助机体正气。

4. 饮食宜选择清淡、易消化、富含营养之品，忌生冷、辛辣、鱼腥发物及肥甘厚味之品，忌烟酒。做好情志护理，避免因言语刺激而加重病情。

5. 伴有消渴等慢性病者，发病后应及时就医，积极治疗原发病。避免病情加重，致使疽毒内陷。消渴病患者应定期监测血糖，有效控制血糖。

笔记栏

09章02节PPT

PPT 课件

第二节　丹　　毒

丹毒是以患部皮肤突然鲜红成片，色如涂丹为主要临床表现的急性感染性病证。其特点是病起突然，恶寒发热，局部皮肤忽然变赤，色如涂丹，焮热肿胀，边界清楚，迅速扩大，发无定处，数日内可愈，但易复发。

不同的发病部位病名亦不同，如发于面部者称抱头火丹，发于躯干者称内发丹毒，发于下肢者称流火或腿游风，新生儿患本病称赤游丹。发于小腿者，愈后容易复发，常因反复发作，皮肤粗糙增厚，下肢肿胀，从而形成象皮腿。新生儿丹毒常游走不定，多有皮肤坏死，全身症状严重。本病由四肢流向胸腹，或头面攻向胸腹者多逆。尤以新生儿及年老体弱者，火毒炽盛易致毒邪内攻，见壮热烦躁，神昏谵语，恶心呕吐等症，可危及生命。

西医学中的急性网状淋巴管炎表现丹毒特征者，属本病证的讨论范围，可参考本节辨证施护。

知识链接

历史沿革

《素问·至真要大论》曰："少阳司天，客胜则丹胗外发，及为丹熛疮疡……"丹疹、丹熛都是丹毒。隋代《诸病源候论·丹毒病诸候·丹候》曰："丹者，人身忽然焮赤，如丹涂之状，故谓之丹。或发手足，或发腹上，如手掌大，皆风热恶毒所为。重者，亦有疽之类，不急治，则痛不可堪久乃坏烂"，对本病的临床症状和失治的预后描述较详，并提出了风热恶毒致病观，病症观察甚详，同时也指出可能出现的危险征象。宋代《圣济总录·诸丹毒》曰："热毒之气暴发于皮肤间，不得外泄，则蓄热为丹毒"，指出了本病病因，进一步阐述了热毒导致丹毒的发病观，对丹毒的发病原因及其危害性有了较明确的认识。

一、病因病机

ER-9-5

丹毒病因病机示意图

1. 血分热毒　素体血分有热，加之外受火毒，火侵脉络，郁阻肌肤。热毒互结，郁阻肌肤，而成丹毒。

2. 破损染毒　皮肤黏膜破损，如鼻腔黏膜破碎，皮肤擦破，脚癣糜烂，毒虫咬伤，臁疮等，湿热火毒之邪乘隙而入。

丹毒多因素体血热，复感火毒，血分热邪相结暴发于肌肤间而成；或因皮肤黏膜破损、脚癣糜烂、毒虫咬伤等肌肤失去固卫，毒邪乘隙入侵而成。本病病位在皮内淋巴管，病理性质属实证、热证，因感邪不同，临床有热毒、湿热、胎火之别。

二、诊断与鉴别诊断

（一）诊断依据

1. 初起患者突然出现恶寒发热，头痛骨楚，胃纳不香，便秘溲赤等全身症状。继则局部皮肤见小片红斑，迅速蔓延成大片鲜红，略高于皮肤表面，边界清楚，压之皮肤红色减退，放

笔记栏

手即恢复,表面紧张光亮,摸之灼手,肿胀触痛明显。一般预后良好,经5~6日后消退,皮色由鲜红转黯红或棕黄色,脱屑而愈。重者在红肿处可见瘀点、瘀斑、紫斑或大小不等的水疱;偶有化脓或皮肤坏死者;亦有一面消退,一面发展,连续不断,缠绵数周者。

2. 伴发热,胃纳不香,舌红,苔黄腻,脉滑数。

3. 丹毒多因素体有热复感火毒、皮肤破损染湿毒、胎火蕴毒等,导致皮内淋巴管发生急性感染。

(二) 鉴别诊断

丹毒与发、接触性皮炎 见表9-4。

表9-4 丹毒与发、接触性皮炎的鉴别

病名	发病史	局部症状	全身症状
丹毒	病起突然	小片红斑,迅速蔓延成大片鲜红,稍高出皮肤表面,边界清楚	较重
发	病起突然	红肿色紫或黯红,中央显著且隆起,周边较轻且边界不清,稍发硬而坚实,疼痛呈持续性胀痛,化脓时呈跳痛,大多化脓溃烂	明显
接触性皮炎	有接触过敏物质史	皮损以肿胀、水疱、丘疹为主,焮热、瘙痒,一般无明显全身症状	无明显全身症状

三、辨证施护

(一) 辨证要点

辨风毒与湿热 本病素体血分有热,风毒者多发于头面,皮肤红肿灼痛,伴恶寒、发热、头痛等症,严重者出现水疱,舌红、苔薄黄、脉浮数为风热火炽之证。湿热者多发于下肢,见局部红肿热痛,多有脓水,伴胸闷不适,四肢困重;舌红、苔黄腻、脉滑数乃湿热毒蕴之征。

(二) 证候分型

1. 风热毒蕴

证候表现:发于头面,皮肤焮红灼热,肿胀疼痛,甚则发生水疱,眼胞肿胀难睁,伴恶寒,发热,头痛。舌红,苔薄黄,脉浮数。

证候分析:风热化火上行,搏结于头面,正邪交争,故恶寒发热;风火相煽,热邪蕴结,郁阻皮肤,则皮肤焮红灼热,甚至出现水疱;经络阻塞,气血不畅,故皮肤肿胀疼痛,甚则眼胞肿胀难睁,或伴头痛;舌红,苔薄黄,脉浮数,乃风热火炽之征。

治护原则:疏风清热解毒。

代表方:普济消毒饮加减。常用药物为牛蒡子、黄芩、黄连、陈皮、甘草、玄参、连翘、板蓝根、马勃、薄荷、升麻、柴胡、桔梗等。

2. 湿热毒蕴

证候表现:发于下肢,局部红肿灼热疼痛,或见水疱、紫斑,甚至结毒化脓,或皮肤坏死,或反复发作,可形成大脚风,或伴恶寒发热,胃纳不香。舌红,苔黄腻,脉滑数等。

证候分析:湿热下注,蕴蒸肌肤,经络受阻,故见局部红肿热痛;热毒蕴于局部,则见水疱、紫斑,或化脓、坏死;湿浊中阻,则胃纳不香;舌红,苔黄腻,脉滑数,为湿热毒蕴之征。

治护原则:利湿清热解毒。

代表方：五神汤合萆薢渗湿汤加减。常用药物为茯苓、金银花、连翘、牛膝、车前、紫花地丁、萆薢、薏苡仁、黄柏、赤芍、牡丹皮、泽泻、滑石、通草等。

3. 胎火蕴毒

证候表现：发于新生儿，多见于臀部，局部红肿灼热，呈游走性，并有壮热烦躁，甚则神昏、恶心呕吐。舌红绛，苔少，脉数。

证候分析：新生儿胎火蕴毒，结于臀部，故见红肿灼热；火毒入于心包，心神受扰，则壮热烦躁，甚则神昏；邪热侵扰脾胃，胃失和降，故见恶心呕吐；舌红绛，苔少，脉数，为火毒内蕴之征。

治护原则：凉血清热解毒。

代表方：犀角地黄汤合黄连解毒汤加减。常用药物为水牛角屑、生地黄、牡丹皮、芍药、黄芩、黄柏、黄连、栀子等。

（三）施护措施

1. 病情观察　观察局部情况，如皮肤色泽、水肿程度、疼痛部位、性质、程度等情况，每日定时、定位用软尺测量患肢肿胀部位的周径，以了解肿胀变化情况，并记录；观察神志，生命体征，脉象，舌象，面色及有无恶寒、肢冷、发热、头痛、口渴、汗出等情况，并做好记录；做好床边隔离，以防传染；本病起病急，易复发，故应在急性期控制其症状，既病防变，标本兼治；若出现全身壮热烦躁、神昏谵语、恶心呕吐等邪毒内攻之象，应立即报告医生，配合抢救工作。

2. 生活起居护理　病室空气新鲜，环境安静，温湿度适宜，定时开窗通风。急性期，宜卧床休息，待病情稳定可适当活动。安置患者于适宜体位，避免患处皮肤受压、摩擦而增加疼痛。抬高患肢 30°~40°以减轻水肿，避免劳累及长久站立；注意与他人隔离，洁具专用，每日用温水洗脚，忌用热水烫洗局部皮肤。保持皮肤清洁干燥，勤换衣，多洗澡，衣裤须宽松，避免穿着化纤毛织品，减少摩擦、搔抓，避免强烈阳光直射患处皮肤；风热毒蕴者，切忌吹风、日晒，适当抬高患者头部。波及眼眶周围者，外涂药时，应妥善包扎、固定，并做好眼部护理。发于唇颊部者，应少讲话，勿食生硬食物，少咀嚼，避免刺激，做好口腔护理；胎火蕴毒患儿居室宜安静、凉爽，注意保护患儿皮肤，修剪指甲，避免搔抓。

3. 饮食护理

（1）一般护理：以清淡、易消化为原则。宜多饮水及清凉饮料，多食新鲜蔬菜、水果，忌食辛辣油腻及海腥发物。

（2）辨证施食：风热毒蕴者，宜饮清凉饮料，如绿豆汤、芦根汤代茶饮或金银花、麦冬、板蓝根、玄参泡水频饮；忌食生硬食物，少咀嚼，避免刺激；湿热毒蕴者，宜多饮水及清凉饮料，可选用薏苡仁、莲子、赤小豆、冬瓜、莴笋、葫芦、苦瓜、黄瓜、西瓜、白菜等食物；胎火蕴毒者，饮食宜细软、易消化。

4. 情志护理　反复发作，病程较长，要多与患者沟通，树立战胜疾病的勇气。风热毒蕴者头痛、眼胞肿胀难睁，情绪抑郁烦躁，护理人员应体贴患者的疾苦，注意营造良好的康复环境，促进其保持良好的精神状态。湿热毒蕴者常烦躁易怒，护理人员应理解、同情患者，护理上可适当地顺情从欲，避免刺激患者。胎火蕴毒患儿伴壮热烦躁，患儿家属应多怀抱安抚，给予安全感，促进舒适。

5. 用药护理　中药汤剂宜凉服，服药后观察局部红肿消退情况、退热效果等；外敷药物时，注意药物涂抹厚度 1~2mm，敷药面积应超过红肿部位 1~2cm，一般敷药 4~6 小时。若局部出现红疹、瘙痒，为过敏现象，应暂停敷药；每日用碘伏消毒清洗创面。尽可能暴露水肿部分，避免翻身时擦伤、剥脱、局部挤压，防止炎症扩散。

笔记栏

6. 中医护理技术的运用　以乳香、没药、川芎、川乌、威灵仙、蒲公英等共煎汤剂，应用离子导入治疗机，达到止痛效果；取皮质下、神门、脑、交感、肾上腺等穴，以及额、枕等部位耳穴压豆，以止痛并促进睡眠；头痛剧烈时，可按摩合谷、太阳、印堂、百会等穴；配合拔火罐，令出恶血，任其自流，待血止后，敷玉露散，该法只适用于下肢丹毒，可减少复发，禁用于抱头火丹、赤游丹或伴血液病患者；外用玉露散或金黄散，以鲜丝瓜叶捣汁或金银花露调敷，并保持湿润；下肢复发性丹毒形成大脚风者，可辨证用药煎汤熏洗。

（四）健康教育

1. 向患者及家属讲解疾病相关知识，了解疾病的发生发展规律，帮助其树立战胜疾病的信心。

2. 加强日常锻炼，注意个人卫生，避免毒邪入侵。调畅情志，避免七情内伤。饮食宜清淡、易消化，可饮清凉饮料，少食荤腥及辛辣、甜腻、刺激之品，保持大便通畅，以泄热利湿。劳逸结合，腿游风反复发作者，不宜从事长期站立的工作。

3. 患病期间取适宜体位，避免患处皮肤受压、摩擦而增加疼痛，积极治疗原发病，妥善处理皮肤黏膜的破损，防止复发。禁止手指挖鼻孔、保持口腔卫生，防止再次诱发颜面部丹毒；有足癣者，可用纯米醋或白醋，加温至 30℃，每晚睡前泡脚 1 次，以浸入患处即可，每次 30 分钟。

4. 待症状改善、患处红肿消退后，不宜过早停药，应继续遵医嘱用药，以巩固治疗，预防复发。

09章03节PPT

PPT 课件

第三节　脱　疽

脱疽是指发于四肢末端，严重者趾（指）节坏疽脱落的一种慢性周围血管疾病，又称脱骨疽。初起患肢末端发凉、怕冷、苍白、麻木，伴间歇性跛行，继而出现夜间痛，痛剧难忍，日久患趾（指）坏死变黑，甚则趾（指）节脱落。多见于四肢末端，特别是下肢。青壮年男子、老年人及消渴病患者最为多见。本病病程长、疼痛剧、易致残且易复发，常在严寒季节加重。

西医学中的血栓闭塞性脉管炎、动脉硬化性闭塞症、急性动脉栓塞和糖尿病足，出现脱疽临床表现者，均可参照本节辨证施护。

知识链接

历史沿革

本病最早载于《黄帝内经》，如《灵枢·痈疽》："发于足指，名脱痈，其状赤黑，死不治；不赤黑，不死。不衰，急斩之，不则死矣。"晋代皇甫谧所著《针灸甲乙经》始将"脱痈"改为"脱疽"。汉代华佗在《神医秘传》中载四妙勇安汤内服、外敷治疗本病。清代许克昌、毕法合著之《外科证治全书·脱疽》记载较详细，如"脱疽，多生手指节中，无名指上最多"。"急剪去其指，可保其命，迟则肿延手足背，救无术矣。殊不知此亦疽也，大人用阳和汤，小孩用小金丹，最重者用犀黄丸，皆可消之"。

笔记栏

一、病因病机

1. 脾失健运，肝肾阳虚　脾气不健、肾阳不足，复感寒湿而发病。脾主升清，主运化水谷精微，输布津液，脾气不健，生化乏源，气血亏虚，气阴两伤，在内无以荣养脏腑，在外不能充养四肢。

2. 感受寒湿，经脉凝滞　脾肾阳虚，温煦失职，或严寒涉水，久居湿地，寒湿外受，寒湿皆为阴邪，易伤阳气，寒性收引，致气血凝滞，瘀阻不通，不通则痛；湿性黏滞，引而下行，致经络闭塞，四肢失养而成。病位在四肢末端。

脱疽多因脾气不健、肾阳不足，加之外受寒冻，寒湿之邪入侵而发病。本病病位主要在血脉，因病程长短及患者身体素质之不同，脱疽有虚实之分。虚者为气阴两伤；实者多由寒湿阻络、血脉瘀阻、湿热毒盛所致。虚实之间相互夹杂或转化。

ER-9-6

脱疽病因病机示意图

二、诊断与鉴别诊断

（一）诊断依据

1. 根据疾病的发展过程，临床一般可分为三期。

（1）初期（局部缺血期）：患肢麻木、发凉、怕冷、沉重，有针刺痛，小腿肌肉抽掣痛，间歇性跛行，患肢动脉搏动微弱或消失，可有游走性血栓性浅静脉炎。患肢皮温低于健侧。

（2）中期（营养障碍期）：患肢麻木、发凉、怕冷，间歇性跛行加重，并出现静息痛，夜间痛甚。患肢皮肤常呈潮红色、紫红色或苍白色，足部皮肤干燥、脱皮，趾甲生长缓慢，增厚变形，汗毛脱落，患肢肌肉明显萎缩。患侧足背动脉、胫后动脉搏动消失。可有情绪不安，头晕腰痛，筋骨痿软。

（3）后期（坏死期）：中期表现进一步加重，患足疼痛剧烈。坏疽可先为一趾或多趾，逐渐向上发展，合并感染时足趾紫红肿胀、溃烂坏死，呈湿性坏疽，或足趾发黑、干瘪，呈干性坏疽。坏疽的足趾脱落后，常遗留溃疡而经久不愈。

2. 患侧中、小动脉（最常见的是趺阳脉、太溪脉）搏动减弱或消失，患肢肌肉轻度萎缩，皮肤干燥，皮温稍低于健侧。常伴有发热、口干、食欲减退、便秘、尿黄赤等全身症状。

3. 常因寒冷刺激而诱发，秋冬季加重。患者常有受冷、潮湿、嗜烟、外伤等病史。

知识链接

消渴脱疽

明代外科医家陈实功在《外科正宗》脱疽章中对“消渴脱疽”的辨证论治进行了详细的论述，他提出“内腐外坏”为消渴脱疽的病变本质。《外科正宗·脱疽论》曰：“夫脱疽者，外腐而内坏也。此因平昔厚味膏粱熏蒸脏腑，丹石补药消烁肾水，房劳过度，气竭精伤，兼用房术之药……多致阳精煽惑，淫火猖狂，其蕴蓄于脏腑者，终成燥热火症……凡患此者，多生于手足，故手足乃五脏枝干。”陈氏认为，消渴脱疽是五脏六腑及气血病变在体表的表现。

（二）鉴别诊断

脱疽相关疾病的临床鉴别见表 9-5。

表 9-5　脱疽相关疾病的临床鉴别

	糖尿病足	动脉硬化性闭塞症	血栓闭塞性脉管炎
发病年龄	40 岁以上	40 岁以上	20~40 岁
高血压	多数伴有	多数伴有	极少
冠状动脉粥样硬化性心脏病	可有可无	有	无
血脂	多数升高	升高	基本正常
血糖、尿糖	血糖高、尿糖阳性	正常	正常
受累血管	大、微血管	大、中动脉	中、小动脉
浅静脉炎	无	无	游走性

三、辨证施护

（一）辨证要点

1. 辨虚实　实证多见疼痛剧烈，或伴有肢体肿胀。新病多实，体壮者多实。虚证之痛势不剧，皮肤干燥，毳毛脱落，趾（指）甲增厚，肌肉萎缩，患趾（指）呈干性坏疽或伴面容憔悴，萎黄消瘦，神情倦怠。久病多虚，体弱者多虚。

2. 辨寒热　热证多见患肢红肿痛甚，边界不清，甚则坏疽，伴有发热，烦躁不安，口渴欲饮，便秘，溲赤，舌红，苔黄燥或厚腻，脉细数或弦细数等全身症状。寒证多见患肢喜暖怕冷，肤色苍白冰冷，遇冷痛甚，舌苔白腻，脉多沉细。

（二）证候分型

1. 寒湿阻络

证候表现：患趾（指）喜暖怕冷，肤色苍白，麻木，酸胀疼痛，遇冷加重，步履不利，多走则痛剧，稍歇痛减，触之发凉，趺阳脉搏动减弱。舌淡，苔白腻，脉沉细。

证候分析：寒性收引、凝滞，寒邪袭络，气血瘀阻，不通则痛，则患趾（指）疼痛，麻木，酸胀；寒凝血脉，阳气不达肢末，则肤色苍白，喜暖怕冷，遇冷加重，触之发凉；寒凝气滞，则步履不利，多走则疼痛加剧；寒湿阻络，则趺阳脉搏动减弱；舌淡，苔白腻，脉沉细，均为阳虚寒盛之象。

治护原则：温阳散寒，活血通络。

代表方：当归四逆汤合阳和汤加减。常用药物为当归、桂枝、芍药、细辛、通草、甘草、大枣、麻黄、熟地黄、白芥子、炮姜炭、甘草、肉桂等。

2. 血脉瘀阻

证候表现：患趾（指）酸胀疼痛加重，彻夜不寐，步履艰难，患趾（指）肤色黯红或紫黯，下垂尤甚，皮肤发凉干燥，肌肉萎缩，趺阳脉搏动消失。舌黯红或有瘀斑，苔薄白，脉弦或涩。

证候分析：寒邪凝滞，阳气不布，则患趾（指）酸胀疼痛；入夜阳气内闭，故痛甚；气血不及四末，筋脉失养，则步履沉重乏力，活动艰难，皮肤干燥发凉，肌肉萎缩；气滞血瘀，脉络阻塞，则患趾（指）肤色黯红或紫黯，趺阳脉搏动消失；舌黯红或有瘀斑，苔薄白，脉弦或涩，为气血瘀滞之象。

治护原则：行气活血，通络止痛。

代表方：桃红四物汤加减。常用药物为当归、赤芍、生地黄、川芎、桃仁、红花等。

3. 湿热毒盛

证候表现：患肢剧痛，夜间加重，局部皮肤紫黯、肿胀，渐变紫黑，浸淫蔓延，溃破腐烂，气秽，疮面肉色不鲜，甚则五趾相传，波及足背，伴身热口干，便秘溲赤。舌红，苔黄腻，脉弦数。

证候分析：寒湿入侵，日久化热，或饮食失节，脾失健运，湿浊内蕴化热，湿热下注筋脉，热胜肉腐，则患肢剧痛，局部溃破腐烂，气秽，甚则五趾相传，波及足背；湿热闭阻，气血瘀滞，则皮肤紫黯、肿胀，渐变紫黑；热盛津伤，则身热口干，便秘溲赤；舌红，苔黄腻，脉弦数，均为湿热毒盛之象。

治护原则：清热利湿，活血化瘀。

代表方：四妙勇安汤加减。常用药物为玄参、当归、金银花、甘草等。

4. 热毒伤阴

证候表现：肌肤枯槁萎缩，毳毛脱落，趾（指）甲增厚变形，肌肉萎缩，趾（指）呈干性坏疽，伴口干纳呆，便秘溲赤。舌红，苔黄，脉弦细数。

证候分析：病邪郁久化热，热毒内盛伤阴，肌肤失养，则肌肤枯槁萎缩，毳毛脱落，趾（指）甲增厚变形，趾（指）呈干性坏疽；热毒炽盛，耗伤阴液，则口干纳呆，便秘溲赤；舌红，苔黄，脉弦细数，均为热毒伤阴之象。

治护原则：清热养阴，解毒活血。

代表方：顾步汤加减。常用药物为黄芪、石斛、当归、牛膝、紫花地丁、人参、甘草、金银花、蒲公英、菊花等。

5. 气阴两虚

证候表现：病程日久，坏死组织脱落后疮面久不愈合，肉芽淡红或黯红不鲜，伴面容憔悴，萎黄消瘦，神情倦怠，五心烦热，口渴不欲饮。舌淡尖红，少苔，脉细无力。

证候分析：素体虚弱，气血两虚，肌肤失养，腐肉不去，新肉难生，则病久不愈，疮面久不愈合，肉芽淡红或黯红不鲜；脾失健运，气血生化无源，故面憔萎黄，神情倦怠；久病暗耗阴血，伤津耗液，则五心烦热，口渴不欲饮；舌淡尖红，少苔，脉细无力等，均为气阴两虚之象。

治护原则：益气养阴，活血生肌。

代表方：八珍汤合十全大补汤。常用药物为人参、白术、茯苓、甘草、当归、白芍、地黄、川芎等。

（三）施护措施

1. 病情观察　观察患者疼痛的部位、性质、程度、持续时间，患趾（指）有无坏死、溃疡及脓腐颜色、气味。观察早中期间歇性跛行的距离并做记录，以了解病情进展情况；观察患肢皮肤色泽、冷热变化和局部毛发干枯脱落情况，观察患肢肌肉是否萎缩，比较两侧肢体动脉搏动的情况以判断血脉是否流通；注意观察腹主动脉、髂动脉、股腘动脉及胫后动脉的搏动情况，警惕突发性高位广泛坏疽。若间歇性跛行突发症状加重，并出现肢体剧痛，皮色苍白、发凉时，应及时报告医生，遵医嘱采取紧急措施；观察神志、体温、脉搏、呼吸、舌苔等变化及伴随症状，如发生神昏、谵语或烦躁不安、脉细数者，在患者胸、腹、颈、项、背及手足弯曲处刮痧，同时报告医生，做好急救的准备工作。

2. 生活起居护理　病室宜安静，光线柔和，阳光充足，注意通风换气；春冬季节注意肢体保暖；不宜做剧烈运动，禁用冷水沐足，防止病情加重；急性期，绝对卧床休息，抬高患肢，不宜行走，注意保暖。鞋袜以宽大、柔软、暖和、透气为宜，忌穿紧硬的胶鞋、塑料鞋，同时保持足趾干燥，以防足部潮湿而产生脚癣感染，诱发坏疽；棉被宜软、轻，必要时放置支被架，避

笔记栏

免患肢受压，影响局部血运而加重症状。根据患者的病情制订个性化的护理方案，如功能障碍的患者，可以进行肢体按摩和运动锻炼，指导患者在病情允许的情况下，有意识地做肌肉收缩与放松活动，促进血液运行，患肢侧支循环建立，防止发生失用性肌肉萎缩和关节强直。局部溃烂坏死的热毒患者，禁止锻炼。

3. 饮食护理

（1）一般护理：以低胆固醇、低热量、低脂肪，高蛋白、高维生素饮食，多吃蔬菜、豆制品、鱼、瘦肉，忌食辛辣、肥甘、生冷之品，严格戒烟，忌酒。

ER-9-7

拓展阅读——疮疡及周围血管病的药膳食疗

（2）辨证施食：寒湿阻络者，宜多食温补之品，如羊肉、狗肉、韭菜、核桃仁、姜、葱、莲子等，或核桃仁粥、韭菜炒虾仁、桂圆蛋汤等；血脉瘀阻者，可适当补充具有活血通络作用的食物，如山楂、黑豆、茄子、洋葱、玫瑰花，或红花煮水代茶饮；湿热毒盛者，宜选用鸭肉、冬瓜、苦瓜、白菜、西瓜、雪梨等，或丝瓜鲫鱼汤、薏苡仁赤小豆粥、绿豆粥、凉拌莴苣等；热毒伤阴者，宜选择蛏肉、鸭肉、鸭蛋、干贝、雪梨、燕窝、蜂蜜、百合、桑椹、葛粉等，或秋梨白藕汁、百合粥、麦冬粥、黑芝麻粥、葛根粉粥等；气阴两虚者，宜选鱼类、蛋类、瘦肉、乳制品、大枣、核桃、莲子、薏苡仁、桂圆、羊肝、阿胶等，以加强补益气血之功。

4. 情志护理　本病因病程长、易复发、易致残，患者常出现烦躁情绪，且悲观失望或烦躁易怒，护理人员应理解和同情患者，并设法安慰、鼓励他们，消除负性情绪，树立战胜疾病的信心。同时，注意观察患者情绪变化，防止发生意外。寒湿阻络者，应避免恐怖刺激；血脉瘀阻者，应避免忧郁悲观，保持乐观情绪；湿热毒盛者，情绪易激动，应避免七情刺激；热毒伤阴者，避免思虑过度，暗耗阴血；气阴两虚者，常伴五心烦躁，护理人员可进行言语开导，鼓励他们丢掉思想包袱，摆脱负性情绪。此外还应了解患者家庭、单位对患者治疗的经济承受能力和身心支持的程度。

5. 用药护理　中药汤剂一般宜在饭后 1 小时温服，服药后观察疼痛、酸麻缓解情况，湿热毒盛及热毒伤阴者宜凉服；疮疡未溃，局部可选用冲和膏、红灵丹油膏外敷或用活血化瘀的中药进行熏洗，也可用红灵酒少许按揉患肢，每次 20 分钟，每日 2 次；若疮疡已溃，溃疡面小者，可用毛披树根煎水浸泡后，外敷生肌玉红膏保护伤口；溃疡面大，坏死组织难以脱落者，可先用冰片锌氧油软化创面硬结痂皮，再依次清除坏死痂皮，先除软组织，后除腐骨，待炎症消退后再彻底清创；糖尿病、高血压患者，应督促其按时服药，不可随意中断，严格掌握用药剂量和用药时间，定时检测血糖和血压，发现异常，及时报告医生。

6. 中医护理技术的运用　疮疡未溃者，可用毛冬青、半枝莲、虎杖水煎熏洗患肢；取神门、内分泌、肾、交感等穴予耳穴贴压；病在上肢，取穴曲池、合谷、内关、外关，病在下肢，取穴足三里、阳陵泉、承山等，当归注射液或丹参注射液双侧交替进行穴位注射；取同上穴位进行按摩，达通络止痛之效；取委中、委阳、足临泣，并用三棱针点刺穴位放血。

（四）健康教育

1. 向患者及家属讲解疾病相关知识，了解疾病发生发展变化规律，帮助其树立战胜疾病的信心。

2. 居室舒适，温湿度适宜。生活起居有规律，顺应四时变化增减衣物，保持积极乐观的心态，加强全身性肢体保健运动，以增强体质。

3. 合理搭配饮食，定时定量进餐，宜食清淡、易消化的食物，忌生冷、辛辣、油腻之品。少食或不食高糖、高胆固醇食物，戒烟酒。

4. 积极治疗原发病，如冠状动脉粥样硬化性心脏病、脑缺血、高脂血症、高血压、糖尿病等。

5. 糖尿病足患者定时监测血糖，规范用药，保证血糖平稳，如果血糖控制不佳，应及时

笔记栏

回院复查。

6. 注重患肢的保护、保暖、注意观察有无发黑、渗液等变化，如出现红、肿、热、痛则及时回院复查；同时关注健侧足部，注意脚部卫生，穿柔软的鞋子，忌光脚走路，避免异物弄伤足部，仔细检查脚部有无破溃，预防糖尿病足的发生。

病案分析

李某，男，27 岁。于 2020 年 11 月 11 日由门诊步行入院。

主诉：右侧颈部肿块 4 天，伴恶寒发热 1 天。患者有口腔溃疡史 6 天，4 天前右侧颈部出现肿块，灼热、疼痛，自用红霉素软膏外擦，并口服甲硝唑片，症状不减。1 天前出现恶寒发热，最高体温 38.9℃。刻下：恶寒发热，头痛，项强，咽痛，口干，溲赤，便秘。

查体：T：38.7℃，P：101 次 /min，R：23 次 /min，BP：132/70mmHg。神志清楚，精神欠佳，右颈旁结块，形如鸡卵，灼热疼痛。

血常规：白细胞：16.0×10^9/L，中性粒细胞：89%，淋巴细胞：22%，红细胞：4.9×10^{12}/L。

请分析：

1. 患者所患疾病和证型，并提出诊断依据。
2. 其发病机理是什么？
3. 主要的护理措施有哪些？

（秦明芳）

复习思考题

1. 简述疔、疖、痈、有头疽的鉴别要点。
2. 脱疽患者疼痛难忍，请问如何进行相关护理？
3. “营气不从，逆于肉理，乃生痈肿”说明了本章哪种疾病的发病机制？

扫一扫，测一测

综合实践训练四

王某，男，33 岁，公司职员，已婚。就诊时间：2020 年 10 月 1 日。

【情境一】

患者因“右下肢小腿外侧红肿、疼痛 5 天，加重伴发热 1 天”，由门诊轮椅入院。

> 问题 1：患者突发寒战高热，T：39.9℃，右下肢小腿外侧皮肤表面红斑，边界清楚，略高出皮肤表面，压之皮肤红色减退，放手后立即恢复。患部皮肤肿胀，摸之灼手，瘙痒、疼痛明显。患者瘙痒难忍，欲抓挠皮肤，你作为接诊护士，怎么处理？
>
> 问题 2：评估患者局部皮肤情况时应注意的要点是什么？

【情境二】

外科医生对王某进行详细的问诊与检查，具体如下。

主诉：右下肢小腿外侧红肿、疼痛 5 天，加重伴发热 1 天。

笔记栏

现病史：患者于4天前户外活动时不慎刮伤致右下肢皮肤微微破损，继则皮肤见小片红斑，局部皮肤瘙痒、发红，未引起注意，后皮肤瘙痒、发红进行性加重，1天前因进食烧烤、饮酒，出现症状加重伴发热，今日自觉恶寒，发热，遂来院就诊。刻下：寒战、高热，右下肢疼痛不适，便秘口渴，胃纳不香。

既往史：既往体健，无其他疾病史。平素喜食辛辣之物，嗜烟酒。否认家族病病史。

过敏史：否认药物及食物过敏史。

其他情况：原籍生长，否认疫水疫区接触史，否认烟酒等不良嗜好。妻子体健。否认家族遗传病病史。

体检：T：39.9℃，P：108次/min，R：24次/min，BP：118/78mmHg。神志清楚，右下肢小腿外侧红肿，表皮紧张光亮，压痛明显，摸之灼手，未见明显破溃。舌红，苔薄黄，脉浮数。

> 问题1：作为外科护士，为确诊及后续治护，该配合医生完成哪些检查？
> 问题2：患者抽血检查时，未按时间进行，护士应如何处理？

【情境三】

患者检查结果回报如下。

血常规：白细胞：14.8×10^9/L，中性粒细胞：86%，淋巴细胞：15%，红细胞：4.7×10^{12}/L。空腹血糖：5.3mmol/L。

结合患者现在病情，诊断为：丹毒，湿热毒蕴。拟收住院进行治疗。

> 问题1：结合患者的病史与检查结果，对该患者进行中医辨病辨证，并说明辨病辨证依据。
> 问题2：该患者存在的护理问题有哪些？如何解决？

【情境四】

患者住院1周，右下肢小腿外侧肿势扩散，右下肢小腿、大腿部至下腹部遍布红肿斑片，红肿处可见瘀点，全身壮热、烦躁、神昏谵语。刻下：右下肢小腿、大腿部至下腹部红肿，疼痛加剧，寒战高热，烦躁、神昏谵语。

查体：T：40.1℃，P：128次/min，R：30次/min，BP：134/88mmHg。右下肢小腿、大腿部至下腹部遍布红肿斑片，腹股沟淋巴结可触及。舌红，苔黄腻，脉滑数。

相关检查：血常规：白细胞：20.6×10^9/L，中性粒细胞：84%，淋巴细胞：15%。

> 问题1：患者病情为什么会出现上述变化？
> 问题2：患者病情会有哪些转归？护治原则分别是什么？

【情境五】

患者入院第19日，经系统治疗与护理后，患者病情基本好转，右下肢及大腿、腹部红肿斑片逐渐消退，皮色由鲜红暗红色，右下肢创面脱屑而愈。要求出院。查体：T：36.5℃，P：88次/min，R：20次/min，BP：126/76mmHg。主管医生复查血常规：白细胞：7.9×10^9/L，红细胞：5.5×10^{12}/L，中性粒细胞：66%，淋巴细胞：25%。同意患者出院，出院后继续服药三日，并带中药如下：茯苓12g、车前子10g、金银花10g、牛膝10g、紫花地丁7g、薏苡仁15g、土茯苓12g。用法：水煎服，日一剂，每日两次，早晚分服。

笔记栏

问题1:患者自觉症状痊愈,不愿出院继续服药,作为护士应该如何劝说?
问题2:如何对患者进行饮食指导?

(秦明芳)

笔记栏

第十章 乳房及肛门病证

学习目的

1. 识记 乳房及肛门常见病证的临床表现,治护原则、方药及施护措施。
2. 理解 乳房和肛门常见病证的病因病机及证候分析。
3. 应用 乳房及肛门常见临床病证的辨证,并能运用施护措施开展辨证施护。

乳房病证是指发生在乳房部各种病证的总称,常见有乳痈、乳癖等疾病。乳房与胃、肝、脾三经及冲任二脉的循行密切相关,若冲任失调,经络闭阻,则可导致多种乳房疾病的发生。感染性乳房病证主要由肝郁胃热、感受外邪、乳汁郁滞,久而化热,腐肉为脓而成;肿块性乳房病证主要由肝郁化火、肝肾不足,致气滞血瘀痰凝,结于乳络而成。乳房病证以乳房局部结块,红肿热痛,伴有恶寒发热等临床表现为主。护理上应使患者避免不良情绪的影响,保持乳头清洁,忌食辛辣刺激食物。乳痈者应注意休息,乳癖者应适当控制脂肪类食物的摄入。

肛门病证是指一切与肛门直肠有关的病证,常见有痔、肛漏、肛裂等疾病,古代文献统称为痔疮、痔瘘。肛门病证发病的主要原因有风、湿、热、燥、气虚和血虚,有的因素可单独致病,有的可多种因素同时出现。肛门病证以便血、肿痛、脱垂、流脓、便秘、分泌物等临床表现为主。护理上应以清热凉血、清热利湿、逐瘀通络、补中益气为原则,注意起居有常,适当运动,避免久坐久立或过度劳累。注意饮食,宜定时定量,多食新鲜蔬菜水果,多饮温开水,养成良好的排便习惯,防止便秘。注意保持肛门清洁,避免发生感染。

10章01节PPT

PPT 课件

第一节 乳 痈

乳痈是由热毒侵入乳房而引起的一种急性化脓性病证,其特点是乳房局部结块,红肿热痛,溃后脓出稠厚,伴有全身发热,且容易发生“传囊之变”。本病好发于产后 1 个月以内的哺乳妇女,尤以初产妇多见,也可在怀孕期,或非哺乳期及非怀孕期发生,男女均可发病。根据本病发病时期的不同,可将乳痈分为 3 种:在哺乳期发生的称外吹乳痈;在怀孕期发生的称内吹乳痈;在非哺乳期和非怀孕期发生的称不乳儿乳痈。临床上以外吹乳痈最为常见,占本病全部病例的 90% 以上。

西医学认为本病属于感染性疾病,多因产后抵抗力下降,乳头破损,导致细菌沿淋巴管、乳管侵入乳房,继发感染而成。致病菌多为金黄色葡萄球菌,其次为白色葡萄球菌、大肠杆菌。急性乳腺炎等感染性乳房疾病均可参考本节进行辨证施护。

笔记栏

知识链接

历史沿革

晋代《肘后备急方》曰:“妇女乳痈妬肿,削柳根皮,熟捣,熨之”,提出了乳痈的病名。隋代《诸病源候论》曰:“此由新产后,儿未能饮之,及饮不泄,或断儿乳,捻其乳汁不尽,皆令乳汁蓄积,与气血相搏,即壮热、大渴引饮,牢强掣痛,手不得近也……”描述了乳痈的病因病机及临床表现。宋代《妇人大全良方》分列有“产后催奶方论”“产后妬乳方论”“乳痈方论”等,其曰:“吹奶、妬乳、乳痈,其实则一,只分轻重而已,轻则为催奶、妬乳,重则为痈”,对乳痈的认识又进了一步。明代《寿世保元》提出“外吹”“内吹”之名。明代《外科启玄》、清代《外科全生集》对乳痈与乳发、乳疖做了鉴别诊断。清代《医宗金鉴》《外科理例》既描述了乳痈的症状,又指出脓成宜早期切开,否则有传囊之变。

一、病因病机

1. 乳汁淤积　乳汁淤积是最常见的原因。新产妇乳头较易破碎,或乳头先天性畸形、内陷,影响充分哺乳;或哺乳方法不当,或乳汁多而少饮,或断乳不当,均可出现乳汁淤积,导致乳络阻塞成块,郁久化热酿脓,形成痈肿。

2. 肝郁胃热　女子乳头属肝,乳房属胃。妇女产后情志不畅,肝气郁结,乳络不通,乳汁淤积成块;或产后饮食不节,脾胃运化失司,湿热蕴结于胃络,气血凝滞,阻塞乳络,形成乳痈。

3. 感受外邪　感受外邪是乳痈发生的重要原因。产后体虚汗出,或露胸哺乳外感风邪,或乳儿含乳而睡,口中热毒之气侵入乳孔,均可使乳络郁滞不通,化热成痈。

另外,妊娠期间,胎气上冲,气机失于疏泄,与邪热结于阳明之络,而成内吹乳痈。妇女在非哺乳期给儿女假吸,可诱发不乳儿乳痈。本病多数病程较短,预后良好。但若治疗不当,也会使病程迁延,可形成传囊乳痈、乳漏。

ER-10-1

乳痈病因病机示意图

二、诊断与鉴别诊断

(一) 诊断依据

1. 初起常有乳头皲裂,哺乳时自觉乳头刺痛,伴有乳汁淤积或结块,乳房局部肿胀、疼痛,皮色不红或微红,皮肤不热或微热。成脓时,乳房红肿疼痛随之加重,或有雀啄样疼痛,同侧腋窝淋巴结肿大压痛,皮肤转为焮红灼热,肿块变软,应指有波动感,溃破或切开引流后肿痛减轻,若脓液流出不畅,胀痛不消,可有“传囊”之变,溃后不收口,渗流乳汁或脓液,可形成乳漏。患者多伴有恶寒发热、头痛、周身不适、食欲不振等全身症状。

2. 外吹乳痈常因乳头破碎或乳汁瘀滞等原因诱发,且多发生在产后 3~4 周的哺乳期妇女;内吹乳痈多发生在妊娠后期;不乳儿乳痈多有假吸诱因。

3. 血常规检查可有白细胞总数、中性粒细胞计数、C 反应蛋白升高,深部脓肿可行 B 超检查,脓液细菌培养及药敏试验有助于确定致病菌种类。

(二) 鉴别诊断

乳痈与乳岩、粉刺性乳痈　见表 10-1。

表 10-1 乳痈与乳岩、粉刺性乳痈鉴别

	乳痈	乳岩	粉刺性乳痈
性质	乳腺急性化脓性病症	乳腺恶性肿瘤	慢性非细菌性炎症
好发人群	哺乳期妇女	妊娠期或哺乳期妇女	非哺乳期妇女
临床特点	乳房局部结块，红肿热痛，白细胞升高	皮肤呈"酒窝"或"橘皮样"改变，乳头可缩回，可有分泌物溢出和同侧腋窝淋巴结肿大，质硬，活动差	有瘙痒感或烧灼感，后期转为疼痛，乳头溢出红棕色、绿色或黑色液体，乳房肿块、脓肿、瘘管或窦道形成
全身症状	恶寒发热，周身不适	症状较轻	症状较轻
预后	及时治疗，预后良好	预后不良	预后不良

三、辨证施护

(一) 辨证要点

1. 辨虚实　乳痈证候有虚有实，实者因乳汁阻塞乳管，或外邪入侵，使乳络滞塞不通，日久生热，从而表现为实证、热证；虚者因部分患者为初产后，气血尚未完全恢复，故仍有气虚、血虚的表现，但病理性质总以实证、热证为主证。分清轻重缓急，以利于护理方案的确定。

2. 辨初起、成脓期与溃后期　若乳房局部肿胀疼痛，伴有压痛或局部结块，皮肤不热或微热，皮色不红或微红，全身症状不明显，为乳痈初期；若乳房肿块不消，或渐增大，并呈持续性剧痛或搏动性疼痛，伴有明显的触痛，皮肤灼热，皮色焮红，并伴有壮热、口渴、便秘等全身症状，为乳痈成脓期；若急性脓肿成熟后自行破溃，或手术切开排脓，若脓出通畅，则局部肿胀消除，疼痛减轻，疮口愈合，为溃后期。

(二) 证候分型

1. 气滞热壅

证候表现：多见于本病初期，乳汁郁结成块，皮色不变或微红，皮肤不热或微热，肿胀疼痛，或伴有恶寒发热，头痛，全身酸楚，口渴，便秘。舌红，苔薄黄，脉数。

证候分析：情志内伤，肝气郁结，郁久化热，加之产后恣食厚味，胃内积热，以致肝胃蕴热，气血凝滞，乳络阻塞，壅结成痈，不通则痛，故乳房肿胀疼痛，出现界限不明显的肿块；初病尚未化热，故皮色不变或微红，皮肤不热或微热；气血与乳汁凝滞，则排乳不畅，肿胀疼痛；邪热内盛，正邪交争，营卫失和，则伴恶寒发热，头痛，全身感觉不适等症；胃经热盛，故口渴、便秘、舌红苔薄黄、脉数。

治护原则：疏肝清胃，通乳消肿。

代表方：瓜蒌牛蒡汤加减。常用药物为瓜蒌仁、牛蒡子、天花粉、黄芩、栀子、金银花、连翘、皂角刺、青皮、陈皮、柴胡、生甘草等。

2. 热毒炽盛

证候表现：患乳肿块不消或逐渐增大，乳房肿痛加重，皮肤焮红灼热，肿块变软，有应指感，或溃后脓出不畅，红肿热痛不消，有"传囊"现象，壮热，口渴，便秘，溲赤。舌红，苔黄，脉洪数。

证候分析：肝胃蕴热，热毒炽盛，乳络阻塞，蓄乳不散成块，故乳房肿块渐大；蓄乳与阳明之热相搏，故皮肤焮红，高热疼痛，热盛肉腐则成脓，故乳房肿痛加剧，继之结块中软，有应指感；火热伤阴，津液被耗，故小便短赤；津伤则饮水自救，故口渴喜饮；肠热津亏，故大便干燥；若破溃或切开排脓后引流不畅，则热毒之邪未能尽祛，局部肿痛难消，可有"传囊"现象；邪热炽盛，故壮热不退；舌红，苔黄，脉洪数，均为热毒炽盛之象。

治护原则：清热解毒，托里透脓。

代表方：透脓散加减。常用药物为黄芪、穿山甲、川芎、当归、皂角刺等。热甚者，加生石膏、知母、金银花、蒲公英等；口渴甚者，加天花粉、鲜芦根等。

3. 正虚毒恋

证候表现：溃脓后，乳房肿痛虽轻，但疮口脓水不断，脓汁清稀，愈合缓慢或形成乳漏，全身乏力，面色少华，或低热不退，饮食减少。舌淡，苔薄，脉弱无力。

证候分析：脓成破溃后，脓毒尽泄，肿痛消减；但若素体本虚，溃后脓毒虽泄，气血俱虚，故收口缓慢或形成乳漏；气血虚弱，可见乏力，面色少华，低热，食欲减少；舌淡，苔薄，脉弱无力，均为正虚之象。

治护原则：益气和营托毒。

代表方：托里消毒散加减。常用药物为人参、川芎、白芍、黄芪、当归、白术、茯苓、金银花、白芷、甘草、皂角刺、桔梗、蒲公英等。

（三）施护措施

1. 病情观察　密切观察痈的疮形、肿势、色泽、脓液、疼痛和全身症状的变化，以辨别乳痈的证候分期。注意是否有袋脓、传囊乳痈、乳漏的出现。在溃后期，要观察脓液的色、质、量、气味。定时测量体温，做好记录。发热时可用温水及乙醇擦拭腋窝、腘窝、腹股沟等大动脉循行处。若溃后脓出不畅，肿痛不减，发热不退或退而复始者，应立即报告医生，并协助其做进一步处理。

2. 生活起居护理　保持病室的空气新鲜，光线柔和，定时开窗通风换气。热证患者，应保持室温凉爽；虚证患者，应注意防寒保暖，随气候变化增减衣物。保证病室环境安静整洁，避免噪声，减少对患者的不良刺激，为患者提供舒适的床位，鼓励患者保持足够的休息和睡眠，适度活动，避免劳累。病情较重者，应卧床休息；脓肿切开引流，应取半卧位或取患侧卧位，以利脓液引流。乳痈初起时以胸罩或三角巾托起患乳；脓未成者可减少活动牵痛；破溃后应防止袋脓，有助于加速疮口愈合。保持患者口腔、皮肤的清洁，可用淡盐水或金银花煎水漱口。患者应暂停哺乳，定时用吸乳器吸尽乳汁，防止乳汁淤积。且应保持大便通畅，大便秘结者，可进行腹部顺时针按摩，配合食用蜂蜜水等。

3. 饮食护理

(1) 一般护理：给予清淡、高维生素、低脂肪、易消化的饮食，如粥、面条、炒青菜等，避免辛辣油腻及鱼腥之物，如肥肉、鱼虾等。鼓励患者多饮汤水，使乳源充足，乳汁不致浓稠难出。溃后疮口不愈合者，宜增加血肉有情之品，以补益气血、促进肉芽生长，从而加快创口愈合。

(2) 辨证施食：气滞热壅者，宜食疏肝理气、通乳消肿之品，以清淡、易消化为原则，如白萝卜、蔬菜粥、鸡蛋羹等，可用厚朴花 3~5g 泡水代茶饮以行气消肿止痛，忌油腻及刺激之品，如肥肉、葱、蒜等；热毒炽盛者，宜食清热解毒、托里透脓之品，如马兰头、鲜藕、绿豆、马齿苋等，可饮蒲公英茶，有清热解毒，消肿散结之效，其制法是：将干燥蒲公英 75g 洗净，放入锅中，加入 1 000ml 水煎煮后，滤除茶渣，待凉后即可饮用，忌辛辣刺激之品，如葱、蒜、姜、花椒等，高热患者应及时补液，给予清淡易消化、健脾益气的半流质食品；正虚毒恋者，排毒后久治难愈，排乳不畅，伴四肢乏力者，宜食益气和营托毒之品以补益身体，如鸡蛋、瘦肉、动物肝脏、豆制品、牛奶等，亦可将乳鸽洗净，黄芪、枸杞子用纱布包好与乳鸽同炖(乳鸽 1 只、黄芪 30g、枸杞子 30g)，熟后去药渣，吃鸽肉饮汤。

4. 情志护理　保持心情舒畅，使肝气条达，避免精神过度紧张。气滞热壅者，应避免情志过极；热毒炽盛者，应避免急躁、恼怒；正虚毒恋者，应保持心气平和。护理人员应多与患者沟通，劝导安慰其正确对待疾病，针对忧思恼怒、恐惧紧张的患者，指导采用移情相制疗

笔记栏

法，可通过与患者聊天、给患者听舒缓的音乐等方法，使其放松心情，转移注意力；焦虑或抑郁的患者，指导采用暗示疗法或顺情从欲法，改善患者的精神状态，消除患者的焦虑和抑郁。提倡家属多陪伴患者，给予心理支持。鼓励病友间多沟通，交流经验，增强治疗信心。不能哺乳者应及时向其介绍人工喂养的方法，以缓解其因此产生的不良情绪。

5. 用药护理　内服中药回乳时，中药汤剂宜温服，热毒炽盛者宜凉服。局部红、肿、热、痛严重者，服用回乳中药汤剂时应观察回乳时间和回乳反应，并做好记录。局部给予清热解毒、消肿止痛类的中药外敷。乳汁淤滞、乳房肿痛初期者，用鲜菊花叶，鲜蒲公英，仙人掌（去刺）捣烂外敷，或用六神丸研细末，加入适量凡士林调敷，也可用 50% 芒硝溶液湿敷。脓肿成熟者，应在波动感及压痛最明显处及时切开排脓，可用八二丹或九一丹提脓拔毒，并用药线引流，外敷金黄膏。若脓多致敷料湿染时，应经常观察并及时更换敷料。待脓净仅有黄稠滋水时，改用生肌散收口，并可用红油膏或生肌玉红膏盖贴。如外敷药物引起过敏反应，应立即停用。必要时遵医嘱给予镇痛药物以缓解疼痛症状。

6. 中医护理技术的运用　乳痈初起、局部肿痛、淤乳明显者可选择乳房按摩法配合热敷；或于少泽、膻中、乳根、膺窗等穴位行穴位按摩，发热者配合按压大椎、曲池、合谷等穴位，乳络阻塞、营卫失和者配合乳根、中脘、天枢、气海、肝俞、脾俞等穴位；疼痛时可选取胸、肝、心、交感、阿是穴等穴行耳穴贴压，发热时可选取胸、耳尖、神门、内分泌等穴，肿胀可选取胸、肾上腺、内分泌、肝、神门、阿是穴等穴。

课堂互动

母乳喂养方法指导

每次喂奶前产妇应洗净双手，用清水擦洗乳房和乳头，母亲及婴儿均取一个舒适的姿势。最好坐在直背椅子上。若会阴伤口疼痛无法坐起哺乳，可取侧卧位，使母婴紧密相贴。原则是按需哺乳，一般为产后半小时内开始哺乳，产后 1 周内，哺乳次数应频繁，每 1~3 小时哺乳 1 次，开始每次吸吮时间 3~5 分钟，以后逐渐延长，但一般不超过 15~20 分钟。哺乳时，先挤压乳晕周围组织，挤出少量乳汁以刺激乳儿吸吮，然后把乳头和大部分乳晕放入婴儿口中，用一只手托扶乳房，防止乳房堵住婴儿鼻孔。哺乳结束时，用食指轻轻向下按压婴儿下颏，避免在口腔负压情况下拉出乳头而引起局部疼痛或皮肤损伤。哺乳后，挤出少许乳汁涂在乳头和乳晕上。

（四）健康教育

1. 保持乳头清洁，哺乳前后用温开水清洗乳头，防止细菌侵入。纠正乳头内陷，每日挤捏、提拉乳头或用吸乳器吸引，使乳头突出，哺乳时有利于婴儿吸吮。若发生破损和皲裂，应暂停哺乳，用吸乳器吸出乳汁哺育婴儿。局部用温开水清洗后，可外涂蛋黄油、麻油或抗生素软膏，待伤口愈合后再行哺乳。身体其他部位有化脓性感染时应及时治疗。孕期佩戴合适的乳罩，乳罩应质地柔软，清洁舒适，不含化纤成分，不与其他衣物一起洗涤。

2. 病情较轻时应适当活动，以不加重症状为度，例如做标准的扩胸动作和单腿独立动作，以促进胸部的血液循环，改善病情。避免进行剧烈活动，以防乳腺受到刺激，使症状加重。

3. 调畅情志，避免情志过极。听舒缓的音乐、看书或电视，以保持心情舒畅。可用橘核泡水代茶饮，可理气行络，预防乳痈。

4. 指导患者用正确的姿势哺乳，不当风露胸喂乳，以防外邪侵袭；定时哺乳，哺乳后如

笔记栏

有乳汁积滞，可通过按摩或吸乳器排空乳汁，防止乳汁淤积。不要让婴儿含乳头睡觉，并注意婴儿的口腔卫生，如有口腔炎症，应及时进行治疗。

5. 断乳前应逐渐减少哺乳时间和次数，不宜突然断乳，以免造成回乳不畅。

第二节 乳 癖

10章02节PPT

PPT 课件

乳癖是以乳房出现肿块，且肿块和疼痛与月经周期相关为主要表现的一种病证，它是乳腺组织的既非炎症也非肿瘤的良性增生性疾病。因本病自觉症状不甚明显，肿块隐结于乳房内部，不易被发现，故名"乳癖"，又称"乳栗""奶癖""乳痞"。本病好发于25~45岁的中青年妇女，发病率约占乳房疾病的75%，是临床最常见的乳房疾病。其特点是单侧或双侧乳房发生单个或多个大小不等的肿块，压痛或胀痛，肿块形态不一，质地不硬，边界清楚，推之移动。

凡乳腺组织的良性增生性疾病如乳腺小叶增生、乳房囊性增生、乳房纤维瘤等，均属本病证讨论范围，可参考本节辨证施护。

知识链接

历史沿革

乳癖之名，首见于华佗《中藏经》。宋代《圣济总录》曰："妇人以冲任为本，若失于调理，冲任不和，或风邪所客，则气壅不散，结聚乳间，或硬或肿，疼痛有核"，指出本病病因病机。明代《外科正宗》曰："忧郁伤肝，思虑伤脾，积想在心，所愿不得志者，致经络痞涩，聚结成核"，指出乳癖的发病原因。清代《疡科心得集》曰："乳中结核，形如丸卵，不疼痛，不发寒热，皮色不变，其核随喜怒而消长，此名乳癖"，指出乳癖特点。近代《外科真铨》曰："乳癖，乳房结核坚硬，始如钱大，渐大如桃如卵，皮色如常，遇寒作痛，总由形寒饮冷，加以气郁痰饮，流入胃络，积聚不散所致，年少气盛患一二载者……可消散，若年老气衰，患经数载者不治，几宜节饮食，息恼怒，庶免乳岩之变"，指出乳癖的预后情况。

一、病因病机

1. 肝郁气滞　由于情志不遂，久郁伤肝，或受到精神刺激，急躁恼怒，可导致肝郁气结，气血不畅，蕴结于乳络，肝气郁结日久则化热，热灼津液为痰，或肝病犯脾，脾失健运，酿痰生浊，气滞痰凝血瘀，即可形成乳房肿块；乳络经脉阻塞不通，则引起乳房疼痛。

2. 冲任失调　冲任二脉起于胞宫，冲任之气血，上行为乳，下行为月水。冲任失调，则气血瘀滞，积聚于乳房、胞宫，导致乳房肿块疼痛，或月经失调。

ER-10-2

乳癖病因病机示意图

乳房为阳明经脉之所过，乳头为厥阴之气所贯。足阳明胃经过乳房，足厥阴肝经至乳下，足太阴脾经行乳外，本病病位在乳房，与胃、肝、脾三经及任冲二脉密切相关。病机特点为气滞痰凝、冲任失调。病理性质为本虚标实，其中冲任失调为本病发病之本，肝气郁结、痰凝血瘀为发病之标。乳癖患者通过积极配合治疗，大多数预后良好，较短时间即可痊愈，部分患者不经治疗，通过适当调护，即可自愈，少部分患者预后较差，可能发展为乳岩。

笔记栏

二、诊断与鉴别诊断

(一) 诊断依据

1. 自觉乳房疼痛,以胀痛为主,也有刺痛或牵拉痛。疼痛主要以乳房肿块处为甚,常涉及胸胁部或肩背部,乳房疼痛和乳房肿块可同时出现,也可先后出现,或以乳痛为主,或以乳房肿块为主。少数患者可出现乳头溢液,呈白色或黄绿色,或呈浆液状。乳房肿痛或肿块常随月经周期变化,可于经前期增大变硬,经后稍见缩小变软,亦可随情绪波动而变化。同时常伴有月经失调、心烦易怒等症状。

2. 乳房肿块可发生于单侧或双侧,大多位于乳房的外上象限,也可见于其他象限。肿块的质地中等或质硬不坚。表面光滑或颗粒状,活动度好。肿块大小不一,一般在1~2cm,大者可超过3cm。肿块的形态可分为以下几种。

(1) 片块状:肿块呈厚薄不等的片块状,圆盘状或长圆形,数目不一致,质地中等或有韧性,边界清,活动度良好。

(2) 结节型:肿块呈扁平或串珠状结节,形态不规则,边界欠清,质地中等或偏硬,活动度好,亦可见肿块呈米粒或砂粒样结节。

(3) 混合型:肿块呈结节、条索、片块、砂粒样等多种形态混合存在。

(4) 弥漫型:肿块呈颗粒状分布,超过乳房3个象限以上者。

3. 本病城市妇女的发病率高于农村妇女。社会经济地位高或受教育程度高、月经初潮年龄早、低孕产状况、初次怀孕年龄大、未哺乳和绝经迟的妇女为本病的高发人群。常因情志不遂,急躁易怒,导致肝气郁结,乳络阻塞不通,引起乳房疼痛;或因肝肾不足,冲任失调,使气血瘀滞;或因脾肾阳虚,痰湿内结,而导致乳房结块、疼痛,月经不调。

4. B超、乳房钼靶X线摄片、冷光源强光照射、液晶热图像等检查有助于诊断和鉴别诊断。对于肿块较硬或较大者,必要时做组织病理学检查。

(二) 鉴别诊断

乳癖与乳岩、乳核 见表10-2。

表10-2 乳癖与乳岩、乳核的鉴别

	乳癖	乳岩	乳核
疾病性质	乳腺良性增生	乳腺恶性肿瘤	乳腺良性肿瘤
好发人群	25~45岁妇女	绝经前后妇女	20~25岁青年妇女
临床特点	乳房肿痛,经前加剧经后减轻,白细胞明显升高	乳房肿块无周期性变化初期无痛,白细胞正常	乳房肿块一般无疼痛感,少数可有轻微胀痛,但与月经有关
肿块特点	形态不一,边界清楚活动度好	表面凹凸不平,边界不清,常与周围组织粘连,活动度差	形如丸卵,边缘清楚,表面光滑,质地坚实,生长缓慢,活动度好
皮肤改变	无	典型橘皮样改变	无
淋巴结	无肿大	肿大	无肿大
预后	预后良好	预后不良	预后良好

ER-10-3

拓展阅读——乳房自我检查法

三、辨证施护

(一) 辨证要点

辨虚实 患者如伴有腰酸乏力,神疲倦怠,月经失调,量少色淡或闭经,舌淡苔白,脉沉细者,为虚证;患者单侧或双侧出现乳房肿块,疼痛与情志及月经周期关系密切,如伴有胸闷胁胀，善郁易怒，失眠多梦，心烦口苦，苔薄黄，脉弦数者，为实证。

（二）证候分型

1. 肝郁痰凝

证候表现：多见于青壮年妇女或病程较短者，乳房肿块，质韧不坚，胀痛或刺痛，随喜怒消长，伴有胸闷胁胀，善郁易怒，失眠多梦，心烦口苦。苔薄黄，脉弦滑。

证候分析：郁怒、思虑等可致气滞痰凝瘀血，结聚于乳房，而形成肿块；经脉阻塞不通，不通则痛，并随喜怒消长；气机郁滞不通，则引起胸闷胁胀，善郁易怒；郁久化火，上扰于心，则失眠多梦，心烦口苦；苔薄黄，脉弦滑，为气滞化热痰凝之象。

治护原则：疏肝解郁，化痰散结。

代表方：逍遥蒌贝散加减。常用药物为柴胡、当归、白芍、茯苓、白术、瓜蒌、贝母、半夏、南星、生牡蛎、山慈菇等。

2. 冲任失调

证候表现：多见于中年妇女，乳房肿块或伴胀痛月经前加重，经后缓减，乳房疼痛较轻，伴有腰酸乏力，神疲倦怠，月经失调，量少色淡，或闭经。舌淡，苔白，脉沉细。

证候分析：冲任失调，上则乳房痰浊凝结，故乳房肿块或伴胀痛；下则经水逆乱，故月经周期紊乱，量少色淡，甚或闭经；气血瘀滞，积聚于乳房、胞宫，或阳虚痰湿内结，经脉阻塞，而形成乳房结块、疼痛；中年女性，肝肾亏虚，经脉失养，故见乳房肿块，月经前加重，经后缓减；腰酸乏力，月经不调，神疲倦怠，为肝肾不足所致；月经量少色淡，或闭经，舌淡，苔白，脉沉细，为气血不足之象。

治护原则：调摄冲任。

代表方：二仙汤合四物汤加减。常用药物为仙茅、淫羊藿、巴戟天、当归、黄柏、知母、川芎、芍药、熟地黄等。

（三）施护措施

1. 病情观察　密切观察患者是否伴有月经不调、乳房溢液等症状。观察患者的乳房肿块情况，乳房肿块发生于单侧或双侧，肿块的质地中等或质硬不坚，表面光滑或有颗粒，活动度是否良好，是否伴有压痛。观察患者的乳房肿块变化趋势：结块细小如粟或砂粒样，长势缓慢，经后自消，质韧不坚，推之可移，皮色不变，无溢液、溢血，为发病尚早；若结块如丸卵，质较实，经后不消，属病邪既久；兼见生长迅速，固定不移，质坚硬或溢血、溢液，多属恶候。观察患者的乳房疼痛情况，乳房疼痛以胀痛为主，也有刺痛或牵拉痛，疼痛常为经前加重，经后减轻，随情绪波动而变化。若术后加压包扎，严密观察伤口敷料渗血情况。

2. 生活起居护理　保持病室空气新鲜，温湿度适宜，经常开窗通风。病室环境安静整洁，避免繁杂噪声，减少各种不良刺激。起居有常，生活有节，劳逸结合，适当进行体育锻炼，以使气血调达，脏腑气机通畅。肝郁痰凝者，应早睡早起，适度锻炼，增强免疫力；冲任失调者，需避风寒，以防外邪乘虚而入，引起冲任不和。避免触碰乳房肿块，宜用宽松的乳罩托起患乳，从而减轻疼痛。有乳头溢液者，应注意乳房清洁，勤换内衣，按时沐浴，保证局部皮肤干燥洁净。

3. 饮食护理

（1）一般护理：给予清淡、低脂肪、低蛋白、易消化的饮食，多吃新鲜绿色蔬菜、水果，应禁食生冷油腻、腥发、辛辣的食物，忌食咖啡、可可、巧克力等含黄嘌呤的食物及催乳素、雌激素含量较高之品。

（2）辨证施食：肝郁痰凝者，宜食疏肝理气、化痰软坚的食品，如芹菜、茼蒿、西红柿、萝卜、橙子、橘皮等，食疗可用佛手 3~5g 泡水代茶饮，以理气化痰；冲任失调者，可常食大枣、花

笔记栏

生、莲子、山药等健脾益气、调补冲任之品。

4. 情志护理 本病与情志关系密切，若患者性格急躁，经前尤甚，责之于肝火；若患者素性抑郁，则多致肝郁气滞。情志抑郁不畅，则会加重病情，不利于康复。因此，应鼓励患者保持心情舒畅，避免精神过度紧张，使肝气条达，避免复发。护理人员应与患者多沟通交流，指导患者听柔和舒缓的音乐、看书看报、与人交谈、散步、体育锻炼、种植花草等，培养积极乐观的生活态度，保持心情平稳，帮助其消除不良情绪，积极配合治疗，增强治愈的信心。

5. 用药护理 中药汤剂宜温服，服用前详细指导患者药物的服用方法、时间、饮食忌宜，并观察用药后的效果及其反应。冲任失调、气血亏虚者，中药汤剂宜早晚温热服用。本病疗程较长，要督促患者按时服药。活血化瘀药物在月经期间暂停服用，经后可继续服用。用外敷药时需注意有无皮肤过敏，若有过敏反应及时停药。必要时遵医嘱给予镇静镇痛药物以缓解疼痛症状。

6. 中医护理技术的运用 乳癖者可采用香附饼等中药热敷，以通经活络、消癖散结；可用王不留行籽贴压交感、乳腺、胸、内分泌、肝、皮质下、肾等耳部穴位以消癖止痛，易怒失眠、疼痛者配合神门穴，肝郁脾虚者配合肝、脾两穴；亦可行穴位按摩，并根据不同证型辨证选穴，经脉阻塞、肝肾不足者取膻中、乳根、期门、足三里，气滞痰凝加内关、太冲，冲任失调加血海、三阴交。

（四）健康教育

1. 鼓励患者做到起居有常，劳逸适度，调整生活节奏，避免压力过大。注意防止乳房外伤，避免触碰乳房肿块，用宽松的乳罩托起乳房，以减轻疼痛。晚上不佩戴胸罩，以改善局部血循环。3 个月进行 1 次定期复查，特别是未排除乳癌可能的患者，应进行多次短期随诊，应在专科医生指导下进行治疗，病重者可考虑手术治疗。指导患者经常自我检查乳房，宜选择在月经干净后，排卵前检查，以便早期诊治。及时治疗月经失调和其他妇科疾病，注意做好避孕措施，可选择工具避孕，少服用或尽量避免服用避孕药，避免使用含有雌激素的面霜。

2. 病情较轻时，适当从事体力活动，以不觉疲劳为度，避免剧烈活动，如散步、打太极拳等。

3. 让患者了解本病诱发因素，如情志不遂，急躁易怒等。调畅情志，避免情绪郁闷、思虑过度。保持心情舒畅，避免不良情绪的干扰，适当参加文体活动。

4. 养成低脂饮食的好习惯，适当控制脂肪食物的摄入，根据证型可适当进食活血化瘀、调补阴阳之品，忌食收敛酸涩之品，忌烟酒。

ER-10-4

拓展阅读——中国女性乳腺癌筛查现状

第三节 痔、肛漏、肛裂

10章03节PPT

PPT 课件

痔

痔是直肠末端黏膜下和肛管皮下的静脉丛发生扩大、曲张所形成的柔软的静脉团，或肛管下端皮下血栓形成增生的结缔组织，俗称痔疮、痔核。痔是最常见的肛门直肠疾病，其发病率占肛门直肠疾病的 87.25%，故古人有“十人九痔”之说，且多见于 20 岁以上的成年人，随着年龄的增加，发病率也呈现出逐渐增高的趋势。本病的发生与生活环境也有一定的关联，流行病学调查发现，我国大陆地区城市居民痔的发生率为 50.28%，农村的发病率为 40.27%。根据发病部位的不同，本病又可分为内痔、外痔、混合痔，发生在肛门齿线以上为内痔，发生在齿状线以下为外痔，两者同时发生的为混合痔。

笔记栏

西医学中的痔属本病证的讨论范围,可参考本病辨证施护。

知识链接

历史沿革

《素问·生气通天论》曰:"因而饱食,筋脉横解,肠澼为痔",奠定了痔的病因理论基础。《奇效良方》曰:"痔生于肛门,或在外,或在内。有似鼠乳者,有似樱桃者,其形不一。其病有痛有痒,有软有硬,有脓溃者,有不溃者。有肿痛便难者,有随大便下清血不止者,有穿窍出血如线者",形象地描述了痔的症状。《外科正宗》曰:"不论老幼男妇皆然,盖有生于肛门之内,又有突出于肛门之傍",明确区分了内痔、外痔的不同。《丹溪心法》曰:"痔者,皆因脏腑本虚,外伤风湿,内蕴热毒……以致气血下坠,结聚肛门,宿滞不散,而冲突为痔也",皆指出了痔的病因。《外科启玄》记载有"里外痔"的病名,明清时期完善了枯痔、结扎、挂线、割治等外治方法,并确立了以外治为主,内治为辅的治疗原则。

一、病因病机

1. 外感　感受风、湿、燥、热之外邪,均伤津液,津乏便秘,瘀血浊气阻于魄门,发生痔疾。

2. 劳累过度　劳累过度,久坐久立,负重远行,气血暗耗,血行不畅,房劳过度,损伤阴津,筋脉交错,经络瘀阻不散,均可发生本病。

3. 饮食不节　饮食过多过饱,或过食肥腻、炙煿、辛辣之品,容易生湿积热,湿热下注肛门,使肛门充血灼痛,引发痔疮。

4. 情志内伤　郁怒、忧伤,久郁化火,脏腑气机失调,生湿生热,湿热下注肛门,则发为痔。

5. 妊娠多产　妇人孕育胎产,产时用力过度,均可使气血不畅,魄门阴络纵横,血脉瘀滞或产后血虚津亏,肠燥便结,肛门努责,而发为本病。

6. 大便失调　体内素有湿热,日久化燥,肠胃燥结,久则腑气不通,便秘难下,或日久泄泻,气机逆乱,气血不畅,阻于肛门脉络。

痔是由于外感、劳累过度、饮食不节、情志内伤、妊娠多产、大便失调等原因,导致脏腑阴阳失调,气血运行不畅,经络受阻,燥热内生,热与血相搏,气血纵横,经脉交错,结滞不散而成。本病病位在肛门直肠,病理性质为本虚标实。脏腑本虚、气血亏损是发病基础,而外感、劳累、饮食、情志等为诱因。病机特点为脏腑功能失调,气血湿热郁滞于下。本病若早诊断、早治疗,病情较轻,或正气较强者,预后一般良好;若病情较重,正气亏虚,则预后不良,病情迁延,反复发作。

ER-10-5

痔病因病机示意图

二、诊断与鉴别诊断

(一) 诊断依据

1. 内痔

(1) 由于病程的长短和病情严重程度的不同,可将内痔分为四期。

Ⅰ期:痔核较小,不脱出,以便血为主。

笔记栏

Ⅱ期：痔核较大，大便时可脱出肛外，便后自行回纳，便血或多或少。

Ⅲ期：痔核更大，大便时可脱出肛外，甚至行走、咳嗽、打喷嚏、站立时也会脱出，不能自行回纳，须平卧、热敷或用手推时才能回纳，便血较少或不出血。

Ⅳ期：痔核脱出，不能及时回纳，嵌顿于外，因充血、水肿和血栓形成，以致肿痛、糜烂和坏死，即嵌顿性内痔。

(2) 具体症状如下：①便血：初发常以无痛性便血为主要症状，排便时可出现滴血、射血或手纸带血。出血呈间歇性，饮酒、过食辛辣刺激之品、过劳、便秘、腹泻等诱因常使症状加重，加重时可出现继发性贫血。②痔核脱出：第Ⅱ、Ⅲ期内痔可出现痔核脱出，轻者在排便时脱出，便后自行回纳，或用手推助其回纳；重者在咳嗽、活动时可脱出，甚至持续脱出于肛门外。③大便秘结：患者因出血而人为控制排便，久之造成习惯性便秘，并可有肛门重坠感，干燥粪便又极易擦伤痔核表面的黏膜而出血，形成恶性循环。④肛周潮湿、瘙痒：痔核反复脱出，肛门括约肌松弛，常有分泌物溢出，因分泌物长期刺激肛周皮肤，易发湿疹，瘙痒不适。⑤内痔嵌顿：随着痔核的增大，在排便时可脱出。若不及时回纳，可形成内痔嵌顿。

(3) 内痔常因饮食不节，过食辛辣醇酒厚味，风湿燥热下迫大肠，兼因久坐久立，负重远行或长期便秘，瘀血浊气结滞不散，筋脉懈纵而诱发。

(4) 专科检查：常采用的方法有肛门视诊、肛门指诊与窥肛镜检查。

①肛门视诊：患者采取侧卧位或膝胸位，医生用双手将患者臀部分开，查看患者肛门的周围。根据内痔的分期，除Ⅰ期内痔外，其他三期的内痔均可在肛门视诊下观察到。②肛门指诊：又称肛诊或直肠指诊。患者取侧卧位或膝胸位，医生将戴有手套或指套的右手或左手食指涂上润滑剂，轻轻插入肛门及直肠，可触及柔软、表面光滑、无压痛的隆起。③窥肛镜检查：患者采取侧卧位或膝胸卧位，嘱患者做深呼吸运动，使肛门放松，将窥肛器插入肛门内可观察到齿状线上黏膜呈半球状隆起，色紫暗或深红，表面可有糜烂或出血点。

2. 外痔

(1) 自觉肛门坠胀、疼痛，伴肛门异物感。

(2) 根据临床症状、病理特点不同，可将外痔分为四类：①炎性外痔：是由于肛缘皮肤破损后感染，引起的局部红肿、疼痛的外痔。起病时，肛缘皮肤突然肿胀、疼痛，伴肛门异物感。排便、行走甚至咳嗽等动作均可加重疼痛。肛缘皮肤肿胀明显、光亮、色淡红或淡白。触痛明显，内无硬结。②静脉曲张性外痔：是痔外静脉丛发生扩大、曲张，在肛缘形成的椭圆形或圆形的柔软团块，局部胀痛或坠痛为主要的临床表现，平素不明显，在排便后或久蹲时可见曲张的静脉团，有异物感，不能立即消散。便后或按摩后肿物缩小、变软，一般不痛，多伴有内痔。③血栓性外痔：因排便时用力过猛或用力负重，或剧烈运动后，致痔静脉破裂，血块凝结而形成血栓。可出现肛门部突然剧烈疼痛，肛缘皮肤表面可出现黯紫色肿物，与周围皮肤分界明显，稍一触碰立即引起疼痛。④结缔组织外痔：肛门缘皱襞的皮肤发生结缔组织增生、肥大，质地柔软、不出血，痔内无曲张的静脉丛，肛门异物感为其主要症状。

(3) 外痔常因过食辛辣、醉饱无时、恣食肥腻、外伤风湿、久坐久行而诱发。

(4) 专科检查：①炎性外痔在进行肛门视诊时，可见肛缘皮肤肿胀明显、光亮、色淡红或淡白，肛门触诊时触痛明显，内无硬结。②血栓性外痔在肛门视诊时，可见肛缘皮肤表面隆起一暗紫色圆形结节，界限清楚，在肛门触诊时发现结节的质地韧，可移动，有明显的触痛。③结缔组织外痔在肛门视诊时，可发现在肛门的边缘有赘生皮瓣，肛门触诊时发现赘生的皮瓣质地柔软，无疼痛。若发生于截石位的6、12点处，多由肛裂引起，若发生于3、7、11点处，多伴有内痔的发生。

3. 混合痔

(1) 具有内、外痔的临床表现，内、外痔静脉丛曲张，相互沟通吻合，使内痔部分和外痔部分形成一个整体，可见便血及肛门部肿物，可有肛门坠胀、疼痛或异物感，可伴有局部分泌物或瘙痒。

(2) 混合痔常因Ⅱ、Ⅲ期内痔反复脱出，或经产、负重努责，腹压增加而诱发。

(3) 专科检查：肛门指诊可发现肛管内同一方位的齿状线上、下出现肿物。

（二）鉴别诊断

1. 内痔与直肠脱垂　见表 10-3。

表 10-3　内痔与直肠脱垂的鉴别

病名	不同点	相同点
内痔	Ⅱ、Ⅲ期内痔有痔核脱出，轻者便后自行回纳，或用手推助其回纳；Ⅳ期内痔痔核可持续脱出于肛门外。有出血，常有分泌物溢出	两者均可见肛门脱出物
直肠脱垂	直肠脱垂脱出物是环状或螺旋状，表面光滑，无静脉曲张。不能自行还纳，一般不出血，脱出后有黏液分泌	

2. 内痔与直肠息肉　见表 10-4。

表 10-4　内痔与直肠息肉的鉴别

病名	不同点	相同点
内痔	内痔为柔软的静脉团，或血栓形成增生的结缔组织，无蒂，常伴有便血，有射血、滴血现象	两者均可见便血及肛门脱出物
直肠息肉	直肠息肉一般为单个，有长蒂，头圆，表面光滑，质地较痔核硬，可活动，容易出血，但多无射血、滴血现象	

3. 内痔与直肠癌　见表 10-5。

表 10-5　内痔与直肠癌的鉴别

病名	不同点	相同点
内痔	可发生于任何年龄，常出现便血、痔核脱出、大便秘结、肛周潮湿、瘙痒等症状，便血时可出现射血、滴血或手纸带血；无里急后重感，指检可触及柔软的静脉团	两者均可见便血
直肠癌	好发于中年以上，粪便中混有脓血、黏液、腐臭的分泌物，大便变软，便次增多，有里急后重感，指检可触及菜花样肿物，或凹凸不平的溃疡，质地坚硬，不能推动	

4. 内痔与肛乳头肥大　见表 10-6。

表 10-6　内痔与肛乳头肥大的鉴别

病名	不同点	相同点
内痔	内痔的脱出物为柔软的静脉团，或血栓形成增生的结缔组织，质地柔软，常伴有便血	两者均可见肛门脱出物
肛乳头肥大	肛乳头肥大的脱出物呈锥形或鼓锤状，质地坚硬，肛乳头肥大一般无便血	

笔记栏

5. 内痔与肛裂　见表 10-7。

表 10-7　内痔与肛裂的鉴别

病名	不同点	相同点
内痔	内痔排便时一般无疼痛	两者均可见便血
肛裂	肛裂者则表现为排便时肛门疼痛伴便血，且疼痛呈周期性，便秘时加重。局部检查时可见明显的裂口	

6. 结缔组织外痔与肛乳头肥大　见表 10-8。

表 10-8　结缔组织外痔与肛乳头肥大的鉴别

病名	不同点	相同点
结缔组织外痔	结缔组织外痔为肛门缘皱襞的皮肤发生结缔组织增生、肥大的赘皮，形状不规则，质地柔软	两者均有肛门异物感
肛乳头肥大	肛乳头肥大位于齿状线以上的黏膜，多呈三角形或有蒂，质硬、色灰白	

7. 炎性外痔与血栓性外痔、结缔组织外痔　见表 10-9。

表 10-9　炎性外痔与血栓性外痔、结缔组织外痔的鉴别

病名	不同点	相同点
炎性外痔	肛缘皮肤突然肿胀伴疼痛，腹压增大时疼痛加剧	三者均有肛门异物感
血栓性外痔	多发生于肛门左右两侧，突然肿起，色青紫，按之坚硬光滑，疼痛较剧烈，痔体不随腹压增加而增大	
结缔组织外痔	肛门缘赘生物，按之质地柔软，无疼痛，腹压增大时赘生物无变化	

8. 静脉曲张性外痔与血栓性外痔　见表 10-10。

表 10-10　静脉曲张性外痔与血栓性外痔的鉴别

病名	不同点	相同点
静脉曲张性外痔	肛缘齿状线下静脉曲张，触之柔软，在腹压增大时肿块随之增大，便后或经按摩后肿块体积可缩小	两者均可见肛门部肿物
血栓性外痔	多发生于肛门左右两侧，突然肿起，色青紫，按之坚硬光滑，疼痛较剧烈，痔体不随腹压增加而增大	

9. 混合痔与肛管直肠癌　见表 10-11。

表 10-11　混合痔与肛管直肠癌的鉴别

病名	不同点	相同点
混合痔	混合痔位于齿状线的上、下方，肿物为内、外痔静脉丛曲张形成，质地柔软，可伴有肛门坠胀、疼痛、异物感，或伴有局部分泌物以及瘙痒	两者均可见便血及肛门部肿物
肛管直肠癌	肛管直肠癌位于齿线上方或下方，肿块隆起、质硬、表面不平，常呈菜花状，且有溃疡面，多与周围组织粘连，有分泌物，气味奇臭，伴肛门坠胀、便血，血色呈暗红色或果酱色	

三、辨证施护

（一）辨证要点

1. 辨虚实　主要通过便秘和出血2个症状辨虚实。

(1) 便秘：如症见腹胀满喜按，伴有头晕眼花，心悸汗出，咽干，唇白，舌质淡，苔中剥，脉细数者，此为虚证便秘；如症见腹胀满、疼痛拒按，伴有口干，嗳气，心烦，苔黄燥，脉数实者，此为实证便秘。

(2) 出血：如症见下血色淡而清，或晦而不鲜，伴有面色少华，神疲倦怠，舌质淡，脉细或弱者，为虚证；如症见下血鲜红，或便前便后，或量多量少，或如射如滴者，多为风夹热所形成；如症见血色污浊，苔黄或腻，脉弦滑者，多由湿热下注所形成。后两者均为实证。

2. 辨气虚血虚　通过脱出症状进行辨别。如见痔核脱出肛门，有下坠感，伴有气短懒言，食少乏力，舌质淡红，脉弱无力者，则为气虚；如见痔核脱出，伴有头晕目眩，面白心悸，唇舌色淡，脉细者，则为血虚。

（二）证候分型

1. 内痔

(1) 风热肠燥

证候表现：大便带血，滴血或喷射状出血，血色鲜红，大便秘结或有肛门瘙痒感。舌红，苔薄黄，脉数。

证候分析：外感六淫，化热生风，或肝郁化火生风，风热下冲肛门，热伤肠络，肠燥津亏，出现便血，因有热象，故血色鲜红；因风邪致病，故可有肛门瘙痒；舌红，苔薄黄，脉数，为风热之邪入侵之象。

治护原则：清热凉血，祛风润燥。

代表方：凉血地黄汤加减。常用药物为生地黄、赤芍、黄芩、黄连、荆芥、当归、地榆、槐花、天花粉、火麻仁、枳壳、生甘草等。

(2) 湿热下注

证候表现：便血，色鲜红，量较多，肛内肿物外脱，可自行回纳，肛门灼热，重坠不适。苔黄腻，脉弦数。

证候分析：外感湿邪，日久化热，或久食肥甘，内生湿热之邪，湿热下注，灼伤血络，故便血量多；湿性重浊，湿热互结，宿滞不散，蕴阻肛门，故肛内肿物脱出，肛门灼热，重坠不适；苔黄腻，脉弦数，为湿热之象。

治护原则：清热利湿止血。

代表方：脏连丸加减。常用药物为猪大肠、黄连、黄芩、地黄、赤芍、当归、槐角、槐花、荆芥穗、地榆炭、阿胶等。

(3) 气滞血瘀

证候表现：肛内肿物脱出，甚或嵌顿，肛管紧缩，坠胀疼痛，甚则内有血栓形成，肛缘水肿，触痛明显。舌质红，苔白，脉弦细涩。

证候分析：气机郁滞日久，气停则血停，血液运行不畅，聚于下焦，出现肛门肿物脱出，甚则肛缘有血栓形成，疼痛；舌质红，苔白，脉弦细涩，为气血不畅之征。

治护原则：行气活血，逐瘀通络。

代表方：止痛如神汤加减。常用药物为秦艽、防风、苍术、黄柏、泽泻、槟榔、桃仁、皂角、当归、熟大黄等。

笔记栏

(4) 脾虚气陷

证候表现:肛内松弛,内痔脱出,不能自行回纳,需用手还纳,便血色鲜或淡,伴头晕气短,面色少华,神疲自汗,纳少便溏。舌淡,苔薄白,脉细弱。

证候分析:劳倦过度或饮食不节,导致脾气虚弱,中气下陷,故肛门松弛,内痔脱出,不能回纳;头晕,气短,面色少华,神疲自汗,纳少便溏,均为脾虚气陷证;舌淡,苔白,脉细弱,均为脾虚之象。

治护原则:补中益气,升阳举陷。

代表方:补中益气汤加减。常用药物为黄芪、人参、白术、陈皮、炙甘草、当归、升麻、柴胡等。

2. 外痔

(1) 湿热下注

证候表现:便后肛缘肿物隆起不缩小,坠胀明显,甚则灼热疼痛,便秘溲赤。舌红,苔黄腻,脉滑数。

证候分析:湿热蕴结,宿滞不散,聚结成块,故见肛门肿物隆起;湿热阻滞,气血瘀滞,不通则痛,则坠胀明显,灼热疼痛;便秘溲赤,舌红,苔黄腻,脉滑数,均为湿热之象。

治护原则:清热利湿,活血散瘀。

代表方:萆薢渗湿汤合活血散瘀汤加减。常用药物有萆薢、薏苡仁、茯苓、牡丹皮、泽泻、通草、滑石、黄柏等。

(2) 血热郁结

证候表现:肛缘肿物突起,其色黯紫,疼痛剧烈难忍,肛门坠胀,伴口渴,便秘。舌紫,苔薄黄,脉弦涩。

证候分析:血热瘀滞,瘀结不散且成块,故可见肛缘肿物突起;气血瘀滞,不通则痛,故有疼痛,坠胀感;热邪灼伤津液,则口渴欲饮;血热肠燥,则形成便秘;舌紫,苔薄黄,脉弦涩,均为血热瘀结之象。

治护原则:清热凉血,散瘀消肿。

代表方:凉血地黄汤合活血散瘀汤加减。常用药物为生地黄、当归、赤芍、地榆、槐角、黄连、川芎、苏木、牡丹皮、枳壳等。

(三) 施护措施

1. 病情观察　了解患者有无排便困难和排便时肛门疼痛,大便是否带血,便血时是大便表面带鲜血或是便后滴血、喷血,便血量的多少,有无黏液,便血持续的时间、发作的次数,是否伴有头晕、乏力等全身症状。观察患者排便后有无肿块脱出,能否自行回纳,是否需要用手辅助推回,推回后是否立即脱出。询问患者肛门是否有瘙痒感,是否有肿物嵌顿史。观察肛缘肿物的大小、有无脱出嵌顿、有无红肿触痛、表面是否完好、有无破损糜烂或坏死。

2. 生活起居护理　保持病室空气新鲜,环境安静整洁,温湿度适宜,风热肠燥者,病室宜通风、凉爽;湿热下注者,病室宜凉爽,避免湿热环境;气滞血瘀者,病室宜偏温,空气新鲜流通;脾虚气陷者,室温可稍高。劳逸适度,合理安排休息、活动、睡眠等,从事久站久坐工作的患者,应适时更换体位。出血量较多,伴有贫血的患者,宜卧床休息,减少活动。宜穿干净、柔软、宽松、透气性好的纯棉内裤,不宜穿化纤类的衣物。作息有序,生活有节,按时排便,保持大便通畅,便后使用柔软手纸,以免局部摩擦引起疼痛不适,或便后用温水坐浴。

3. 饮食护理

(1) 一般护理:建立良好的饮食习惯,饮食要有规律,定时定量,荤素搭配合理。多吃蔬菜水果,多饮开水,少食辛辣、香燥、海腥发物、刺激性食物及肥腻之品,如肥肉、鱼虾、辣椒、酒等，以免助湿生热，加重病情。

(2) 辨证施食：风热肠燥者，宜多食用具有清热凉血功效的食物，如芹菜、鲜藕等，食疗方可选用槐花饮，或以荸荠加红糖煮熟等，以奏清热凉血、止血之功，避免辛辣刺激之品。湿热下注者，宜多食用具有清热利湿功效的食物，如赤小豆、冬瓜等，食疗方可采用拌马齿苋鱼腥草，其制法为：鲜马齿苋 250g、鲜鱼腥草 250g，同入开水稍焯，捞出待凉，放入麻油、酱油、味精、醋、白糖拌匀，分顿佐餐；亦可用绿豆、薏苡仁、粳米等煮粥等，避免暴饮暴食和肥甘厚味之品，以免助湿内生。气滞血瘀者，宜多食具有理气活血功效的食物，如萝卜、山楂等，食疗方可选红糖金针汤，其制法是：金针菜 120g、红糖 120g，金针菜用水 2 碗煎至 1 碗，加入红糖，待温凉后服用，每日 1 次，可起到活血消肿的作用，对痔疮初起可以消散，对较重者有减轻痛苦之功，少食板栗、红薯等产气的食物。脾虚气陷者，宜多食具有补中益气功效的食物，如莲子、扁豆、山药、红枣等，食疗方可选用党参、无花果炖猪瘦肉，其制法是：党参 50g、无花果 250g、猪瘦肉 500g，同入锅内，加水适量，炖至熟透，加入食盐少许，分顿食肉、喝汤，可起到补益气血，培育中气的作用。

4. 用药护理　遵医嘱根据证型给予中药内服和中药外用。中药汤剂内服，以清热利湿、凉血消肿、活血逐瘀和补中益气类药物为主，服用方法为一般每日 1 剂，煎 2 次分服，宜温服。中药外用有栓剂、膏剂、水剂，可起到清热解毒、活血化瘀的作用。栓剂多局部塞药，每次便后清洗肛门后使用，以减轻局部炎症和疼痛；膏剂多局部敷药，使用前应排空二便，清洗肛门；水剂可熏洗、泡洗，每日 1 次，最好便后使用，以促进局部血液循环，减轻症状。

5. 情志护理　护理人员应主动了解患者的心理活动，若患者因发病部位特殊，产生羞耻感，不愿意配合医生及护士进行治疗，可影响疾病的转归，护理人员应向患者介绍本病的发病率，以及本病的发生发展规律，劝其积极配合治疗。若患者因反复便血或疼痛，可产生恐惧、焦虑等情绪，护理人员应耐心向患者做好解释工作，向其介绍本病的预后转归情况，使其增加对疾病的了解，增强治愈的信心。鼓励患者保持心情舒畅，特别是气滞血瘀的患者，烦躁易引起肝郁气滞，加重病情。护理人员应耐心开导，了解患者心理活动，使其保持心气平和，不急躁，不暴怒，以加快疾病的康复。

6. 中医护理技术的运用　风热肠燥者，可选用芒硝、金银花、连翘中的 1~2 味煎煮后，用药液熏洗坐浴，以起到消肿、清热、止痛、止痒之功效。湿热下注者，用清热利湿剂熏洗坐浴，若为痔核脱出患者，应在熏洗坐浴后再用消毒纱布涂消痔膏适量，轻轻按揉复位，肛塞消痔锭，以清热消肿、止痛之血。气滞血瘀者，可取行气活血化瘀的药物进行熏洗。脾虚气陷者，可选用艾灸的方法灸其百会、关元、气海等穴位，以达到补气升阳举陷的功效。对于肛周疼痛的患者可灸肛周，起到温通经络、缓解疼痛的作用，或进行耳穴贴压，进行耳穴贴压时可选取神门、交感、皮质下、直肠等穴以达到止痛的功效。

(四) 健康教育

1. 让患者了解本病诱发因素，如肛周感染、长期便秘、久站久立、过食辛辣香燥之品、情志不遂等，在日常生活中应尽量避免。鼓励患者起居有常，劳逸适度。保持肛门周围清洁，每日温水清洗，勤换内裤。经常做提肛运动，方法为：深吸气时收缩并提肛门，呼气时将肛门缓慢放松，一收一放为 1 次，早晚各 1 遍，每遍做 30 次，有助瘀血消散，升提中气的作用，对预防本病发作有重要意义。

2. 调畅情志，保持心情舒畅，避免不良情绪的干扰，保持积极乐观心态。通过读书、读报、看电视等方式转移注意力。

3. 预防便秘，养成定时排便的习惯，如厕方式以坐厕为宜，如用蹲厕则不可久蹲。排便时不可用力过猛，应慢慢增加力量，以免损伤肛门。选择正确治疗便秘的方法，不可长期服

笔记栏

泻药或长期灌肠。

4. 养成清淡饮食的好习惯，少食辛辣刺激食物。平素禁忌饥饱无常，注重食疗，如风热肠燥者，可多食疏风润燥之品；湿热下注者，可多食清热利湿之品；气滞血瘀者，宜多食理气通络，活血化瘀之品；脾虚气陷者，可多食健脾利湿，补中益气之品。

肛　漏

肛漏是指直肠、肛管与周围皮肤相通所形成的瘘管，其特点是以局部反复流脓、疼痛、瘙痒为主要症状，并可触及或探及瘘管通道。古代文献又称为漏疮、痔漏、穿肠漏等。肛漏一般由原发性内口、瘘管和继发性外口三部分组成，也有仅具内口或外口者，内口为原发性，绝大多数在肛管齿状线处；外口是继发的，在肛门周围皮肤上，数量多为 1 个以上。临床上分为化脓性和结核性两类，肛漏多为肛周脓肿的后遗症，发病年龄不限，但发病高峰年龄在 20~40 岁。发病率在肛门直肠疾病中仅次于痔，男性多于女性，男女之比为(5~6) ：1。

西医学中的肛管直肠瘘、肛瘘属本病证的讨论范围，可参考本病辨证施护。

知识链接

历史沿革

《诸病源候论》曰："痔久不瘥，变为瘘也"，认为肛漏可由痔疮久而不愈形成。《千金翼方》曰："一切痈疽，皆是疮瘘根本所患。痈之后脓汁不止，得冷即是鼠瘘"，明确指出瘘是痈疽的后遗疾患。《外科正宗》曰："夫脏毒者，醇酒厚味，勤劳辛苦，蕴毒流注肛门结成肿块"，认为肛瘘可由饮食肥甘厚味、恣酒、忧思、便秘、房劳过度等引起。《薛氏医案》曰："臀，膀胱经部分也。居小腹之后，此阴中之阴，其道远，其位僻，虽太阳多血，气运难及，血亦罕到，中年后尤虑此患"，认为肛漏与局部气血运行不足有关。徐春甫《古今医统大全》最早记载了肛漏治疗上可用挂线疗法，阐述了挂线治疗机制，即异物刺激作用、慢性勒割作用、引流作用、药线治疗作用等。

一、病因病机

1. 湿热蕴阻　肛痈溃后，余邪未清，湿热留恋，蕴结于肉腠而发为漏患。

2. 正虚邪恋　发病日久，素体正虚，湿热余毒留恋，不能拖毒外出，久不收口而发为漏患。

3. 阴液亏虚　肺脾肾三脏阴液亏耗，外邪侵袭下位，郁久肉腐成脓，破溃后而发为漏患。

ER-10-6

肛漏病因病机示意图

肛漏的发生为肛门直肠周围痈疽溃后久不收口，湿热余毒未尽，蕴结不散，血行不畅所致，或因肺肾阴虚，郁久成脓，溃后成瘘。漏管久不收口，邪气留连，耗伤气血。本病宜早诊断、早治疗，避免外口堵塞而引发脓液积聚，排泄不畅，引发新的支管，少部分病情尚浅患者，经过合理的调护，可自行痊愈，但绝大部分患者需采用手术治疗或配合其他中医外治疗法，病情方可痊愈或好转。若病情较重、延误治疗或正气不足者，易引起肛周疾病反复发作。病情经久迁延不愈者，不排除有发展为肛瘘癌的可能。

二、诊断与鉴别诊断

(一) 诊断依据

1. 以成年人为多见。平时无其他症状，炎症期有恶寒，发热，口干，便秘，尿赤，舌红，苔黄，脉弦数；复杂性肛瘘久不收口，脓水稀薄，可伴有低热盗汗，消瘦，食欲不振，舌淡红，脉细数，甚至贫血等。其具体症状如下。

(1) 流脓：在肛门部有间歇性或持续性流脓，久不收口。一般初形成的肛漏，流脓较多，有粪臭味，色黄而稠；时间较久，脓水渐少，稀淡如水，或时有时无，呈间歇性流脓；过于疲劳，则脓水增多，兼有肛门部疼痛者，常表示有急性感染或有新的支管形成。

(2) 疼痛：瘘管通畅时，一般无疼痛感，仅觉肛门口坠胀。当瘘管外口闭合，有脓液积存在内，或由于内口较大，粪便流入管腔时，则有局部疼痛，尤其在排便时疼痛加重。

(3) 瘙痒：由于脓液或分泌物的刺激，肛门皮肤瘙痒，潮湿不洁，有时形成湿疮。

2. 根据瘘管位置、个数、复杂程度不同，可将肛漏分为四类。

(1) 低位肛漏：①低位单纯性肛漏：只有 1 个瘘管，并穿过外括约肌深层以下，内口在肛窦附近；②低位复杂性肛漏：瘘管在外括约肌深层以下，有 2 个以上外口，或 2 条以上管道，内口在肛窦部位。

(2) 高位肛漏：①高位单纯性肛漏：仅有 1 条管道，瘘管穿过外括约肌深层以上，内口位于肛窦部位；②高位复杂性肛漏：有 2 个以上外口及管道有分支窦道，其主管通过外括约肌深层上，有 1 个或 2 个以上内口者。

3. 肛漏常因肛门直肠周围脓肿溃后，余毒未尽，蕴结不散，血行不畅，疮口不合，日久成漏，或因肛裂感染，虚劳久咳，肺脾两虚，湿热下注大肠而诱发。

4. 专科检查　常见有肛门视诊和直肠指检。

(1) 肛门视诊：可见外口，外口凸起较小者，多为化脓性；外口较大，凹陷，周围皮肤黯紫，皮下有穿凿性者，应考虑复杂性或结核性肛漏。

(2) 直肠指检：低位肛漏可在肛周皮下触及索条状物通向肛内，用力按压常有脓液溢出外口。高位或结核性者一般不易触及。在肛管的后侧、齿状线附近摸到中心凹陷的小硬结，有轻微压痛，往往是肛漏的原发性内口。

5. 肛漏的发展规律　将肛门两侧的坐骨结节画一条横线，当漏管外口在横线之前，距离肛缘 4cm 以内，内口在齿线处与外口位置相对，其管道多为直行；如外口在距离肛缘 4cm 以外，或外口在横线之后，内口多在后正中齿状线处，其漏管多为弯曲或马蹄形。

（二）鉴别诊断

1. 肛漏与肛门部化脓性汗腺炎　见表 10-12。

表 10-12　肛漏与肛门部化脓性汗腺炎的鉴别

病名	不同点	相同点
肛漏	肛管内有内口	两者均可在肛周皮下形成漏管及外口，流脓，并不断向四周蔓延
肛门部化脓性汗腺炎	肛管内无内口，肛周皮下多处漏管，皮色黯褐而硬	两者均可在肛周皮下形成漏管及外口，流脓，并不断向四周蔓延

2. 肛漏与骶前畸胎瘤溃　见表 10-13。

表 10-13　肛漏与骶前畸胎瘤溃的鉴别

病名	不同点	相同点
肛漏	肛管内有内口	两者均有肛门处破溃
骶前畸胎瘤溃	胚胎发育异常的先天性疾病。初期无明显症状，当肿物增大压迫直肠可发生排便困难。继发感染时，可从肛门后破溃，在肛门后尾骨前有外口，肛门指诊时常可在骶前触及囊性肿物感而无内口	两者均有肛门处破溃

笔记栏

三、辨证施护

(一) 辨证要点

辨虚实　如局部可扪及硬索状物,外口呈凸形,脓水较稠厚,或伴有口干,发热,便秘,尿赤,苔黄,脉弦数等症状者,为实证;而局部无硬索状物,外口呈凹形,疮口为潜行性,脓水稀薄,伴有虚热,盗汗,舌质淡红,脉细数等症状者,为虚证。

(二) 证候分型

1. 湿热下注

证候表现:肛周经常流脓液,脓质稠厚,色黄或白,肛门胀痛,局部灼热,肛周有溃口,按之有索状物通向肛内。舌红,苔黄腻,脉弦或滑。

证候分析:湿热之邪蕴于肛门,气血壅滞,日久不去,郁久化热,肉腐成脓,故见肛周流脓,色黄质稠,肛门胀痛,局部灼热;邪毒旁窜,则呈索状管道;舌红,苔黄腻,脉弦滑,皆为湿热之象。

治护原则:清热利湿。

代表方:二妙丸合萆薢渗湿汤加减。常用药物为苍术、黄柏、萆薢、薏苡仁、土茯苓、滑石、鱼腥草、牡丹皮、泽泻、通草、防风、蝉蜕等。

2. 正虚邪恋

证候表现:肛周流脓液,质地稀薄,肛门隐隐作痛,外口皮色黯淡,漏口时溃时愈,肛周有溃口,按之质较硬,或有脓液从溃口流出,且多有索状物通向肛内,伴有神疲乏力。舌淡,苔薄,脉濡。

证候分析:久病正气耗损,湿热之邪蕴于肛门,留恋不去,则溃口不愈,反复流稀薄脓水,肛门隐隐作痛;正气不足,则神疲乏力;舌淡,苔薄,脉濡,均为正虚之象。

治护原则:托里透毒。

代表方:托里消毒散加减。常用药物为人参、黄芩、当归、川芎、芍药、白术、茯苓、金银花、白芷、甘草等。

3. 阴液亏损

证候表现:肛周溃口,外口凹陷,漏道潜行,局部常无硬索状物扪及,脓出稀薄,反复发作,可伴有潮热盗汗,心烦口干。舌红少苔,脉细数。

证候分析:肺肾阴虚,正气不足,湿热之邪羁留不去,则反复流稀薄脓水;阴虚内热,伤及阴液,则见潮热盗汗,心烦口干;舌红少苔,脉细数,为阴虚火旺之象。

治护原则:养阴清热。

代表方:青蒿鳖甲汤加减。常用药物青蒿、知母、生地黄、鳖甲、牡丹皮等。

(三) 施护措施

1. 病情观察　注意观察肛周瘘口流出脓液的色、质、量、气味及肛门疼痛、瘙痒程度等。观察有无大便失禁现象,做好皮肤护理,保持皮肤清洁干燥,防止发生皮肤湿疹、糜烂等并发症。观察患者有无发热、贫血、消瘦和食欲不振等全身症状。

2. 生活起居护理　保持病室空气新鲜,环境安静整洁,温湿度适宜。患者因瘘管不断排出脓液,易浸湿污染床单、被褥,要经常换洗、晾晒床单和被褥,保持床单清洁干燥。指导和帮助患者养成良好的生活习惯,定时排便,勿久蹲久坐,便后坐浴,坐浴时采取半蹲位。湿热下注者,病室环境宜凉爽通风;正虚邪恋者,病室宜温暖向阳,避风防寒,适时增减衣物,以防感冒;阴液亏损者,病室温度宜低,勿燥热,光线可稍暗;虚热盗汗者,应注意及时处理汗湿的衣被,防止感受风寒外邪。

3. 饮食护理

(1) 一般护理：建立良好的饮食习惯，饮食要有规律，定时定量，荤素搭配合理。宜进食清淡、易消化、含纤维素较多的食物，如白菜、芹菜等。忌辛辣刺激、肥甘油腻及海腥发物，如辣椒、烟酒、肥肉、鱼虾蟹等。

(2) 辨证施食：湿热下注者，宜多食用具有清热利湿功效的食物，如西瓜、黄瓜、绿豆、赤小豆，食疗方可采用粟米粥等，避免肥甘厚味之品，以免助湿生热；正虚邪恋者，宜多食用具有补益扶正功效的食物，如山药、红枣、龙眼肉等，食疗方可选用人参黄芪炖鸡；阴液亏损者，宜多食用具有滋阴生津、清热功效的食物，如甲鱼、百合、蚌肉等，亦可多食新鲜的蔬菜水果，如芹菜、白菜、梨、猕猴桃等，食疗方可选用麦冬泡水当茶饮，以滋阴生津，应避免食用辛辣之品，以免热盛伤及津液。

4. 用药护理　中药汤剂宜温服，注意观察用药后的反应。大便后或换药前用中药液或花椒食盐水坐浴。选择适宜的引流条，如油纱条、药捻等，保持创口引流通畅。瘘管切开或挂线后，改用生肌散纱条或生肌玉红膏纱条换药至收口。急性感染炎症期，遵医嘱服用敏感的抗生素。

课堂互动

肛裂术后护理

1. 排便护理　术后2~3日内给予半流质、少渣饮食以减少局部刺激；术后3日内控制排便，可口服阿片酊；3日后口服液状石蜡，以软化粪便，防止便秘。

2. 温水坐浴　术后第2日开始，每日早晚及便后用1∶5 000高锰酸钾溶液温水坐浴，浴后擦干局部，涂以抗生素软膏。

3. 挂线后护理　嘱患者每5~7日到门诊收紧药线，直到药线脱落；脱线后，局部可涂生肌散或抗生素软膏，以促进伤口愈合。

4. 并发症的预防和护理　定期行直肠指诊，观察伤口愈合情况；术后5~10日内可用食指扩肛，每日1次，以防肛门狭窄；肛门括约肌松弛者，术后3日起，指导患者做提肛运动。

5. 情志护理　肛漏多因肛痈溃后久不收口所致，因患病时间长，患者情绪低落，常有烦躁、易怒、对手术及治疗效果存有疑虑、害怕等情绪，针对此情况，护理人员应全面了解患者的心理状况，耐心向患者做好解释工作，介绍与疾病相关的知识，使其增加对疾病的了解，增强治愈的信心。

6. 中医护理技术的运用　辨证选用野菊花、蒲公英、苦参、黄柏等药物进行中药熏洗治疗，以达到清热解毒、活血除瘀、祛风除湿、消肿止痛的作用，可用于手术前后缓解症状；局部红肿疼痛时，可用苦参汤加减，但若患者肛周出现大范围感染性病灶并已化脓破溃，应禁忌熏洗；若为肛漏局部肿痛者，可选用拔毒膏、金黄膏等，进行中药外敷，以达到清热解毒、消肿止痛的作用。

（四）健康教育

1. 保持肛门清洁，每晚及便后用温水洗浴。肛周皮肤瘙痒时，不可用指甲抓，避免皮肤损伤和感染。一旦发现肛周疾病，积极治疗，发现肛门周围脓肿，宜尽早切开排脓，一次性手术治疗，可以防止后遗肛漏的发生。

笔记栏

2. 病情较轻时，适当从事体力活动。病情严重者，应做到循序渐进，逐渐增加活动量，不可突然增大活动量，以免影响瘘管的愈合。养成良好的生活习惯，起居有常，按时作息，避免劳累。根据患者身体状况，拟订规律的活动计划，可进行适当地锻炼，如散步、打太极拳等。

3. 避免一切不良刺激，保持心气平和，积极参与治疗。

4. 饮食以清淡、富含营养为原则，忌辛辣、鱼腥发物，戒烟酒。湿热下注者，宜多食健脾利湿之品；正虚邪恋者，宜多食补气补血之品；阴液亏损者，宜多食滋阴生津之品。

5. 养成定时排便的习惯，纠正忍便的不良习惯，一般以早餐后排便为佳，排便时注意集中注意力，严禁久蹲及用力排便。便秘严重者，可用灌肠及服用缓泻剂通便。可以用手掌或掌根做腹部按摩，每日 2 次，每次 10~15 分钟，以促进肠蠕动。每天清晨空腹喝 1 杯淡盐水或蜂蜜水，以润肠通便。

肛　　裂

肛裂是指肛管皮肤全层裂开，并形成溃疡的炎症性疾病，又称为“钩肠病”“裂肛病”“裂痔”“脉痔”等，其特点是肛门周期性疼痛、出血、便秘。本病多见于 20~40 岁的青壮年，好发于肛门齿状线以下截石位 6、12 点处，男性多发于 6 点处，女性多发于 12 点处。

西医学中的肛裂属于本病证的讨论范围，可参考本病辨证施护。

知识链接

历史沿革

古代文献中虽没有肛裂的病名，但对肛裂的临床表现、病因、治法等都有比较详细的记载，认为此病属于“痔”的范畴。《外科大成》曰：“钩肠痔，内外有痔，折缝破烂，便如羊粪，粪后出血秽臭大痛者，服养生丹，外用熏洗，每夜塞龙麝丸一丸于谷道内，一月收功”，由此可见，大便干燥、出血、疼痛为本病之三大特征，并指出了治疗方法。《医宗金鉴·外科心法要诀》曰：“肛门围绕，折纹破裂，便结者，火燥也”，扼要阐述了肛裂可由热结肠燥，大便秘结，排便用力，使肛门皮肤裂伤而致。

一、病因病机

1. 血热肠燥　过服温热药物或补品，或高热退后余热不净等，感受风、火、燥、热邪气，日久燥结于胃肠，煎灼津液，肠道失润，使粪便坚硬干结，难于排出，排便努责损伤肛门，而出现裂口，裂口因便秘而反复加深，久不愈合，形成肛裂。

2. 湿热蕴结　素体肥胖，外感湿热邪气，嗜食醇酒肥甘，以致湿热蕴结胃肠，下注肛门生痈，痈溃不愈，而成肛裂。

3. 血虚肠燥　老年、产后或血虚患者，血虚肠燥不能下润大肠，则大便秘结，复又临厕努责，而发为肛裂。

4. 气滞血瘀　情志不畅，日久肝失疏泄，肝郁克脾，脾之传输失职，大肠通降不利，久则干节，努责损伤肛门，形成肛裂。

本病病位在肛门，主要是各种原因引起便秘，进而导致患者排便困难，临厕努责，局部肛管气血运行不畅，创口失去营养，损伤肛管引起。另外，炎症刺激，如肛门瘙痒、肛瘘、痔疮等都可导致肛裂，妇女产后肛管或会阴的损伤以及其他的外伤也会引起肛裂。本病若早诊断、

笔记栏

ER-10-7

肛裂病因病机示意图

早治疗,病情较轻,或正气较强者,预后一般良好;若病情较重,正气亏虚,则预后不良,病情迁延,反复发作。

二、诊断与鉴别诊断

(一) 诊断依据

1. 本病可见于所有人群,但以成年人多见,通常有肛周脓肿反复发作,并有自行破溃或切开引流的病史。具体症状如下。

(1) 疼痛:肛门部疼痛是肛裂的主要症状。患者排便时,因肛门裂口内神经末梢受到刺激,可感到肛门灼痛、跳痛或刺痛,排便后疼痛停止或减轻。随后,又因括约肌痉挛收缩,会出现痉挛性剧烈疼痛,疼痛可持续半小时至十余小时,常使患者坐卧不宁,难以忍受。

(2) 便血:一般便血量少,色鲜红,血多附着于粪便外或手纸上,有时有少量滴血现象。

(3) 瘙痒:肛门分泌物刺激肛周皮肤,致使肛周瘙痒。

(4) 便秘:大便干燥,排便困难,患者常因惧怕排便时的疼痛,有意识地抑制排便,导致粪便在直肠内停留时间过久,水分被吸收而加重便秘,形成恶性循环,即便秘—疼痛—便秘。

2. 根据病程不同,可将肛裂分为两类。

(1) 早期肛裂,发病时间较短,创面底浅色鲜红,边缘整齐,呈梭形,柔软且有弹性。

(2) 陈旧性肛裂,病程长,反复发作加重,溃疡色淡白,底深,边缘呈“缸口”增厚,底部形成平整较硬的灰白组织(栉膜带)。由于裂口周围组织的慢性炎症,常可伴发结缔组织外痔、单口内瘘、肛乳头肥大、肛窦炎、肛乳头炎等,故上述的病理性改变均为陈旧性肛裂的特征。

3. 肛裂常因饮食失调、过食辛辣刺激之品,大便秘结,排便努责,使肛门皮肤破裂而诱发。

4. 专科检查　肛裂的检查应以视诊为主,让患者取侧位或膝胸位,放松肛门,医生用两拇指将肛缘皮肤轻轻向两侧分开,并嘱患者放松肛门,可见肛管是有肛管纵行裂口或纵行梭形溃疡,裂口常位于肛门前后正中部位,即截石位的 6 点或 12 点处。

(二) 鉴别诊断

1. 肛裂与肛管结核性溃疡、肛门皲裂　见表 10-14。

表 10-14　肛裂与肛管结核性溃疡、肛门皲裂的鉴别

病名	不同点	相同点
肛裂	疼痛为主,少量便血,裂口常位于肛门前后正中部位	三者肛管部均有裂口
肛管结核性溃疡	溃疡的形状不规则,边缘不整齐,底部成暗灰色,并可见干酪样坏死组织,有脓性分泌物	
肛门皲裂	肛门皲裂多由肛门湿疹、肛门瘙痒等继发,且裂口常为多发性的,位置不固定,一般较浅表,疼痛较轻,出血量少,无赘皮外痔或肛乳头肥大等并发症发生	

2. 肛裂与梅毒性溃疡　见表 10-15。

表 10-15　肛裂与梅毒性溃疡的鉴别

病名	不同点	相同点
肛裂	肛裂的患者排便时会伴有疼痛	两者均会出现溃疡
梅毒性溃疡	梅毒性溃疡多有性病史,溃疡处不发生疼痛,常位于肛门的侧面,对触诊不敏感。且溃疡呈圆形或梭形,微微隆起,质地较硬,或有少量的分泌物溢出,可伴有双侧腹股沟淋巴结的肿大	

笔记栏

三、辨证施护

（一）辨证要点

辨虚实　形体健壮，肛门刺痛，脉数有力者，多为实证；形体衰弱，面色萎黄，肛门绵绵作痛，脉细无力者，多为虚证。

（二）证候分型

1. 血热肠燥

证候表现：大便两三日一行，质干硬，便时肛门疼痛，伴随滴血或手纸染血，裂口色红，腹部胀满，溲黄。舌偏红，脉弦数。

证候分析：燥热结于肠道，耗伤津液，水不行舟，则大便干结，两三日一行，腹部胀满；热盛迫血妄行，则见便时滴血，大便干燥；排便努责，致使肛门裂伤，疼痛难忍；溲黄，舌偏红，脉弦数，均为体内有热之象。

治护原则：清热润肠通便。

代表方：凉血地黄汤合脾约麻仁丸加减。常用药物为黄芩、荆芥穗、蔓荆子、黄柏、知母、藁本、细辛、川芎、黄连、羌活、柴胡、升麻、防风、生地黄、当归、红花、麻子仁、芍药、枳实、大黄、厚朴、杏仁等。

2. 阴虚津亏

证候表现：大便干结，数日一行，便时疼痛，点滴下血，裂口深红，口干咽燥，五心烦热。舌红，苔少或无苔，脉细数。

证候分析：阴虚津亏，无以润滑肠道，则大便干结，数日一行，排便努责，便时疼痛，点滴下血，裂口深红；阴虚津亏，内热出现口干咽燥，五心烦热；舌红，苔少或无苔，脉细数，为阴虚之象。

治护原则：养阴清热润肠。

代表方：润肠汤加减。常用药物为麻子仁、芝麻、桃仁、荆芥穗、生地黄、麦冬等。

3. 气滞血瘀

证候表现：肛周刺痛明显，便时便后尤甚，肛门紧缩，裂口色紫黯。舌黯红，脉弦或涩。

证候分析：气机郁滞，气停则血停，血液运行不畅，聚于下焦，出现肛门刺痛明显，便后尤甚；瘀血阻滞，失于濡养，故肛门紧缩，裂口色紫黯；舌黯红，脉弦或涩，为气血运行受阻之象。

治护原则：理气活血，润肠通便。

代表方：六磨汤加减。常用药物槟榔、沉香、木香、乌药、大黄、枳壳、红花、桃仁、赤芍等。

（三）施护措施

1. 病情观察　了解患者排便疼痛性质、程度及持续时间；观察患者便血的色与量，是否有肛门瘙痒等。出血量多者，应及时与医生联系，防止出血过多，引发贫血。观察局部有无红肿热痛，警惕并发肛痈、炎性外痔等。在肛门前后正中线以外的多发性裂口，疼痛可不加重，病程迁延，应及时提醒医生，考虑结核性溃疡可能。

2. 生活起居护理　保持病室空气新鲜，环境安静整洁，温湿度适宜。血热肠燥者，病室环境宜凉爽通风；阴虚津亏者，病室勿燥热；气滞血瘀者，注意休息，勿久坐。作息规律，劳逸适度。排便后用软纸擦拭肛门，温水坐浴，可使肛裂溃疡内的粪便残渣洗净，减少异物刺激，减轻肛门疼痛和痉挛。

3. 饮食护理

（1）一般护理：建立良好的饮食习惯，饮食要有规律，定时定量，荤素搭配合理。宜进食清淡、易消化、含纤维素较多的食物，如粗粮、蔬菜、水果等，忌辛辣刺激、肥甘油腻及海腥发

笔记栏

物，如辣椒、烟酒、肥肉、鱼虾蟹等。多饮白开水或蜂蜜水，以防大便干燥。

（2）辨证施食：血热肠燥者，宜多食具有清热凉血功效的食物，如西瓜、黄瓜、绿豆、梨、海带、豆腐等，食疗方可选用槐花饮；阴虚津亏者，宜多食具有滋阴生津功效的食物，如含汁液较多的水果，如西瓜，梨等，食疗方可选用麦冬煎水代茶饮，以滋阴生津，应避免食用辛辣助热伤津的食物，如辣椒、葱姜蒜及其他辛香调料；气滞血瘀者，宜多食用具有理气活血化瘀功效的食物，如萝卜、山楂，食疗方可选用桃仁粥，其制法是：桃仁 10~15g、粳米 75g，先把桃仁捣烂如泥，加水研汁去渣，同粳米煮为稀粥，空腹时食，每日 2 次，可起到活血通络，祛瘀止痛的作用。

4. 用药护理　血热肠燥者，中药汤剂偏凉服，亦可将中药煎液，先熏洗后坐浴，每次 20~30 分钟，早晚各 1 次；阴虚津亏者，中药汤剂偏凉服；气滞血瘀者，中药汤剂偏温热服，可用丹参煎水外用熏洗，每次 20~30 分钟，每日 1 次，起到活血化瘀的作用；对于局部出血者，可用云南白药或马应龙痔疮膏外敷。

ER-10-8

拓展阅读——慢性肛裂常见手术方式

5. 情志护理　患者可因疼痛而情绪不稳定，产生烦躁易怒、恐惧、焦虑等情绪，护理人员应耐心向患者做好解释工作，安慰劝导患者，稳定患者情绪，使其积极配合治疗和护理。

6. 中医护理技术的运用　早期肛裂患者，可用生肌玉红膏蘸生肌散外敷，将其涂抹于裂口，亦可选用马应龙痔疮膏，以清热解毒，活血化瘀，去腐生肌；还可用 1∶5 000 高锰酸钾溶液、苦参汤或花椒食盐水坐浴，以促进血液循环，保持局部清洁，减少刺激；陈旧性肛裂患者，可用七三丹或枯痔散等腐蚀药搽于裂口，两三日腐脱后，改用生肌白玉膏、生肌散收口。

（四）健康教育

1. 保持肛周清洁，每晚及便后用温开水洗浴，勤换内裤，或用活血化瘀的中药坐浴。可于临睡前用手自我按摩长强穴（尾骨端与肛门连线的中点处），每次 5 分钟，可以疏通经络，改善肛门血液循环，亦可常做提肛运动，早晚各 1 遍，每遍做 30 次。有促进瘀血消散、锻炼肛门括约肌的作用。

2. 起居有常，按时作息，避免劳累。工作中经常改变姿势、改变体位，适当增加活动，避免久坐久站，以促进血液循环和肠蠕动，预防便秘和肛裂的发生。

3. 调畅情志，保持心情舒畅。消除恐惧、紧张心理，避免因疼痛不敢排便，而导致便秘加重，诱发肛裂。

4. 以清淡、富含营养为原则，多食用纤维素丰富的食物，忌辛辣香燥、发物及肥甘厚味之品，如辣椒、葱、姜、蒜、肥肉等，戒烟酒，以减少对肠道及肛门的刺激。

5. 预防并及时治疗腹泻、便秘，养成定时排便的习惯。一旦干硬粪便形成后，不可用力努责，可用温盐水灌肠，或用开塞露润肠通便。平时增加每日饮水量，日饮水量可在 2 000ml 以上，以纠正便秘。另外，可以采取按摩手法中的泻法，进行腹部顺时针按摩，每日 2 次，每次 10~15 分钟，以利排便。

病案分析

患者，男，55 岁，已婚，干部。

主诉：大便点滴出血伴肛门肿物脱出半年。

现病史：患者半年前开始出现大便时点滴下血，色淡红，有肿物自肛门脱出，不能自行还纳，用手法还纳，伴头晕、气短、面色少华、神疲自汗、纳少便溏。

查体：T：36. 5℃，P：76 次 /min，R：18 次 /min，BP：132/84mmHg。截石位肛门 7、11 点处齿状线上可触及柔软光滑之团块，无压痛，肛门松弛。舌淡，苔薄白，脉细弱。

笔记栏

实验室检查：血液分析未见异常。

请分析：

1. 患者所患疾病和证型，并提出诊断依据。
2. 其发病机制是什么？
3. 主要的护理措施有哪些？

（王丽芹）

扫一扫，测一测

复习思考题

1. 为预防乳痈发生，护理人员可从哪些方面对其进行健康教育？
2. 乳癖患者可以采取哪些适宜的中医护理技术？
3. 简述内痔的临床分期及各期临床表现。
4. 肛漏患者适宜采取的中医护理技术有哪些？

第十一章 皮肤病证

学习目标

1. 识记　皮肤病常见病证的临床表现、治护原则、方药及施护措施。
2. 理解　皮肤常见病证的病因病机及证候分析。
3. 应用　能开展临床病证的辨证，并能运用施护措施开展辨证施护。

皮肤病证是指发生在人体皮肤、黏膜及皮肤附属器的疾病。其病因有外因和内因之分。外因主要是风、寒、暑、湿、燥、火、虫、毒；内因包括七情内伤、饮食劳倦等，致使气血不和，脏腑功能失调，因而生风、生湿、化燥、致虚致瘀。慢性皮肤病则多因外因而致血虚风燥，肝肾不足。

临床上主要表现为瘙痒、疼痛、斑疹、风团、结节、疱疹、脓疱等。治疗应内外兼治。护理上应注意减少外界刺激，合理使用外用药，减轻瘙痒和疼痛症状，保持局部清洁干燥。患者应保持良好心态。

第一节　蛇串疮

蛇串疮是皮肤上出现成簇水疱，痛如火燎的急性疱疹性皮肤病。因其皮损排列宛如蛇形，故名蛇串疮；因其多缠腰成串而发，故又称缠腰火丹。本病又称为火带疮、蛇丹、蜘蛛疮等。以皮肤出现红斑、水疱或丘疱疹，累累如串珠，排列成带状，沿一侧周围神经分布，伴刺痛为临床特征。多见于春、秋季，患者以成人居多。

11章01节PPT

PPT 课件

西医学中的带状疱疹属本病证的讨论范围，可参照本节辨证施护。

知识链接

历史沿革

隋代《诸病源候论》曰："甑带疮者缠腰生……状如在甑带，因以而名。"明代《证准绳治·疡科》说："或问缠腰生疮，累累如珠，何如？曰：是名火带疮，亦名缠腰火丹。"清代《外科大成》指出，此名"俗名蛇串疮，初生于腰，紫赤如疹，或起水疱，痛如火燎"。对病因的描述认为，受在心肝二经，热毒伤心，壅在皮肤，此是风毒也。《医宗金鉴·外科心法要诀·缠腰火丹》曰："此证俗名蛇串疮，有干湿不同，红黄之异，皆如累累珠形。干者色红赤，形如云片，上起风粟，作痒发热。此属肝心二经风火，治宜龙胆泻肝汤；湿者色黄白，水疱大小不等，作烂流水，较干者多疼，此属脾肺二经湿热，治宜除湿胃苓汤。若腰肋生之，系肝火妄动，宜用柴胡清肝汤治之。其间小疱，用线针穿破，外用柏叶散敷之；若不速治，缠腰已遍，毒气入脐，令人膨胀，闷呕者逆。"论述了蛇串疮的辨证治疗。

笔记栏

一、病因病机

1. 情志不畅 情志不畅，肝郁气滞，久而化火，肝经火毒蕴积，夹风邪上窜头面，外溢肌肤而发。

2. 饮食失宜 饮食不节，脾失健运，湿邪内生，湿邪下注，发于阴部及下肢，蕴而化热，湿热内蕴，多发于躯干。

3. 年老体虚 年老体虚者常血虚肝旺，湿热毒盛，气血凝滞，以致疼痛剧烈，病程迁延。

本病因情志内伤，肝气郁结，致肝经火毒炽盛；或因饮食不节，伤及脾胃，致湿邪内生；或因年老体弱，血虚肝旺，湿热内蕴所致。病位在皮肤，病变与心、肝、脾、肺等脏腑有关。病机为湿热毒邪阻滞经络，日久气滞血瘀，以致剧烈疼痛，日久不消。本病初期以湿热火毒为主，后期是正虚血瘀兼夹湿邪为患。多数患者愈后很少复发，极少数患者愈后可多次复发。

ER-11-1 蛇串疮病因病机示意图

二、诊断及鉴别诊断

（一）诊断依据

1. 本病春、秋季节多发，发病人群以成人居多。发疹前常有轻度发热、倦怠、食欲不振等全身症状，局部皮肤先有灼热感或疼痛感，也可无上述前驱症状而突然出现皮疹。第1~3日局部出现不规则的红斑，继而在红斑上出现簇集成群的绿豆至黄豆大的丘疱疹，迅速变为水疱。皮疹呈单侧分布（左侧或右侧），一般不超过正中线。5~7日后水疱内容逐渐混浊，被吸收，干涸，结痂；或部分破裂，形成糜烂面，以后干燥结痂。也有仅出现红斑、丘疹而不发生典型水疱者。极个别患者可双侧均发生皮疹。

2. 疼痛为本病的特征之一，疼痛程度可因年龄、发病部位、损害轻重不同而有所差异。一般儿童患者没有疼痛或疼痛轻微，年龄越大，疼痛越重。部分老年患者在皮疹消退后自觉不同程度的疼痛及灼热感。

3. 若皮疹发生于面部，则病情较重，疼痛剧烈。少数患者（尤其老年患者）皮疹消退后，疼痛仍可持续1~2个月，甚至更久。发生于眼部，可发生角膜水疱，甚至溃疡，愈后可因瘢痕而影响视力，严重者可引起失明，甚至死亡。若发生于耳部，可有外耳道或鼓膜疱疹、患侧面瘫及轻重不等的耳鸣、耳聋等症状。

（二）鉴别诊断

蛇串疮与热疮、漆疮 见表11-1。

表11-1 蛇串疮与热疮、漆疮的鉴别

鉴别要点	蛇串疮	热疮	漆疮
发病缓急	急性	急性	急性，有明显接触史
症状	剧烈疼痛	烧灼感、剧痒，无神经痛	无疼痛
皮损特点	皮肤出现红斑、水疱或丘疱疹，累累如串珠，排列成带状，沿一侧周围神经呈带状分布，伴刺痛为临床特征	皮肤黏膜交界处、皮疹为针尖至绿豆大小的水疱，常为一群	皮损发生在接触部位，与神经分布无关
病程	2~3周	1周左右	去除过敏原后很快痊愈
复发	不易复发	易复发	接触后易发

三、辨证施护

（一）辨证要点

1. 辨虚证与实证　主要根据皮损颜色、疼痛感、大便情况、舌苔、脉象等进行辨证。若皮损颜色较淡，疱壁松弛，疼痛略轻，伴纳差腹胀，口不渴，大便时溏，舌淡，苔白或腻，脉沉缓或滑，可辨为虚证；若皮损鲜红，灼热刺痛，疱壁紧张，口苦咽干，心烦易怒，大便干燥，小便短赤，舌红，苔薄黄或黄厚，脉弦滑数，则为实证。

2. 辨初期与后期　主要根据皮损颜色、疼痛程度等辨证进行。若皮损鲜红，灼热刺痛，疱壁紧张，则为初期；若皮疹减轻或消退后局部疼痛不止，放射到附近部位，痛不可忍，坐卧不安，重者可持续数月或更长时间，可辨为后期。

（二）证候分型

1. 肝经郁热

证候表现：皮损鲜红，灼热刺痛，疱壁紧张，口苦咽干，心烦易怒，大便干燥或小便黄。舌质红，苔薄黄或黄厚，脉弦滑数。

证候分析：肝气郁结，气郁化火，外沿肌肤，故皮损鲜红，疱壁紧张；气滞湿热郁阻，则灼热疼痛；肝为刚脏，肝经郁热，肝胆火盛，则烦躁易怒；口苦咽干，小便黄，大便干，舌质红，苔黄，脉弦滑数，均为热盛之象。

治护原则：清泻肝火，解毒止痛。

代表方：龙胆泻肝汤加减。常用药物为龙胆草、板蓝根、焦栀子、柴胡、黄芩、生地黄、泽泻、当归、木通、甘草等。发于头面者，加牛蒡子、野菊花；有血疱者，加水牛角粉、牡丹皮；疼痛明显者，加制乳香、制没药。

2. 脾虚湿蕴

证候表现：皮损色淡，疼痛不显，疱壁松弛，口不渴，食少腹胀，大便时溏。舌淡或正常，苔白或白腻，脉沉缓或滑。

证候分析：饮食不节，脾虚湿蕴，湿阻气机，蕴滞肌肤，故见皮肤起丘疱疹或水疱；湿胜于热，则皮疹色较淡，疱壁松弛，疼痛略轻；脾失健运，则食少腹胀，便溏；口不渴，舌质淡，苔白或白腻，脉沉缓或滑，均为湿盛之象。

治护原则：健脾利湿，解毒止痛。

代表方：除湿胃苓汤加减。常用药物为防风、苍术、白术、赤茯苓、陈皮、厚朴、猪苓、栀子、木通、泽泻、滑石、甘草等。发于下肢者，加牛膝、黄柏；水疱大而多者，加土茯苓、萆薢、车前草。

3. 气滞血瘀

证候表现：皮疹减轻或消退后局部疼痛不止，放射到附近部位，痛不可忍，坐卧不安，重者可持续数月或更长时间。舌质黯，苔白，脉弦细。

证候分析：湿热毒邪虽退，但气血凝滞未解，不通则通，故皮疹消退疼痛不止；舌质黯，苔白，脉弦细，均为气滞血瘀之象。

治护原则：理气活血，通络止痛。

代表方：柴胡疏肝散合桃红四物汤加减。常用药物为熟地黄、当归、白芍、川芎、桃仁、红花、陈皮、柴胡、甘草、香附等。疼痛剧烈者，加玄胡索、制乳香、制没药、蜈蚣等；心烦眠差者，加珍珠母、牡蛎、栀子、酸枣仁。

（三）施护措施

1. 病情观察　观察皮损部位、疱疹大小、疱壁紧张程度、有无继发感染及疼痛的程度。

笔记栏

观察继发症状，如中枢神经系统受累时，可致病毒性脑炎，出现头痛、呕吐、惊厥、运动感觉障碍。三叉神经眼支受累时，可致病毒性角膜炎，疼痛剧烈，重症可发生全眼炎，导致失明。面神经受损时，可出现味觉障碍、面瘫以及舌前部味觉消失。听神经受损时，可出现耳郭、外耳道疱疹。星状神经节受损时，可影响面神经的运动及感觉纤维，而引起面瘫、耳痛及外耳道疱疹三联征。观察全身症状，包括体温、脉象、舌苔、饮食、二便、睡眠等。

2. 生活起居护理　嘱患者注意休息，保证睡眠充足，避免疲劳过度而致机体抵抗力下降，加重病情。取健侧卧位以防水疱被压破。床单被褥要保持清洁，内衣应柔软，勤更换，以防摩擦而疼痛加剧。如有条件，在安排病床时，可住单间；不能住单间的患者，要注意不要安排与免疫力低下的患者同住。注意保持病室空气清新，每日开窗通风 2 次，每次不少于 30 分钟。可进行空气消毒，保持床单的清洁干燥，衣被柔软宽松，以纯棉制品为佳，尽量减少刺激，避免皮肤摩擦。保持室内安静，光线柔和，为患者提供良好的休养环境。重症者宜卧床休息。卧床期间要多饮水，保持大便通畅，以利毒邪排出。

3. 饮食护理

(1) 一般护理：饮食宜清淡，易消化而富于营养。要多吃新鲜蔬菜和水果，最好给予易消化、营养丰富的流质或半流质饮食，如绿豆汤、小麦汤、粥、面条、面片等。忌食辛辣刺激、油腻之品及鱼腥海鲜等发物。

(2) 辨证施食：肝经郁热者，宜进食清热解毒之品，如菠萝、苦瓜、冬瓜、西瓜、黄瓜等；脾虚湿蕴者，宜进健脾利湿之品，如冬瓜、扁豆、绿豆汤、薏苡仁等；年老体弱，气滞血瘀者，宜食丝瓜汤、陈皮、洋白菜、茴香等清解余毒，行气通络之品。

4. 情志护理　本病多因情志不遂，肝胆火旺而发病，加之疼痛明显，疗效较慢，患者易出现焦虑、烦躁、失眠、易怒等不良情绪。因此，要耐心向患者及家属讲解疾病的有关知识，使之对神经痛有正确的认识，消除顾虑，减轻其焦虑和担心，积极配合治疗。

5. 用药护理　在服药过程中，出现食欲减退、恶心呕吐、腹痛便溏者，应告知医生。疼痛剧烈时，可以遵医嘱给予镇痛药。用药后，要注意观察药物的疗效及不良反应。苦寒之剂，易伤脾胃，肝经郁热者在服用中药汤剂时宜偏凉服，不易久服，以免耗伤正气；脾虚湿蕴者服用汤剂宜温服，向患者讲解除湿胃苓汤有利尿作用，见尿切勿紧张。

6. 中医护理技术的运用　初起用玉露膏外敷，或外擦双柏散、三黄洗剂、清凉乳剂（麻油加饱和石灰水上清液充分搅拌成乳状）或马齿苋、玉簪叶捣烂外敷。渗液较多者，可用板蓝根、银花叶、木贼、虎杖、野菊花、黄柏各 30g，煎水待冷后湿敷。水疱未破者，可用双柏散、青黛散、金黄散或二味拔毒散，冷开水调搽；或用紫金锭与云南白药各半，冷开水调搽；也可用五妙水仙膏点涂。水疱破后，用四黄膏或青黛膏外涂；有脓腐者，用九一丹换药；如疱疹累及眼睑部，可用碘苷眼药水或金霉素眼药膏。若水疱不破，可用三棱针或消毒针头挑破，使疱液流出，以减轻疼痛。

ER-11-2

扩展阅读

（四）健康教育

1. 平素慎起居，避风寒，注意个人卫生。

2. 患病期间需保持良好情绪，调节饮食，禁烟酒，保持大便通畅。

3. 恢复期间注意保持充足睡眠，增加机体抗病能力，适时参加体育锻炼。

11章02节PPT

PPT 课件

第二节　癣

癣是发生在表皮、毛发、指（趾）甲的浅部真菌性皮肤病。

本病多由湿热之邪蕴积肌肤，外感虫邪所致。因其发生部位不同，而名称各异。临床常见的有发于头面的白秃疮、肥疮；发于手部的鹅掌风；发于足部的脚湿气；发于面、颈、躯干、四肢的圆癣、紫白癜风等。癣都具有传染性、长期性和广泛性的特征，极易复发，对许多药都敏感，但治疗结束后一定时间内仍可复发，如病情加重可致红丝疔。

西医学中的皮肤癣菌病，如手足癣、体癣等，均属于本病证的讨论范围，可参考本节辨证施护。

知识链接

历史沿革

历代医家对癣病有许多论述，《诸病源候论·疮病诸候·圆癣候》："圆癣之状，作圆文隐起，四畔赤，亦痒痛是也，其里亦生虫。"论述了圆癣的病因。《外科正宗·白秃疮》："白秃疮因剃发腠理洞开，外风袭入，结聚不散，致气血不潮，皮肉干枯，发为白秃。久则发落，根无荣养，如斑秃。"对白秃疮的病因及临床特点进行了描述。《外科正宗·鹅掌风》："鹅掌风由手阳明、胃经火热血燥，外受寒凉所凝，致皮枯槁；又或时疮余毒未尽，亦能至此。初起红斑白点，久则皮肤枯厚破裂不已，二矾汤熏洗即愈。"阐述了鹅掌风的病因病机及治疗。《医宗金鉴·外科心法要诀》论鹅掌风："此证初起紫白斑点，叠起白皮，坚硬且厚，干枯燥裂，延及遍手。"论述了紫白癜风的症状特点。《外科正宗·紫白癜风》："紫白癜风乃一体二种，紫因血滞，白因气滞，总由热体风湿所侵，凝滞毛孔，气血不行所致。"指出了紫白癜风的病机。

一、病因病机

1. 湿热内蕴　常发于头皮、毛发，则发为白秃疮、肥疮；多因感染湿热癣毒或脾胃湿热内蕴，郁聚头皮而致。日常因污染的剃刀、帽子等被相互接触而造成传染为多。

2. 湿毒蕴结　常发于手掌部或脚趾间。发于手掌部则为鹅掌风，多由感受湿热癣毒，蕴结皮肤；或相互接触，癣毒相染而致。病发于趾缝则为脚湿气，多因久居湿地，水中作业，感染湿毒癣毒，或足部多汗，脾胃湿热下注而致。也可因公用足盆、拖鞋等相互传染而成。

3. 痰湿内盛　常发于体表、股阴间，则为紫白癜风、圆癣、阴癣等。体质肥胖痰湿为盛，外感风湿热邪，蕴结皮肤。

癣之病因总由生活、起居不慎，感染真菌，或与患癣的猫、狗等动物接触传染，或由衣物、卫具间接传染，复因风湿热邪外袭，郁于腠理，淫于皮肤所致。病位在皮肤。基本病机不外乎起居不慎，风、湿、热邪外袭，郁于腠理，淫于皮肤所致。发于上部者，多兼风邪，而发为白秃疮、肥疮、鹅掌风等；发于下部者，多为湿盛，而发为脚湿气。

风热盛时可表现为发落起疹，瘙痒脱屑；湿热盛时可见渗流滋水，瘙痒；若郁热化燥，气血不和，肤失营养可见皮肤肥厚、燥裂、瘙痒。

ER-11-3

癣病因病机示意图

二、诊断及鉴别诊断

（一）诊断依据

1. 白秃疮　相当于西医学头癣中的白癣。好发于学龄儿童，男多于女，常在集体单位

笔记栏

流行。有同患者或病猫、犬密切接触史。皮损特点是在头皮有圆形或不规则的覆盖灰白鳞屑的斑片。毛发易于断落，而不疼痛，多数在离头皮 0.2~0.8cm 处头发自行折断，长短参差不齐。在接近头皮的毛发干外围，常有灰白色菌鞘围绕，自觉瘙痒。发病部位以头顶、枕部居多，但发缘处一般不被累及。青春期可自愈，新发再生，不留瘢痕。

2. 肥疮　相当于西医学头癣中的黄癣。多见于农村，好发于儿童，极易传染，流行地区青少年和成人也可发生。初起时，毛发根部有小丘疹或小脓疱，形如粟粒，瘙痒难忍，搔破流水，干后结黄痂成蝶形，中央凹陷，中有毛发贯穿，黄痂脱落后见糜烂面，有鼠尿臭味，中心黏着且有毛发穿过，发变枯黄弯曲，易拔出但无折断。由于毛囊破损，愈后留有瘢痕而局部秃发。病变多从头顶部开始，逐渐向四周扩大，可侵犯整个头皮，但头皮四周约 1cm 宽的区域不易累及。少数糜烂化脓，伴有附近淋巴结的肿胀疼痛；有的侵犯面、颈部，仅有丘疹和少数鳞屑；也可累及指(趾)甲，使甲板混浊、变形，甲板游离缘下可见到黄癣痂。

3. 鹅掌风　相当于西医学中的手癣。男女老幼皆可染病，以成年人多见。多数单侧发病，也可染及双手。初起为皮下小水疱，散在或簇集在一起，不久疱壁破裂、白皮脱落，中心痊愈，四周继续起疱疹，伴有轻度的潮红和瘙痒。初起部位多在指端的腹侧或手掌，逐渐蔓延，指端损害可侵及甲板，形成灰指甲；损害延及手背和腕部，边界清楚，中心有自愈倾向的斑片，是体癣型的损害。部分患者初发在手指间，多为潮红的斑片，边界清楚、糜烂湿润、时有流滋；四周有白皮翘起；重者指部肿胀，容易因搔抓感染化脓引起红丝疔和附近淋巴结的肿胀疼痛。自觉瘙痒，秋冬季节皮肤肥厚、干燥、皲裂、疼痛，手掌、手指失去弹性，以致屈伸不利。大多先一侧发病，以后再传染到对侧而呈对称性，也有少数长时间仅一手发病。病情迁延，反复发作，每于夏天起水疱，病情加剧；冬天则皲裂，疼痛加剧。

4. 脚湿气　相当于西医学中的足癣。多见于成人，儿童少见。发病季节明显，夏秋病重，冬春病减。以皮下水疱，趾间浸渍糜烂，渗流滋水、角化过度、脱屑为特征。因反复趾间湿烂，故又称水渍疮。临床上分为水疱型、糜烂型、脱屑型。但常以一两种皮肤损害为主。

(1) 水疱型：多发生在夏季，表现为趾间、足缘、足底出现米粒大小，深在性水疱，疏散或成群分布，疱壁较厚，内容清澈，不易破裂，相互融合形成多房性水疱，撕去疱壁，可见蜂窝状基底及鲜红色糜烂面，瘙痒剧烈。

(2) 糜烂型：多发于第 3、4 趾缝间，表现为局部表皮角质层浸软发白。由于走动时不断摩擦，表皮脱落，露出鲜红色糜烂面；严重者趾缝间、趾腹与足底交界处皮肤均可累及，瘙痒剧烈。常见于多汗者。

(3) 脱屑型：多见于足跖、足缘、足跟部。患处皮肤脚趾增厚、粗糙、脱屑，皲裂，成片状或小点状，反复脱落。多见于老年人。

5. 圆癣　相当于西医学中的体癣。发于阴股部位的称为阴癣(股癣)。本病以青壮年男性多见，多发于夏季，好发于面部、颈部、躯干及四肢近端。因皮损多呈钱币状、圆形，故名圆癣，亦称铜钱癣。四周可有针头大小的红色丘疹及水疱、鳞屑、结痂等。

阴癣发于胯间与阴部相连的皱褶处，向下可蔓延到阴囊，向后至臀间沟，向上可蔓延至下腹部。由于患部多汗潮湿，易受摩擦，故瘙痒明显，发展较快。

6. 灰指甲　又称为甲癣，相当于西医学中的甲真菌病，是指皮肤癣菌侵犯甲板或甲下所引起的疾病。初起甲床微痒，继之则甲变色，甲板高低不平，失去光泽，逐渐增厚，或蛀空而残缺不全或变脆，常与甲床分离。轻者只有 1~2 指(趾)甲受损，重者所有指(趾)甲皆受传染，一般无自觉症状，少数有轻度瘙痒。

7. 紫白癜风　俗称汗斑，相当于西医学中的花斑癣，常发于多汗体质的青壮年。此病多发于胸背、颈项、肩胛等处，尤其是多汗部位及四肢近心端。以初起呈斑点状，久而变大融合成片，显紫色或灰白色，边缘较清楚，可有少量的糠秕状细鳞屑，常融合成片，有轻度痒感，冬轻夏重为特征。

（二）鉴别诊断

1. 白屑风与白秃疮、白疕　见表11-2。

表11-2　白屑风与白秃疮、白疕的鉴别

鉴别要点	白屑风	白秃疮	白疕
发病年龄	青年	学龄前儿童	成年人
皮损	白色鳞屑堆叠	头皮覆盖有圆形或不规则形的灰白色鳞屑斑片，接近头皮的毛发干外围常有灰白色菌鞘围绕	头皮有斑片，皮损为厚积的银白色鳞屑性斑片，有薄膜现象及筛状出血点
头发	脱发而不断发	毛发干枯，易自行折断	头发呈束状，无断发
传染性	无	有	无

2. 鹅掌风与手部湿疮　见表11-3。

表11-3　鹅掌风与手部湿疮的鉴别

鉴别要点	鹅掌风	手部湿疮
瘙痒	轻度瘙痒	瘙痒显著，反复发作
病变部位	多单侧发生，也可染及双手	对称发生
皮损特点	掌心或指缝水疱，或掌部皮肤角化脱屑、水疱	皮损多形性，边界不清
发病季节	夏天起水疱，冬天干裂疼痛加重	多在夏、秋季多发，夏秋之交严重

3. 紫白癜风与白癜风　见表11-4。

表11-4　紫白癜风与白癜风的鉴别

鉴别要点	紫白癜风	白癜风
瘙痒	轻微痒感	无瘙痒
皮损特点	皮损大小不一，边界清楚的圆形或不规则的无炎症斑块，可有少量糠秕状细鳞屑	纯白的色素脱失斑，白斑中毛发也白，边界清楚，无痒痛
传染性	传染	不传染

三、辨证施护

（一）辨证要点

辨燥湿　主要根据皮肤的情况进行辨证。若皮肤肥厚、燥裂、瘙痒，多为燥证；若皮肤渗流滋水，瘙痒结痂，可辨为湿证。

（二）证候分型

1. 风湿毒聚

证候表现：肥疮、鹅掌风、脚湿气，症见皮损泛化，浸淫糜烂，或大部分头皮毛发受损，黄痂堆积，毛发脱而头秃，或手如鹅掌，皮肤粗糙，或水疱密集，瘙痒难忍。苔薄腻，脉濡。

笔记栏

证候分析：由于风热盛，故发落起疹，瘙痒脱屑；湿热盛引起，则见瘙痒结痂；郁热化燥，气血不和，肌肤失于营养，见瘙痒；苔薄腻，脉濡，为风湿毒聚之证。

治护原则：祛风除湿，杀虫止痒。

代表方：消风散加减。常用药物为荆芥、防风、当归、生地黄、蝉蜕、知母、苦参等。

2. 湿热下注

证候表现：脚湿气伴抓破染毒，症见趾间糜烂，渗流臭水或化脓，肿连足背，红丝上窜，胯下臖核肿痛，甚或形寒高热。舌红，苔黄腻，脉滑数。

证候分析：湿热盛，下注于足，可见渗流滋水；热毒炽盛，则肿连足背或红丝上窜，胯下核肿，甚或形寒高热；舌红，苔黄腻，脉滑数，亦为湿热之象。

治护原则：清热利湿，解毒消肿。

代表方：湿重于热者用萆薢渗湿汤；湿热兼瘀者用五神汤；湿热并重者用龙胆泻肝汤。常用药物为萆薢、薏苡仁、土茯苓、滑石、牡丹皮、泽泻、通草、黄柏、苍术等。

3. 血虚风燥

证候表现：见于鹅掌风，脚湿气脱屑型，皮损角化肥厚，脱屑皲裂，头昏乏力。舌淡苔白，脉细。

证候分析：血虚久则生风化燥，肌肤失养，皮损角化肥厚，脱屑皲裂；头昏乏力，舌淡苔白，脉细，为血虚风燥之象。

治护原则：养血祛风润燥。

代表方：当归饮子加味。常用药物为当归、生地黄、白芍、川芎、何首乌、荆芥、防风、白蒺藜、黄芪等。

（三）施护措施

1. 病情观察　观察水疱、糜烂、脓疱等皮损程度，是否有瘙痒、疼痛、干裂，是否伴有发热、便秘等全身情况，并做好记录。如发现脚湿气患者脚面均肿、恶寒、发热，并立即报告医生。发生局部感染时，要观察患者局部红肿热痛程度，观察体温、舌苔变化，以免发生红丝疔。

2. 生活起居护理　病室宜清洁、干燥，空气新鲜、流通。保持皮肤清洁，禁止用手搔抓皮损处。避免水湿浸渍及肥皂水搓洗患处，忌用热水烫洗止痒。要穿宽松合适的贴身内衣裤，以减少对皮肤的摩擦，有利于预防和治疗体股癣。股癣患者贴身内衣宜宽松透气，注意保持局部皮肤清洁干燥。防止自身及其他人感染，脸盆及脚盆分开使用。拖鞋、浴巾等生活用品用后消毒。股癣患者内裤应消毒，并勤换洗。发病期间减少或避免到游泳池、浴室等公共场所。

3. 饮食护理

（1）一般护理：宜清淡，多吃新鲜蔬菜、水果，如新鲜萝卜、茄子、白菜、冬瓜、苹果、梨、葡萄等。忌食辛辣刺激之品及海鲜等发物，如葱、蒜、辣椒、公鸡、鱼、虾、蟹、牛肉、羊肉等，戒烟酒。

（2）辨证施食：风湿毒聚者，可服用木瓜、砂糖各60g，草果5枚，粳米90g，薏苡仁100g，盐适量，同煮至软烂，取汁，每次适量，每日2次。湿热下注者，饮食应以清热利湿，健脾养胃的食物为宜，多吃冬瓜、赤豆、绿豆等，可用金银花泡水代茶饮。血虚风燥者，可用海带丝120g、白肥猪肉100g，加水适量同煮熟，不放任何调料，连汁及海带、肥猪肉同食。

4. 情志护理　向患者主动讲解有关本病的知识，用药常识及注意事项，取得患者配合。指导患者合理锻炼，提高机体免疫力。告知患者情志与疾病的关系，让患者保持心情舒畅。

5. 用药护理　癣病以外治为主，皮损广泛，或兼感染，则宜内治、外治相结合。协助患者合理使用外用药，及时观察外用药作用，如发现药物过敏等不良反应，应及时汇报医生。足粉外用时，应先清洁患部，然后将皮肤擦干。涂抹糊状药物时，应先将糊剂涂于纱布之上，再贴于糜烂面。甲癣用药前，先用凡士林软膏涂于甲周，保证正常皮肤不受药液侵害，再用药水涂于甲表面。外用药期间，如局部出现红斑瘙痒时，常为接触过敏反应，应立即停药，进行抗过敏处理。尽量避免滥用糖皮质激素、免疫抑制剂等，以免因机体抵抗力下降而易致感染。口服抗真菌药，由于其不良反应较大，临床一般不用，如需要用，要注意药物的配伍禁忌、毒副作用，每月复查肝功能及血常规。为了彻底治愈体癣，在皮疹消退后，应再坚持外用药 3~7 日，并观察药后的效果与反应。风湿毒聚者，中药汤剂宜温服；湿热下注者，中药汤剂宜凉服；血虚风燥者，中药汤剂宜空腹或饭前 1 小时温服。瘙痒者，可用温水加醋少许每晚泡洗患处，待干后外涂治癣药膏。

6. 中医护理技术的运用　较常运用的是外治中的中药外搽、外敷等措施。因病情不同，用药亦不同。对于白秃疮、肥疮可采取拔发疗法，先剪发后每天用 0.5% 明矾水或热肥皂水洗头，然后在病灶处敷药，再用薄膜覆盖上，包扎固定，每日 1 次。敷药 1 周头发比较松动时，即用镊子将病发连根拔除（争取在 3 日内拔完）。拔发后继续薄涂原用药膏，每日 1 次，连续 2~3 周。水疱型鹅掌风、脚湿气，可选用 1 号癣药水、2 号癣药水或复方土槿皮酊外搽；糜烂型可选用 1∶1 500 高锰酸钾溶液、3% 硼酸溶液或二矾汤浸泡 15 分钟，以皮脂膏或雄黄膏外搽；脱屑型可选用以上软膏外搽，浸泡剂浸泡。对于灰指甲，每日以小刀刮除病甲变脆部分，然后用棉花蘸 2 号药水或 30% 冰醋酸浸涂，或采用拔甲方式。可选用 1 号癣药水、2 号癣药水、复方土槿皮酊外搽圆癣局部。阴癣不宜选用刺激性过强的外用药物。密陀僧散外用干扑，或用 2 号癣药水，又或 1% 土槿皮酊外搽治疗紫白癜风。（1 号癣药水主要成分：土槿皮、大风子肉、地肤子、蛇床子、硫黄、白鲜皮、枯矾、苦参、樟脑。2 号癣药水主要成分：土槿皮、千金子、斑蝥。）

（四）健康教育

1. 注意个人、家庭及集体卫生。远离患癣病的动物，避免传染。

2. 癣病及早发现，规范治疗。

3. 恢复期间注意加强体育锻炼，增加机体抗病能力。

第三节　湿　疮

PPT 课件

湿疮，中医学称为湿毒疮或湿气疮，是由多种内外因素引起的瘙痒剧烈的一种皮肤炎症反应。所谓“毒”，是指一些热毒，令身体产生排斥及敏感反应，而这些热毒可能是由食物、药物或日常用品（如油漆、樟脑丸等）引致。至于“湿”，是指身体功能受湿阻以致呆滞。由于人体有七成是水分，若水的运行停滞不顺，身体便会处于“湿”的状态，症状是四肢沉重、水肿、脾胃不和、大便溏薄等，按病程可分急性、亚急性、慢性三期。急性期具渗出倾向，慢性期则浸润、肥厚。有些患者直接表现为慢性湿疮。皮损具有多形性、对称性、瘙痒和易反复发作等特点。

西医学中的湿疹相当于本病的讨论范围，可参照本病辨证施护。

笔记栏

知识链接

历史沿革

湿疮在中医文献中早有记载，《金匮要略》中称之为浸淫疮，因其遍体滋水很多而得名，发于耳根部的叫“旋耳疮”，在肋胭窝等处的叫“四弯风”，在阴囊的叫“肾囊风”。《诸病源候论》中谈到“小儿五脏有热，熏发皮肤，外为风湿所折，湿热相搏身体。”可见古人认为湿疮是由风热、湿热、血热相搏而发。《备急千金要方》曰：“浸淫疮者，浅搔之曼延长不止，搔痒者，初如疥，搔之转生汁相连是也。”《外科正宗·肾囊风》曰：“肾囊风，乃肝经风湿而成。其患作痒，喜浴热汤，甚者疙瘩顽麻，破流脂水，宜蛇床子汤熏洗二次即愈”，论述了肾囊风的病机、症状特点及治疗方药。

一、病因病机

1. 饮食失宜　过食辛辣鱼腥动风之品，或嗜酒，伤及脾胃，脾失健运，致湿热内生，又外感风湿热邪，内外合邪，两相搏结，浸淫肌肤，发为本病。

2. 素体虚弱　脾胃虚弱，脾为湿困，肌肤失养或因湿热蕴久，耗伤阴血，化燥生风，而致血虚风燥，肌肤甲错，发为本病。

FR-11-4

湿疮病因病机示意图

湿疮病因复杂，其发生总因禀赋不耐，风、湿、热阻于肌肤所致，常为内外因相互作用的结果。内因如慢性消化系统疾病、精神紧张、失眠、过度疲劳、情绪变化、内分泌失调、感染、新陈代谢障碍等，外因如生活环境、气候变化、食物等，均可影响湿疮的发生。外界刺激如日光、寒冷、干燥、炎热、热水烫洗以及各种动物皮毛、植物、化妆品、肥皂、人造纤维等均可诱发，是复杂的内外因子引起的一种迟发型变态反应。

二、诊断及鉴别诊断

（一）诊断依据

1. 根据病程和皮损特点，一般分为急性、亚急性、慢性三类。

（1）急性湿疮：起病较快，常对称发生，可发于身体的任何一个部位，亦可泛发于全身，但以面部的前额、眼皮、颊部、耳部、口唇周围等处多见。初起皮肤潮红、肿胀、瘙痒，继而在潮红、肿胀或其周围的皮肤上，出现丘疹、丘疱疹、水疱。皮损群集或密集成片，形态大小不一，边界不清。常因搔抓致水疱破裂，形成糜烂、流滋、结痂。自觉瘙痒，轻者微痒，重者剧烈瘙痒呈间歇性或阵发性发作，常在夜间加剧，影响睡眠。皮损广泛者，可有发热，大便秘结，小便短赤等全身症状。

（2）亚急性湿疮：多由急性湿疮迁延日久而成，急性期红肿、水疱减轻，流滋减少，但仍有红斑、丘疹、脱屑。自觉瘙痒，轻重不一，一般无全身不适。

（3）慢性湿疮：多由急性、亚急性湿疮反复发作而来，也可起病即为慢性湿疮，其表现为患部皮肤增厚，表面粗糙，皮纹显著或有苔藓样变，触之较硬，暗红或紫褐色，常伴有少量抓痕、血痂、鳞屑及色素沉着。自觉瘙痒剧烈，尤以夜间、情绪紧张、食辛辣鱼腥动风之品时为甚。若发生在掌跖、关节部，则易发生皲裂，引起疼痛。病程较长，数月至数年不等，常伴有头昏乏力，腰酸肢软等全身症状。

2. 根据皮损累及的范围，分为局限性湿疮和泛发性湿疮两大类。

（1）局限性湿疮：虽有上述共同表现，但由于某些特定环境或特殊致病条件，湿疮可有下文所述之特殊类型。仅发生在特定部位,即可以部位命名,如耳部湿疮、手部湿疮、小腿部湿疮、乳房部湿疮、阴囊湿疮、女阴湿疮、肛周湿疮等。

(2) 泛发性湿疮:皮损多,泛发或散发于全身多个部位,如钱币状湿疮、自身敏感性湿疮等。

3. 特定部位及特殊类型的湿疮

(1) 头面部湿疮:发于头皮者,多有糜烂、流滋,结黄色厚痂,有时头发黏集成束状,常因染毒而引起脱发。发于面部者,多有淡红色斑片,上覆以细薄鳞屑。

(2) 耳部湿疮:好发于耳窝、耳后皱襞及耳前部。皮损为潮红、糜烂、流滋、结痂及裂隙,耳根裂开,如刀割之状,痒而不痛,多对称发生。

(3) 手部湿疮:皮损形态多种,可为潮红、糜烂、流滋、结痂。反复发作,可致皮肤粗糙肥厚。冬季常有皲裂而引起疼痛。发于手背者,多呈钱币状;发于手掌者,皮损边缘欠清。

(4) 小腿部湿疮:多见于长期站立者,皮损主要发于小腿下 1/3 的内外侧。常先有局部青筋暴露,继则出现暗红斑,表面潮湿、糜烂、流滋,或干燥、结痂、脱屑,呈局限性或弥漫性分布。病程迁延,反复发作,可出现皮肤肥厚粗糙,色素沉着或减退。

(5) 乳房部湿疮:主要发生于女性,表现为皮肤潮红、糜烂、流滋,上覆以鳞屑,或结黄色痂皮。自觉瘙痒,或有皲裂而引起的疼痛。

(6) 脐部湿疮:皮损为鲜红色或暗红色斑片,有流滋、结痂,边界清楚,不累及外周正常皮肤。常有臭味,易染毒而出现红肿热痛,伴发热畏寒,便秘尿赤。

(7) 阴囊湿疮:多发于阴囊,有时延及肛门周围,少数累及阴茎;急性期潮红、肿胀、糜烂、渗出、结痂;慢性期则皮肤肥厚粗糙,皱纹加深,色素沉着,有少量鳞屑,常伴有轻度糜烂、渗出。病程较长,常数月、数年不愈。

(8) 婴儿湿疮:多发于头面部,尤常见于面部,在面部者,初为簇集性或散在的红斑或丘疹。在头皮或眉部者,多有油腻性的鳞屑和黄色痂皮。轻者,仅有淡红的斑片,伴有少量鳞屑,重者出现红斑、水疱、糜烂,浸淫成片,不断蔓延扩大。自觉瘙痒剧烈,患儿常有睡眠不安,食欲不振,一般 1~2 岁之后可痊愈。若 2 岁后反复发作于四肢弯曲处,长期不愈,称为四弯风。

(二) 鉴别诊断

1. 急性湿疮与接触性皮炎 见表 11-5。

表 11-5 急性湿疮与接触性皮炎的鉴别

鉴别要点	急性湿疮	接触性皮炎
病因	常不明确	有明确病因
病位	不固定,常对称发生	常限于接触部位
皮损特点	多形性,丘疹、水疱等边界弥漫不清	较单一,有水肿、水疱,边界清楚
症状	瘙痒剧烈	瘙痒或灼热感
转归	常有复发倾向	病因祛除后很快痊愈,不接触不复发

2. 慢性湿疮与白疕 见表 11-6。

表 11-6 慢性湿疮与白疕的鉴别

鉴别要点	慢性湿疮	白疕
病因	不明确	情志内伤,风热侵扰
病位	手足、小腿、乳房、肚脐、外阴、肛门等处	好发于头皮、四肢伸侧、尾骶部

笔记栏

续表

鉴别要点	慢性湿疮	白疕
皮损特点	患处皮肤浸润、肥厚，表面粗糙，皮肤色素沉着多形性，丘疹、水疱等边界弥漫不清	初为多角形扁平丘疹，后融合成片，皮损边界清楚，搔抓后皮损肥厚，皮沟加深，皮嵴隆起，无糜烂渗出
症状	瘙痒剧烈难忍	剧烈瘙痒
转归	病情迁延，难以痊愈	极易形成苔藓样变

三、辨证施护

(一) 辨证要点

1. 辨虚实　主要根据发病时间、皮损程度、舌苔、脉象等进行辨证。若发病较缓，皮损潮红，瘙痒，抓后糜烂流滋，可见鳞屑，伴纳少腹胀，便溏，神疲，舌淡胖，苔白或腻，脉弦缓，多为脾虚湿蕴，可辨为虚证。若发病急，皮损潮红灼热，瘙痒无休，渗液流滋，伴身热，心烦，口渴，小便短赤，大便干结，舌红，苔薄白或黄，脉滑或数，多为湿热浸淫，可辨为实证。

2. 辨燥湿　主要根据皮损状态进行辨证。若患部皮肤增厚，表面粗糙，皮纹显著或有苔藓样变，触之较硬，黯红或紫褐色，常伴有少量抓痕、血痂、鳞屑及色素沉着，可辨为燥证。若皮损群集或密集成片，形态大小不一，边界不清，常因搔抓而水疱破，形成糜烂、流脓、结痂，可辨为湿证。

(二) 证候分型

1. 湿热蕴肤

证候表现：发病急，皮损潮红灼热，瘙痒无休，渗液流滋，伴身热，心烦，口渴，小便短赤，大便干结。舌红，苔薄白或黄，脉滑或数。

证候分析：湿热浸淫，热重于湿，故发病急，皮损潮红灼热，伴身热，心烦，口渴，小便短赤，大便干结；湿热浸淫肌肤，则瘙痒无休，渗液流滋；舌红，苔薄白或黄，脉滑或数，为湿热之象。

治护原则：清热利湿止痒。

代表方：龙胆泻肝汤合萆薢渗湿汤加减。常用药物为龙胆草、栀子、柴胡、黄芩、生地黄、泽泻、萆薢、薏苡仁、土茯苓等。

2. 脾虚湿蕴

证候表现：发病较缓，皮肤潮红，瘙痒，抓烂后流滋，可见鳞屑，伴纳少，神疲，腹胀便溏。舌淡胖，苔白或腻，脉濡缓。

证候分析：饮食不节，日久伤脾，脾虚生湿，蕴积肌肤，故发病较缓，皮损潮红，瘙痒，抓后糜烂渗出；脾虚湿阻中焦，则纳少，神疲，腹胀便溏；舌淡胖，苔白或腻，脉濡缓，为脾虚湿蕴之象。

治护原则：健脾利湿。

代表方：除湿胃苓汤或参苓白术散加减。常用药物为防风、苍术、白术、陈皮、人参、甘草、茯苓等。

3. 血虚风燥

证候表现：病久，反复发作皮损色黯或色素沉着，剧痒，或皮损粗糙肥厚，伴口干不欲饮，纳差腹胀。舌淡，苔白，脉弦细。

证候分析：久病耗伤阴血，或脾虚生化乏源，致血虚生风化燥，肌肤湿痒，故病久，皮损色黯或色素沉着，剧痒，或皮损粗糙肥厚；阴血不足，则口干不欲饮；脾虚，则纳差腹胀；舌淡，苔白，脉弦细，为血虚风燥之象。

笔记栏

治护原则：养血润肤，祛风止痒。

代表方：当归饮子或四物消风饮加减。常用药物为当归、生地黄、白芍、川芎、何首乌、荆芥、防风、白蒺藜、黄芪、生甘草、白鲜皮、蝉蜕、薄荷、独活、柴胡等。

知识链接

湿疮治疗验方

《赵炳南临床经验集》中写道："可用马齿苋水60g(鲜品250g)，洗净加水2 000ml煎煮20分钟(鲜品10分钟)，弃渣。用时取净纱布6~7层浸药水湿敷患处。每日2~3次，每次20~40分钟，功能清热利湿。"马齿苋也叫马苋、五行草、五方草、长命菜、九头狮子草、马胜菜。叶像马齿，而且具有滑利性，因而得名马齿苋。中医学认为，马齿苋有清热解毒、凉血止血、散瘀消肿的作用。民间常用来治疗肠炎、痢疾等多种疾病，煎汤内服；还可以将马齿苋捣烂外敷，治疗疔疮痈疽、无名肿物，均可以获得明显疗效。

（三）施护措施

1. 病情观察　密切观察皮疹形状大小、渗出、糜烂、瘙痒程度及全身情况。记录皮损的色泽、形态、大小、范围、渗出、糜烂、渗脓情况。观察体温、脉象、舌苔、饮食、睡眠、二便等，每4~6小时测体温1次。如体温在38.5℃以上并伴有恶寒等全身症状时，应及时报告医生。

2. 生活起居护理　保持皮肤清洁，禁止搔抓或用热水洗烫皮损处。督促患者修剪指(趾)甲；小儿戴手套限制其双手，以免抓伤皮肤。保持环境清洁、安静，温度湿度适宜，床单位清洁干燥，以防外邪入侵肌肤。勤换床单、衣服，并在阳光下曝晒；湿疮系过敏体质因素，故内衣应柔软，以棉质为宜。避免用化学纤维、皮毛制品、塑料制品等直接接触患者皮肤，尤其是婴幼儿，更应避免穿戴含有这些成分的衣服、帽子、围巾及毯子等。湿疮瘙痒难忍，难以入眠，因此环境应安静，避免噪声的刺激。指导患者多做户外运动，参加正常的工作和学习。

3. 饮食护理

(1) 一般护理：饮食宜清淡，多食蔬菜、水果、蜂蜜、芝麻等，保持大便通畅，忌辛辣刺激之品及鸡、鱼、虾、蟹、牛、羊肉等发物。

(2) 辨证施食：婴儿湿疮者，乳母也应忌口。注意有无食物过敏史，特别是对蛋白的过敏史。其他食品的宜忌因人而异或通过观察饮食与皮损发作及瘙痒程度之间的关系而定。若发现某一食物能诱发或加重本病者，应避免再食。湿热蕴肤者，饮食宜偏凉；脾虚湿蕴者，饮食宜偏温，宜食山药、扁豆、芡实等健脾利湿之品，忌食生冷瓜果、肥甘厚腻之品；血虚风燥者，宜多食补益气血食物，忌食辛辣燥火之品。

4. 情志护理　由于病情较长，患者易失去信心，医护人员要耐心细致地向患者解释，解除患者思想顾虑，使其积极配合治疗，增强治愈疾病的信心。

5. 用药护理　协助患者合理使用外用药，如发现药物过敏等不良反应时，应立即停药并及时与医生联系。忌用高浓度、刺激强的外用药。可用艾条熏患处止痒，或用润肤止痒膏外搽。忌用开水烫洗和盐水、花椒水、肥皂水等刺激性强的液体清洗皮疹。患病期间，特别是急性期，宜暂缓预防注射。湿热蕴肤者，中药宜凉服，服药期间，注意病情变化，若出现食欲减退、胸闷、恶心、腹痛、便溏者，应停服本药。脾虚湿蕴者，中药宜温服；血虚风燥者，中药汤剂宜空腹或饭前1小时温服。

笔记栏

6. 中医护理技术的运用 较常运用的是外治中的外洗、外搽、外敷等措施。因病情不同，用药亦不同。急性湿疮初起仅有皮肤潮红而无流滋者，以避免刺激，清热安抚为原则，可选用清热止痒的中药苦参、黄柏、地肤子、荆芥等煎汤外洗，或用 10% 黄柏溶液、炉甘石洗剂外搽；若糜烂、水疱、流滋较多者，以收敛清热止痒为原则，可选用马齿苋煎水外洗，也可用黄柏溶液外搽或蒲公英、龙胆草、野菊花、炉甘石、明矾各 20g，煎水待冷后湿敷，或 2%~3% 硼酸溶液外洗；急性湿疮后期，滋水减少、结痂时，以保护皮损、避免刺激、促进角质新生、消除残余炎症为原则，可选用黄连软膏、青黛膏外搽。亚急性湿疮的治疗以消炎、止痒、干燥、收敛为原则，有少量流滋者，选用苦参汤、三黄洗剂湿敷外搽；无流滋者，可选用青黛散、祛湿散、新三妙散等油调外敷或黄柏霜外搽。治疗慢性湿疮，以止痒、抑制表皮细胞增生、促进真皮炎症浸润吸收为原则。可选用各种软膏、乳剂，根据瘙痒及皮肤肥厚程度加入不同浓度的止痒剂、角质促成剂或角质溶解剂，如青黛膏、5% 硫磺软膏、5%~10% 复方松馏油软膏、湿疮膏、皮脂膏及糖皮质激素软膏。

（四）健康教育

1. 向患者讲解本病的相关知识，嘱患者正确对待自身疾病，增强治疗信心。避免思虑过度而致脾失健运，湿热内生。注意饮食调理，忌食辛辣、刺激、热性、鱼腥海鲜等发物。

2. 保持皮肤清洁，勤剪指甲，防止搔抓，穿柔软、宽松的棉质内衣。急性期注意休息，保证充足睡眠，适当锻炼身体，增强体质。

3. 急性者，忌用热水烫洗和肥皂等刺激物洗涤。急性湿疮或慢性湿疮急性发作期间，应暂缓预防注射。

11章04节PPT

PPT 课件

第四节 瘾 疹

瘾疹是一种皮肤出现红色或苍白风团，时隐时现的瘙痒性、过敏性皮肤病。本病以皮肤上出现瘙痒性风团，发无定处，骤起骤退，消退后不留任何痕迹为临床特征。一年四季均可发病，老幼皆可发病，有 15%~20% 的人一生中发生过本病。

西医学中的荨麻疹，可参照本病辨证施护。

知识链接

历史沿革

瘾疹之名首见于《素问·四时刺逆从论》："少阴有余，病皮痹隐疹。"《金匮要略·中风历节病脉证并治》指出："邪气中经则身痒而瘾疹。""风气相搏，风强则为瘾疹，身体发痒。"对本病的病名、病因、症状都做了简略的叙述。《医宗金鉴·外科心法要诀》云："此证俗名鬼饭疙瘩，由汗出受风，或露卧乘凉，风邪多中表虚之人。初起皮肤作痒，次发扁疙瘩，形如豆瓣，堆累成片，日痒甚者，宜服秦艽牛蒡汤，夜痒重者，宜当归饮子服之。"《疡医大全·斑疹门主论》曰："胃与大肠之风热亢盛已极，内不得疏泄，外不得透达，怫郁于皮毛腠理之间，轻则为疹。""两阳合明，其火自盛……热极反兼风化，或客风鼓动内火，其病发于心肺二经。"这些论述不仅说明了肠胃变化与本病发生的关系，而且提出"内热生风"，"外风引动内风"的学术观点。《疡医大全》提出"疏风、散热、托疹"的治疗原则，《外科真诠》提出内治与外治相结合的方法。

笔记栏

一、病因病机

1. 禀赋不耐 《儒门事亲·小儿疮疱丹熛瘾疹旧蔽》云:“凡胎生血气之属,皆有蕴蓄浊恶热毒之气。有一二岁而发者,有三五岁至七八岁而作者,有年老而发丹熛瘾疹者。”较为明确地阐明禀赋不耐是本病较为重要的病因,禀赋不耐,一旦受到过敏物质的刺激,则发为本病。

2. 外邪入侵 “风为百病之长”,引起本病之外邪,以风邪最常见,风邪又常与寒邪或热邪相兼,搏于肌肤腠理,而致本病。风热客于肌表致营卫失调,风热盛而风团色红。风寒外袭,蕴积肌肤,腠理闭塞,络脉结聚,而风团色白。此外,外邪亦包括其他诸如昆虫叮咬、接触花粉以及其他过敏物质侵袭肌肤,腠理失常,络脉郁结,发为本病。

3. 饮食不慎 因食鱼腥海味、辛辣醇酒等,致湿热内蕴,化热动风,“内不得疏泄,外不得透达,怫郁于皮毛腠理之间”而发病;或因饮食不洁,湿热生虫,虫积伤脾,以致湿热内生,熏蒸肌肤,发为本病。其他如服用某种药物、注射生物制品,致血热外壅,郁于肌肤,也可致本病的产生。

4. 情志所伤 精神紧张、焦虑等情志因素,可使脏腑功能失调,阴阳失衡,营卫失和,而发为本病。如精神烦扰,心绪不宁,心经郁热化火,以致血热偏盛,络脉壅郁而发病。

5. 气血虚弱 平素体虚或久病、大病,或冲任不调,以致气血虚弱,气虚则卫外不固。风邪乘虚而入,血虚则虚热生风,肌肤失养,而发为本病。

本病病位虽在肌腠,但常与脏腑、气血、阴阳等密切相关。本病总因禀赋不耐,人体对某些物质过敏所致。可因卫外不固,风寒、风热之邪客于肌表;或因肠胃湿热郁于肌肤;或因气血不足,虚风内生;或因情志内伤,冲任不调,肝肾不足,而致风邪搏结于肌肤,而发病。

ER-11-5 瘾疹病因病机示意图

二、诊断与鉴别诊断

(一) 诊断依据

1. 发病突然,皮肤上突然出现风团,色白或红或正常肤色;大小不等,形态不一;局部出现,或泛发全身,或稀疏散在,或密集成片;发无定时,但以傍晚为多。

2. 风团成批出现,时隐时现,持续时间长短不一,但一般不超过 24 小时,消退后不留任何痕迹,部分患者 1 天反复发作多次。

3. 自觉剧痒、烧灼或刺痛。部分患者,搔抓后随手起条索状风团;少数患者,在急性发作期,出现气促、胸闷、呼吸困难、恶心呕吐、腹痛腹泻、心慌心悸。

4. 急性者,发病急来势猛,风团骤然而起,迅速消退,瘙痒随之而止;慢性者,反复发作,经久不愈,病程多在 1~2 个月以上,甚至更久。

(二) 鉴别诊断

瘾疹与水疥、猫眼疮 见表 11-7。

表 11-7 瘾疹与水疥、猫眼疮的鉴别

鉴别要点	瘾疹	水疥	猫眼疮
发病年龄	任何年龄	儿童	任何年龄
发病季节	一年四季均可发病	春夏秋季多发	春秋季多见
好发部位	发无定处	四肢、腰腹部、臀部	手足背、掌底、四肢伸侧等处
皮损特征	突然成批出现风团,大小不等,形态各异,境界清楚。时隐时现,消退后不留痕迹。部分可有腹痛腹泻,或气促胸闷,呼吸困难,甚则引起窒息	纺锤形丘疹、丘疱疹及水疱,色红,长轴与皮纹平行,中央常有针尖大小的红斑	皮损呈多形性,有红斑、丘疹、风团、水疱、大疱等,常 2 种以上皮损同时存在,典型皮损为猫眼,色暗红或紫红
瘙痒	剧烈,有烧伤、刺痛感	自觉瘙痒	不显著

笔记栏

三、辨证施护

(一) 辨证要点

1. 辨虚证与实证 主要根据风团发作情况,舌苔、脉象等进行辨证。若风团反复发作,迁延日久,午后或夜间加剧,伴心烦易怒,口干,手足心热,舌红少津,脉沉细,可辨为虚证。若风团急性发作,遇寒或热则加重,舌红或白,苔白或黄,脉数,可辨为实证。

2. 辨寒热 主要根据风团颜色、舌苔、脉象等进行辨证。若风团色白,遇风寒加重,得暖则减,口不渴,舌质淡,苔白,脉浮紧,多为风寒束表,可辨为寒证。若风团鲜红,灼热剧痒,遇热则皮损加重,伴发热恶寒,延后肿痛,舌质红,苔薄白或薄黄,脉浮数,多为风热犯表,可辨为热证。

(二) 证候分型

1. 风热犯表

证候表现:风团鲜红,灼热剧痒,遇热则皮损加重,伴发热恶寒,咽喉肿痛。舌质红,苔薄白或薄黄,脉浮数。

证候分析:风热之邪客于肌肤,外不得透达,内不得疏泄,故风团鲜红、灼热,遇热则皮损加重;风盛则剧痒;营卫不和则发热恶寒;风热壅肺则咽喉肿痛;舌红,苔薄黄或薄白,脉浮数,为风热之邪上犯所致。

治护原则:疏风清热止痒。

代表方:消风散加减。常用药物为当归、生地黄、荆芥、防风、蝉蜕、知母、苦参、胡麻仁、苍术、牛蒡子、石膏、甘草、木通。

2. 风寒束表

证候表现:风团色白,皮肤瘙痒,遇风寒加重,得暖则减,口不渴。舌质淡,苔白,脉浮紧。

证候分析:白色主寒,风性瘙痒,风寒外袭,营卫不和,故风团色白,皮肤瘙痒;寒性阴冷,故皮损得热则减,遇寒加重;阴津未伤,故口不渴;舌质淡,苔白,脉浮紧,为风寒束表之象。

治护原则:疏风散寒止痒。

代表方:桂枝汤或麻黄桂枝各半汤加减。常用药物为桂枝、芍药、甘草、大枣、生姜、麻黄。

3. 血虚风燥

证候表现:风团、瘙痒反复发作,迁延日久,午后或夜间加剧,伴心烦易怒,口干,手足心热。舌红少津,脉沉细。

证候分析:血虚日久则肌肤失养,化燥生风,风气搏于肌肤,故风团、瘙痒反复迁延日久;津血同源,血虚亦致阴血不足,虚火内生,故伴心烦易怒,口干,手足心热;虚热内扰阴分,则午后或夜间症状加剧;舌红少津,脉沉细,为血虚津伤、虚热内生之象。

治护原则:养血祛风,润燥止痒。

代表方:当归饮子加减。常用药物为当归、生地黄、白芍、川芎、何首乌、荆芥、防风、白蒺藜、黄芪、生甘草。

(三) 施护措施

1. 病情观察 定时测量体温、脉搏、呼吸及血压、发疹时间、部位、性质、瘙痒程度、舌象、脉象等变化。如发现患者有出现呼吸困难、胸闷憋气等症状,应及时报告医生,采取急救措施,以防喉头水肿而发生窒息。观察皮损的颜色和发作情况以判断病证性质。风团白色多为风寒束表;风团鲜红,灼热剧痒者多为风热犯表;表证反复发作,迁延日久,多属血虚风燥。

2. 生活起居护理　保持室内温度湿度适宜，空气新鲜流通，尽量减少灰尘。不宜放置花草，不点卫生香，不喷洒空气清新剂等化学物品，以免诱发瘾疹。注意天气变化，避免风、寒、湿、热邪气的侵袭。生活要有规律，保证充足的休息与睡眠，加强身体锻炼。尽量避免搔抓，忌用水或刺激的溶液洗浴，勿穿化纤内衣。风热犯表者，病室宜凉爽通风，但要避免直接吹风，衣被适宜，不宜过暖，汗多衣湿者待汗止后更换湿衣，以免受凉，慎用头部冰袋、乙醇擦浴，以免受凉汗闭，遇邪而伏里。风寒束表者，病室室温稍高，患者衣被要厚；指导患者预防风寒侵袭，避免受凉和接触冷水。血虚风燥者，室温稍低，注意气候变化，避免六淫侵袭。

3. 饮食护理

(1) 一般饮食：饮食以清淡、易消化为宜，不宜过饱。多饮水，忌食烟酒、葱、蒜、辣椒、咖啡等辛辣刺激之品，禁食鱼、虾、蟹、公鸡、鹅、羊肉、猪头肉、香菇、竹笋、韭菜等可能引起过敏的食物。

(2) 辨证施食：风热犯表者，多食新鲜蔬菜水果，可选择食用清咽利喉之品，如西瓜、青果、苦瓜、乌梅、冬瓜等食物；高热、汗出不畅者，多喝开水或清凉饮料，或频服薄荷水、金银花水以散风清热。风寒束表者，饮食宜热，可服用姜糖水以疏风散寒；忌食生冷。血虚风燥者，宜加强营养，多食新鲜蔬菜，以及大枣、核桃、龙眼肉、梨等益阴养血之品。

ER-11-6

扩展阅读

4. 情志护理　本病的急性患者往往由于突然发病，皮肤瘙痒，慢性患者则皮疹反复发作，迁延不愈，因此，容易产生急躁、易怒等不良情绪，护理中应做好解释、安慰工作，协助患者寻找并祛除致敏因素。

5. 用药护理　慢性发作者，嘱患者遵医嘱坚持服药，以巩固疗效。瘾疹患者，不能随意给西药。急性发作者可选用抗组胺制剂、钙剂、硫代硫酸钠等药物。遇喉头水肿，呼吸困难时，遵医嘱用 0.1% 肾上腺素皮下或肌内注射，每次 0.2~0.5ml，必要时行气管切开。风热犯表者，中药汤剂宜凉服；风寒束表者，中药汤药宜热服，服后微微出汗，并注意保暖；血虚风燥者，中药滋补汤剂宜空腹服用或饭前 1 小时服用。

6. 中医护理技术的运用　用香樟木、蚕沙各 30~60g 煎水或炉甘石洗剂外洗或外搽。亦可分别在双耳尖、双中指尖、双足趾尖常规消毒后，用三棱针刺之，挤出少许血液。

(四) 健康教育

1. 向患者及家属详细介绍本病的性质、特点，结合病史寻找致敏物，尽量避免各种诱发因素的影响。

2. 患病期间，忌食辛辣及鱼腥海鲜、公鸡肉、牛羊肉等发物。

3. 恢复期，应加强体育锻炼，增加机体抗病能力，指导患者规律生活，起居有常；可配合八段锦、太极拳等养生保健操加以锻炼，并持之以恒。

第五节　白　疕

11章05节PPT

PPT 课件

白疕是一种皮损状如松皮，形如疹疥，搔抓起白色鳞皮的红斑鳞屑性皮肤病。亦称疕风、松皮癣。其特点是皮损覆盖有多层银白色鳞屑，抓去鳞屑可见点状出血，病程长，病情变化多，时轻时重，不易根治。它是一种易于复发的慢性炎症性皮肤病。本病青壮年发病最多，男性发病多于女性，北方多于南方，春冬季易发或加重，夏秋季多缓解。

西医学中的银屑病可参照本病证辨证施护。

笔记栏

知识链接

历史沿革

“白疕”一词最早出现于明代王肯堂的《证治准绳》。《证治准绳·疡医·诸肿》说：“遍身起如风疹疥丹之状，其色白不痛，但搔痒抓起白疕，名曰蛇虱。”祁坤在《外科大成》中提出了白疕的病名。在此之前，医家称之为“牛皮癣”“松皮癣”等。隋唐以前，医家对于白疕病因病机的认识在于风湿邪气客于腠理所致，强调“外风”对银屑病的作用。唐代《太平圣惠方》和宋代《圣济总录》等著作有关白疕的记载与其他论著基本相似。明代，医家李梴在《医学入门》中认为，血分燥热是导致白疕的主要内因，外因则是风毒客肤，且本病的发生与脏腑密切相关；到了清代，《医宗金鉴》中指出白疕：“白疕之形如疹疥，色白而痒多不快。固由风邪客肌肤，亦由血燥难荣外。”描述了白疕的临床特征，并对其病因病机进行了进一步阐述，之后便逐渐形成了血热、血瘀、血燥的中医辨证体系。同一时期，许克昌、毕法共著的《外科证治全书》中也谈到了关于白疕的病因病机，结论为体瘦血虚，外感风邪，内外相争而发为本病。

一、病因病机

1. 外邪侵袭　风寒或风热之邪侵袭肌肤，营卫失和，气血不畅，阻于肌表而生。

2. 湿热内蕴　湿热蕴积，外不能宣泄，内不能利导，阻于肌表而发。

3. 久病伤正　病久气血耗伤，肝肾不足，冲任失调，以致营血亏损，血虚风燥，肌肤失养。

4. 瘀血内蕴　热毒炽盛，营阴耗损，致瘀血内蕴，郁久而发于肌肤。

ER-11-7

白疕病因病机示意图

本病总由外风、血热、血燥、湿热以及瘀血所致，其中血热血燥为主要病因，外邪侵袭肌肤则是发病的外因。病位在皮肤，其发病与脾肺两脏密切相关；风、湿、热毒互结，脏腑功能失调，内外相争诱发本病。

二、诊断与鉴别诊断

(一) 诊断要点

1. 本病青壮年多发，好发于头皮、四肢伸侧，常呈对称性分布，以肘关节面多见，常泛发全身。起病缓慢，易于复发。发病有明显季节性，常冬季复发或加重，春夏减轻或消失，亦有与此相反者。可有家族史。

2. 皮损初为针尖至扁豆大的炎性红色丘疹，常呈点滴状分布，迅速增大，表面覆盖银白色多层性鳞屑，状如云母。鳞屑剥离后，可见薄膜现象及筛状出血，基底浸润，可有同形反应。陈旧皮疹可呈钱币状、盘状、地图状等。白色鳞屑、薄膜现象和点状出血是本病的临床特征。皮疹形态多样，为点滴状、钱币状、地图状、蛎壳状等。

3. 部分患者可见指甲病变，轻者呈点状凹陷，重者甲板增厚，光泽消失。或可见于口腔、阴部黏膜。发于头皮者可见束状毛发。发生于头皮者，发成束状。可有指(趾)甲受累，黏膜损害。

(二) 鉴别诊断

白疕与风热疮、面游风　见表11-8。

表 11-8 白疕与风热疮、面游风的鉴别

鉴别要点	白疕	风热疮	面游风
病因	不明确	血热内蕴，外感风邪	不明确，可有家族史
病位	头皮、四肢伸侧，常呈对称性分布	躯干、四肢近端	头面
皮损特征	初为针尖至扁豆大的炎性红色丘疹，常呈点滴状分布，表面覆盖银白色多层性鳞屑。鳞屑剥离后，可见薄膜现象及筛状出血，基底浸润，可有同形反应。可呈圆形、椭圆形	椭圆形红斑，上覆盖较薄细碎鳞屑，长轴与皮纹走向一致，无薄膜及筛状出血	以红斑、糜烂、油腻性脱屑为主；红斑边界不清，无筛状出血；头发不呈束状
症状	瘙痒不明显	瘙痒	瘙痒明显，并发脱发，易感染
转归	病程较长，治愈困难	有自限性，一般 4~6 周可自行消退	预后一般，多数患者不易治愈

三、辨证施护

(一) 辨证要点

1. 辨虚证与实证　实证皮疹颜色鲜红，红斑不断增多，伴心烦，口渴喜饮，小便短赤，大便秘结，舌红，苔黄或黄腻，脉弦滑或浮数。虚证皮损色淡，鳞屑较多，舌质淡红，苔薄白，脉细缓。

2. 辨血虚与血瘀　血虚则皮损色淡，鳞屑较多，大便干结，舌质淡红，苔薄白，脉细缓。血瘀则皮损颜色暗红，舌质紫黯或有瘀斑、瘀点，苔薄白，脉涩或细缓。

(二) 证候分型

1. 风热血燥

证候表现：皮损鲜红，皮疹不断出现，红斑增多，刮去鳞屑可见发亮薄膜，点状出血。伴心烦，口渴喜饮，小便短赤，大便秘结。舌质红，苔黄或黄腻，脉弦滑或浮数。

证候分析：热邪内盛，则皮损鲜红；风性善行而数变，邪热不除，故皮疹不断出现，红斑增多，口渴喜饮，小便短赤，大便秘结；热邪迫血妄行，故见刮去鳞屑后的点状出血。舌质红，苔黄或黄腻，脉弦滑或浮数，均为风热之邪亢盛之故。

治护原则：疏风清热，凉血解毒。

代表方：犀角地黄汤合银翘解毒汤。常用药物为水牛角、金银花、连翘、当归、川芎、生地黄、白芍、赤芍、牡丹皮、白藓皮、木通、栀子等。

2. 血虚风燥

证候表现：皮损色淡，部分消退，鳞屑较多，伴口干，大便干结。舌质淡红，苔薄白，脉细缓。

证候分析：血虚故皮损色淡；肌肤失于血的濡润，故皮损色淡，鳞屑较多；阴血不足，则口干；肠道失润，则大便干结；舌质淡红，苔薄白，脉细缓，均为血虚风燥之征。

治护原则：养血活血，祛风润燥。

代表方：当归饮子加味。常用药物有当归、川芎、生地黄、白芍、荆芥、防风、黄芪、白蒺藜、何首乌、甘草等。

3. 湿热蕴结

证候表现：皮损色红伴糜烂，掌跖部有脓疱，关节肿胀，疼痛，伴胸闷纳呆，下肢沉重。舌质红，苔黄腻，脉滑数。

证候分析：湿邪内盛，蕴积于关节，则关节肿胀，疼痛明显，胸闷纳呆，下肢沉重；热毒炽

笔记栏

盛，则皮损色红伴糜烂，舌红；苔黄腻，脉滑数，均为湿热内蕴之象。

治护原则：清热利湿，凉血解毒。

代表方：萆薢渗湿汤合黄连解毒汤加减。常用药物有绵萆薢、薏苡仁、土茯苓、黄柏、牡丹皮、泽泻、滑石、甘草、黄连、黄芩、栀子等。

4. 瘀滞肌肤

证候表现：皮损肥厚、浸润，颜色黯红，经久不退。舌质紫黯或有瘀斑、瘀点，苔薄白，脉涩或细缓。

证候分析：久病致瘀。久病，则皮损肥厚、浸润，经久不退；瘀阻肌肤，则皮损颜色暗红；舌质紫黯或有瘀斑、瘀点，苔薄白，脉涩或细缓，均为瘀血内停之故。

治护原则：活血祛瘀，养血润肤。

代表方：桃红四物汤加味。常用药物为桃仁、红花、当归、川芎、赤芍、生地黄、丹参、白蒺藜、僵蚕、苦参等。

（三）施护措施

1. 病情观察　注意观察皮损的颜色、形状、面积，有无渗出、出血等；观察患者饮水以及大小便情况等。

2. 生活起居护理　注意个人卫生，常更换内衣，以棉质柔软内衣为佳。防止搔抓、外伤或其他不良刺激。加强锻炼，增强体质，可采用慢走、太极拳、骑自行车等运动方式。

3. 饮食护理

（1）一般护理：饮食宜清淡、易消化，少食油腻食物，忌食酒类、辛辣刺激性发物及动风之品。

（2）辨证施食：风热血燥者可选用茯苓槐花粥，以水煮生槐花 15g、土茯苓 30g，去渣，再与粳米 50g、红糖适量煮成粥服用。番泻叶泡水代茶饮适用于便秘者。血虚风燥者可食用乌梅膏，将乌梅加水适量煎煮，去核，浓缩成膏，装瓶贮存，加白糖调味，每次 1 勺，每日 1 次。瘀滞肌肤可选用桂花薏米粥，将桂花 3g，牛膝、杜仲各 15g 同放锅内加水适量煎煮，去渣取药汁，用药汁煮薏苡仁 30g 成粥，食用前加白糖调服，每日 1 次，每次适量。

ER-11-8

思政元素

4. 情志护理　本病较为顽固，易复发，因此要让患者正确认识疾病，保持生活规律和心情舒畅，避免焦虑、急躁等不良情绪。

5. 用药护理　选用浓度低、性质温和的黄连膏、润肌膏，亦可选用侧柏叶 10g、薄荷 15g 煎水外洗。可用青黛膏、3% 硼酸软膏或 5%~10% 硫磺软膏、5% 水杨酸软膏、雄黄膏等外搽；冰黄肤乐软膏、铍宝、白疕软膏亦可选用。外用药应以低浓度开始，用药前用热肥皂水或中药煎液洗涤患处，以除去鳞屑。

6. 中医护理技术的运用　血热证，皮损色红者可采用清热凉血、燥湿解毒中药按 3%~10% 比例加水煎汤待凉，用 8 层纱布浸湿后贴敷患处，每次 20~40 分钟，每日 1~2 次。血燥证、血瘀证，皮损色暗或淡，病情稳定或趋于消退者，可采用养血活血润燥中药煎汤浸浴或熏蒸，每次 20~40 分钟，每日或隔日 1 次。

（四）健康教育

向患者介绍疾病相关知识，讲解本病特点、治疗过程、用药常识、预防复发措施及注意事项。指导患者生活规律，起居有常，合理调配饮食，戒烟戒酒，避免外伤和滥用药物，以防本病复发。

笔记栏

病案分析

吴某，男，65岁，退休干部。2018年10月15日门诊就诊。

主诉：右腰部掣痛2周，加重2天。

现病史：患者2周前无明显诱因出现右侧腰部掣痛，夜间为甚，次日疼痛部位出现成簇疱疹，痛如火燎，在社区卫生室给予止痛药物口服及外用药物治疗，2周来曾口服中药，腰部疱疹有所消退，但疼痛减轻不明显。近2天来局部皮肤时有发热，伴掣痛加剧，偶有麻木不仁等感觉，伴口干口苦，易怒，烦躁。外用阿昔洛韦软膏未见明显疗效。

查体：T：37.1℃，P：84次/min，R：18次/min，BP：132/85mmHg。神志清楚，表情痛苦，精神欠佳，腋下淋巴结无肿大。舌质红，苔薄黄腻，脉滑数。

请分析：

1. 患者所患疾病和证型，并提出诊断依据。
2. 其发病机理是什么？
3. 主要的护理措施有哪些？

（何 静）

复习思考题

1. 如何缓解蛇串疮患者的疼痛？
2. 针对鹅掌风患者，可以运用中医护理的哪些技术实施护理？
3. 为预防瘾疹的复发，易患人群在饮食护理方面应注意什么？
4. 湿疮有哪些特点？该如何对湿疮患者实施护理？
5. 如何针对性地对白疕患者运用中医护理技术进行护理？

扫一扫，测一测

笔记栏

第十二章 月经及带下病证

学习目标

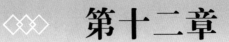

1. 识记　月经及带下常见病证的临床表现，护治原则、方药及施护措施。
2. 理解　月经及带下常见病证的病因病机及证候分析。
3. 应用　月经及带下病证的辨证，并能运用施护措施开展辨证施护。

女性的月经及白带是脏腑、经络、气血以及天癸协同作用于胞宫的表现。导致女性月经及带下病证的因素有淫邪因素、情志因素和生活因素等。淫邪因素之中以寒、热、湿为多发；情志因素以怒、思、恐为常见；生活因素主要指房劳多产、饮食失宜、劳逸失度、跌仆损伤等。病机主要是脏腑功能失常，气血失调，冲任督带损伤，胞宫失于定期藏泻，或带脉失约(失养)，致使发生月经及带下病证。

本章病证以月经的期、量、色、质及伴随症状出现异常，白带的量、色、质、味异常等临床表现为主。护理上应根据月经及带下病证的特点，着重观察患者月经的期、量、色、质及带下的量、色、质、味等异常变化。月经病护治当以治本调经为原则，采用补肾调肝、健脾和胃、调理气血等方法，以实现冲任气血和调，胞宫定时藏泻。带下病的护治重在祛除湿邪，采用健脾除湿、温肾止带、清热除湿等方法，调理任带二脉。

第一节　月经失调

12章01节PPT

PPT 课件

月经失调，也称月经不调，是以月经的周期、经期或经量异常为主要临床表现的一类病证。本节主要介绍以月经周期异常为主要临床表现的月经失调，包括月经先期、月经后期和月经先后不定期。月经先期指经行提前 7 天以上，甚至 20 天左右一行，连续 2 个周期以上的病证；月经后期指经行错后 7 天以上，甚至 3~5 个月一行，连续 2 个周期以上的病证；月经先后不定期指经行或提前或错后 7 日以上，两者常交替出现，连续 3 个周期以上的病证。

西医学中的各种原因引起的月经失调，如功能失调性子宫出血、盆腔炎、子宫内膜异位症等，以月经周期异常为主要表现的病证，均可参照本节辨证施护。

知识链接

历史沿革

月经不调最早见于《金匮要略·妇人杂病脉证并治》，月经先期有“经一月再见者”的记载，又在温经汤主治中提到“及至期不来”，为月经后期之候。

笔记栏

《备急千金要方》曰“月经不调”，首提“月经不调”之名，并有“妇人月经一月再来，或隔月不来”等月经先后不定期的记载。

《女科撮要·经候不调》曰：“苟或七情，内伤六淫，外侵饮食失节，起居失宜，脾胃虚损，则月经不调矣”，指出月经不调的病因。

《景岳全书·妇人规》曰：“女人血虚者，或迟或早，经多不调。此当察脏气，审阴阳，详参形证脉色，辨而治之，庶无误也”，提出本病的诊断方法。

一、病因病机

1. 月经先期　病因主要是气虚和血热。气虚则经血失统，冲任不固，可分为脾气虚、肾气虚；血热则热迫伤血，冲任妄行，常分为阴虚、阳盛或肝郁血热。

2. 月经后期　发病有虚实之分，虚证多因肾虚、血虚、阳虚，导致精血不足，冲任不充，血海不能按时满溢；实证多因寒凝、气滞、痰湿，导致血行不畅，阻滞冲任，血海不能如期满盈。

3. 月经先后无定期　病因主要是肾虚、脾虚和肝郁。肾虚则开阖不利，脾虚则统摄无权，生化乏源，均可致冲任失调，血海蓄溢失常；肝郁则疏泄失司，冲任失调，血海蓄溢失常。

ER-12-1

月经失调病因病机示意图

月经不调的病位在冲任、胞宫，与肾、脾、肝关系密切。基本病机为脏腑、气血、冲任失调，胞宫藏泻失常。病理性质有虚实之分，虚者多为气血阴阳亏虚，冲任不调所致；实者则因肝郁、寒凝、血热、痰湿、瘀血使冲任失调所致。月经不调治疗及调护得当者，多易痊愈。月经先期、月经先后不定期如伴经量过多、经期延长者，可发展成为崩漏；月经后期、月经先后不定期若伴经量减少者，则可发展为闭经。

二、诊断与鉴别诊断

（一）诊断依据

1. 月经的周期提前、错后、或提前或错后 7 日以上，连续发生 2~3 个月经周期以上者，经期与经量基本正常。

2. 辅助检查　基础体温检测、性激素测定等有助于判断卵巢有无排卵及黄体是否健全；超声检查可了解盆腔内情况。

（二）鉴别诊断

1. 月经先期或月经先后不定期与经间期出血　经间期出血是在 2 次月经之间出现的阴道出血，出血量明显少于 1 次月经量，且出血时间规律地发生于基础体温高低交替之时，一般持续 2~5 天即自止。月经先期或月经先后不定期者，表现为月经周期的提前或先后不定期，但一般经量与往常相同。

2. 月经后期或月经先后不定期与早孕　育龄期女性月经过期未来要首先排除妊娠。有早孕者，妇科检查可见宫颈着色，宫体增大、变软，妊娠试验阳性。B 超检查可看到子宫腔内有孕囊。月经后期或月经先后不定期者无上述表现。

三、辨证施护

（一）辨证要点

1. 辨虚实　根据月经的期、量、色、质及伴随症状辨清虚实。虚者多因气血阴阳亏虚，

笔记栏

实者多因肝郁、寒凝、血热、瘀血。月经色淡质清稀，或腰膝酸软，头晕耳鸣，或神疲体倦，气短懒言，食少便溏，常属气虚之象；经期错后，经量少，色淡质稀，头晕心悸，面色无华，爪甲失荣等，常属精血不足之象；经期错后或前后不一，经色黯红，或有血块，少腹胀痛连及胸胁，脉弦，常属肝郁之象。

2. 辨寒热　根据月经的期、量、色、质及伴随症状辨清寒热。经期提前，经色或深红或紫红，质稠，或面红口干，溲黄便干，或手足心热，潮热盗汗，皆为热象；经期错后，量少，色黯有块或色淡质稀少，见小腹冷痛，得热痛减，四肢不温，常为寒象。

（二）证候分型

1. 肾气亏虚

证候表现：经期或提前或错后或前后不一，量多或量少，色淡黯，质清稀，腰酸腿软，头晕耳鸣，面色晦暗。舌质淡，苔薄白，脉沉细。

证候分析：肾为先天之本，冲任之本在肾，肾气不足，封藏失司，冲任不固，故月经提前，经量增多；肾气不足，精血亏虚，冲任不充，血海不能按时满溢，则月经后期；肾气不足，藏泻失司，冲任不调，血海蓄溢失常，则月经先后不定期；肾气虚，精血不足，故经量少；肾气不足，肾阳虚弱，血失温煦，则经色淡黯，质清稀；腰为肾之府，外府失荣，筋骨不坚，故腰膝酸软；肾主骨生髓，开窍于耳，肾气不足，故头晕耳鸣；面色晦暗，舌质淡，苔薄白，脉沉细，皆为肾虚之征。

治护原则：补肾益气，固冲调经。

代表方：固阴煎加减。常用药物为菟丝子、熟地黄、山茱萸、人参、山药、炙甘草、五味子、远志等。

2. 脾气亏虚

证候表现：经期或提前或错后或前后不一，经量或多或少，色淡质稀，面色萎黄，神疲肢倦，气短懒言，小腹空坠，纳少便溏。舌淡红，苔薄白，脉缓弱。

证候分析：脾为后天之本，气血生化之源，主统血。脾气虚弱，统血无权，冲任不固，故月经提前而至且经量多；脾气不足，生化无力，气血不足，冲任不充，则见月经后期且经量少；气虚火衰，血失温煦，则经色淡，质清稀；脾虚中气不足，则见神疲肢倦，气短懒言，小腹空坠；脾虚运化不足，则见纳少便溏；面色萎黄，舌淡红，苔薄白，脉缓弱，均为脾虚之征。

治护原则：补脾益气，养血调经。

代表方：补中益气汤加减。常用药物为白术、人参、黄芪、甘草、当归、陈皮、升麻、柴胡、白术等。

3. 肝气郁结

证候表现：经期或错后或前后不一，经量或多或少，经色黯红或有血块，胸胁、乳房、少腹胀痛，精神抑郁，胸闷不舒，时欲太息。舌质正常或略黯，苔薄白或薄黄，脉弦。

证候分析：郁怒伤肝，疏泄不及，气机不畅，冲任血海不能按时满溢，则月经后期；疏泄失常，冲任失调，血海蓄溢无常，月经周期先后不定，经量或多或少；气郁血滞，则经行不畅，有血块；肝脉循少腹布胁肋，肝郁气滞，经脉不利，故胸胁、乳房、少腹胀痛；郁气欲舒，则时欲叹息；舌质正常或略黯，苔薄白或薄黄，脉弦，皆为肝气郁结之征。

治护原则：疏肝解郁，理气调经。

代表方：逍遥散加减。常用药物为柴胡、白术、茯苓、当归、白芍、薄荷、煨姜等。

笔记栏

思政元素

体先辈学贯中西,树自信传承创新

张锡纯(1860—1933年),字寿甫,河北省盐山县人,中西医汇通学派的代表人物之一,近现代中国中医学界的医学泰斗。

《医学衷中参西录》是张锡纯毕生临床经验的总结,其中月经病治疗方面疗效显著,特色鲜明。张锡纯认为月经失调多与情志致病有关。因"妇女性多忧思,以致脏腑、经络多有郁结闭塞之处,阻遏阳气不能外达",女性以血为本,气行则血行,气郁则血必瘀,血行凝涩,阻滞冲任,致月经不调,可见证候无常、寒热往来等表现。张锡纯善用香附、柴胡等疏肝解郁,调达气机,并重视患者的情志调护。

《医学衷中参西录》中关于月经病的治法、立法、选药均独具特色,具有很高的临床价值。更可贵之处在于,清代中西医汇通时期,张锡纯学贯中西,开宗立派,面对纷纷扰扰的中西之争,提出"中西医理相通,医界不宜做意气之争"的观点,在《医学衷中参西录》就设有专门的西药篇,真正做到以患者为重,以临床为要,衷中参西,融会贯通。

张锡纯能够摒弃门户之见,攫取中西之长,传承创新并重,最终成为一代大师,为大众谋健康。

4. 血热

(1) 阳盛血热

证候表现:经期提前,量多,色紫红,质稠,面色红赤,心胸烦闷,渴喜冷饮,大便燥结,小便短赤。舌红,苔黄,脉滑数。

证候分析:阳热炽盛,热扰冲任,经血妄行,故月经提前,经量增多;血为热灼,故经色紫红,质稠;热邪扰心,则心胸烦闷;热甚伤津,则口渴喜冷饮;大便燥结,小便短赤,面色红赤,舌红,苔黄,脉滑数,均为热实于里之征。

治护原则:清热降火,凉血调经。

代表方:清经散加减。常用药物牡丹皮、地骨皮、白芍、熟地黄、青蒿、黄柏、茯苓等。

(2) 阴虚血热

证候表现:经期提前,量少或正常,色红质稠,颧赤唇红,盗汗,五心烦热,咽干口燥。舌红,苔少,脉细数。

证候分析:阴虚则热,热扰冲任,则见月经提前;阴虚血少,冲任不足,故见月经量少;虚热灼血,故经色红,质稠;虚热上浮,则颧赤唇红;盗汗,五心烦热,咽干口燥,舌红,苔少,脉细数,均为虚热内扰之征。

治护原则:滋阴清热,凉血调经。

代表方:两地汤加减。常用药物为生地黄、地骨皮、玄参、麦冬、阿胶、白芍等。

5. 血寒

(1) 实寒

证候表现:经期错后,量少,经色黯有块,小腹冷痛拒按,得热痛减,畏寒肢冷。舌黯,苔白,脉沉紧或沉迟。

证候分析:感受寒邪,血为寒凝,经血运行不畅,则经行延迟;寒凝冲任,经血色黯有块;寒邪阻于冲任胞宫,不通则痛,故小腹冷痛拒按,得热痛减;寒邪内阻,阳不外达,则畏寒肢冷;舌黯,苔白,脉沉紧或沉迟,均为里寒内盛之征。

治护原则:温经扶阳,散寒调经。

代表方:温经汤加减。常用药物为人参、当归、川芎、白芍、桂心、莪术、牡丹皮、甘草、牛膝等。

(2) 虚寒

证候表现:经期错后,量少,或色淡质稀,小腹隐痛,喜温喜按,腰酸无力,小便清长。舌淡,苔白,脉沉迟无力。

证候分析:阳气不足,阴寒内盛,不能温养脏腑,气血生化不足,气虚血少,冲任不充,血海满溢延迟,故月经推迟而少;阳虚血失温煦,故经色淡红,质稀;阳虚不能温煦子宫,故小腹隐痛,喜温喜按;阳虚肾气不足,腰府失养,故腰酸无力;气化不足,则小便清长;舌淡,苔白,脉沉迟无力,为虚寒之征。

治护原则:温经扶阳,散寒调经。

代表方:温经汤加减。常用药物为当归、吴茱萸、桂枝、白芍、川芎、生姜、牡丹皮、法半夏、麦冬、人参、阿胶、甘草等。

(三) 施护措施

1. 病情观察　观察患者月经的期、量、质、色及伴随症状;观察患者的面色、神情、汗出、二便、舌苔和脉象等;若伴有腰酸腿软、头晕耳鸣,多为肾气亏虚;若伴有面色萎黄、神疲肢倦、气短懒言、纳少便溏,多为脾气亏虚;若伴有乳房少腹胀痛、精神抑郁、胸闷不舒,多为肝气郁结;若伴有面色红赤、心胸烦闷、渴喜冷饮、大便燥结、小便短赤,多为阳盛血热;若伴有颧赤唇红、盗汗、五心烦热,多为阴虚血热;若伴有小腹冷痛拒按、得热痛减、畏寒肢冷,多为实寒;若伴有小腹隐痛、喜热喜按、腰酸无力,多为虚寒;经量多时重点观察患者的颜面、唇甲色泽和有无活动后心悸情况,及时发现并纠正贫血;若出现面色苍白、汗出、肢冷、血压下降等大出血症状,应及时报告医生,并做好抢救的准备工作。

2. 生活起居护理　居室环境保持整洁、舒适、安静、空气新鲜。顺应四时,起居有常,注意劳逸结合。经期严禁游泳、盆浴、阴道用药及阴道检查,每日清洁会阴,勤换内裤及经垫。肾气亏虚者,注意房事有节,避免过度耗伤肾气;脾气亏虚者,注意居住环境宜干爽,阳光充足,不可久居湿地;血热者,病室宜偏凉,保持环境安静,注意通风;血寒者,病室宜偏暖,注意保暖,避免经期冒雨涉水;月经量多者坐卧起立时,动作宜缓慢,以防眩晕跌仆。

3. 饮食护理

(1) 一般护理:以清淡、易消化、富营养为原则。忌食辛辣、油腻、生冷之品,尽量避免饮用酒、浓茶和咖啡。

(2) 辨证施食:肾气亏虚者宜食益肾固冲之品,如核桃、猪腰、桑椹、黑芝麻、黑米、海参等,药膳可选核桃芝麻糊、肉苁蓉羊肉粥等;脾气亏虚者宜食健脾益气之品,如党参、莲子、芡实、怀山药、黄芪等,药膳可选用参芪粥、山药粥等,尽量少食寒凉生冷之品,以免损伤脾阳;肝气郁结者宜食疏肝理气之品,如山楂、柑橘、佛手等,药膳可选玫瑰花汤、月季花茶、金橘饼等,忌食南瓜、土豆、红薯等容易壅阻气机的食物;阳盛血热者宜食清热凉血之品,如绿豆、雪梨、西瓜、冬瓜、荷叶、甘蔗等,药膳可选绿豆粥、五汁饮等;阴虚血热者宜食滋阴凉血之品,如枸杞子、百合、麦冬、沙参等,药膳可选麦门冬粥、百合莲子粥等;实寒者宜食助阳温通之品,如韭菜、羊肉、狗肉等,亦可用八角、茴香、花椒、肉桂、姜等温阳散寒之品作为配料,药膳可选生姜红糖饮、高良姜粥等。

4. 情志护理　本病的发生与情志因素有密切的关系,要多与患者交流,了解其生活起居、饮食、性生活史、经孕产史等情况,与家属共同做好患者的情志护理。对于月经出血量大者,应安慰患者,减少不良情绪的刺激,指导配合治疗。

笔记栏

5. 用药护理　指导患者遵医嘱准确给药，注意用药方法和注意事项，密切观察用药后的效果和反应。虚证服用滋补药宜久煎，饭前空腹温服；血热者汤剂宜温服；血寒者汤药宜热服；气虚不摄者，要注意行经 1~3 日内不宜服用固涩止血之品，以免止血留瘀。

6. 中医护理技术的运用　月经失调可选择药熨。肾气亏虚者，用续断、牛膝、杜仲、熟地黄、当归、菟丝子等药熨肾俞、命门、神阙、气海、关元等穴；脾气亏虚者，用白术、当归、扁豆、黄芪等药熨脾俞、胃俞、神阙、气海、关元等穴；肝气郁结伴情志失和者，可取疏肝解郁三穴：肩井、期门、日月穴，进行拔罐；阳盛血热者，可用大椎穴刺络拔罐；实寒内盛者用菟丝子、肉桂、附子、青盐等药熨肾俞、命门、腰阳关等穴。

（四）健康教育

1. 起居有常，注意休息。经期可正常工作与劳动，但应避免过劳和涉水淋雨。

2. 做好经期卫生保健，经期严禁游泳、盆浴、阴道用药及阴道检查。

3. 对已婚妇女应做好计划生育宣教工作，指导患者使用合适有效的节育措施，减少人流以免损伤宫腔，节制房事，防止房劳伤肾。

4. 保持心情舒畅，心境安和，避免七情过度，利于疾病的好转和康复。

第二节　痛　　经

12章02节PPT

PPT 课件

痛经是指妇女正值经期或行经前后，出现周期性小腹疼痛，或痛引腰骶，甚则剧痛昏厥的一种病证，亦称“经行腹痛”。若经前或经期仅感小腹或腰部轻微胀痛不适，不影响日常工作和生活者，则属经期常见生理现象，不作病论。

西医学将痛经分为原发性和继发性 2 种。原发性痛经多指生殖器官无器质性病变者，又称功能性痛经，多见于年轻未产女性；继发性痛经指盆腔器质性病变所致的痛经，如子宫内膜异位症、子宫腺肌病、盆腔炎或宫颈狭窄等，多见于育龄期女性。两者均可参照本节辨证施护。

知识链接

历史沿革

痛经的记载最早见于《金匮要略·妇人杂病脉证并治》：“带下，经水不利，少腹满痛，经一月再见者，土瓜根散主之。”

《诸病源候论》首立“月水来腹痛候”，认为“妇人月水来腹痛者，由劳伤血气，以至体虚，受风冷之气，客于胞络，损伤冲任之脉”，指出痛经的病因病机。

《景岳全书·妇人规·经期腹痛》曰：“经行腹痛，证有虚实……然实痛者，多痛于未行之前，经通而痛自减。虚痛者，于既行之后，血去而痛未止，或血去而痛益甚。大都可按可揉者为虚，拒按拒揉者为实。”明确指出痛经有虚实之分。

一、病因病机

1. 气滞血瘀　素多抑郁，或恚怒伤肝，肝气郁结，气滞血瘀，瘀阻胞宫、冲任。经前或经期气血下注冲任，或复伤于情志，胞宫气血更加壅滞，“不通则痛”，发为痛经。

笔记栏

2. 寒凝血瘀　经期产后感受寒邪、湿邪，或过食寒凉生冷，寒邪内侵，客于冲任、胞宫，以致气血凝滞。经前、经期气血下注冲任，胞宫气血更加壅滞不畅，“不通则痛”，发为痛经。

3. 阳虚内寒　素体阳虚，阴寒内盛，冲任、胞宫失于温煦，经期气血下注冲任，机体阳气益虚，寒凝血脉，冲任阻滞，“不通则痛”，发为痛经。

4. 湿热瘀阻　素体湿热内蕴，或经期、产后摄生不慎，感受湿热之邪，湿热与血相搏，流注冲任，蕴结胞中，气血失畅。经前、经期气血下注冲任，胞宫气血壅滞更甚，“不通则痛”，发为痛经。

5. 气血虚弱　脾胃素弱，气血乏源，或大病久病，或失血过多，气血俱虚，冲任气虚血少，经期、经后气血更加空虚，冲任、胞宫失于濡养，“不荣则痛”，而致痛经。

6. 肝肾虚损　先天禀赋不足，或房劳多产，损及肝肾，精亏血少，经期、经后精血更虚，冲任不足，胞宫失养，“不荣则痛”，而致痛经。

ER-12-2

痛经病因病机示意图

痛经病位在冲任、胞宫，与脾、肝、肾三脏密切相关，变化在气血，表现为痛证。主要病机为冲任、胞宫气血阻滞，“不通则痛”；或冲任胞宫失养，“不荣则痛”。痛经经过治疗护理大多可以痊愈，预后良好。若久治不愈，寒湿凝聚，损伤阳气，可发展为阳虚夹瘀，瘀血阻滞胞中，形成癥瘕或不孕。

二、诊断与鉴别诊断

（一）诊断依据

1. 下腹疼痛，常伴随月经周期规律性发作，多发生于行经第1~2日，可呈阵发性痉挛或胀痛下坠感，疼痛可引及全腹或腰骶部，或外阴、肛门坠胀，严重者可出现面色苍白、出冷汗、手足发凉，甚至晕厥。疼痛程度虽有轻有重，但一般无腹肌紧张或反跳痛。偶有经行腹痛延续至经净，或在经将净时发生。

2. 多有痛经史，可伴不孕、盆腔炎性疾病、宫腔手术等。

3. 相关检查　妇科超声检查、腹腔镜、宫腔镜检查等有助于明确痛经原因。

（二）鉴别诊断

1. 痛经与异位妊娠　异位妊娠的腹痛多有停经史和早孕反应，妊娠试验阳性，盆腔B超检查常可见子宫腔以外有孕囊或包块存在，后穹隆穿刺或可穿出不凝血。痛经的小腹疼痛伴随月经周期规律性发生，无妊娠征象。

2. 痛经与肠痈　肠痈的腹痛为转移性右下腹疼痛，多伴有发热，白细胞增高。痛经的腹痛多为下腹疼痛，发生在经期或行经前后，且伴随月经周期规律性发生，无发热及白细胞增高的表现。

三、辨证施护

（一）辨证要点

1. 辨虚实　根据痛经发生的时间、性质、部位及程度辨虚实。临床实证居多，虚证少，亦有虚实夹杂者。一般来说，痛在经前、行经之初、中期者多属实证，痛在月经将净或经后多属虚证。掣痛、绞痛、灼痛、刺痛，拒按，属实证；隐痛、坠痛，喜揉喜按，属虚证。

2. 辨寒热　根据痛经的性质及程度辨寒热。绞痛、冷痛，遇寒加重，得热痛减者为寒证；灼痛，得热痛甚者为热证。

3. 辨病位　根据痛经发生的部位及伴随症状辨病位。痛在少腹，兼有乳房胀痛者，病多在肝；痛连腰骶，伴头晕耳鸣者病多在肾。

(二) 证候分型

1. 气滞血瘀

证候表现:经前或经期,小腹胀痛拒按,或经量少,或经行不畅,经色紫黯有块,血块排出后痛减,经净疼痛消失,乳房胀痛,胸闷不舒。舌质紫黯或有瘀点,脉弦。

证候分析:肝失条达,气滞血瘀,瘀阻胞宫、冲任,加之经前、行经前期气实血盛,胞宫气血更加壅滞,经血排出受阻,不通则痛,故经前或经期小腹胀痛、拒按,或经量少,或经行不畅,经血色紫黯有块;血块排出,瘀滞减轻,气血暂通,故疼痛缓解,经后疼痛自消;肝郁气滞,则乳房胀痛,胸闷不舒;舌紫黯有瘀点,脉弦,均为气滞血瘀之征。

治护原则:理气行滞,化瘀止痛。

代表方:膈下逐瘀汤加减。常用药物为当归、川芎、赤芍、桃仁、红花、枳壳、延胡索、五灵脂、牡丹皮、乌药、香附、甘草等。

2. 寒凝血瘀

证候表现:经前或经期小腹冷痛,得热痛减,经量少,经色黯黑或有血块,形寒肢冷,小便清长。舌淡紫,苔白腻,脉沉紧。

证候分析:寒邪客于冲任、子宫,与经血相搏结,经前冲任气血壅盛,经血运行不畅,故于经前数日或经期小腹冷痛;血为寒凝,故经色黯红有块;得热则凝滞稍减,故疼痛减缓;寒邪凝闭阳气,则形寒肢冷,小便清长;舌淡紫,苔白腻,脉沉紧,均为寒凝血瘀之征。

治护原则:温经散寒,祛瘀止痛。

代表方:少腹逐瘀汤加减。常用药物为小茴香、干姜、延胡索、没药、当归、川芎、肉桂、赤芍、蒲黄、五灵脂等。

3. 阳虚内寒

证候表现:经期或经后小腹冷痛,喜按,得热则舒,经量少,经色黯淡,腰膝酸软,小便清长。舌质淡胖,苔白润,脉沉细。

证候分析:肾为冲任之本,胞脉系于肾而络于胞中,肾阳虚弱,虚寒内生,冲任、胞宫失去温煦,血为寒凝,胞脉气血运行不畅,故经期或经后小腹冷痛,喜按,经量少色黯淡;寒得热化,故得热痛减;肾阳不足,则腰膝酸软,小便清长;舌淡胖,苔白润,脉沉细,均为阳虚内寒之征。

治护原则:温经扶阳,暖宫止痛。

代表方:温经汤加减。常用药物为当吴茱萸、人参、当归、川芎、芍药、生姜、麦冬、半夏、牡丹皮、阿胶、甘草、桂枝等。

4. 湿热瘀阻

证候表现:经前或经期小腹疼痛或胀痛不适,有灼热感,或痛连腰骶,或平时小腹疼痛,经前加剧;经期长,经血量多,色黯红,质稠有块或夹较多黏液;平素带下量多,色黄,质稠,有臭味;或伴有低热起伏,小便黄赤。舌紫红,苔黄腻,脉滑数或涩。

证候分析:湿热之邪盘踞冲任、胞宫,气血失畅,经前血海气血充盈,湿热与血热互结,壅滞不通,故小腹灼热胀痛,痛连腰骶;湿热扰血,故经期长,经血量多,色黯红,质稠有块或夹较多黏液;湿热缠绵,壅遏下焦,累及任带,则带下量多色黄,质稠,有臭味;湿热缠绵,故伴低热起伏;小便黄赤,舌紫红,苔黄腻,脉滑数或涩,为湿热瘀阻之征。

治护原则:清热除湿,化瘀止痛。

代表方:清热调血汤加减。常用药物为牡丹皮、黄连、生地黄、当归、白芍、川芎、红花、桃仁、延胡索、莪术、香附、车前子、薏苡仁、败酱草等。

5. 气血虚弱

证候表现:经期或经后小腹隐痛,喜按,或小腹空坠,月经量少,色淡,质清稀,面色萎黄

笔记栏

无华，神疲乏力，头晕心悸。舌质淡，苔薄白，脉细弱。

证候分析：气血不足，冲任亦虚，经行之后，血海更虚，冲任、胞宫失于濡养，故经期或经后小腹隐痛而喜按；气虚下陷，则小腹空坠；气血亏虚，经血不荣，则经量少而色淡质清稀；气血亏虚，不能上荣头面，心神失养，则面色萎黄无华，头晕心悸；气血虚弱，脾阳不振，则神疲乏力；舌淡，苔薄白，脉细弱，皆为气血两虚之征。

治护原则：益气补血，调经止痛。

代表方：圣愈汤加减。常用药物为人参、黄芪、当归、川芎、熟地黄、白芍等。

6. 肝肾虚损

证候表现：经期或经后小腹绵绵作痛，经量少，色黯淡，质稀薄，腰部酸软，头晕耳鸣。舌淡红，苔薄，脉沉细。

证候分析：肝肾虚损，冲任俱虚，经行之后，血海更虚，胞宫更失濡养，故经期或经后小腹疼痛绵绵，经量少，色黯淡，质稀薄；腰为肾之外府，肾开窍于耳，肾虚则腰酸耳鸣；肾虚则脑失所养，故头晕；舌淡红，苔薄，脉沉细，均为肝肾虚损之征。

治护原则：益肾养肝，缓急止痛。

代表方：调肝汤加减。常用药物为当归、白芍、山茱萸、巴戟天、阿胶、山药、甘草等。

（三）施护措施

1. 病情观察　观察痛经发生的时间、程度、性质、部位、持续时间及伴随症状；观察月经的期、量、色、质，及面色、汗出、血压、脉象、舌象等情况；若小腹、乳房胀痛，伴有胸闷不舒，多为气滞血瘀；若小腹冷痛，得热痛减，多为寒凝血瘀；若小腹冷痛喜按，得热则舒，伴腰膝酸软、小便清长，多为阳虚内寒；若小腹疼痛有灼热感，伴平素带下量多、色黄、质稠，多为湿热瘀阻；若小腹隐痛喜揉按，伴面色萎黄、神疲乏力、头晕心悸，多为气血虚弱；若小腹绵绵作痛，伴腰部酸软、头晕耳鸣，多为肝肾虚损；若患者出现面色苍白，出冷汗，手足不温，甚至晕厥等症状时，要及时向医生汇报，并积极配合急救。

2. 生活起居护理　居住环境保持整洁、舒适、安静，空气新鲜；生活有节，作息有序，保证充足睡眠，避免剧烈运动，疼痛剧烈时应卧床休息；寒凝血瘀者，注意防寒保暖，避免冒雨涉水，防外邪侵袭诱发或加重病情；湿热瘀阻者，忌冒雨涉水，坐卧湿地等；肝肾虚损者，注意节制房事，避免过度耗损肾气肾精；痛经严重伴晕厥时，立即予平卧位，吸氧，氧流量为2~4L/min，及时向医生汇报并积极处理。

3. 饮食护理

(1) 一般护理：以清淡、易消化、富营养为原则，忌生冷、肥甘厚腻、辛辣炙煿之品，尽量避免饮酒、浓茶或咖啡等刺激性饮品。

(2) 辨证施食：气滞血瘀者宜多选用疏肝理气的食物，如萝卜、玫瑰花、佛手等，经期可服用玫瑰花粥、砂仁粥、山楂红糖饮等行气止痛之品；寒凝血瘀者宜适当进食温经散寒之品，如韭菜、刀豆、羊肉、狗肉、鹿肉等，经期可食用桂枝大枣山楂饮、生姜红糖水、煎艾叶汤或黄酒等散寒止痛，忌食绿豆、冰淇淋等寒凉食物；湿热瘀阻者宜多食用清热除湿之品，如绿豆、薏苡仁、冬瓜等；气血虚弱者宜多食用补血益气之品，如龙眼肉、红枣、红豆、桂圆等，药膳可选择人参大枣茶、红枣莲子汤、糯米阿胶粥、乌鸡汤等，若脾胃运化功能欠佳者，不宜过用滋腻之品；肝肾虚损者宜多食用补益肝肾之品，如核桃、桑椹、黑芝麻、黑米、猪腰等。

4. 情志护理　痛经常因情志所伤诱发，患者情志不畅，气滞血瘀，又可加剧痛经。因此，在经前期和经期应调摄情志，鼓励患者多参加户外活动，保持心情舒畅，避免紧张、恐惧等不良情绪，必要时进行心理疏导和放松疗法，有助于减轻焦虑、抑郁及痛经的程度。

5. 用药护理　指导患者注意服药方法和注意事项，口服止痛药时，注意观察有无恶心

笔记栏

呕吐等不适；气滞血瘀者服用理气类中药多为芳香之品，故汤剂不宜久煎；寒凝血瘀、阳虚内寒者中药汤剂宜温服，可用鲜姜水送服；气血虚弱、肝肾虚损者，服用补益类中药宜文火久煎，饭前空腹热服。

6. 中医护理技术的运用　痛经可在行经前进行耳穴埋籽，取子宫、卵巢、下焦、内分泌等穴，气滞血瘀者加肝、皮质下、交感穴，寒凝血瘀者加肝、脾穴，阳虚内寒者加肾穴，湿热瘀阻者加三焦穴，气血虚弱者加脾、胃、小肠穴，肝肾虚损者加肝、肾穴；疼痛发作时，可选子宫、内分泌、交感、肾等穴进行耳穴埋籽迅速止痛，亦可取止痛三穴：至阳、合谷和太冲穴，进行穴位按摩。

（四）健康教育

1. 注重经期、产后摄生保健，勿经期游泳、涉水，避免受寒和过劳。
2. 做好经期卫生保健，注意经期卫生。
3. 做好患者的心理疏导工作，让患者了解诱发痛经和加重痛经症状的因素，帮助患者消除恐惧、焦虑情绪，以畅达气机，保证情绪稳定。
4. 加强饮食调护，经期尤要注意避免过食生冷、寒凉之品，以防伤脾碍胃，寒从内生。

第三节　崩　　漏

12章03节PPT

PPT 课件

崩漏是指经血非时而下，或量多如注，或淋漓不净，是一种月经周期、经期、经量严重紊乱的月经病。前者称“经崩”或“崩中”，后者称“经漏”或“漏下”。两者虽出血状况不同，但其在疾病发生过程中可以互相转化，如崩证日久，气血耗伤，渐成漏下；久漏不止，病势日进，可转成崩证，所以临床上常崩漏并称。

西医学中的功能失调性子宫出血的无排卵型疾病，可参照本病辨证施护。

知识链接

历史沿革

“崩”的记载首见于《素问·阴阳别论》：“阴虚阳搏谓之崩”。

“漏下”首见于《金匮要略·妇人妊娠病脉证并治》：“妇人有漏下者，有半产后因续下血都不绝者，有妊娠下血者。”

《景岳全书·妇人规·崩淋经漏不止》：“崩漏不止，经乱之甚者也。”将崩漏归于月经病范围。

《女科证治约旨》：“崩中者，势急症危，漏下者，势缓症重，其实皆属危重之候。”明确指出崩漏为妇科重症、疑难症。

一、病因病机

1. 肾虚　或先天禀赋不足，天癸初至，肾气稚弱，冲任未盛；或绝经期肾气渐衰，天癸将竭之际，肾失固藏，冲任不固；或因房劳多产伤肾，损伤冲任；或素体肾阴亏虚，阴虚失守，虚火内生，扰动冲任血海，迫血妄行，乃成崩漏。

2. 脾虚　素体脾虚，或忧思过度，或饮食不节，或劳倦过度，损伤脾气，脾气亏虚，统摄

笔记栏

无权，冲任失固，不能约制经血，而成崩漏。

3. 血热　素体阴虚，或久病失血伤阴，阴虚内热；或素体阳盛，肝火易动；或素性抑郁，郁久化火；或感受热邪，或过服辛辣助阳之品，热扰冲任，迫血妄行，而成崩漏。

4. 血瘀　情志不畅，肝气郁结，气滞血瘀；或经期、产后余血未净，又感寒、热邪气，寒凝、热灼而致血瘀，瘀阻冲任胞宫，瘀血不去，新血难安，发为崩漏。

ER-12-3

崩漏病因病机示意图

崩漏的病位主要在冲任、胞宫，与肾、肝、脾密切相关。病理因素为虚、瘀、热，三者可单独或复合成因为病，又互为因果。基本病机为冲任损伤，不能制约经血。崩漏一经诊断，预后与生理发育时期有密切关系。青春期崩漏随着发育渐渐成熟，最终可建立正常月经周期；大部分生育期崩漏患者经过治疗可恢复或建立正常月经周期，亦有少数患者，可伴发不孕症；更年期崩漏疗程相对较短，治疗后可缓解，少数患者需手术治疗或促使其绝经以防复发，并注意排除恶性病变；大量出血可危及生命。

二、诊断与鉴别诊断

（一）诊断依据

1. 月经周期、经期以及经量发生严重紊乱。月经来潮无周期规律，出血量多如山崩之状，或量少淋漓不止。常继发贫血，甚至失血性休克。

2. 多有月经先期、先后不定期、经期延长、月经过多等病史。

3. 相关检查　通过B超检查、血液检查、卵巢功能及激素测定等明确诊断。

（二）鉴别诊断

1. 崩漏与月经先期、月经先后无定期、经期延长、月经过多　均是以月经周期、经期或经量的改变为主要症状的月经病。其中，月经先期和月经先后无定期是月经周期异常，而经期和经量基本正常；经期延长是行经持续时间延长，但月经周期、经量基本正常；月经过多是周期和经期正常，而经量异常，多于平时。崩漏则完全没有规律性，月经周期、经期以及经量均发生严重紊乱。

2. 漏下与经间期出血　经间期出血为非经期出血，常发生在2次月经中间，出血量少，持续2~5日，多能自动停止。经间期出血与月经出血往往形成一次少、一次多有规律的交替发生，而崩漏的出血周期、经期和经量完全无规律可循。

3. 崩漏与胎漏、异位妊娠　胎漏、异位妊娠与崩漏的出血都是在停经一段时间以后发生的。胎漏、异位妊娠者有早孕反应，妊娠试验阳性，盆腔B超检查可见宫腔内或宫腔外有孕囊、胚芽或胎心。异位妊娠常有停经后的一侧少腹疼痛病史，当输卵管妊娠破裂有盆腔出血时，后穹隆穿刺可见不凝血。而崩漏则无上述妊娠征象。

4. 崩漏与外阴、阴道外伤出血　外阴、阴道外伤出血一般有外阴、阴道创伤史，或粗暴性行为史，阴道出血色鲜红，呈活动性，检查可见外阴或阴道破裂出血，可与崩漏相鉴别。

5. 崩漏与癥瘕出血　癥瘕发生的非时阴道下血酷似崩漏，妇科检查、阴道镜、宫颈细胞涂片或宫颈组织病理学检查、宫腔镜、子宫内膜病理学检查等对鉴别诊断有意义。

三、辨证施护

（一）辨证要点

1. 辨寒热虚实　根据阴道出血的期、量、色、质以辨寒热虚实。崩漏虚证多而实证少，热证多而寒证少。一般来说，久崩多虚，久漏多瘀。若经血非时暴下，量多势急，色淡质稀，多为气虚；暴下不止或淋漓不净，血色深红或紫红，质稠，多属实热；若淋漓不止，色鲜红质稠，多属虚热；若时来时止，时闭时崩，色黯有块，多属血瘀。

2. 辨脏腑　崩漏辨证还可参考不同的年龄阶段，辨明病变脏腑。如青春前期及青春期多属肾气不足，育龄期多属肝郁血热，更年期多属肝肾亏损或脾气虚弱。

（二）证候分型

1. 肾阳虚

证候表现：经乱无期，出血量多，势急如崩，或淋漓日久不净，色淡红，质清稀，畏寒肢冷，面色晦暗，腰腿酸软，小便清长。舌淡，苔薄白，脉沉细。

证候分析：肾阳虚弱，肾气不足，封藏失司，冲任不固，不能制约经血，故经乱无期，出血量多，势急如崩，或淋漓不止；阳虚火衰，经血失煦，故色淡质稀；腰为肾府，肾阳虚弱不能温煦，则腰膝酸软；阳虚火衰，则畏寒肢冷；肾阳虚弱，膀胱气化不利，则小便清长；舌质淡，苔薄白，脉沉细，均为肾阳虚之征。

治护原则：温肾助阳，固冲止血。

代表方：右归丸加减。常用药物为制附子、肉桂、熟地黄、山药、山茱萸、枸杞子、菟丝子、鹿角胶、当归、杜仲等。

2. 肾阴虚

证候表现：经血非时而下，出血淋漓累月不止，或量多，色鲜红，质稠，头晕耳鸣，腰膝酸软，五心烦热，颧赤唇红。舌红，苔少，脉细数。

证候分析：肾阴亏虚，阴虚阳搏，虚火内炽，扰动血海，故经乱无期，淋漓不止或暴漏下血；阴虚生内热，热灼阴血，则血色鲜红，质稠；肾阴不足，不能上荣于脑，故头晕耳鸣；阴精亏虚，外府不荣，则腰腿酸软；肾水不足，虚热内生，虚火扰心，则五心烦热，颧赤唇红；舌红，苔少，脉细数，均为肾阴亏虚之征。

治护原则：滋肾益阴，固冲止血。

代表方：左归丸加减。常用药物为熟地黄、山药、枸杞子、山茱萸、川牛膝、菟丝子、鹿角胶、龟甲胶等。

3. 脾虚

证候表现：经血非时而下，量多如崩，继而淋漓不断，色淡，质稀，神疲体倦，气短懒言，不思饮食，四肢不温，或面浮肢肿，面色白或萎黄。舌淡胖，苔薄白，脉沉弱。

证候分析：脾虚气陷，统摄无权，故忽然暴下，或日久不止，而成崩漏；气虚火不足，故血色淡而质稀；中气不足，清阳不升，则神疲体倦，气短懒言；脾阳不振，运化无力，则不思饮食；脾主四肢，脾阳失煦，则四肢不温；脾虚水湿不运，泛溢肌肤，则面浮肢肿；舌淡胖，苔薄白，脉沉弱，均为脾虚阳气不足之征。

治护原则：补气升阳，固冲止血。

代表方：固本止崩汤加减。常用药物为人参、黄芪、白术、熟地黄、当归、黑姜等。

4. 血热

(1) 实热

证候表现：经血非时而下，量多如崩或淋漓不净，色深红或鲜红，质黏稠，或有血块，口渴烦热，唇红目赤，小便黄，大便干结。舌红，苔黄，脉滑数。

证候分析：阳盛血热，实热内蕴，热扰冲任，血海不宁，迫血妄行，故经血崩下或淋漓不净；血热则色深红或鲜红；热灼阴津，则质稠，或有血块；热扰心神则烦热；实热伤津，故口渴，小便黄，大便干结；舌质红，苔黄，脉滑数，均是实热之征。

治护原则：清热凉血，固冲止血。

代表方：清热固经汤加减。常用药物为黄芩、焦栀子、生地黄、地骨皮、地榆、阿胶、生藕节、陈棕炭、炙龟甲、牡蛎粉、甘草等。

(2) 虚热

证候表现:经血非时而下,量少淋漓不净,色鲜红,质稠,心烦潮热,小便黄,大便干结。舌红,苔薄黄,脉细数。

证候分析:阴虚生热,热扰冲任,血海不宁,迫血妄行,故经血非时而下,量少淋漓;阴虚血热,则血色鲜红;热灼阴津,则质稠;虚热内生,上扰心神,则心烦潮热;热灼阴津,阴虚津少,则小便黄,大便干结;舌质红,苔薄黄,脉细数,均是虚热之征。

治护原则:养阴清热,固冲止血。

代表方:上下相资汤加减。常用药物为人参、沙参、玄参、麦冬、玉竹、五味子、熟地黄、山萸肉、车前子、牛膝等。

5. 血瘀

证候表现:经血非时而下,时来时止,或淋漓不净,色紫黯有块,小腹坠胀。舌质紫黯,脉涩或弦细。

证候分析:冲任瘀滞,旧血不去,新血不生,旧血蓄极而满,离经之血不循常道,故经乱无期,时来时止;内有瘀血,则血色紫黯有块;瘀阻冲任、胞宫,气血不畅,则小腹坠胀;舌紫黯,脉涩或弦细,均为瘀滞之征。

治护原则:活血化瘀,固冲止血。

代表方:逐瘀止血汤加减。常用药物为生地黄、大黄、赤芍、牡丹皮、当归尾、枳壳、桃仁、龟甲等。

(三) 施护措施

1. 病情观察 密切观察患者月经期、量、色、质及伴随症状等;观察患者的生命体征、神志、面色、汗出、二便、舌苔、脉象等情况;若伴有畏寒肢冷、面色晦暗、腰腿酸软、小便清长,多为肾阳虚;若伴有头晕耳鸣、腰膝酸软、五心烦热、颧赤唇红,多为肾阴虚;若伴有神疲体倦、气短懒言、不思饮食、四肢不温、面色淡黄,多为脾虚;若伴有口渴烦热、唇红目赤、小便黄、大便干结,多为血热;若伴有经血紫黯有块、小腹坠胀,多为血瘀;若出现大出血,患者面色苍白,冷汗频出,四肢厥冷,神志不清时,为血竭气脱的危重证候,必须及时报告医生,并配合医生进行处理。

2. 生活起居护理 保持病室整洁、舒适、安静、空气新鲜,减少声音刺激;生活有节,出血期间应卧床休息,避免过度劳体劳神;注意经期卫生,嘱患者每日清洁会阴,勤换内裤及经垫,严禁游泳、盆浴、阴道用药及阴道检查;肾阴、肾阳虚者非出血期间,尤要注意节制房事,避免过度耗损肾气肾精;脾虚者,要避免劳累耗气,以免加重病情;血热者,室温宜偏低,空气湿润,注意通风;血瘀者,病室宜温暖,避免寒邪侵袭,以加重血瘀之证。

3. 饮食护理

(1) 一般护理:饮食以清淡、富营养、易消化为原则。因患者失血量多,气随血失,故可多食补益气血的食物,如莲藕、猪肝、红枣、龙眼肉等。忌辛辣、油腻、刺激之品。

(2) 辨证施食:肾阳虚者宜食补肾助阳之品,如核桃、韭菜、刀豆、羊肉、鹿肉等,止血后,可多食当归生姜羊肉汤、鹿茸炖鸡、杜仲焖狗肉等温肾补虚之品,因血得热则行,故在血出过多时不宜过食辛温大热之品;肾阴虚者宜食用滋肾益阴之品,如怀山药、黑芝麻、鱼胶、猪腰等,如有阴虚内热症状,可适当饮用生地黄汁、甘蔗汁等滋阴清热之品;脾虚者饮食宜食用补脾益气之品,如芡实、怀山药、黄芪、龙眼肉等,平时可适当炖服红枣煮瘦肉汤、鸡汤等,冬日可多食生姜羊肉汤以温运脾胃之阳,尽量少食寒凉生冷之品,以免损伤脾阳;血热者宜食用清热凉血之品,如绿豆粥、甘蔗汁、藕汁、鲜墨旱莲汁等;血瘀者,宜用橘皮、佛手、玫瑰泡茶以舒郁理气,或山楂红糖饮、桃仁炖墨鱼、三七藕蛋羹等以活血化瘀,忌食壅阻气机之品。

4. 情志护理 崩漏属妇科疑难急重病，一般病程较长，患者容易出现心情低落，对治疗信心不足，故应做好疾病解释工作，向其介绍本病的转归、预后情况和成功的病例，以增强战胜疾病的信心。根据患者的年龄、生育情况、性格等，选择合适的交流方式和沟通技巧，及时与患者及家属沟通，关心体贴患者，使其密切配合治疗。

5. 用药护理 指导患者正确用药，注意观察药物的不良反应，尤要注意观察患者用药后的经血情况，若血不止或量反多，要及时报告医生，并配合处理；采用中药周期疗法者，一般需要连续治疗 3~6 个周期，应严格遵医嘱坚持服药，密切观察卵泡发育、成熟与排卵情况；血热者宜饭后偏凉服；血瘀者汤剂宜饭后温服；虚证者以补益气血为主，宜饭前空腹温服，服药期间勿服用辛温香燥之物，以免劫津伤阴。

6. 中医护理技术的运用 崩漏患者可采用艾灸法，取止血三穴：隐白、大敦和三阴交，肾阴虚者加肾俞、太溪穴，肾阳虚者加百会、气海、肾俞、命门穴，脾虚者加脾俞、胃俞、气海、足三里穴，血瘀者加血海、中极、太冲穴，选用艾条灸、艾炷灸和隔物灸皆可；耳穴埋籽多用于出血症状控制或缓解后的巩固治疗，主穴选择子宫、肾上腺和内分泌，肾虚者加肾、肝穴，脾虚者加脾穴，血热者加神门、屏尖穴，血瘀者加耳中、肝穴。

ER-12-4

扩展阅读

（四）健康教育

1. 起居有常，经期注意休息与保暖，避免房劳多产、反复人流，以免损伤肾气。阴道出血持续不净者，应注意外阴部清洁，严禁游泳或性生活，防止并发症；暴崩下血时，应卧床休息，不宜进行剧烈运动。

2. 做好患者的心理疏导工作，指导患者平素注意调节情志，保持良好的心态，学会自我心理调节，避免不良情志刺激。

3. 指导患者注意用药的途径、剂量、时间及注意事项。急则治其标，缓则治其本，故出血期的用药以止血为主，非出血期的用药以固本为主。指导患者坚持治疗，尤其是非出血期的固本调周治疗。

4. 指导患者注意加强饮食调护，不宜过食辛辣，伴贫血者多食补益气血的食物。

第四节 绝经前后诸证

12章04节PPT

PPT 课件

绝经前后诸证是指妇女在绝经前后，伴随月经紊乱或绝经，出现烘热汗出，烦躁易怒，潮热面赤，头晕耳鸣，心悸失眠，腰背酸痛，面浮肢肿，皮肤蚁行样感，情志不宁等与绝经有关的症状，亦称“经断前后诸证”。

本病相当于西医学中的绝经期综合征，包括自然绝经和手术切除双侧卵巢、放射或药物损伤卵巢功能等导致的人工绝经，均可参照本病辨证施护。

知识链接

历史沿革

古代医籍无此病名，散见于“年老血崩”“脏躁”“百合病”等病证。

《金匮要略·妇人杂病脉证并治》曰：“妇人脏躁，喜悲伤欲哭，象如神灵所作，数欠伸，甘麦大枣汤主之。”

又云：“妇人年五十所，病下利数十日不止，暮即发热，少腹里急，腹满，手掌烦热，唇口干燥……当以温经汤主之。”

笔记栏

ER-12-5

绝经前后诸证病因病机示意图

一、病因病机

1. 肾阴虚 七七之年，肾阴不足，天癸渐竭。若素体阴虚，或房劳多产耗伤精血，或久病失血耗伤阴血，复加忧思失眠，营阴暗耗，肾阴更虚，脏腑失养，遂发经断前后诸证。

2. 肾阳虚 七七之年，肾气渐衰，或素体阳虚，或房事不节，损伤肾气，命门火衰，虚寒内生，脏腑失于温煦，遂发经断前后诸证。

3. 肾阴阳俱虚 肾为水火之宅，内藏元阴元阳，病久可致阴损及阳，或阳损及阴，真阴真阳不足，不能濡养、温煦脏腑，遂发经断前后诸证。

绝经前后诸证病位在肾，与心、肝、脾关系密切。肾衰天癸竭是本病的发病基础，肾阴阳失衡是病机之关键。本病多发生于绝经前后，此时女性肾气已衰，天癸渐竭，若失治误治，调护不当或重视不足，易出现情志异常、心悸、胸痹心痛、贫血、骨质疏松等病证。发作次数和时间无规律性，病程长短不一，短者数月，长者可迁延数年以至十数年不等。

二、诊断与鉴别诊断

(一) 诊断依据

1. 发病年龄多在45~55岁；或有手术，或受放射线、化疗，或有其他因素损坏卵巢的病史。

2. 月经不规律是本病出现最早的症状。大致分为：月经周期缩短，经量减少，最后绝经；月经周期不规则、周期和经期延长，经量增多；月经突然停止。

3. 出现雌激素下降有关的症状，如烘热汗出、烦躁易怒、抑郁忧虑、眩晕耳鸣、失眠心悸等。晚期则有阴道干燥灼热，阴痒，尿频急或尿失禁，皮肤瘙痒等。

4. 相关检查 阴道脱落细胞涂片检查显示雌激素水平不同程度地低落，血清卵泡刺激素(follicle-stimulating hormone，FSH)、黄体生成素(luteinizing hormone，LH)水平增高，雌二醇(estradiol，E_2)水平下降，对本病的诊断有参考意义。

(二) 鉴别诊断

绝经前后诸证与妇科癥瘕 妇科癥瘕易引起白带增多，月经增多，经期延长等症状，还常伴下腹胀痛及痉挛性疼痛，腹部或可扪及肿块等症状。通过妇科检查、B超、阴道镜、宫腔镜、宫颈组织和子宫内膜病理学检查可以鉴别。

三、辨证施护

(一) 辨证要点

绝经前后诸证辨证的关键在于辨清阴阳，主要根据全身症状和月经的期、量、色、质及舌脉来辨证。若出现月经周期紊乱，经色鲜红，烘热汗出，五心烦热，或皮肤干燥，瘙痒，口干，大便干结，小便短赤，多为肾阴虚；若月经不调，色淡质稀，畏寒肢冷，小便清长，大便稀溏，多为肾阳虚；若腰背冷痛，寒热错杂，多为病久可致阴损及阳或阳损及阴，可辨为肾阴阳两虚。

(二) 证候分型

1. 肾阴虚

证候表现：经断前后，月经周期紊乱，量少或多，或崩或漏，经色鲜红，头晕耳鸣，烘热汗出，五心烦热，或失眠多梦，腰酸腿软，口燥咽干，或皮肤瘙痒。舌红，苔少，脉细数。

证候分析：肾阴亏虚，冲任失调，血海蓄溢失常，故月经周期紊乱，经量少或多，或崩或漏；阴虚生内热，则经色鲜红；肾阴不足，精血衰少，髓海失养，则头晕耳鸣；肾阴不足，阴不维

笔记栏

阳，虚阳上越，故烘热汗出，五心烦热；水亏不能上制心火，心神不宁，故失眠多梦；腰为肾府，肾主骨生髓，肾阴精亏少，则腰酸腿软；肾阴不足，阴虚内热，津液不足，故口燥咽干；阴虚血燥生风，肌肤失养，故皮肤瘙痒；舌红，苔少，脉细数，均为肾阴虚之征。

治护原则：滋肾益阴，育阴潜阳。

代表方：左归丸加减。常用药物为熟地黄、山药、枸杞子、山茱萸、菟丝子、鹿角胶、龟甲胶、川牛膝等。

2. 肾阳虚

证候表现：经断前后，经行量多，经色淡黯，或崩中漏下，精神萎靡，面色晦暗，畏寒肢冷，小便清长，夜尿频数，或面浮肢肿。舌淡，或胖嫩边有齿印，苔薄白，脉沉细弱。

证候分析：肾阳虚衰，肾气不足，封藏失职，冲任不固，不能约制经血，则月经量多，经色淡黯，或崩中漏下；肾阳虚衰，命门火衰，阳气不能外达，经脉失于温煦，故面色晦暗，精神萎靡，畏寒肢冷；肾阳虚，失于温煦，不能蒸腾，膀胱气化无力，则小便清长，夜尿频数；水湿内停，泛溢肌肤，则面浮肢肿；舌淡，或胖嫩边有齿印，苔薄白，脉沉细弱，皆肾阳虚衰之征。

治护原则：温肾壮阳，填精养血。

代表方：右归丸加减。常用药物为熟地黄、山药、山茱萸、枸杞子、鹿角胶、菟丝子、杜仲、当归、肉桂、制附子等。

3. 肾阴阳俱虚

证候表现：经断前后，经期紊乱，量多或少，乍寒乍热，烘热汗出，头晕耳鸣，健忘，腰背冷痛。舌淡，苔薄，脉沉细。

证候分析：肾阴阳俱虚，封藏失职，冲任失调，则经期紊乱，量多或少；阴阳失调，营卫不和，则乍寒乍热，烘热汗出；肾虚精亏，脑髓失养，则头晕耳鸣，健忘；肾阳不足，失于温煦，则腰背冷痛；舌淡，苔薄，脉沉弱，均为肾阴阳俱虚之征。

治护原则：阴阳双补。

代表方：二仙汤合二至丸加减。常用药物为仙茅、淫羊藿、当归、巴戟天、盐知母、盐黄柏等。

（三）施护措施

1. 病情观察　密切观察患者月经的期、量、色、质情况及伴随症状；观察患者潮热、汗出的发作频次与持续时间，及心律、心率、血压、脉象等情况；观察患者的情绪变化，若出现明显的焦虑或抑郁症状，应及时与医生及家属沟通，防止意外发生；若伴有烘热汗出、五心烦热、失眠多梦、口燥咽干或皮肤瘙痒，多为肾阴虚；若伴有精神萎靡、面色晦暗、畏寒肢冷、小便清长、夜尿频数，多为肾阳虚；若伴有乍寒乍热、烘热汗出、腰背冷痛，多为肾阴阳俱虚；若患者出现严重的心悸、胸闷、眩晕等症状，应及时报告医生，并配合处理。

ER-12-6

微课——绝经前后诸证的饮食护理

2. 生活起居护理　保持居住环境的整洁、舒适、安静、空气新鲜，减少声音等不良因素的刺激；生活有节，作息有序，维持适度的性生活，有利于身心健康；鼓励患者参加适当的体育锻炼，如八段锦、太极拳等，增强抵抗力；肾阴虚者，室温宜偏低，保持通风，睡眠时光线宜暗，薄衣薄被，慎房事，以防肾水亏耗，水不济火，加重心悸；肾阳虚者，注意防寒保暖，劳逸结合。

3. 饮食护理

⑴ 一般护理：饮食以低盐低脂，易消化，营养丰富为原则，适当增加蛋白质、维生素和钙的摄入，忌辛辣刺激、肥甘厚味之品。

⑵ 辨证施食：肾阴虚者宜多食用滋阴降火类食物，如百合莲子煲鲍鱼、银耳百合羹、生

笔记栏

地黄瘦肉煲等，若伴失眠多梦者，可服甘麦大枣粥、百合鸡子黄汤、酸枣仁粥等，也可用莲子肉、麦冬、沙参和五味子等泡茶饮用，以养阴安神；肾阳虚者宜多食用温肾助阳，益气填精类食物，如当归羊肉汤、羊肾苁蓉羹、姜桂狗肉煲等，如因肾阳气化失司而致浮肿者，宜低盐饮食，忌各种寒凉伤阳之品，如冷饮、田螺、蚌肉、绿豆等。

4. 情志护理　本病与情志密切相关，情志护理在本病治疗中具有重要意义。对这一年龄段的女性进行针对性的健康教育和心理疏导，与患者建立相互信赖的护患关系，使之了解更年期是女性一生必然度过的生理阶段。并可指导患者进行自我心情的调适，鼓励患者多参加户外活动或培养多种兴趣爱好，以改善心境，避免不良情绪诱发或加重病情。指导患者家属多关心患者的生活及各种心理变化，给予患者精神上的安慰与鼓励，以使其保持开朗乐观的情绪。可指导患者采用音乐放松疗法，睡前聆听节奏舒缓、曲调优美的音乐，如《小夜曲》《平湖秋月》等以达到缓解压力、放松精神的目的。

5. 用药护理　注意服药方法和注意事项，用药的途径、剂量、时间要准确；注意观察、记录用药后的效果和反应；本病方药多需长期服用，需叮嘱患者按时服药，勿漏服或断服；肾阴虚者，中药汤剂需浓煎，少量频服，睡前凉服；肾阳虚者，补阳药宜早晚温服，宜空腹或饭后服用。

6. 中医护理技术的运用　绝经前后诸证可采用刮痧疗法，刮头部、足太阳膀胱经、手少阴心经和足少阴肾经，并点压神庭、百会、四神聪、心俞、肝俞、肾俞、脾俞、膈俞、神门、涌泉、太溪、照海穴等。伴失眠者，可采用人参、黄芪、当归、五味子、远志、石菖蒲等在神阙、气海、足三里等穴位进行穴位贴敷；亦可选用菟丝子、酸枣仁、茯神、远志、夜交藤、青盐等煎水，每晚临睡前进行熏洗沐足。

（四）健康教育

1. 向患者介绍绝经的基本知识，帮助患者消除因绝经变化产生的恐惧心理，减少精神负担，缓解负性情绪，鼓励患者多参加集体活动，保持乐观心态。

2. 向患者家属介绍本病相关知识，理解女性更年期症状给患者带来的不适，主动分担日常家务，多给予患者关心、理解和照顾。

3. 指导患者注意生活调摄，睡眠充足，注意劳逸结合，可根据自身实际情况选择适当的运动加强锻炼，如八段锦、太极拳等。

4. 指导患者注意饮食有节，加强营养，增加蛋白质、维生素和钙的摄入，禁高脂高糖饮食。

5. 绝经前后是心血管疾病及肿瘤等疾病的好发年龄，须定期检查，及时治疗和预防器质性病变。

第五节　带　下　病

12章05节PPT

PPT 课件

带下病根据带下量的异常分 2 种，带下过多和带下过少，本节主要讨论带下量过多的带下病。带下过多是指带下的量明显增多，色、质、气味异常，或伴全身、局部症状者，古称“白沃”“赤沃”“漏下赤白”等。

西医学的阴道炎、宫颈炎、盆腔炎、内分泌功能失调（尤其是雌激素水平偏高）等疾病引起的阴道分泌物异常增多，均属本病证的讨论范围，可参照本节辨证施护。

知识链接

历史沿革

“带下”首见于《素问·骨空论》:“任脉为病……女子带下瘕聚。”此处“带下”泛指妇科疾病,由此可见带下有广义和狭义之分。

“带下病”之病名首见于《诸病源候论·妇人杂病诸候·带下候》。

《傅青主女科》云:“夫带下俱是湿症”,明确指出带下病的病因。

《女科证治约旨》曰:“若外感六淫,内伤七情,酝酿成病,致带脉纵弛,不能约束诸脉经,于是阴中有物,淋漓下降,绵绵不断,即所谓带下也”,论述了带下病的病因。

一、病因病机

1. 脾虚 素体脾虚,或饮食不节,或劳倦过度,或忧思气结,损伤脾气,致水失运化,聚而成湿,流注下焦,伤及任带,导致任脉不固,带脉失约,而致带下过多。

2. 肾阳虚 素体阳虚,或恣情纵欲,房劳多产,或久病伤肾,或年老体虚,致肾阳虚损,命门火衰,气化失常,水湿内停,下注任带,导致任脉不固,带脉失约;或肾气不固,封藏失职,阴液滑脱,而致带下过多。

3. 阴虚夹湿 素体阴虚,或年老体弱,真阴渐亏,或久病失养,暗耗阴液,致肾阴不足,相火偏旺,阴虚失守,复感湿邪,损及任带,约固无力,而致带下过多。

4. 湿热下注 经行产后摄生不洁,或冒雨涉水,或久居湿地,感受湿邪,蕴而化热;或脾肾亏虚,湿浊内停,郁久化热;或情志不畅,肝郁化火,肝气乘脾,脾虚失运,湿热互结,流注下焦,损及任带,约固无力,而致带下过多。

5. 热毒蕴结 经期产后,胞脉空虚,房室不洁,或手术损伤,致湿热乘虚直犯阴户、胞宫,酿而成毒;或因热甚化火成毒;或湿热遏久成毒,热毒损伤任带,约固无力,而致带下过多。

带下的病位在阴道、胞宫,与脾、肾关系密切。基本病机为任脉不固,带脉失约。病理因素是湿,分为外感和内生两类。内湿由于脾虚失运,水湿内生,或肾阳虚衰,气化失常,水湿内停;外湿多由于久居湿地,涉水淋雨,或经期产后摄生不慎,湿邪侵袭以致带下病。带下病经过治疗多痊愈,预后良好。若治疗不及时或不彻底,会反复发作,缠绵不愈,或病情加重,可引起癥瘕、不孕等。若由于癥瘕恶疾复感邪毒所致之带下病,五色杂下,臭秽难闻,形体消瘦者,预后不良。

ER-12-7

带下病病因病机示意图

二、诊断与鉴别诊断

(一) 诊断依据

1. 带下量明显增多,色、质、气味异常,或伴有外阴、阴道瘙痒、灼热、疼痛等局部症状,或伴有全身症状。

2. 多由经期、产后摄生不洁或手术后感染等原因而引发。

3. 相关检查 妇科检查可有阴道炎、宫颈炎相应体征;阴道、宫颈分泌物培养可见白细胞或滴虫等病原体;可行宫颈细胞学检查等明确诊断。

(二) 鉴别诊断

1. 带下与白浊病 白浊出自尿窍,混浊如米泔,可伴尿频急涩痛、淋漓不净;带下出自阴道。

笔记栏

2. 赤带与经间期出血　经间期出血是指于2次月经之间出现的少量规律性阴道出血，血液出自胞宫，一般持续2~5日，能自行停止，月经周期正常。赤带者，血液出自阴道，无周期性，其月经周期正常。

三、辨证施护

（一）辨证要点

带下病主要根据带下的量、色、质、气味，结合伴随症状及舌脉来辨别寒热虚实。带下色深（黄、赤、青绿），质黏稠，臭秽者，多属实、属热；带下色淡（白、淡黄），质稀，或有腥气者，多属虚、属寒。若带下量多，色白或淡黄，质清稀，可辨为脾虚；若量多，色白质清稀如水，有冷感者，可辨为肾阳亏虚；若量不甚多，色黄或赤白相兼，质稠或有臭气，可辨为阴虚挟湿；若带下量多色黄，质黏稠，有臭气，或如泡沫状，或色白如豆渣状，可辨为湿热下注；若带下量多，色黄绿如脓，或浑浊如米泔，质稠，恶臭难闻，可辨为湿毒蕴结。

（二）证候分型

1. 脾虚

证候表现：带下量多，色白或淡黄，质稀薄，无臭气，绵绵不断，神疲倦怠，面色㿠白或萎黄，四肢不温，纳少便溏，两足浮肿。舌质淡，苔白或腻，脉缓弱。

证候分析：脾气虚弱，水失运化，聚而成湿，水湿下注，伤及任带，使任脉不固，带脉失约，则带下量多，色白或淡黄，质稀薄，无臭气，绵绵不断；脾虚中阳不振，清阳不升，则神疲倦怠，面色㿠白或萎黄，四肢不温；脾虚失运，水聚成湿，则纳少便溏，两足浮肿；舌质淡，苔白或腻，脉缓弱，均为脾虚湿困之征。

治护原则：健脾益气，升阳除湿。

代表方：完带汤加减。常用药物为白术、山药、人参、白芍、车前子、苍术、甘草、陈皮、黑荆芥、柴胡等。

2. 肾阳亏虚

证候表现：带下量多，色白清冷，质稀如水，淋漓不断，腰酸如折，畏寒肢冷，小腹冷痛，小便频数清长，夜间尤甚，大便溏薄。舌淡润，苔薄白，脉沉迟。

证候分析：肾阳不足，命门火衰，封藏失职，任脉不固，带脉失约，故带下量多，色白清冷，质稀如水，淋漓不断；腰为肾府，肾虚不荣腰府，故腰酸如折；肾阳不足，命门火衰，阳气不能外达，则畏寒肢冷；肾阳虚衰，不能温煦胞宫，则小腹冷痛；肾阳虚衰，不温脾阳，下不暖膀胱，则大便溏薄，小便频数清长；舌淡润，苔薄白，脉沉迟，皆为肾阳亏虚之征。

治护原则：温肾助阳，固涩止带。

代表方：内补丸加减。常用药物为鹿茸、菟丝子、潼蒺藜、黄芪、肉桂、桑螵蛸、肉苁蓉、制附子、白蒺藜、紫菀茸等。

3. 阴虚夹湿

证候表现：带下量多，色黄或赤白相兼，质稠，有气味，阴部灼热或瘙痒，腰膝酸软，头晕耳鸣，颧红唇赤，五心烦热，失眠多梦。舌红，苔少或黄腻，脉细数。

证候分析：肾阴不足，相火偏旺，损伤血络，复感湿邪，损伤任带，致任脉不固，带脉失约，故带下量多，色黄或赤白相兼，质稠，有气味；阴虚内热，则阴部灼热或瘙痒；肾主骨，腰为肾之外府，肾阴虚，则腰膝酸软；肾阴亏虚，阳失潜藏，虚阳上扰，则头晕耳鸣；阴虚生内热，则颧赤唇红，五心烦热；肾水亏损，不能上济于心，致心肾不交，则失眠多梦；舌红，苔少或黄腻，脉细数，均为阴虚夹湿之征。

治护原则：滋阴补肾，清热利湿。

代表方：知柏地黄丸加减。常用药物为知母、黄柏、熟地黄、山茱萸、山药、牡丹皮、茯苓、泽泻等。

4. 湿热下注

证候表现：带下量多，色黄或呈脓性，质黏稠，有臭气，阴部瘙痒，胸闷纳呆，口苦而腻，小腹或少腹作痛，小便短赤。舌红，苔黄腻或厚，脉濡数。

证候分析：湿热蕴结，流注下焦，损伤任带二脉，故带下量多，色黄或呈脓性，质黏稠，有臭气，阴部瘙痒；湿热内蕴，阻于中焦，则胸闷纳呆，口苦而腻；湿热蕴结，阻遏气机，则小腹或少腹作痛；湿热伤津，则小便短赤；舌红，苔黄腻或厚，脉濡数，都为湿热之征。

治护原则：清热利湿止带。

代表方：止带方加减。常用药物为猪苓、茯苓、车前子、泽泻、茵陈、赤芍、牡丹皮、黄柏、栀子、牛膝等。

5. 热毒蕴结

证候表现：带下量多，黄绿如脓，或赤白相兼，或五色带下，质黏稠，或如脓样，秽臭难闻，小腹疼痛，口苦咽干，小便短赤，大便秘结。舌红，苔黄或黄腻，脉滑数。

证候分析：热毒损伤任带二脉，故带下量多，或黄绿如脓，或赤白相兼，或五色带下；热毒蕴结，则带下质黏稠，或如脓样，秽臭难闻；热毒蕴结，瘀阻胞脉，则小腹疼痛；热毒伤津，则口苦咽干，小便短赤，大便秘结；舌红，苔黄或黄腻，脉滑数，为热毒壅盛之征。

治护原则：清热解毒除湿。

代表方：五味消毒饮加减。常用药物为蒲公英、金银花、野菊花、紫花地丁、天葵子等。

（三）施护措施

1. 病情观察　密切观察患者带下的量、色、质、味，及外阴情况，询问患者外阴及阴道有无瘙痒或疼痛，观察患者外阴有无红肿，或抓痕，如发现明显红肿或抓痕应及时处理；若伴有神疲倦怠、四肢不温、纳少便溏、两足浮肿、面色㿠白，为脾虚证；若伴有头晕耳鸣、腰酸如折、畏寒肢冷、小腹冷痛、小便清长，夜尿频数，为肾阳亏虚；若伴有腰膝酸软、头晕耳鸣、颧红唇赤、五心烦热、失眠多梦，为阴虚夹湿；若伴有胸闷纳呆、口苦咽干、小腹或少腹作痛、小便短赤，为湿热下注；若伴有小腹疼痛、口苦咽干、小便短赤、大便秘结，为热毒蕴结；观察患者有无腹痛及发热情况，如出现腹痛，则应了解腹痛的部位、性质及程度等，如有发热，则应测量体温，根据结果及时上报，协助医生诊断；观察患者的情绪改变情况，若出现明显的焦虑或抑郁症状，应予以疏导，并及时报告医生，并与家属沟通。

2. 生活起居护理　保持居住环境安静整洁，通风良好，切忌潮湿。尤其是经期、产褥期及流产后更要谨慎，勿久卧久坐湿地，以防湿邪乘虚内侵；注意四时季节变化，保暖防寒，避免涉水和淋雨，以免外湿内侵；作息有序，生活有节，劳逸结合，忌过度紧张和劳累；注意个人卫生，保持外阴清洁干爽，每日用温水清洗外阴 1~2 次，但不要过度冲洗阴道，尤其不要用香皂、沐浴液等化学洗剂清洗阴道；脾虚者，注意休息，忌过度劳累；肾阳亏虚者，节制房事，以免耗伤肾精；湿热下注者，宜采取半卧位，以利于分泌物积聚于子宫直肠陷窝而使炎症引流或局限；湿毒蕴结患者，做好物理降温并及时为其更换衣服、床单；对于滴虫或真菌感染者，应禁止游泳，卫生生活用品应专用，内衣裤要单独清洗消毒，并在阳光下曝晒 6 小时以上。

3. 饮食护理

（1）一般护理：饮食以清淡、富营养、易消化为原则。忌过食生冷、辛辣、煎炸、油腻之品。

（2）辨证施食：脾虚者宜多食用补脾祛湿食物，如山药、白扁豆、莲子、薏苡仁等，药膳可选山药莲子粥、白果莲子炖鸡、腐竹白果粥、薏苡仁粥等；肾阳亏虚者饮食宜多食用温肾助

笔记栏

阳，固涩止带之品，如羊肉、狗肉、核桃等，伴尿频尿急者，可用玉米须或薏苡仁煮水代茶饮；阴虚夹湿者宜食滋阴利湿之品，如枸杞山萸粥、枸杞百合煲瘦肉、甘麦大枣粥、杞子鸡蛋汤、土茯苓煲龟等；湿热下注者宜食清淡利湿之品，如冬瓜、芹菜、赤小豆、薏苡仁等，药膳可选绿豆薏苡仁粥、冬瓜葫芦汤、黄花菜饮等；湿毒蕴结者饮食宜清热解毒利湿之品，如蒲公英、薏苡仁、金银花、马齿苋等。

4. 情志护理　由于带下病变常位于患者隐私之处，患者往往因害羞不愿及时就医，护理人员应耐心解释，强调及时就医的重要性，鼓励患者坚持治疗，定期随访。对于带下病时间较久者或反复发作者，应耐心倾听其述说，主动向患者说明各种诊疗的目的意义，与患者及家属共同讨论治疗护理方案，减轻患者对本病的恐惧感，争取家属的理解与支持。

5. 用药护理　注意用药的方法和注意事项，用药的途径、剂量、时间要准确；局部用药熏洗时要注意药液的温度，避免烫伤；指导患者阴道后穹隆塞药，临睡前洗净双手后或戴无菌手套，用一手食指将药片或药栓向阴道后壁推进至食指完全伸入为止，动作要轻柔，避免用力过猛，以防药物损伤宫颈组织；观察、记录用药后的效果和反应，用药期间如出现其他不适，应及时报告医生，并配合处理；不要过度热衷于灌洗，以免破坏阴道自然抵抗力，增加感染的可能性；行经期应暂停阴道灌洗、坐浴和塞药治疗，防止逆行感染。

6. 中医护理技术的运用　带下病可采用中药阴道灌洗，取毛冬青、蛇床子、苦参、虎杖、黄柏、百部、苍术等煎成汤剂后进行阴道灌洗；伴外阴瘙痒者，可选用蛇床子、川椒、明矾、苦参、百部等进行中药熏洗。

（四）健康教育

1. 指导患者养成良好的卫生习惯，保持外阴清洁，勤换内裤，治疗期间避免盆浴、游泳，防止交叉感染。

2. 注意劳逸结合，勿久卧久坐湿地，尽量避免冒雨涉水，避免过度疲劳和紧张。对于反复发作者，应综合治疗，增强体质。

3. 指导患者注意用药的途径、剂量、时间及注意事项。指导患者不要过度热衷于灌洗，以免破坏阴道自然抵抗力，增加感染的可能性。

4. 加强饮食调护，饮食宜清淡且营养丰富，忌食生冷、寒湿、肥甘厚味及辛辣之品，以免损伤脾胃或蕴湿生热。

5. 指导患者定期进行妇科检查，尤其是宫颈防癌筛查，可进行液基薄层细胞学检查(thinprep cytologic test，TCT)及第二代杂交捕获法(HC_2)等检查，如发现异常及时处理。

病案分析

王某，女，46岁。

主诉：阴道出血2个月。

现病史：患者1年前开始月经周期不规律，提前或推迟10天不定，但经量不多，经期正常，未治疗，平时用避孕套避孕。2个月前月经来潮后一直未净，量时多时少，服用乌鸡白凤丸等中成药效果不佳。现症：患者阴道出血，量少色淡清稀，神疲乏力，心烦少寐，腰膝酸软，饮食尚可，大便量少，小便正常。

查体：T：37.0℃，P：82次/min，R：25次/min，BP：125/80mmHg。神志清楚，精神欠佳，无腹痛。舌淡胖，苔薄黄，脉沉缓无力。

妇科检查：外阴阴道血染，宫颈光滑，子宫后位，大小正常，无压痛，附件阴性。

笔记栏

请分析：

1. 患者的中医诊断及病因病机是什么？
2. 拟采取哪些适宜的中医护理技术？

（徒文静）

复习思考题

1. 试述脾气亏虚型月经不调的证候表现和饮食护理方法。
2. 阐述对绝经前后诸证患者进行健康教育的内容。
3. 试述带下病的辨证要点。

扫一扫，测一测

第十三章 妊娠及产后病证

学习目标

1. 识记 妊娠及产后常见病证的发病特点及其概念、辨证要点、证候表现及辨证施护。
2. 理解 妊娠及产后常见病证的病因病机、诊断及辨证施护。
3. 应用 能正确分析妊娠及产后常见病证的具体病例，并解决临床护理问题。

妊娠病是指妊娠期间发生与妊娠有关的疾病。其病因有素体虚弱，气血不足，或外感六淫，或情志内伤，以及劳逸过度，房事不节，跌仆闪挫等。其发病机制或为阴虚阳亢，或为气机不畅，或为脾肾亏虚。妊娠病的治护原则是治病与安胎并举。因病而致胎动不安者，重在治病，病去则胎自安；因胎不安而致母病者，重在安胎，胎安则病自愈。安胎的具体方法以补肾健脾，清热养血为主。妊娠病的治疗过程中要注意动态观察胎儿发育及母胎健康状况，若胎元异常，或胎堕难留，或胎死腹中，或严重影响母体健康，均宜下胎益母，确保母儿健康。

产褥期是指产妇从胎盘娩出至除乳腺外全身各器官恢复或接近正常未孕状态所需的时间，一般为6~8周。多虚多瘀是产后生理特征及发病基础。主要病因有气血两虚、瘀血内停、外感邪气、饮食劳倦等。产后病的治护应本着“勿拘于产后，亦勿忘于产后”的原则，结合病情进行辨证治护。临证时应注意补虚与祛邪的关系。即产后多虚应以大补气血为主，但须防滞邪、助邪之弊；产后多瘀，当以活血化瘀之法，然又须佐以养血，使祛邪而不伤正，化瘀而不伤血。同时，调理饮食起居，畅情志，禁房事，护理好外阴及乳房，及时修复治疗产伤，预防邪毒内侵。

第一节 妊娠恶阻

13章01节PPT

PPT 课件

妊娠恶阻是指妊娠早期出现恶心呕吐，头晕倦怠，甚至食入即吐等症状，是妊娠早期较常见的病证之一。若妊娠早期仅见恶心、择食，或偶有晨起呕吐，为早孕反应，不作病论。一般3个月后可逐渐消失。

西医学中的妊娠剧吐，可参考本节辨证施护。

笔记栏

知识链接

历史沿革

妊娠恶阻病证记载始见于《金匮要略·妇人妊娠病脉证并治》:"妊娠呕吐不止,干姜人参半夏丸主之。"隋代巢元方《诸病源候论·恶阻候》首次提出恶阻病名,并指出"此由妇人元本虚羸,血气不足,肾气又弱,兼当风饮冷太过,心下有痰水夹之,而有娠也。"唐代孙思邈《备急千金要方·妇人方》中认为此病多因"经血既闭,水渍于脏,脏气不宣通,故心烦愦闷,气逆而呕吐也。"宋代《妇人大全良方》谓"妊娠呕吐恶食,体倦嗜卧,此胃气虚而恶阻也"。《景岳全书》指出:"凡恶阻多由胃虚气滞,然亦有素本不虚,而忽受胎妊,则冲任上壅,气不下行,故为呕逆等证。"

一、病因病机

1. 脾胃亏虚　素体脾胃亏虚,受孕后,血聚子宫以养胎,冲脉之气较盛。冲脉起于胞宫隶于阳明,冲气循经上逆犯胃,胃失和降,随冲气上逆,而发为恶阻。

2. 肝胃失和　素性抑郁,或恚怒伤肝,肝气郁结,郁而化热。孕后血聚养胎,肝血益虚,肝火愈旺,火性炎上,上逆犯胃,胃失和降,遂致恶阻。

本病发生多由冲气上逆,胃失和降所致。病位在胃,与肝、脾关系密切。且呕则伤气,吐则伤阴,如呕吐日久,浆水不入,则见气阴两虚。胃阴伤,不能下润大肠,便秘益甚,腑气不通,胃失和降,加重呕吐;肝肾阴伤则肝气急,肝气急则失于疏泄,气机逆乱,呕吐愈甚,如此因果相干,出现阴亏气耗之恶阻重症。

ER-13-1

妊娠恶阻病因病机示意图

二、诊断与鉴别诊断

(一) 诊断依据

1. 病史　有停经史、早孕反应。

2. 临床表现　恶心呕吐频繁,厌食,恶闻食气,甚者食入即吐,不食亦吐。或可出现全身乏力,精神疲惫,头晕,目眶下陷,血压下降,体温升高,黄疸,嗜睡或昏迷。

3. 检查

(1) 妇科检查:子宫增大与停经月份相符,子宫变软。

(2) 辅助检查:尿妊娠试验阳性;B超检查为宫内妊娠。如病情较重者,可酌情进行血尿酮体、电解质、肝肾功能的检测及心电图检查,以识别病情轻重和判断预后。

(二) 鉴别诊断

1. 葡萄胎　停经后呕吐较甚,可伴有不规则阴道出血,或有水泡样物排出。子宫增大超过妊娠月份,血β-HCG异常升高,B超检查可见落雪状或蜂巢状图像,而无妊娠囊、胎儿结构及胎心搏动征。

2. 妊娠期合并病毒性肝炎　恶心呕吐伴腹胀腹泻及肝区痛,或发热、黄疸;检查肝功能、血清胆红素等有助鉴别。

3. 孕痈(妊娠合并急性阑尾炎)　转移性右下腹疼痛,伴恶心、呕吐、腹泻,可有发热;麦氏点压痛、反跳痛及腹肌紧张;白细胞计数增高。

4. 妊娠合并急性胃肠炎　多有饮食不洁史,呕吐宿食,伴腹痛、腹泻,粪便检查可见白细胞及脓球。

笔记栏

5. 妊娠合并急性胆囊炎 进食油腻食物后右上腹绞痛向右侧肩背部放射，恶心呕吐，右上腹压痛、肌紧张，墨菲征阳性，常伴发热，白细胞计数增高。

三、辨证施护

（一）辨证要点

妊娠恶阻应根据呕吐物的性状，结合全身证候、舌脉进行综合分析，以辨其寒、热、虚、实。呕吐清涎或食糜，口淡者，为脾胃虚弱；呕吐痰涎，口中黏腻者，为脾虚痰饮；呕吐酸水或苦水，口干、口苦者，为肝胃不和；干呕或呕吐物有血丝，口渴不欲饮者，为气阴两虚之重症。

（二）证候分型

1. 脾胃亏虚

证候表现：妊娠早期，恶心呕吐厌食，甚则食入即吐，口淡，时呕吐清涎，胃脘痞闷隐痛，下腹胀闷不舒，头晕，精神萎靡，体倦乏力。舌淡苔白，脉缓滑无力。

证候分析：脾胃素虚，升降失常，孕后阴血下聚养胎，冲气上逆犯胃，胃失和降，恶心呕吐不食，甚则食入即吐；脾胃亏虚，运化失司，水湿内停随胃气上行，或湿聚成痰，故口淡，呕吐清涎；脾胃亏虚，升降失调，无力推动，故脘痞腹胀；中阳不振，清阳不升，则头晕，精神萎靡，体倦乏力；舌淡苔白，脉缓滑无力，为脾胃亏虚之征。

治护原则：健脾和胃，降逆止呕。

代表方：香砂六君子汤。常用药物为人参、白术、茯苓、甘草、制半夏、陈皮、木香、砂仁、生姜、大枣等。

2. 肝胃失和

证候表现：妊娠早期，恶心呕吐，时泛酸水或苦水，恶闻油腻，烦渴，口干口苦，头胀而晕，胸膈满闷，胁肋攻痛，嗳气叹息，急躁易怒。舌淡红，苔微黄，脉弦滑。

证候分析：素体气郁肝旺，孕后阴血聚下以养胎，肝失血养，肝阴不足，肝阳偏亢，肝火横逆犯胃，胃失和降，则恶心呕吐，恶闻油腻；肝胆互为表里，肝气上逆，则胆火随之上升，胆热液泄，故呕吐酸水或苦水，烦渴口苦；肝阳上逆，扰动清窍，则头胀而晕；肝气不舒，则见胸满胁痛，嗳气叹息，急躁易怒；舌淡红，苔微黄，脉弦滑，均为肝胃失和，肝热犯胃之征。

治护原则：清肝和胃，降逆止呕。

代表方：加味温胆汤。常用药物为陈皮、制半夏、茯苓、甘草、枳实、竹茹、黄芩、黄连、麦冬、芦根、生姜。

上述两证，经治未愈，呕吐剧烈，持续日久，变为干呕或呕吐苦黄水甚则血水，精神萎靡，形体消瘦，眼眶下陷，双目无神，四肢乏力，或发热口渴，尿少便秘，唇舌干燥，舌质红，苔薄黄而干或光剥，脉细滑数无力，为气阴两虚之象。治宜益气养阴，和胃止呕。方用生脉散合增液汤。用药为麦冬、五味子、人参、生地黄、玄参等。

（三）施护措施

1. 病情观察 认真观察病情变化，观察并记录呕吐的次数，呕吐物的内容、颜色、量等；观察呕吐与饮食、情志、劳倦的关系。观察呕吐物、大便及腹部情况，必要时记录 24 小时出入量；观察是否出现腰腹酸痛、阴道出血等情况，防止出现胎漏、胎动不安、堕胎等。注意全身症状及小便情况，如发现精神萎靡，呼吸急促，反应迟钝，呕吐物混有血液，尿酮体阳性等酮症酸中毒的临床表现，应立即报告医生，以进行处理。如治疗无好转，患者体温持续 38℃以上，心率每分钟超过 120 次，出现持续性黄疸、蛋白尿，韦尼克脑病（Wernicke encephalopathy）等，可危及孕妇生命，应考虑终止妊娠。

2. 生活起居护理　病室环境宜清洁、安静、空气流通，温度、湿度适宜；妊娠初期嗅觉过敏，有"恶闻食气"的现象，故要清除一切诱发呕吐的因素，保持室内空气清新和卫生清洁；并随时清除呕吐物，避免恶性刺激；注意生活有规律，充分休息。恶阻轻症者，可适当活动；重症者，宜绝对卧床休息；注意口腔护理，由于胃气上逆，呕吐酸水及苦水后，口中苦涩无味，故每次呕吐后应用温开水或淡盐水漱口，以保持口腔清洁。

3. 饮食护理

(1) 一般护理：以软、烂、热、少渣、富营养、易消化、少食多餐为原则，应经常调换饮食、蔬菜品种，必要时可根据患者的喜好选择食物。忌生冷、肥甘、油腻、辛辣、煎炸、香燥、硬固食物，忌烟、酒、茶等刺激性食物；可多吃一些酸味或咸味的食物，调味要可口。鼓励患者进食，吐后可再食，以扶助正气。

(2) 辨证施食：脾胃亏虚者，应补益脾胃，宜多食鱼类、瘦肉、莲子、大枣、山药、牛奶、鸡蛋等食物；可食生姜鸡肉汤、参芪粥、姜汁砂仁粥等。肝胃失和者，应清肝和胃，宜多食水果蔬菜，如金橘、橙子、苹果、柚子、萝卜等；可饮菊花茶、梅花粥、砂仁粥、竹茹粥等。气阴两虚者，应益气养阴，宜多食鱼肉、银耳、苹果、梨等；可用太子参、枸杞子、麦冬、玉竹等加粳米煮粥服用。剧吐不止者应暂禁食，予静脉补充营养，纠正水、电解质紊乱及酸碱平衡，待病情缓解后再逐渐恢复饮食。

4. 情志护理　稳定患者的情绪，消除各种不良因素刺激，避免紧张、激动、焦虑、忧愁等不良心理状态，减轻妊娠呕吐症状。家属应该多给予精神安慰，增强孕妇的情绪自制能力。夫妻多愉快交谈，尽可能增加欢乐气氛，转移和分散孕妇集中在呕吐上的注意力。肝胃失和者，应保持心情舒畅，避免恼怒忧思；情绪不舒时，不宜进食。

5. 用药护理　汤药宜浓煎，少量频服；切忌大量药液吞服，以致药入即吐。药液温热随患者喜恶而异。喜热者温服之，喜饮冷者凉服。可用生姜和药兑服；或以生姜汁涂舌面或漱口后再服药；也可取干净生姜 1 片含服后进药，或服药后再含生姜片，可有效减少呕吐。若有肝火犯胃，呕吐酸水苦水，烦渴口苦者，可加数滴鲜竹沥汁于汤药中再服用。

6. 中医护理技术的运用　穴位按摩：可交替按摩双侧内关和足三里，每穴每次按揉 5~10 分钟。艾灸：脾胃亏虚者，用艾灸法灸足三里。肝胃失和者，用艾灸法灸太冲。每穴每次灸 10~15 分钟。

ER-13-2

扩展阅读

(四) 健康教育

1. 慎起居，适寒温，防劳倦。

2. 注意饮食调摄，养成良好的饮食卫生习惯，少食生冷、油腻、辛辣、煎炸之物，戒烟酒，并注意饮食卫生。

3. 调摄精神，保持心情舒畅，避免情志刺激而诱发呕吐。

4. 加强体育锻炼，适当参加健身活动，以增强体质。

第二节　胎漏、胎动不安、滑胎

13章02节PPT

PPT 课件

胎漏是指患者妊娠期阴道少量出血，时下时止，或淋漓不断，而无腰酸腹痛等症状；胎动不安是指患者妊娠期间出现腰酸、腹痛、小腹下坠，或伴有少量阴道出血；滑胎是指患者堕胎、小产连续发生 3 次或 3 次以上。

胎漏、胎动不安发生在妊娠早期，类似西医学中的先兆流产。经过治疗，出血迅速停止，兼证消失，多能继续妊娠。反之，若阴道流血逐渐增多，兼证加重，可发展为"难免流产""完

笔记栏

全流产”“不全流产”或“稽留流产”。本病若发生在妊娠中、晚期，则类似西医学的前置胎盘。滑胎相当于西医学中的“习惯性流产”。近20年来，有学者主张把堕胎、小产连续发生2次者称为“复发性流产”。以上疾病均可参照本节辨证施护。

知识链接

历史沿革

胎漏之名首见于《脉经》，胎动不安之名首载于《诸病源候论·妇人妊娠病诸候上》，在该书“妊娠胎动候”中提出了“其母有疾以动胎，治母则胎安；若其胎有不牢固致动以病母者，治胎则母瘥”的母病、胎病原因及分治原则。《妇人大全良方·妊娠门》在“胎动不安方论”指出：“轻者转动不安，重者必致伤堕”，已认识到胎漏、胎动不安可发展为堕胎。《诸病源候论·妇人妊娠病诸候上》首载“妊娠数堕胎候”，提出“若血气虚损者，子脏为风冷所居，则气血不足，故不能养胎，所以致胎数堕。”《景岳全书·妇人规》对其病机的论述较为全面：“凡妊娠之数见堕胎者，必以气脉亏损而然。而亏损之由，有禀质之素弱者，有年力之衰残者，有忧怒劳苦而困其精力者，有色欲不慎而盗损其生气者。此外，如跌扑、饮食之类皆能伤其气脉，气脉有伤而胎可无恙者？”《叶氏女科证治·滑胎》指出：“有屡孕屡堕者，由于气血不充，名曰滑胎。”

一、病因病机

1. 肾气亏虚　父母先天禀赋不足，或房劳多产，大病久病，或孕后房事不节，伤肾耗精，肾虚冲任损伤，胎元不固，发为胎漏、胎动不安，甚则屡孕屡堕，发为滑胎。

2. 气血虚弱　母体气血素虚，或久病大病耗伤气血，或孕后思虑过度，饮食、劳倦伤脾，气血生化不足，气血虚弱，冲任匮乏，不能固摄滋养胎元，致胎元不固，发为胎漏、胎动不安，甚则屡孕屡堕，发为滑胎。

3. 血瘀伤胎　孕后不慎跌仆闪挫，或孕期手术创伤，可致气血不和，瘀阻子宫、冲任，使胎元失养而不固，或宿有癥瘕，瘀阻胞宫，冲任失调，损及胎元，发为胎漏、胎动不安，甚则屡孕屡堕，发为滑胎。

4. 血热扰胎　素体阳盛血热或阴虚内热，或孕后过食辛热，或感受热邪，热伤冲任，扰动胎元，致胎元不固，发为胎漏、胎动不安。

另外，如父母一方或双方之精气不足，两精虽能结合，但胎元不健，禀赋薄弱，不能成实，则屡孕屡堕，发为滑胎。

中医学将母、胎之间的微妙关系称为“胎元”。胎元包括胎气、胎儿、胎盘3个方面含义。胎气、胎儿、胎盘任何一方有问题，均可发生胎漏、胎动不安，甚则屡孕屡堕，发生滑胎。

胎元方面，因父母之精气不足，两精虽能结合，但胎元不固，或胎元有所缺陷，胎多不能成实，治疗往往无效，而最终导致胎儿陨堕。故本节不做重点讨论。母体方面，肾虚、气血虚弱、血热，以及父母精气不足等均可导致本病。此外，孕母不慎为跌仆所伤，或误食毒药毒物，或因痼疾，或孕后而患他病，或因胞宫病变，亦可影响母体气血或直伤胎元，引起胎漏、胎动不安，甚或滑胎。

ER-13-3

胎漏、胎动不安、滑胎病因病机示意图

笔记栏

二、诊断与鉴别诊断

（一）诊断依据

1. 胎漏、胎动不安

(1) 病史：常有房劳多产史，人工流产、自然流产史或宿有癥瘕史。

(2) 症状：妊娠期间出现阴道不规则的少量流血，或时作时止，或淋沥不净，而无腰酸、腹痛症状，可诊断为胎漏。妊娠期间出现腰酸、腹痛、下腹坠胀，或阴道少量流血者，可诊断为胎动不安，诸症不必俱悉，但见两三症便是。

(3) 相关检查：①妇科检查：常规消毒后进行。阴道流血来自宫腔，但流血量少，色鲜红或暗红，子宫颈口闭合，子宫增大与孕周相符。②辅助检查：尿妊娠试验阳性；盆腔B超检查提示宫内妊娠，胚胎大小符合孕周，孕7周左右可见胚胎原始心管搏动。

2. 滑胎　滑胎的诊断主要依据病史。

(1) 病史：堕胎或小产连续发生3次或以上。

(2) 症状：可无明显症状。或有月经后期、月经过少等症状。

(3) 相关检查：应系统检查滑胎的原因，包括夫妇双方染色体、地中海贫血等遗传因素，血型及血型抗体，男方精液分析，女方黄体功能、垂体和甲状腺功能，子宫形态与内膜情况，宫颈功能，免疫功能（封闭性抗体、细胞因子和自身抗体等），致畸因素（风疹、单纯疱疹、巨细胞病毒和微小病毒B19、弓形体等抗体）等。发生堕胎、小产时，可留取胚胎组织物做染色体检查。

此外，子宫发育异常，如单角子宫、双角子宫、纵隔子宫、双子宫等，均可发生复发性流产。子宫输卵管造影、B超检查、MRI等有助诊断。

（二）鉴别诊断

胎漏、胎动不安应与堕胎、小产、胎死不下、异位妊娠、葡萄胎等病相鉴别。其均为妊娠期间出现阴道流血或/和腰酸、腹痛，但堕胎、小产阴道流血可量少，也可量多，B超提示胚胎即将或已经殒堕。胎死不下B超提示胚囊变形，无胎心。异位妊娠B超提示宫内无孕囊，宫外或有包块及见胚胎结构。葡萄胎可出现阴道水泡状物排出，妇科检查提示子宫比实际孕周明显增大，B超提示宫腔内见弥漫分布的光点和小囊样无回声区，可资鉴别。

另外，胎漏、胎动不安还应与宫颈出血（如宫颈赘生物、急性炎症、宫颈上皮内瘤病、宫颈癌等）相鉴别，上述疾病合并妊娠时尤其应注意鉴别。妇科检查见宫颈活动性出血或赘生物触血，必要时进一步检查。

三、辨证施护

（一）辨证要点

本病当根据阴道流血、腹痛、腰酸、下坠的性质，并结合全身症状及舌脉之征辨其虚实，应重视患者禀赋、体质、情志因素以及其他病史、服药史、生育史、有无外伤史等情况。本病病性以虚证居多，肾虚者常见阴道出血量少色淡，伴腰酸，下腹隐痛，伴头晕耳鸣，夜尿多；气血不足者常见阴道出血量少色淡质清，小腹空坠而痛，面色不荣，伴心悸气短，神疲体倦。除虚证外，本病亦见有血热伤胎及癥瘕伤胎等属实者，血热者常见血色鲜红质稠，伴心烦、便结、溲黄等，癥瘕伤胎者多为宿有癥瘕痼疾，或孕期跌仆闪挫之伤。

（二）证候分型

1. 肾气亏虚

证候表现：妊娠期阴道少量出血，色淡黯，或伴腰酸、腹痛、有下坠感，或屡孕屡堕，头晕

笔记栏

耳鸣，夜尿多，眼眶黯黑或有面部黯斑。舌淡黯，苔白，脉沉细滑尺脉弱。

证候分析：肾主封藏，系胞，为冲任之本，肾气虚则冲任不固，蓄以养胎之阴血下泄，故阴道少量出血；肾失温煦，血失阳化，故色淡黯；肾气虚胎元不固，有欲下堕之势，故腰酸、腹痛、有下坠感；肾虚则胎失所系，故可发生屡孕屡堕；头晕耳鸣，眼眶黯黑，舌淡黯，脉沉细滑，尺脉弱，均为肾气亏虚之征。

治护原则：补肾固冲，益气安胎。

代表方：寿胎丸。常用药物为菟丝子、桑寄生、续断、阿胶等。

2. 气血虚弱

证候表现：妊娠期少量阴道出血，色淡红，质稀薄，或小腹空坠而痛、腰酸，或屡孕屡堕，面色㿠白，心悸气短，神疲肢倦，口淡便溏。舌质淡，苔薄白，脉细弱略滑。

证候分析：气血虚弱，冲任匮乏，不能载胎养胎，气不摄血，胎元不固，故见阴道出血，或见屡孕屡堕；气血虚弱，本源不足，故色淡质稀；小腹空坠而痛，为气虚系胞无力，血虚胞失濡养所致；气血虚弱亦不能化精滋肾，腰为肾之外府，故腰酸；神疲肢倦，口淡便溏，舌淡苔薄白，脉细弱，均为气血虚弱之征。

治护原则：补气养血，固冲安胎。

代表方：胎元饮。常用药物为人参、杜仲、白芍、熟地黄、白术、陈皮、炙甘草、当归等。

3. 血瘀伤胎

证候表现：宿有癥积，屡孕屡堕，或孕后常有腰酸，腹痛下坠，阴道不时出血，色黯红，或妊娠期不慎跌仆闪挫，继之腹痛或少量阴道出血。舌黯红，或有瘀斑，脉弦滑或沉弦。

证候分析：妇人宿有癥积，瘀血内滞胎宫，胎元不固，故屡孕屡堕；孕后胎居于子宫，癥积瘀血碍其长养，胎元不固，有下堕之势，故见腰酸，腹痛下坠，阴道不时下血；或跌仆闪挫，损伤冲任，致冲任气血失和，故腹痛或少量阴道出血，血色黯红；舌黯有瘀斑，脉沉弦，均为血瘀之征。

治护原则：和血益气，固肾安胎。

代表方：桂枝茯苓丸合寿胎丸。常用药物为桂枝、茯苓、牡丹皮、桃仁、赤芍、菟丝子、桑寄生、续断、阿胶等。

4. 血热扰胎

证候表现：妊娠期阴道少量出血，色鲜红或深红，质稠，或腹痛、腰酸，口苦咽干，心烦不安，便结溲黄。舌质红，苔黄，脉滑数。

证候分析：热邪直犯冲任、子宫，内扰胎元，胎元不固，故妊娠期阴道出血；血为热灼，故色鲜红或深红；热邪内扰，胎气不安，故腹痛；胎系于肾，胎动欲堕，故见腰酸；心烦不安，口苦咽干，舌红，苔黄，脉滑数，均为血热之征。

治护原则：清热凉血，养血安胎。

代表方：保阴煎。常用药物为生地黄、熟地黄、黄芩、黄柏、白芍、山药、续断、甘草等。

（三）施护措施

1. 病情观察　注意观察患者阴道出血的量、色、质及伴随症状情况，根据阴道出血的性状及伴随症状辨别寒热虚实；注意阴道出血量有无进行性增加，其中有无葡萄样组织排出，观察患者有无腹痛，是否有下坠感，腹痛是否会进行性加重等，同时结合妇科检查、血β-HCG 变化及 B 超检查结果，与胎堕难留及葡萄胎等病证鉴别。若腹痛阵发性加剧，阴道流血进行性增加，或见有胎块排出，应立即报告医生，以及时处理；如患者阴道出血量多势急，面色苍白，冷汗淋漓，神情淡漠或昏愦，脉微欲绝等气血亏脱之象，应立即采取抢救措施。

2. 生活起居护理　病室环境保持整洁、舒适、安静、空气新鲜，根据病证性质适当调节温湿度；如肾虚及气血虚弱证、血瘀伤胎证患者，室温宜偏暖；血热扰胎证患者，室温宜偏凉；嘱患者多卧床休息，忌过度劳累，暂禁性生活。指导患者注意个人卫生，教会患者保持外阴清洁的方法。

3. 饮食护理

(1) 一般护理：饮食宜清淡、富营养、易消化。注意饮食均衡、营养充足，多补充牛奶、蛋类、肉类、新鲜的果蔬等。忌食辛辣、煎炸、滑利、肥甘厚味及生冷之品。注意饮食卫生，饮食有节。

(2) 辨证施食：肾气亏虚者，以补肾固冲安胎为主，可食用怀山药、黑芝麻、猪腰、核桃、刀豆等补肾之品；可饮桑寄生红枣茶、杜仲核桃汤等。气血虚弱者，以益气养血安胎为主，饮食宜富于营养，多摄入血肉有情之品以滋养气血，如瘦肉、鱼肉、肝类，牛奶等；平时可适当炖服党参、莲子、芡实、怀山药、黄芪、阿胶、红枣、花生等益气养血之品，可食用桂圆红枣瘦肉汤、参鸡汤、莲子羹、山药粥等；饮食应有规律，忌饥饱失常，少食寒凉生冷之品，以免损伤脾阳，影响气血生化。血瘀伤胎者，饮食除加强营养外，平时可适食金橘饼、陈皮茶或阳春砂仁蜜等以理气行滞；血瘀致胎动不安者，应化瘀与安胎兼顾，因患者药物中已有化瘀之物，故饮食调护应以调理气机，固冲安胎为主，不应过用活血化瘀之品，以免动胎、伤胎；忌食辛辣酸涩、有刺激性及壅阻气机之食品。血热扰胎者，宜清淡饮食；热盛津伤者，可服西瓜汁、梨汁、甘蔗汁、藕汁、鲜墨旱莲汁等清热凉血，生津止血；阴虚有热者，可加服石斛、麦冬、沙参、鱼胶、阿胶等以滋阴清热，止血安胎；忌温补，忌烟酒、煎烤、辛辣刺激之品。

4. 情志护理　及时与患者及家属沟通，关心体贴患者，使其密切配合治疗。向患者宣传本病的有关知识，分析本病发生的可能原因，介绍本病的主要治疗措施及预后，告知患者安胎与情志的重要关系，多给予安慰和鼓励，让患者心情舒畅，克服急躁情绪，安心静养。根据不同证型可采用不同情志护理的方法。肾气亏虚者，应宁神定志，清心静养，避免一切情志刺激。如患者存在“害怕流产”等属“恐”情志时，应积极解释病情，助其树立信心，解除其不必要的恐惧；气血虚弱者，应移情易性，避免过思伤脾，可让患者多听音乐，阅读书籍，培养如插花、绘画、编织等兴趣爱好，保持心情舒畅；血瘀伤胎者，应向患者解释心情舒畅可使气机调达，气行则血行，故可减轻病情，教会患者自我控制情绪，移情易性的方法；血热扰胎者，需学会养心神，畅情志，调节生活，对于生活中所遇到的各种困难甚至灾难，要能泰然处之，从容对待，保持健康的心理状态，以避免情志化火的发生。

5. 用药护理　虚证方药宜饭前空腹温服，血瘀伤胎证方药宜饭后温服，血热扰胎证方药宜饭后偏凉服。服药时应审慎，凡峻下、滑利、破气、有毒、苦寒之品应慎服或禁服。治疗血瘀伤胎证之药物多具活血化瘀之功，故应本着“衰其大半而止”的原则，不可过服，以免伤胎。服药期间如出现其他不适，应及时就诊，调整治疗方案。

ER-13-4

扩展阅读

6. 中医护理技术的运用　中药沐足：可用菟丝子 50g、桑寄生 50g、杜仲 30g、黄芪 50g、青盐 30g 煎水沐足，每晚 1 次。艾灸：可用艾条温和灸足三里、隐白等穴，每穴 5~10 分钟，每日 1 次。

（四）健康教育

1. 生活要有规律，避免负重攀高，保证睡眠充足。注意根据天气增减衣物，避免汗出当风，防止感冒的发生。

2. 饮食宜富营养，易消化。根据不同证型饮食要求选择饮食，注意饮食有节，保持饮食清洁，注意营养均衡，不偏食，禁烟酒、浓茶、咖啡等。

3. 怀孕期间不看丑陋、恐惧的画面或动物。避免不良情绪刺激。

笔记栏

13章03节PPT

PPT 课件

第三节　产后恶露不绝

产后恶露不绝是指产后血性恶露持续 10 天以上，仍淋漓不尽。

恶露指胎儿、胎盘娩出后，胞宫中遗留的余血浊液，随胞宫缩复而逐渐排出，总量 250~500ml。正常的恶露有血腥味，但无臭味，3 周左右干净。若产后子宫复旧不全或宫腔内残留胎盘、胎膜或合并感染时，恶露的时间会延长。

西医学中的子宫复旧不良、晚期产后出血及人工流产、药物流产后阴道流血淋漓不净者，可参考本节辨证施护。

知识链接

历 史 沿 革

《金匮要略·妇人产后病脉证治》中首载本病，称之为“恶露不尽”。隋代《诸病源候论》首列“产后血露不尽候”“产后崩中恶露不尽候”等，归纳本病可由“风冷搏于血”“虚损”“内有瘀血”所致。宋代《妇人大全良方》认为本病的病机为“产后恶露不绝者，由产后伤于经血，虚损不足。或分解之时，恶血不尽，在于腹中，而脏腑夹于宿冷，致气血不调，故令恶露淋沥不绝也”。明代《景岳全书·妇人规》指出产后恶露不止有因血热气伤冲任之络、肝脾气虚、气血俱虚、肝火、风热所致。清代《胎产心法》又指出“产后恶露不止……由于产时伤其经血，虚损不足，不能收摄，或恶血不尽，则好血难安，相并而下，日久不止”，或“火动病热”。《医宗金鉴》提出根据恶露的颜色、形质、气味辨虚实的原则，指出“产后恶露乃裹儿污血，产时当随胎而下……若日久不断，时时淋沥者，或因冲任虚损，血不收摄；或因瘀行不尽，停留腹内，随化随行。”

一、病因病机

1. 气虚　素体气虚，正气不足，或因分娩失血耗气，或因产后操劳过早，劳倦伤脾，气虚下陷，冲任不固，不能摄血，以致恶露不绝。

2. 血热　素体阴虚，复因产时失血伤津，营阴耗伤，阴虚内热，或产后过食辛热温燥之品，或感受热邪，或肝郁化热，热扰冲任，迫血下行，导致恶露不净。

ER-13-5

产后恶露不绝病因病机示意图

3. 血瘀　产后胞脉空虚，寒邪乘虚入胞，血为寒凝；或因七情所伤，血为气滞；或因产留瘀，胞衣胎膜残留为瘀，瘀阻冲任，新血难安，不得归经，以致恶露不净。

恶露是产后自子宫排出的余血浊液，为血所化，源于脏腑，注于冲任，流于胞宫，若脏腑受损，冲任为病，则可导致恶露不绝。本病病位在冲任，主要病机为冲任为病，气血运行失常。病理性质有虚实之分，虚者多为气血冲任不固，血失统摄，实者多为热扰冲任，迫血下行，或瘀血内阻，血不归经，故常表现为气虚、血热及血瘀之证。

二、诊断与鉴别诊断

（一）诊断依据

1. 病史　了解有无产程过长、组织残留、产后子宫复旧不良等病史。

2. 临床表现　产后血性恶露日久不尽，超过10天以上，量或多或少，色淡红、黯红或紫红，或有恶臭气，可伴神疲懒言、气短乏力、小腹空坠，或伴小腹疼痛拒按。出血多时可合并贫血，严重者可致昏厥。

3. 产科检查　子宫大而软，或有压痛，宫口松弛，胎盘残留者可见残留胎盘组织堵塞于宫口，当恶露量多，色鲜红时，应仔细检查软产道，及时发现软产道损伤。

4. 辅助检查　可通过血常规了解感染与贫血情况，妇科B超检查宫腔内有无残留物、子宫复旧情况，及剖宫产切口愈合情况等；必要时行宫腔分泌物培养或涂片检查。

（二）鉴别诊断

1. 子宫肌瘤　妊娠后肌瘤明显增大，分娩时可使子宫收缩乏力，导致产程延长、产后出血淋漓不尽。可通过盆腔B超检查辅助诊断。

2. 绒毛膜癌　多发于足月产2~3个月后，表现为不规则的阴道出血，常伴贫血、水肿，有时可见咳血等转移症状，妇科检查发现子宫均匀增大或不规则增大，或见阴道紫蓝色结节。胸片、血人绒毛膜促性腺激素（human chorionic gonadotropin，HCG）、尿HCG、盆腔B超、诊断性刮宫等可助诊。

3. 产后外伤出血　产褥期性交或外伤史。妇科检查可见阴道或宫颈有裂伤。

4. 凝血功能障碍　有血小板减少症、再生障碍性贫血、白血病、重型肝炎等病史，多数在妊娠前即存在。可通过血液检查明确诊断。

三、辨证施护

（一）辨证要点

可根据恶露的量、色、质、味等辨其虚实寒热。若恶露量多，色淡红，质清稀，无臭气者，多为气虚证；若量多，色红或红绛，质黏稠或有臭味者，多为血热证；若恶露量时多时少，色紫黯，时有血块，多为血瘀证。

（二）证候分型

1. 气虚

证候表现：恶露过期不尽，量多，色淡，质稀，无臭气，面色㿠白，头晕眼花，神疲懒言，四肢倦怠，小腹空坠。舌淡，苔薄白，脉细弱。

证候分析：气虚冲任子宫失摄，故恶露过期不止而量多；阳气不振，血失温煦，故恶露色淡，质稀，无臭气；气虚清阳不升，则面色㿠白，头晕眼花；中阳不振，则神疲懒言；四肢不充，则倦怠无力；气虚下陷，故小腹空坠；舌淡，苔薄白，脉细弱，均为气虚之征。

治护原则：补气摄血固冲。

代表方：补中益气汤。常用药物为人参、黄芪、白术、当归、陈皮、升麻、柴胡、炙甘草等。

2. 血热

证候表现：产后恶露过期不止，量较多，色紫红，质黏稠，有臭秽气，面色潮红，口燥咽干。舌质红，脉细数。

证候分析：素体阴虚，产后失血伤津，阴液益亏，虚热内生，热扰冲任，迫血下行，故恶露过期不尽，量亦多，色紫红，质黏稠而臭秽；虚火上炎，则面色潮红；阴液不足，津液不上乘于口，故口干咽燥；舌红，脉细数，皆为血热内扰之故。

治护原则：养阴清热止血。

代表方：保阴煎。常用药物为生地黄、熟地黄、黄芩、黄柏、白芍、山药、续断、甘草等。

3. 血瘀

证候表现：恶露过期不尽，量时少或时多，色黯有块，小腹痛如针刺，拒按。舌紫黯或边

笔记栏

有瘀点，脉沉涩。

证候分析：瘀血阻滞冲任、胞宫，新血不得归经，故恶露过期不尽，量少或多，色黯有块；瘀血阻滞，冲任不畅，不通则痛，故小腹疼痛拒按；舌紫黯或边有瘀点，脉沉涩，均为瘀血阻滞之征。

治护原则：活血化瘀止血。

代表方：生化汤。常用药物为当归、川芎、桃仁、炮姜、炙甘草等。

（三）施护措施

1. 病情观察　观察患者恶露的量、色、质、味等情况，必要时嘱患者保留经垫以根据恶露的性状辨别寒热虚实；观察患者的面色、神情、汗出、二便、腹痛、体温、脉象、舌象等，如出现下腹痛剧、发热，以及阴道流出物增多、臭秽等，则应及时报告医生，协助医生诊断。若患者出现阴道大量出血，面色苍白，头晕眼花，心慌气短等，应及时报告医生，并做好输液、输血、急救及手术前的准备工作。

2. 生活起居护理　病室环境要保持整洁、舒适、安静，注意保持空气流通。气虚者，病室宜温暖、向阳，患者需多卧床休息，切忌劳累耗气，以免加重病情；血热者，室温宜偏凉，空气湿润，注意通风，但不可直接吹风；血瘀者，病室宜温暖，患者要避免寒邪侵袭，以免加重血瘀之证。根据气候变化增减衣被，患者产后易汗出过多，故需及时更换湿衣。气虚及血瘀者注意保暖，避免受寒；血热者衣被不宜过厚。指导患者每日清洁会阴，勤换内裤及经垫，每日以温水或以 1∶5 000 高锰酸钾溶液坐浴或清洗阴部。

3. 饮食护理

(1) 一般护理：患者应根据不同证型的饮食要求选择饮食。饮食宜营养丰富，易消化，可食用高蛋白、适量维生素及含铁丰富的食物，以利机体恢复。尽量避免辛辣、油腻之品，尽量避免饮用酒、浓茶或咖啡等。

(2) 辨证施食：气虚者，宜多摄入益气健脾的食品，如用瘦肉汤、鱼汤、鸡汤、八宝粥、参芪大枣粥等；平时可适当炖服人参、太子参、山药、黄芪等益气之品；忌过饱，忌过食肥甘厚味，以防“饮食自倍，肠胃乃伤”；若脾胃运化功能欠佳者，不宜过用滋腻之品，可酌加陈皮、砂仁等理气开胃之品以助脾胃运化。血热者，可食清热凉血之品，如绿豆、雪梨、西瓜、冬瓜、荷叶、荠菜、白菜、茄子、甘蔗、藕等；忌食辛辣、煎炸、油腻之品。血瘀者，宜食活血化瘀之品以辅助药效，如多食山楂红糖饮、田七炖鸡、当归鸽子汤、玫瑰花茶、益母草蛋汤、桃仁炖墨鱼等具有活血化瘀，养血止血之功的膳食；忌生冷饮食。

4. 情志护理　及时与患者家属共同做好患者的情志护理，充分了解其生活起居、饮食、睡眠、情志等情况。针对患者担忧的问题如本病是否会对产后恢复产生不良影响，是否会影响以后的月经及家庭生活等，护理人员应该鼓励患者倾诉并耐心倾听，多与患者交流，及时向患者解释病情，充分理解患者，尽可能给予帮助和心理支持。

5. 用药护理　按医嘱准确给药，观察药后效果和反应。气虚证方药宜饭前空腹温服，血热证方药宜饭后偏凉服，血瘀证方药宜饭后温服。

6. 中医护理技术的运用　艾灸：气虚者，可用艾条灸脾俞、胃俞、气海、关元、足三里等穴；血瘀者，可灸血海、三阴交、归来、子宫等穴，每穴每次灸 10~15 分钟。穴位按摩：气虚者，可按揉脾俞、肾俞、关元、气海、足三里等；血热者，可按合谷、曲池、外关、血海、三阴交等；血瘀者，可按血海、子宫、归来等处；每穴每次按揉 5~10 分钟。

（四）健康教育

1. 教会患者养成良好的生活习惯，注意生活调摄，起居有常。产褥期要注意休息与保暖，避免过度劳累，不要汗出当风或涉雨着凉。

2. 注意调节情志，保持良好的心态，学会自我心理调节，避免不良情志刺激。

3. 平素注意饮食的调养，加强营养，少食油腻、辛辣、刺激性食品。

4. 坚持母乳喂养，正常分娩者一般产后半小时即可开始哺乳。产后早哺乳有利于子宫复旧，减少产后出血。

5. 向患者强调应遵守医嘱，按时随诊。

第四节　产后缺乳

PPT课件

产后缺乳是指产后哺乳期内，产妇乳汁甚少或全无，也称乳汁不足或乳汁不行。一般常发生在产后2~3日或半个月内，也可发生在整个哺乳期。

西医学中的产后泌乳过少，可参照本节辨证施护。

知识链接

历史沿革

隋代巢元方等的《诸病源候论》列有“产后乳无汁候”，认为其病因系“既产则血水俱下，津液暴竭，经血不足者，故无乳汁也”。唐代《备急千金要方》中列下乳方21首，提出猪蹄、鲫鱼等催乳食材。宋代陈无择《三因极一病证方论》以虚实论缺乳，认为“产妇有两种乳脉不行，有气血盛而壅闭不行者，有血少气弱涩而不行者，虚当补之，盛当疏之。”陈自明《妇人大全良方》认为“乳汁乃气血所化”，故主张运用补气养血，益津增液，调补冲任等法进行通乳。张从正认为情志异常与缺乳关系密切，《儒门事亲》曰：“啼哭悲怒郁结，气溢闭塞，以致乳脉不行。”张景岳认为缺乳与肥胖关系密切，“肥胖妇人痰气壅盛，乳滞不来。”《傅青主女科》论治缺乳着眼于“气血”，“阳明之气血自通，而乳亦通矣”。

一、病因病机

1. 气血虚弱　素体气血不足，或脾胃亏虚，气血生化不足。复因分娩失血耗气，致气血亏虚，乳汁生化乏源，因而乳汁甚少或无乳可下。

2. 肝郁气滞　素多抑郁，或产后情志不遂，肝失条达，气机不畅，乳脉不通，乳汁运行不畅，故无乳。

3. 痰浊阻滞　素体肥胖，痰湿内盛，或产后膏粱厚味，脾失健运，聚湿成痰，痰气阻滞乳脉乳络，或“肥人气虚痰湿”，无力行乳，复因痰阻乳络，本虚标实，遂致缺乳。

产后缺乳病因病机示意图

乳汁为气血所化，其产生与溢泻有赖于脾之健运，肝之疏泄。其病位在脾、胃、肝，与冲任二脉有关。其病理性质有虚实之分，虚者常为乳汁生化不足，实者常见肝郁气滞或痰浊内停而致乳络不畅。

二、诊断与鉴别诊断

（一）诊断依据

1. 病史　注意询问有无产时失血过多史，有无产后情志不遂，并了解患者平素体质情

笔记栏

况及有无贫血等慢性病史。

2. 临床表现 产妇在哺乳期中，乳汁甚少，不足以喂养婴儿，或乳汁全无。亦有原本泌乳正常，突然情志过度刺激后缺乳者。

3. 检查 检查乳房，了解乳汁分泌情况，乳房大小、软弱或胀硬、有无红肿、压痛，乳腺组织情况，有无乳头凹陷或皴裂。

（二）鉴别诊断

肝郁气滞之产后缺乳与乳痈 乳痈一般单侧发病，初起有乳房局部红肿热痛，产妇体温增高，恶寒发热，继之可出现乳房红肿疼痛加重，肿块变软，有应指感等化脓成痈之象。而肝郁气滞之缺乳常见产后乳汁分泌少，甚或全无，乳房胀硬、疼痛，乳汁稠，伴胸胁胀满，情志抑郁，食欲不振等表现。

三、辨证施护

（一）辨证要点

根据产妇的乳汁、乳房情况，结合情绪、面色、舌脉以辨虚实。乳汁清稀，乳房柔软，不胀不痛，精神萎靡，面色不华者，多为气血不足；若乳汁较稠，乳房胀硬疼痛，精神抑郁，胸闷嗳气者，多为肝郁气滞；乳汁甚少或无乳可下，乳房硕大或下垂不胀满，乳汁不稠者，多为痰浊内阻。

（二）证候分型

1. 气血虚弱

证候表现：产后乳汁少甚或全无，乳汁稀薄，乳房柔软无胀感，面色少华，倦怠乏力。舌淡，苔薄白，脉细弱。

证候分析：气血虚弱，乳汁化源不足，无乳可下，故乳汁少或全无，乳汁稀薄；乳汁不充，故乳房柔软无胀感；气虚血少，不能上荣头面四肢，故面色少华，倦怠乏力；舌淡，苔薄白，脉细弱，均为气血虚弱之征。

治护原则：补气养血，佐以通乳。

代表方：通乳丹。常用药物为人参、黄芪、当归、麦冬、木通、桔梗、七孔猪蹄等。

2. 肝郁气滞

证候表现：产后乳汁分泌少，甚或全无，乳房胀硬、疼痛，乳汁稠，伴胸胁胀满，情志抑郁，食欲不振。舌淡红，苔薄黄，脉弦或弦滑。

证候分析：情志郁结，肝气不舒，气机不畅，乳络受阻，故乳汁涩少；乳汁塞滞，运行受阻，故乳房胀满而痛，乳汁浓稠；胸胁为肝经所布，肝气郁结，疏泄不利，气机不畅，故胸胁胀满；肝经气滞，脾胃受累，故食欲不振；舌淡红，苔薄黄，脉弦或弦滑，均为肝郁气滞之征。

治护原则：疏肝解郁，通络下乳。

代表方：下乳涌泉散。常用药物为当归、白芍、川芎、生地黄、柴胡、青皮、天花粉、漏芦、通草、桔梗、白芷、穿山甲、王不留行、甘草等。

3. 痰浊阻滞

证候表现：乳汁甚少或无乳可下，乳房硕大或下垂，不胀满，乳汁不稠，形体肥胖，胸闷痰多，纳少便溏，或食多乳少。舌淡胖，苔滑腻，脉沉细。

证候分析：素体脾虚，或产后过食肥甘厚味而伤脾，脾虚气弱，行乳无力，或脾虚生痰，痰阻乳络，而致乳汁甚少或全无；胸闷纳少，舌淡胖，苔滑腻，脉沉细，均为痰浊阻滞之象。

治护原则：健脾化痰通乳。

代表方：苍附导痰丸合漏芦散。常用药物为茯苓、半夏、陈皮、甘草、苍术、香附、胆南星、枳壳、生姜、神曲、漏芦、蛇蜕、瓜蒌等。

（三）施护措施

1. 病情观察　注意观察患者乳汁的量、色、质，乳房疼痛程度、性质，乳房软硬度及乳汁下行是否通畅。注意观察患者乳房及乳头的情况。观察乳房有无硬结或红肿热痛等，用手轻按乳房以感觉乳房的质地，观察是否有乳汁郁积的情况；观察是否有乳头伸展性不好、扁平或内陷，如有异常应及时纠正。

2. 生活起居护理　保持室内温暖、光线充足、空气清新，每日开窗通风，但要注意避免风直接吹在产妇身上。产妇应保持充足的休息与睡眠。产后应早期下床活动，做适量运动，以利气血和调通畅，如做产后操或散步等。采用正确的哺乳方法：尽早开始哺乳，分娩后30分钟内将婴儿放在母亲的胸前，让新生儿吸吮双侧乳头；按需哺乳；早产儿、低体重儿因需要住院治疗而与母亲分开时间较长时，指导产妇挤出多余的乳汁；每次哺乳应让婴儿吸空一侧乳房后再吸另一侧乳房；常用毛巾和清水擦洗乳头，可定时将分泌的乳汁涂抹在乳头上，以防止哺乳时乳头疼痛和干裂。

3. 饮食护理

(1) 一般护理：加强产后营养，尤其应多吃富含蛋白质的食物和新鲜蔬菜，宜多饮营养丰富的汤水。注意保护脾胃功能，忌食酸涩、辛辣、油炸、肥甘厚味及生冷黏腻之品。

(2) 辨证施食：气血虚弱者，宜食猪蹄、乌鸡、鸡蛋、大枣、桂圆、羊肉、鳝鱼、鲫鱼、刀豆、乳鸽、板栗等，宜多饮鱼汤、骨头汤或鸡汤等，煮汤时可配黄芪、党参、茯苓、当归、白芍、路路通等以补气养血通乳。肝郁气滞者，宜食玫瑰花、月季花、丝瓜、佛手、合欢花、萝卜等，可用猪前蹄或鲫鱼炖当归、漏芦、穿山甲、王不留行、柴胡、通草等以疏肝理气下乳；忌食辛辣刺激之品以免助热化火。痰浊阻滞者，宜清淡饮食，宜食萝卜、木耳、豆腐、冬瓜、番茄、山楂等消食健脾之品，可用瘦肉炖白术、砂仁、茯苓、陈皮、党参、路路通、漏芦等以健脾化痰通乳；不可过食肥腻之品。

4. 情志护理　情志护理应从产前开始。应让孕妇做好母乳喂养的心理准备，树立信心，相信自己的乳汁能够满足婴儿需要。正确认识哺乳对婴儿的意义，排除哺乳影响体形美的想法，不要轻信不利于母乳喂养的传言。

5. 用药护理　虚证方药宜饭前空腹温服，实证方药宜饭后温服。理气中药多芳香之品，故汤剂不宜久煎；补益中药可文火久煎。服药期间，如出现其他不适，应及时就诊，调整治疗方案。

6. 中医护理技术的运用　穴位按摩：虚证，取膻中、中堂、步廊、乳中、膺窗、神藏、胸乡等穴及乳房，用补法手法按摩。实证，取食窦、膻中、灵墟、库房、乳中、乳根、中府、天池、极泉及乳房等，用泻法手法按摩。艾灸：用艾条温和灸膻中、乳根等穴，气血虚弱者加气海、关元、足三里，肝郁气滞者加太冲、少泽，痰浊阻滞者加丰隆，每穴每次灸5~10分钟。

（四）健康教育

1. 生活有规律，平素适当锻炼，陶冶情志，提高身体素质。

2. 加强产后营养，尤其是富含蛋白质食物和新鲜蔬菜，以及充足的汤水。

3. 保持情绪乐观，心情舒畅。适当锻炼，维护气血和调。

4. 哺乳期用药要慎重，避免有毒副作用的药物通过乳汁进入婴儿体内。

5. 做好避孕措施，不宜服用避孕药物。

笔记栏

病案分析

赵某，女，25岁，职员。

主诉：停经2个月，恶心呕吐10天，加剧2天。

现病史：患者10天前开始感觉恶心，呕吐清涎，但不剧烈，自测尿妊娠试验阳性，未就诊。2天前出现呕吐清涎明显加剧，纳食不佳，甚则食入即吐，伴有头昏体倦，神疲思睡。

查体：舌质淡，苔白，脉缓滑无力。

尿妊娠试验：阳性。尿常规：酮体阳性。血常规：白细胞：$6.5\times10^9/L$，中性粒细胞：72.7%，淋巴细胞：23.1%，血红蛋白：128g/L，血小板：$114\times10^9/L$。B超示：宫内妊娠8周余，活胎。

请分析：本病例的临床诊断、证型、证候分析、护治原则及施护措施。

（杨贵真）

扫一扫，测一测

复习思考题

1. 妊娠早期患者出现恶心呕吐、头晕厌食等症状，你的临证护理思路是什么？
2. 产后恶露不绝的患者病情好转后准备出院，应如何对其进行健康宣教？
3. 如果产后缺乳患者因乳汁过少而不想继续母乳喂养，应如何处理？

综合实践训练五

王某，女，26岁，公务员，已婚，未育。就诊时间：2019年8月8日。

【情境一】

26岁已婚妇女，平时月经规律，现停50天，阴道流血2天，量少，伴轻微下腹痛。在其丈夫陪同下来医院急诊就诊。

问题1：患者及配偶有生育要求，因出现阴道出血，伴轻微下腹痛，夫妻双方十分紧张，作为急诊护士，应如何缓解他们的焦虑情绪？

问题2：在分诊的过程中，护士发现急诊的妇科医生正在手术进行中，患者需要等待时间约半小时。作为急诊护士应如何与患者及家属进行沟通，并保证患者安全？

【情境二】

急诊妇科医生对患者进行详细的问诊与检查，具体如下。

主诉：停经50天，少量不规则阴道出血伴轻微下腹疼痛2天。

现病史：患者末次月经2019年6月18日，现停经50天，曾自购验孕棒检测，尿液显示阳性，昨日开始出现少量不规则阴道出血，轻度腰酸，下腹正中坠痛，大便调，夜尿频，纳少，睡眠欠佳，头晕，神倦。

经带胎产史：平素月经尚规则，5天/30天，量中，色红，末次月经（last menstrual period，LMP）：2019.6.18，5天干净，量色如常。白带尚可。$G_1P_0A_0$，已婚未育，有生育要求。

既往史：无高血压、糖尿病、冠心病等慢性病史，无肝炎、结核等传染病史，无其他手术史、输血史及外伤史。

过敏史：无药物及食物过敏史。

其他情况：原籍生长，否认疫水疫区接触史，否认烟酒等不良嗜好。丈夫体健。否认家族遗传病病史。

体检：T：36.5℃，P：69 次 /min，R：20 次 /min，BP：100/70mmHg。神清，精神倦怠。其他系统检查未见明显异常。舌淡，苔薄白，脉细。

专科检查：常规消毒下行阴道窥器检查，见阴道有少量暗红色血液自宫颈口流出，宫颈口闭合，未见组织物嵌顿。因患者已孕并有阴道出血，未行妇科双合诊检查。

为进一步明确诊断，要求患者行血液分析、血 β-HCG 定量、血孕酮（progesterone，P）、经腹子宫附件超声等检查。

问题 1：作为急诊护士，如何配合医生指导患者尽快完成上述检查？
问题 2：患者自诉对抽血恐惧，护士应如何处理？

【情境三】

患者检查结果回报如下。

血常规：白细胞：8.35×10^9/L，红细胞：3.83×10^{12}/L，血红蛋白：113g/L，血小板：158×10^9/L。血 β-HCG 定量：3 563IU/L，P：46nmol/L。

子宫附件超声：宫内妊娠 7 周$^+$，孕囊周围可见液性暗区。双附件未见明显包块。

结合患者现在病情，拟收住院进行治疗。

问题 1：对该患者进行中医辨病辨证，并说明辨病辨证依据。
问题 2：作为妇科病房护士，应如何对该患者进行接诊？需进行哪些安排？

【情境四】

患者入院后，主管医生经过病情资料收集后开出长期医嘱如下。

(1) 妇科护理常规。
(2) 二级护理。
(3) 普食。
(4) 卧床休息。
(5) 注意阴道流血情况。
(6) 注意腹痛情况。
(7) 注射用水 2ml + 注射用绒促性素（HCG）2 000U，肌注，qod。
(8) 黄体酮胶丸 0.1g，bid。
(9) 安胎散敷贴双侧足三里，qd。
(10) 滋肾育胎丸 5g，tid。
(11) 中药煎剂 1 剂，qd。

中药方：菟丝子 20g，桑寄生 15g，续断 15g，党参 15g，白术 15g，阿胶（烊）15g，山药 20g，炙甘草 6g。

问题 1：如何执行上述医嘱？（如果 2~3 人 1 组，如何进行小组内分工协作？）
问题 2：如何对患者进行情志调护？

笔记栏

问题3:如何对患者进行中药用药指导?

问题4:在穴位敷贴时,护士发现该患者左侧小腿足三里部位因蚊虫叮咬后出现红肿与抓痕,请问如何处理?

问题5:如何对该患者进行健康宣教?

【情境五】

患者入院后第2日,因家庭琐事与其家属发生争吵,之后出现下腹疼痛加重,阴道出血增多,头晕,胸闷等症状,患者情绪很不稳定,拒绝吸氧与服药。

问题:针对上述情况,护士应如何处理?

【情境六】

患者入院第7日,经系统治疗与护理后,患者病情明显好转,下腹疼痛消失,阴道出血停止,但仍有少许腰酸,患者要求出院。主管医生复查血β-HCG定量:12 654IU/L,P:78nmol/L。子宫附件超声:宫内妊娠8周$^{+}$,见胎心搏动。双附件未见明显包块。同意患者出院,并出院带中药7剂:菟丝子20g,桑寄生15g,续断15g,党参15g,白术15g,女贞子15g,桑椹15g,覆盆子15g。

问题1:如何对患者进行出院指导?

问题2:如何对患者进行饮食调护?

(杨贵真)

第十四章 妇科杂病

学习目标

1. 识记　不孕症、癥瘕的概念、临床表现、治护原则、方药及施护措施。
2. 理解　不孕症、癥瘕的病因病机及证候分析。
3. 应用　临床病证的辨证，并能运用施护措施开展辨证施护。

凡不属经、带、胎、产疾病范畴，又与女性解剖、生理特点密切相关的疾病，统称为妇科杂病。常见的妇科杂病有不孕症、癥瘕、阴挺、脏躁等。

妇科杂病病因病机各异，临床表现各样。就病因而言，主要包括3个方面：其一，起居不慎，感受外邪；其二，脏腑气血阴阳失调；其三，禀赋不足，或情志刺激等。这些因素相互作用，导致脏腑功能失常，气血失调，冲任、胞宫、胞络直接或间接损伤，产生各种疾病。妇科杂病病情复杂多变，临床护理必须以脏腑、经络、气血为核心，从整体观念出发，身心兼调，辨证施护，方可收到满意疗效。

第一节　不孕症

14章01节PPT

PPT 课件

女子未避孕，性生活正常，与配偶同居1年而未孕者；或曾孕育过，未避孕又1年以上未再受孕者，称为不孕症。前者为原发性不孕症，古称"全不产"；后者为继发性不孕症，古称"断绪"。本节重点讨论女方因素导致的不孕症的诊治和护理。

西医学中的因排卵功能障碍、生殖系统炎症、盆腔肿瘤和免疫因素等所导致的不孕症，均可参照本节辨证施护。

知识链接

历史沿革

不孕之名首载于《周易·九五爻辞》："妇三岁不孕"。《素问·骨空论》论述其发病的机制："督脉者……此生病……其女子不孕"。《诸病源候论》专设"无子候"，列"月水不利无子""月水不通无子""子脏冷无子""带下无子""结积无子"等"夹疾无子"病源。《备急千金要方》有"全不产"和"断绪"之分别。孙思邈认为男女双方劳伤痼疾均可致不孕。宋代《妇人大全良方》内设"求嗣门"。清代《傅青主女科》强调从肝肾论治不孕症，创制的养精种玉汤、温胞饮、开郁种玉汤等沿用至今。

笔记栏

一、病因病机

1. 肾虚　肾藏精，主生殖。先天禀赋不足，肾气不充，或房事不节，久病及肾，损伤肾气，冲任虚衰，胞脉失养，不能摄精成孕。若肾阳亏虚，命门火衰，寒湿滞于冲任，胞脉失于温煦，则宫寒不孕。若素体肾阴亏虚，阴虚内热，热扰冲任，致胞宫伏火，则不能凝精成孕。

2. 肝郁　素性抑郁，或盼子心切，情志不畅，以致肝失疏泄，气机郁结，冲任失和，久而不孕。

3. 痰湿　素体肥胖，或嗜食肥甘厚味，脾失健运，痰湿内盛，阻滞胞脉，以致不孕；或素体脾虚，劳倦过度，损伤脾气，脾失健运，痰湿内生，湿壅胞宫，不能摄精成孕。

4. 血瘀　经行产后，摄生不慎，涉水感寒，邪入胞宫致瘀，瘀滞冲任、胞宫，以致不孕；或不禁房事，精血瘀滞胞宫，冲任不通，不能摄精成孕；或气滞血瘀，冲任不通，瘀阻胞脉，均可致不能摄精成孕。

FR-14-1
不孕症病因病机示意图

不孕症病位在冲任、胞宫，与肾、肝、脾密切相关，主要病机是肾气不足、冲任气血失调，影响冲任胞宫的功能，以致两精不能相合。

本病常见的病因包括肾虚、肝郁、痰湿和血瘀，可由单独因素致病，亦可多因素复合出现，病性多表现为虚实夹杂。不孕症既是一个独立的疾病，往往也是多种妇科疾病的结果，其预后与患者年龄、病史、病因及病程关系密切。年龄较轻、病因单一、病程短者疗效较好；年龄偏大、病因复杂、病程长者疗效欠佳。

二、诊断与鉴别诊断

（一）诊断依据

1. 与配偶同居1年以上，性生活正常，配偶生殖功能正常，未避孕而未受孕者，为原发性不孕症；曾有过妊娠后，未避孕有正常性生活且配偶生殖功能正常，而连续1年未再受孕者，为继发性不孕症。

2. 多伴有月经的期、色、量、质的异常和带下异常。

3. 常因先天肾精不充、房事不节、素性抑郁或盼子心切，以及素体痰湿肥胖等原因所致。

（二）鉴别诊断

不孕与暗产　暗产是指受孕之早期，胎珠始发而孕妇尚无明显的妊娠反应，无停经史，因故而自然流产者。多因肾虚、肝郁、房室不节等原因所致。临床通过基础体温、妊娠试验及病理学检查等可进行诊断。

三、辨证施护

（一）辨证要点

1. 辨脏腑、阴阳　主要根据月经的期、色、量、质的特点进行辨证。若出现月经后期，量少色淡，无血块，或闭经，多属肾阳虚；若出现月经先期，量少，色红质稠，多属肾阴虚；若出现经期先后不定，经行腹痛，经行不畅，量少色黯，有小血块，多属肝郁。另外，亦可通过全身症状辨别脏腑阴阳。若出现面色晦暗，腰膝酸软，性欲淡漠，小便清长，大便不实，多为肾阳虚；若出现形体消瘦，腰膝酸软，头晕耳鸣，心悸失眠，性情急躁，口干，五心烦热，多为肾阴虚；若出现经前乳房胀痛，抑郁或烦躁，多为肝郁气滞。

2. 辨痰湿、血瘀　主要根据主症来进行辨别。若婚久未孕，形体肥胖，经行后延，甚则闭经，多为痰湿内阻。若多年不孕，月经后期，量少或多，色紫黑，有血块，经行不畅，多为瘀血内停，阻滞胞宫。

（二）证候分型

1. 肾虚

(1) 肾气虚

证候表现：婚久不孕，月经不调或停闭，经量或多或少，经色淡黯质稀，腰膝酸软，头晕耳鸣，神疲体倦，小便清长。舌淡，苔薄，脉沉弱。

证候分析：肾气不足，冲任虚衰，不能摄精成孕，以致婚久不孕；冲任失调，血海失司，故月经不调或停闭，量时多时少，经色淡黯质稀；肾主骨生髓开窍于耳，脑为髓海，腰为肾之府，故肾气虚则见头晕耳鸣，腰膝酸软，神疲体倦；气化失常，故小便清长；舌淡，苔薄，脉沉弱，均为肾气不足之征。

治护原则：补益肾气，调补冲任。

代表方：毓麟珠加减。常用药物为人参、白术、茯苓、芍药、川芎、当归、熟地黄、菟丝子、杜仲、鹿角霜、川椒、炙甘草等。

(2) 肾阳虚

证候表现：婚久不孕，月经后期，量少色淡质稀，甚则闭经，平素带下量多质稀，伴有面色晦暗，腹冷肢寒，腰痛如折，性欲淡漠，小便清长，大便溏薄。舌淡，苔白滑，脉沉细而迟。

证候分析：肾阳不足，命门火衰，冲任失于温煦，不能摄精成孕，故婚久不孕；阳虚内寒，不能生血行血，冲任血海空虚，不能按时满盈，故月经后期，量少色淡质稀，甚则闭经；肾阳不足，气化失常，水湿下注任带，故平素带下量多质稀；肾阳虚，命门火衰，胞脉失于温煦，故腹冷肢寒，腰痛如折，性欲淡漠；肾阳虚致膀胱失约，故小便清长，大便溏薄；面色晦暗，舌淡，苔白滑，脉沉细而迟，均为肾阳不足之征。

治护原则：温肾助阳，调补冲任。

代表方：温胞饮加减。常用药物为巴戟天、补骨脂、菟丝子、附子、肉桂、杜仲、山药、白术、芡实、人参等。

(3) 肾阴虚

证候表现：婚久不孕，月经先期，量少色红质稠，或行经时间延长，甚则崩漏，伴形体消瘦，头晕心悸，腰酸膝软，五心烦热，失眠多梦。舌红，苔少，脉细数。

证候分析：肾阴亏损，精血不足，冲任血海空虚，故婚久不孕；阴虚内热，热扰冲任，迫血妄行，则月经先期，量少色红质稠，甚则崩漏；阴血不足，血虚不能上荣脏腑清窍，则形体消瘦，头晕心悸，失眠多梦；腰酸膝软，五心烦热，舌苔脉象，均为肾阴虚之征。

治护原则：滋肾养血，调补冲任。

代表方：养精种玉汤加减。常用药物为熟地黄、当归、白芍、山萸肉等。

2. 肝郁

证候表现：婚久不孕，月经先后不定期，经行腹痛，经量或多或少，色黯有血块，伴有经前胸胁、乳房胀痛，情志抑郁或烦躁易怒，善太息。舌黯红，苔薄白，脉弦。

证候分析：情志不舒，则肝失条达，肝气郁结，气血失调，冲任不能相资，故婚久不孕；肝失疏泄，气滞血瘀，血海蓄溢失司，则月经先后不定期，量多或少，经行腹痛，经色黯而有血块；肝郁气滞，故经前胸胁、乳房胀痛，情志抑郁或烦躁易怒，善太息；舌黯红，苔薄白，脉弦，均为肝气郁结之征。

治护原则：疏肝解郁，理血调经。

代表方：开郁种玉汤加减。常用药物为当归、白芍、茯苓、白术、天花粉、牡丹皮、香附等。

笔记栏

3. 痰湿

证候表现：婚久不孕，形体肥胖，月经后期甚则闭经，带下量多，色白质黏无臭，头晕心悸，胸闷泛恶。舌淡胖，苔白腻，脉滑。

证候分析：素体肥胖，痰湿内盛，壅滞冲任胞脉，以致不孕；痰阻冲任胞宫，则经行延后甚至闭经；湿浊下注，故带下量多，色白质黏无臭；痰湿中阻，停于心下，清阳不升，则头晕心悸，胸闷泛恶；舌淡胖，苔白腻，脉滑，均为痰湿内蕴之征。

治护原则：燥湿化痰，理气调经。

代表方：苍附导痰丸加减。常用药物为法半夏、苍术、香附、茯苓、神曲、陈皮、胆南星、枳壳、生姜、甘草等。

4. 血瘀

证候表现：婚久不孕，月经后期，经行不畅，经行腹痛拒按，量少或多，经色紫黯，有血块，块下痛减。舌质紫黯，边有瘀点，脉弦涩。

证候分析：瘀血内停，冲任受阻，胞脉不通，故婚久不孕；瘀血阻滞，冲任不畅，则月经后期，经行不畅，腹痛拒按，量少，经色紫黯，有血块；舌质脉象均为血瘀之征。

治护原则：活血化瘀，止痛调经。

代表方：少腹逐瘀汤加减。常用药物为小茴香、干姜、延胡索、当归、没药、川芎、赤芍、肉桂、蒲黄、五灵脂等。

思政元素

大胆求实、开拓革新，促医学发展

少腹逐瘀汤主治少腹寒凝血瘀证，其方歌为“少腹茴香与炒姜，元胡灵脂没芎当，蒲黄官桂赤芍药，调经种子第一方”。少腹逐瘀汤与血瘀逐瘀汤等一系列活血化瘀方均出自清代王清任的《医林改错》。

王清任为著名的解剖学家与医学家。他为我国解剖学的先者，认为“治病不明脏腑，何异盲子夜行”，为此王清任冲破封建礼教的束缚，经常到乱坟岗、死刑场观察人体结构，进行了近30多年的解剖实践研究。最终著《医林改错》，提出了活血化瘀治则，创立了很多活血逐瘀方剂，并修订了很多解剖学中的谬误，为后世医者留下许多宝贵的资料。王清任实地观察、求实革新的大医精神也为后世树立了榜样。

（三）施护措施

1. 病情观察　观察患者月经的期、量、色、质的特点，带下的量、色、质及有无臭味，结合伴发的全身症状和舌苔脉象，辨别证候分型。观察患者基础体温，并指导和协助患者准确测定，以掌握排卵情况。肾虚者，注意观察患者有无腰膝酸软、头晕耳鸣、精神疲倦等症状；肝郁者，注意观察患者有无乳房胀痛症状及情绪变化；痰湿者，注意观察有无头晕心悸、胸闷泛恶、形体肥胖等；血瘀者，注意观察有无少腹疼痛拒按等表现。

2. 生活起居护理　病室环境安静、舒适、空气清新、温湿度适宜。肾阳虚者和血瘀者，病室宜温暖，注意经期腹部及下肢的保暖，避免寒邪侵袭；痰湿，病室宜干燥通风，阳光充足，忌冒雨、涉水等。起居有常，劳逸适度，睡眠充足，房事有节。肾虚者，应注意休息，避免熬夜；肝郁者，应积极参加体育锻炼，使气血通畅，切勿久坐久卧；痰湿者，可选择慢跑、太极拳、健身操等有氧活动，并长期坚持，以减轻体重，增强体质，使气血调和。经期应保持外阴清洁、

笔记栏

干燥，避免经期同房。痰湿者带下量多，应每日用温水清洗外阴，勤换内裤。

3. 饮食护理

(1) 一般护理：饮食有节，营养宜均衡，勿偏嗜，勿暴饮暴食，忌过食生冷、肥甘厚味、辛辣刺激之品，禁烟酒。

(2) 辨证施食：肾阳虚者宜进食温肾壮阳暖宫之品，如羊肉、狗肉、当归、紫河车、猪腰、核桃等，食疗方如当归生姜羊肉汤、核桃炖猪腰，忌生冷寒凉之品；肾阴虚者宜进食滋阴益肾之品，如甲鱼、银耳、乌鸡、黑豆、黑芝麻、海参等，忌辛辣刺激的食物；肝郁者饮食以疏肝理气为主，如佛手、玫瑰花、陈皮等煎汤代茶饮，少食产气的食物，如白萝卜、土豆、红薯、洋葱等；痰湿者应控制进食量，宜食用健脾利湿化痰之品，如山药、赤小豆、薏苡仁、冬瓜、白扁豆等，少食肥甘、甜腻的食物，以免助湿生痰；血瘀者饮食宜选择行气活血化瘀之品，如山楂、桃仁、玫瑰花、当归等。

4. 情志护理　古有"嫉妒不孕"之说，即情志不畅则冲任不充，冲任不充则胎孕不受。不孕症患者往往精神压力大，甚则引发家庭关系紧张。因此，在临床护理时可运用开导说理、移情易性、宣泄解郁等方法，配合家属的关心和安慰，鼓励家属多进行陪伴，给予情感支持，解除患者的心理负担，消除紧张情绪，保持心情舒畅。

5. 用药护理　虚证者，中药汤剂宜文火久煎，空腹温服，服后观察疗效。若正准备受孕，应谨慎用药，用药务必告知医生。带下量多时，可每日用高锰酸钾溶液清洗外阴，以保持外阴清洁。

6. 中医护理技术的运用

(1) 中药外敷配合穴位按摩：经期小腹疼痛者，可用活血化瘀的药物如桃仁、红花、当归、川芎加热后外敷于腹部，配合揉按或点按中极、归来、血海、三阴交等穴以活血化瘀。

(2) 艾灸：取神阙、气海、关元、三阴交等穴，于月经周期第 12 天开始，每日灸 1 次，每次灸 20 分钟，连续灸 7 次。

(3) 中药灌肠：对输卵管炎症阻塞导致的不孕，可遵医嘱给予败酱草、白花蛇舌草、蒲公英、莪术、丹参、桃仁等煎汤去渣取汁，每次保留灌肠 100ml，每日 1~2 次，以促进局部血液循环，以利于炎症消散和粘连组织松解。

(4) 中药离子导入：遵医嘱将丹参、三棱、莪术、乳香、没药、苍术、藿香、葶苈子、路路通浓煎至 250ml，将药垫放置在双附件部位，中药离子导入 20 分钟。

(四) 健康教育

1. 及时治疗月经不调、带下病等相关妇科病。避免多次人工流产，避免不洁性生活等。平时谨慎用药。

2. 起居有常，劳逸适度，房事有节，避免过度耗伤肾精，影响受孕。婚育期的女性做到饮食有节，营养丰富均衡，戒烟戒酒。既要避免过度肥胖超重，又要避免减肥节食。

3. 不孕症患者往往盼子心切，表现出过分焦虑和紧张，应辅以心理治疗，及时做好心理调适，保持乐观、积极的心态。

ER-14-2
扩展阅读

第二节　癥　瘕

14章02节PPT
PPT 课件

妇人下腹结块，伴有或胀满，或疼痛，或阴道异常出血者，称为癥瘕。癥与瘕的病性有所差异，癥者，坚硬有形，固定不移，痛有定处，病属血分；瘕者，痞满无形，聚散无常，推之可移，痛无定处，病属气分。但临床常见气聚为瘕，血结为癥，气血密切相关，故以癥瘕并称。癥瘕

笔记栏

有善证和恶证之分，本节主要讨论癥瘕之善证。

西医学中的子宫肌瘤、卵巢囊肿、盆腔炎性包块、女性生殖系统肿瘤等，若非手术治疗，属于本病讨论范围，可参考本节进行辨证施护。

知识链接

历史沿革

瘕始见于《素问·骨空论》："任脉为病，男子内结七疝，女子带下瘕聚"，癥始见于《金匮要略·妇人妊娠病脉证并治》："妇人宿有癥病，经断未及三月，而得漏下不止，胎动在脐上者，为癥痼害。"《金匮要略》还提出了治疗癥瘕第一方"桂枝茯苓丸"。《诸病源候论》对癥瘕的病因病机和证候特点做了较为全面的阐述，其多因脏腑虚弱、寒温不适、饮食生冷不洁所致。对癥瘕的治疗应遵循"衰其大半而止"的原则，正如《女科经纶·癥瘕痃癖证》引用李东垣所言："人以胃气为本，治法当主固元气，佐以攻伐之剂，必需之岁月，若期速效，投以峻剂，反致有误也。"

一、病因病机

1. 气滞　素性抑郁，或愤怒过度，情志内伤，致肝气郁结，气滞血行不畅，滞于冲任胞脉，结块积于小腹，而成瘕疾；气滞日久生瘀可转化为癥。

2. 血瘀　经行产后，血室正开，胞脉空虚，余血未净，房事不节，或风寒侵袭，凝滞气血，瘀血，冲任不畅，胞脉停瘀，瘀积日久，渐成癥瘕。

3. 痰湿　素体脾虚，脾阳不振，或饮食内伤，或劳倦过度，损伤脾胃，脾失健运，湿浊内停，聚湿成痰，痰湿阻滞冲任胞脉，痰血搏结，渐积成癥。

4. 湿热　经行产后，胞脉空虚，余血未净之际，外阴不洁，或房事不禁，感染湿热邪毒；或宿有湿热，热盛酿毒，与血搏结，瘀阻冲任，结于胞脉，而成癥瘕。

ER-14-3 癥瘕病因病机示意图

本病的病位在冲任、胞脉、胞宫。主要病因是正气不足，外邪内侵，或情志不遂、房事不节、饮食内伤，以致脏腑功能失调，气机阻滞，形成痰饮、瘀血、热毒等有形之邪，停聚于冲任胞宫而成。

二、诊断与鉴别诊断

（一）诊断依据

1. 妇人小腹有包块，或胀，或满，或痛。

2. 可伴有带下异常、阴道异常出血。

3. 常因经期、产后感受外邪，长期情志失调所致，患者往往有月经失调及带下病史。

（二）鉴别诊断

1. 癥瘕与妊娠子宫　两者育龄女性均有停经、发现腹部肿块的表现，但妊娠女性有停经史及早孕反应，子宫增大与停经月份相符，质软，与盆腔肿块不同。借助妇科检查、妊娠试验、B 超检查等可明确诊断。

2. 癥瘕与癃闭　癃闭是尿液在膀胱内积聚，不能溺出的疾病。虽有小腹膨隆、胀、满、痛等症状，但导尿后诸症便可消失。借助 B 超检查可鉴别。

笔记栏

知识拓展

子宫肌瘤

子宫肌瘤是妇科最常见的子宫良性肿瘤，多见于30~50岁女性。由单克隆平滑肌细胞增殖而成，雌、孕激素可刺激肌瘤细胞核分裂，促进肌瘤生长。根据肌瘤与子宫肌壁的关系分肌壁间肌瘤(60%~70%)、浆膜下肌瘤(20%)和黏膜下肌瘤(10%~15%)三类。

临床表现：月经改变，下腹包块，白带增多，腹痛，腰酸，下腹坠胀，压迫症状，不孕，继发性贫血等。根据病史、症状和体征、B超检查等一般可明确诊断。

治疗原则：肌瘤小或无症状，尤其是围绝经期患者。每3~6个月B超检查随访1次。药物治疗常用雄激素、促性腺激素释放激素类似物、拮抗孕激素药物。

手术治疗指征：肌瘤在短期内迅速增大或伴不规则阴道流血，考虑有变性可能；尤其是绝经后妇女肌瘤增大，怀疑有恶变；症状明显而药物治疗无效者。

三、辨证施护

(一) 辨证要点

本病辨证重点在辨善、恶证，辨气病、血病，辨虚证、实证。辨证的根据是包块的性质、大小、部位、病程的长短以及月经情况等。

1. 辨轻重　若肿块发展缓慢，按之柔软活动，边界清晰，患者精神如常，面色光泽者，多为善证；若肿块日益增大，按之坚硬如石，边界不清，疼痛甚剧，伴有或崩或漏，或五色带下，患者形瘦面黯者，多为恶证。

2. 辨气血　包块坚实硬结，固定不移，痛有定处，推揉不散者，为病在血分；以胀满为主，包块聚散无常，痛无定处，推之可移者，为病在气分。

3. 辨虚实　病之初期，肿块胀痛明显者，以邪实为主；中期包块增大，质地较硬，隐隐作痛，月经失调，面色欠润者，多为邪实正虚；后期胀痛甚剧，肿块坚硬如石，全身羸弱者，以正虚为主。

(二) 证候分型

1. 气滞

证候表现：小腹有包块，积块不坚，推之可移，时聚时散，时感疼痛，痛无定处，小腹胀满，胸闷不舒，精神抑郁，月经不调。舌红，苔薄，脉沉弦。

证候分析：瘕乃气聚而成，气血运行受阻，滞于冲任胞脉，故小腹有包块，积块不坚，推之可移，时聚时散；气滞则痛，气散则止，故时痛时止，痛无定处；肝失条达，气机不畅，故小腹胀满，胸闷不舒，精神抑郁；气滞冲任失司，则月经失调；舌红，苔薄，脉沉弦，为气滞之征。

治护原则：疏肝解郁，行气散结。

代表方：香棱丸加减。常用药物为木香、丁香、三棱、莪术、枳壳、青皮、川楝子、小茴香等。

2. 血瘀

证候表现：小腹有包块，积块坚硬，固定不移，疼痛拒按，肌肤少泽，口干不欲饮，月经延后或淋漓不断，面色晦暗。舌紫黯，苔厚而干，脉沉涩有力。

证候分析：瘀血积结，冲任气血运行不畅，瘀停胞脉，故小腹有包块，积块坚硬，固定不移，疼痛拒按；瘀阻脉络，肌肤失养，则肌肤少泽，面色晦暗；瘀血内阻，津液不能上承，则口干不欲饮；瘀阻冲任，甚则血不归经，故经期错后，或淋漓不止；舌紫黯，苔厚而干，脉沉涩有力，

笔记栏

为血瘀之征。

治护原则：活血破瘀，散结消癥。

代表方：桂枝茯苓丸加减。常用的药物为桂枝、茯苓、赤芍、牡丹皮、桃仁等。

3. 痰湿

证候表现：小腹有包块，按之不坚，时作时痛，带下量多，色白质黏稠，胸脘痞闷，时欲呕恶，经行延期，甚或闭而不行。舌淡胖，苔白腻，脉弦滑。

证候分析：痰湿下注冲任，阻滞胞络，渐成癥瘕，则小腹有包块，按之不坚，时或作痛；痰饮内结，则胸脘痞闷；痰阻中焦，则恶心泛呕；痰湿阻于冲任经脉，则月经后期，甚或经闭不行；痰湿下注，则带下量多，色白质黏稠；舌淡胖，苔白腻，脉弦滑，均为痰湿内阻之征。

治护原则：除湿化痰，散结消癥。

代表方：散聚汤加减。常用药物为半夏、橘皮、茯苓、当归、杏仁、桂心、槟榔、甘草等。

4. 湿热

证候表现：小腹或少腹有包块，拒按，疼痛累及腰骶部，带下量多，色黄臭秽或五色杂下，可伴经期提前或延长，经血量多，经前腹痛加重，烦躁易怒，发热口渴，溲赤便秘。舌红，苔黄腻，脉弦滑数。

证候分析：湿热积聚，蓄久成毒，阻滞冲任，结成癥瘕，故小腹或少腹有包块疼痛拒按，痛及腰骶部；湿热蕴结，损伤任带二脉，任脉不固，带脉失约，湿浊下注，故带下量多，色黄臭秽；热扰冲任，迫血妄行，又瘀血内阻，血不归经，故月经经期提前或延长，经血量多；瘀血内停，气机不畅，经前血海盛满，故经前腹痛加重，烦躁易怒；毒热壅盛，营卫不和，故发热口渴；热邪伤津，故溲赤便秘；舌红，苔黄腻，脉弦滑数，均为湿热毒邪内蕴之征。

治护原则：解毒除湿，破瘀消癥。

代表方：银花蕺菜饮加减。常用药物为金银花、蕺菜、土茯苓、炒荆芥、甘草、赤芍、牡丹皮、丹参、三棱、莪术、皂角刺等。

（三）施护措施

1. 病情观察　密切监测腹中包块的性质、大小、活动度以及兼症的情况，辨别善证、恶证，病位在气在血，病性的虚实。患者常伴有月经失调和带下的改变，应观察月经的期、量、色、质，以及带下的量、色、质和气味。若伴有痛经明显且长期出血，或带下量多恶臭，或见血性带下，需警惕是否出现恶变。气滞者，注意观察腹胀及情绪变化；血瘀者，注意观察有无痛经及崩漏情况；痰湿者，注意观察有无体态肥胖、胸脘痞闷等情况；湿热者，注意观察腹部有无剧痛、经血量多及五色带下等情况。若患者出现腹部剧烈疼痛，阴道大量出血，面色苍白，血压下降，汗出肢冷，脉微欲绝，应立即报告医生，并做好抢救准备。

2. 生活起居护理　病室空气清新，安静舒适，以保证患者充足的睡眠和休息，避免过度劳累。平素生活作息规律，劳逸适当，避免长期熬夜，耗伤肾阴。适当进行缓和的锻炼，如太极拳、八段锦、瑜伽等，以促进气血运行。阴道出血者，应注意保持会阴的清洁卫生，勤换内裤或卫生巾，每天用温热流动水冲洗外阴，避免感染。

3. 饮食护理

（1）一般护理：饮食宜清淡、易消化，忌辛辣刺激、肥甘厚味、油炸生冷等易生痰、助热之品。伴有贫血者或术后，宜食补气养血之品，如黄芪、党参、瘦肉、乌鸡、桂圆、红枣。

（2）辨证施食：气滞者宜食疏肝行气之品，如柑橘、佛手、玫瑰花茶等；血瘀者宜食活血化瘀之品，如山楂饮、桃仁粥、黑木耳粥等；痰湿者宜食健脾祛湿之品，如山药、白扁豆、陈皮等；湿热者宜食清热利湿之品，如赤小豆、薏苡仁、冬瓜等。

4. 情志护理　气滞血瘀是形成癥瘕的重要因素，因此患者应调畅情志，平素保持情绪平和、舒畅，勿恼怒、抑郁。护理人员应主动与患者交谈，了解其心理需求，多关心体贴患者，帮助其树立战胜疾病的信心。

5. 用药护理　中药汤剂宜温热服，服药后注意观察包块的变化、月经和带下的改变。湿热瘀阻者，服药期间应注意顾护脾胃之气。若服药后出现胃痛、腹泻等不适症状，应及时向医生反馈。

6. 中医护理技术的运用

(1) 中药保留灌肠：丹参、赤芍、桃仁、三棱、莪术、香附浓煎100ml，保留灌肠，每晚1次，经期停用。

(2) 艾灸：盆腔炎性包块可取关元、子宫、三阴交、足三里，每日1次，每次10~15分钟，10天为1个疗程。

(3) 穴位按摩：小腹疼痛剧烈者，可点按中极、归来、血海、三阴交等穴。

(4) 中药外敷：对于湿热瘀阻之癥瘕者，可用双柏散(大黄、薄荷、黄柏、泽兰、侧柏叶)外敷下腹部，以清热解毒，祛瘀止痛。

(四) 健康教育

1. 提高患者自我保健意识，定期进行妇科检查，及早发现和治疗。

2. 生活起居要有规律，应劳逸适度、节房事、内调七情，保持气血和调，以利病体早日痊愈。

3. 指导患者注意个人卫生，做好经期、孕期、产褥期保健。

4. 非经期时，可参加正常工作，但不宜过度劳累，可适当进行缓和的运动，如打太极拳、慢走。月经过多致体虚贫血者，多卧床休息，慎起居，防止复感外邪。

病案分析

王某，女，33岁。

主诉：下腹部疼痛10月，发现包块2周。

现病史：2000年8月上节育环后开始腹痛下坠，牵扯腰骶疼痛，经前及经期疼痛加重，遂于2000年10月取节育环，取环后腹痛依旧。经常应用抗生素治疗，均未见明显效果。2001年5月29日B超检查发现左侧卵巢囊性占位。经行量多，经期延长，带下量多，色黄如脓，身热口渴，心烦不宁，大便秘结，小便黄赤。

查体：T：37.6℃，P：92次/min，R：25次/min，BP：125/80mmHg。神志清楚，精神欠佳。舌黯红，有瘀斑，苔黄，脉弦滑数。

盆腔检查：外阴已产型；阴道通畅，分泌物多，呈脓性，有臭味；宫颈光滑；宫体后位，正常大小，质中，活动差，后穹隆触痛明显；附件区左后可及一如4.5cm×4cm×4cm大肿物，压痛明显，右附件组织增厚，压痛。

其他检查：盆腔B超：左卵巢囊性占位；盆腔积液。

请分析：

1. 患者的中医诊断及病因病机是什么？

2. 拟采取哪些适宜的中医护理技术？

(王　丽)

笔记栏

扫一扫，测一测

复习思考题

1. 临床上如何辨别癥瘕的善证、恶证？
2. 气滞型癥瘕患者如何进行辨证施食？
3. 哪些护理措施可以缓解癥瘕患者月经前和行经期间的小腹疼痛？

第十五章

儿科常见病证

学习目标

1. 识记　儿科常见病证的发病特点，以及肺炎喘嗽、厌食、积滞、小儿泄泻、惊风、遗尿的概念、辨证要点、证候分型及施护措施。

2. 理解　儿科常见病证的病因病机、证候分析。

3. 应用　能正确运用中医理论知识分析儿科常见病证的具体病例，并解决临床护理问题。

小儿身体的各个组织器官、各种功能活动都处于未成熟的状态，呈现出“脏腑娇嫩，形气未充；生机蓬勃，发育迅速”的生理特点。其中，脏腑娇嫩尤其以“肺脏娇嫩、脾常不足、肾常虚”最为突出。肺主气、司呼吸，小儿时期肺常不足，卫外不固，故易于感受外邪，临床上常引发感冒、咳嗽、哮喘等肺系病证；脾主运化，小儿脾常不足，运化能力较弱，易出现厌食、积滞、吐泻等病证；肾藏精、主水，小儿易发生遗尿等疾病；小儿心、肝二脏同样未曾充盛，功能未健，心主血脉、主神明，肝主疏泄、主风，因此易并见火热伤心、引动肝风的神昏、惊风等病证。病理特点方面，主要表现为发病容易，传变迅速，易虚易实，易寒易热，脏气清灵，易趋康复。

小儿常见疾病多由先天禀赋不足、后天养护不当（饮食所伤、冷暖失调、疾病影响）所致，证候特征表现为咳嗽、咳痰、发热、饮食及二便异常、神昏、抽搐等。护理上应注意观察咳嗽、咳痰、饮食、二便、体温、脉搏、神志等的情况及变化，衣被和居室环境寒温适宜，摄入的食物要营养丰富且易消化，并遵循饮食有时、有节的原则。

第一节　肺炎喘嗽

15章01节PPT

PPT 课件

肺炎喘嗽是指以发热、咳嗽、痰鸣、气促、鼻翼扇动为主要临床表现的一种儿科病证。严重时可出现张口抬肩、呼吸困难、颜面及口唇青紫等症状。一年四季均可发生，尤以冬春季节常见，多继发于感冒、麻疹等疾病之后。3岁以下婴幼儿多见，年龄愈小发病率愈高，病情也越重。

凡西医学中的小儿肺炎以肺炎喘嗽为主要表现者，可参照本节辨证施护。

笔记栏

知识链接

历史沿革

“肺炎喘嗽”的命名，首见于清代谢玉琼《麻科活人全书·气促发喘鼻扇胸高第五十一》，原意是指在麻疹过程中，由于热邪不清，肺气郁闭而表现出胸高、气促、鼻扇的一种证候类型。然而在历代中医文献中有“咳喘”“痰喘”“肺痹”或“马脾风”等名称，记载了对于该病证的相关认识。如早在《素问·通评虚实论》即有“乳子中风热，喘鸣息肩”，描述了该病的主要症状；朱震亨《幼科全书》曰：“小儿肺胀喘满，胸膈气急，两胁扇动，陷下成坑，两鼻窍胀，闷乱咳嗽……此为脾风也。若不急治，或不识症，死在旦夕。”阐述了该病的主要临床表现及病情急、重的特点。《麻科活人全书·气促发喘鼻扇胸高第五十一》曰：“气促之症，多缘肺热不清所致。”描述了肺炎喘嗽的致病因素之一为热邪。

一、病因病机

1. 风寒闭肺　肺主皮毛，风寒之邪从皮毛或口鼻侵入，侵犯肺卫，宣降失司，肺气闭阻，发为肺炎喘嗽。

2. 风热闭肺　风热之邪从皮毛或口鼻侵入，或风寒之邪入里化热，侵犯肺卫，宣降失司，肺气闭阻，发为肺炎喘嗽。

3. 痰热闭肺　外邪犯肺，肺气郁闭，郁而化热，炼液为痰，形成痰热；或脾虚生痰，上贮于肺，郁而化热，痰热互结，阻塞气道，发为肺炎喘嗽。

4. 阴虚肺热　肺为娇脏，不耐寒热。病后肺为热邪所伤，阴津受损，正虚邪恋，则可见阴虚肺热。

5. 肺脾气虚　小儿脾常不足，久病肺气受损。病后正邪相争，正气消耗，肺脾之气均不足，则可见肺脾俱虚。

6. 邪气内陷　病后正邪相争，邪气壅盛，正气素虚，导致正不胜邪，而致邪气内陷之变证。肺气闭塞，气滞则血瘀，血流不畅，心血瘀阻，心失所养，造成心气不足，可导致心阳虚衰；或热邪炽盛，热从火化，痰火相煽，而导致内陷厥阴。

本病病因有内因和外因。内因责之于小儿肺脏娇嫩，肺的卫外功能不足；外因责之于感受风邪，闭阻于肺而发病。病位在肺，常累及脾，亦可内陷心肝。其主要病机为肺气郁闭，痰热是主要的病理产物。由于患儿体质的不同，正气和邪气力量对比的不同，因此病情有轻重浅深的差异，临床亦有常证和变证的不同。风邪闭肺和痰热闭肺为本病的常证，心阳虚衰和内陷厥阴则为本病的变证。本病后期，邪去正虚或正虚邪恋，可出现肺脾气虚或阴虚肺热2种转归。

ER-15-1
肺炎喘嗽病因病机示意图

二、诊断与鉴别诊断

（一）诊断依据

1. 起病较急，以发热、咳嗽、痰鸣、气急、鼻扇为主要症状。

2. 病情严重时，喘促不安，烦躁不宁，面色灰白，口唇发绀，或高热持续不退，神昏，四肢抽搐，颈项强直等症状。禀赋不足的患儿常病程迁延。

3. 常因寒温失调，风邪外袭而发病，或继发于麻疹等时行疾病之后。

（二）鉴别诊断

1. 肺炎喘嗽与咳嗽　两者均属肺系疾病，均可继发于感冒之后。两者的鉴别见表 15-1。

表 15-1　肺炎喘嗽与咳嗽的鉴别

病名	病机	发病特点	病情及预后
肺炎喘嗽	肺气闭塞	以发热、咳嗽、痰鸣、气急、鼻扇为主要症状，重者可有口唇发绀或神昏、抽搐	病情较急，调治得当，可趋痊愈。若正气不足，调护不当，可致邪毒内陷，出现危急证候，或日久缠绵不愈
咳嗽	肺失宣肃，肺气上逆	以咳嗽为主要表现。可伴有发热、咳痰。外感者伴有风寒或风热表证，内伤者伴有不同程度的脏腑功能失调	外感咳嗽，其病尚浅而易治；内伤咳嗽，其病较深而难治

2. 肺炎喘嗽与哮喘　两者均有气急喘促。不同之处为哮喘以发作性喉间哮鸣气促为主，喘息反复发作，呼气延长，常不发热，可伴有咳嗽；而肺炎喘嗽起病急，有发热、咳嗽、气急、鼻扇、痰鸣等症。

三、辨证施护

（一）辨证要点

1. 辨常证和变证　常证病位主要在肺，初期应辨风寒、风热，中期应辨痰重、热重，恢复期应辨气虚、阴虚；变证病位累及心、肝，为正不胜邪，心阳虚衰或邪陷厥阴的危重证候。

2. 辨风寒风热　根据恶寒、发热的程度，痰的性状，是否口渴，是否有汗进行辨别。若出现恶寒重，发热轻，无汗，痰色白质稀，不渴等症状时，多属风寒；若出现发热重，恶寒轻，痰稠色黄，口渴喜冷饮等症状时，多属风热。

3. 辨痰重热重　根据发热高低、大便干结、喉间痰鸣的轻重程度等进行辨别。若出现壮热烦躁，大便干结，面赤唇红明显，多属热重；若出现痰多壅盛、喉间痰鸣明显，多属痰重。

（二）证候分型

1. 常证

（1）风寒闭肺

证候表现：恶寒，发热，无汗，呛咳气急，痰色白质稀，不渴。舌质淡红，苔薄白，脉浮紧。

证候分析：风寒闭肺，肺失宣肃，故咳嗽气急，痰白质稀；风寒外束肌表，故恶寒发热，无汗不渴；舌质淡红，苔薄白，脉浮紧，为风寒之象。

治护原则：辛温宣肺，化痰止咳。

代表方：华盖散加减。常用药物为麻黄、杏仁、桑白皮、紫苏子、陈皮、赤茯苓、甘草等。

（2）风热闭肺

证候表现：发热重，恶寒轻，咳嗽气急，痰稠色黄，口渴喜冷饮，咽部红赤，舌红，苔薄黄或薄白而干，脉浮数。重症可见高热烦躁，咳嗽剧烈，痰多黏稠，气急鼻扇，面色红赤，大便秘结，舌红，苔黄，脉滑数。

证候分析：本证可由风热犯肺而致，也可由风寒闭肺化热转化而致。轻症以风热表证为主，故见发热咳嗽，痰稠色黄，口渴咽红，舌红，苔薄黄，脉浮数；重症以里热为主，邪闭肺络，故见高热烦躁，气急鼻扇，痰多黏稠，面红便干；舌红，苔黄，脉滑数，为里热之象。

治护原则：辛凉宣肺，降逆化痰。

代表方：银翘散合麻杏石甘汤加减。常用药物为金银花、连翘、薄荷、豆豉、荆芥、牛蒡子、竹叶、芦根、桔梗、麻黄、杏仁、生石膏、甘草等。

(3) 痰热闭肺

证候表现:壮热烦躁,咳嗽而喘,呼吸困难,气急鼻扇,喉中痰鸣,声如拽锯,面赤唇红或口唇紫绀。舌红,苔黄腻,脉滑数。

证候分析:痰热胶着,闭阻于肺,宣肃失司,故气急鼻扇,呼吸困难;热盛则壮热,面赤唇红;痰盛则喉中痰鸣,声如拽锯;气滞血瘀,血流不畅,故口唇紫绀;舌红,苔黄腻,脉滑数,为痰热内盛之象。

治护原则:清热宣肺,涤痰定喘。

代表方:五虎汤合葶苈大枣泻肺汤加减。常用药物为麻黄、杏仁、生石膏、甘草、细茶、葶苈子、大枣等。

(4) 阴虚肺热

证候表现:病程较长,干咳无痰,低热盗汗,面色潮红。舌红而干,苔少或花剥,脉细数。

证候分析:肺炎喘嗽后期,因久热久咳,耗伤肺阴,故干咳无痰;阴虚阳越,故盗汗,面色潮红;余热流连不去,故低热,舌红而干,苔少或花剥,脉细数。

治护原则:养阴清燥,润肺止咳。

代表方:沙参麦冬汤加减。常用药物为沙参、麦冬、玉竹、天花粉、桑白皮、款冬花、扁豆、甘草等。

(5) 肺脾气虚

证候表现:病程后期,咳嗽无力,痰少,动则汗出,神疲乏力,面白少华,低热起伏不定,纳差便溏。舌质淡,苔薄白,脉细无力。

证候分析:本证多见于体质素弱的患儿,肺炎喘嗽后期,病程迁延不愈。肺为气之主,肺气虚则咳嗽无力;肺虚卫外不固,故动则汗出,低热起伏;脾主运化,脾气虚则运化无力,故纳差便溏,神疲乏力,面白少华;舌质淡,苔薄白,脉细无力,为肺脾气虚之象。

治护原则:益气健脾,化痰止咳。

代表方:人参五味子汤加减。常用药物为人参、茯苓、白术、甘草、五味子、麦冬、生姜、大枣等。

2. 变证

(1) 心阳虚衰

证候表现:突然呼吸急促加重,面色苍白,烦躁不安,口唇发绀,额汗不温,四肢厥冷,胁下痞块。舌质紫黯,苔白,脉微弱疾数。

证候分析:本证常见于婴幼儿,或素体虚弱,突患肺炎喘嗽者,正不胜邪而发生。肺气闭塞,心血瘀阻,则心阳不振,不能温养颜面四肢,故面色苍白,额汗不温,四肢厥冷;肺气闭塞,加之心络瘀阻,故呼吸急促加重,烦躁不安,口唇发绀,胁下痞块;舌质紫黯,苔白,脉微弱疾数,为心血瘀阻,心阳虚衰之象。

治护原则:温补心阳,救逆固脱。

代表方:参附龙牡救逆汤加减。常用药物为人参、附子、煅龙骨、煅牡蛎、白芍、甘草等。

(2) 邪陷厥阴

证候表现:壮热不退,神昏谵语,颈项强直,四肢抽搐,两目上视。舌质红绛,苔黄,脉数,指纹青紫,可达命关,或透关射甲。

证候分析:邪热炽盛,内陷厥阴,蒙蔽心包,故神昏谵语;热盛引动肝风,故颈项强直,四肢抽搐,两目上视;舌质红绛,苔黄,脉数,为邪热炽盛之象。

治护原则:平肝息风,清心开窍。

代表方:羚角钩藤汤合牛黄清心丸加减。常用药物为羚羊角、钩藤、茯神、生地黄、栀子、

笔记栏

黄芩、菊花、浙贝母、白芍、甘草等。

（三）施护措施

1. 病情观察　密切观察体温、呼吸、心率、脉搏及神志变化，以及患儿的咳嗽、咳痰、血压、面色、汗出、大小便、精神状态等情况；观察常证与变证：根据神志、呼吸情况、肝脏大小以及是否有抽搐等辨别，若出现神昏抽搐、呼吸困难、胁下痞块、口唇发绀等表现时，属于变证；观察危重证候：若出现高热持续不退，口唇青紫发绀，呼吸困难甚至鼻翼扇动，抽搐，面白肢冷，喘促不安，胁下痞块，脉微欲绝等表现时，为危重之象，应立即报告医生，并配合抢救。

2. 生活起居护理　保持室内空气清新，温湿度适中。室内通风，但注意避免复感外邪。对风寒闭肺、肺脾气虚及心阳虚衰型等寒证、虚证，应注意适当保暖，室内温度稍高；对风热闭肺、痰热闭肺、阴虚肺热、邪陷厥阴等热证，则可室内温度稍低。发热期间，应注意卧床休息，勤变换体位。恢复期患儿正气不足，亦应注意休息，避免耗气。待症状好转后，逐渐增加活动量。呼吸困难者应采取半卧位。保持呼吸道通畅，及时清除口鼻内分泌物，并防止奶汁、药物等呛入呼吸道引起窒息。痰多的患儿，注意帮助其排痰，可用拍背法或体位引流法，痰液黏稠者可用雾化吸入法，必要时使用吸痰器。呼吸困难，发绀明显者，应给予吸氧。高热患儿，可用温水擦浴；发热伴恶寒者，禁用冷敷法，以免毛孔闭塞，里热骤升，发生变证。汗多者用毛巾及时擦干，并及时更换衣被，避免复感外邪。抽搐发生时，应注意防止患儿唇舌咬伤，使用牙垫或毛巾垫在牙齿上；肢体抽搐时不可强行按压，以免肢体受伤。

3. 饮食护理

（1）一般护理：以清淡、有营养、易消化为原则，发热期间，宜供给足够的水分和热量。忌食生冷、油腻、辛辣、肥甘之品。哺乳期间，乳母应同样注意饮食禁忌。

（2）辨证施食：风寒闭肺者以祛风散寒之品为宜，如服用解表药的同时，服热稀粥以助微微发汗，食疗方可选择姜糖饮；风热闭肺者以辛凉解表化痰之品为宜，如薄荷茶或银花茶等；痰热闭肺者以清热化痰之品为宜，如梨、荸荠、萝卜、冬瓜、芹菜、金橘等，食疗方可选择枇杷叶粥等；阴虚肺热者以滋阴清热之品为宜，如蜂蜜、银耳、桑椹、梨、枇杷等，食疗方可选择川贝蒸梨；肺脾气虚者以补气健脾之品为宜，如山药、栗子、马铃薯、香菇、牛肉等，食疗方可选择黄芪粥、猪肺粥等，便溏者可食用芡实粥；心阳虚衰及邪陷厥阴者，昏迷时宜静脉补液，清醒后以清淡流食或半流食为主，逐渐过渡，少食多餐。

4. 情志护理　小儿情志较为单纯，本病受情志因素影响较小。护理时注意态度和蔼，使患儿能够配合治疗，避免引起患儿恐惧或哭闹，使咳嗽加剧。

ER-15-2

扩展阅读

5. 用药护理　昏迷的患儿，可用鼻饲法给药。咳嗽频繁和呕吐者，汤药可少量频服。风寒闭肺者，汤药宜趁热服用，服药后稍加衣被，以助发汗，注意以微微汗出为度，不可过汗。注意观察服药后的病情变化。

6. 中医护理技术的运用　高热者可采用小儿推拿：开天门、推坎宫、清天河水、推脊柱；迁延不愈或痰多者，可用背部中药敷贴；心阳虚衰者可隔姜灸百会、气海、神阙；肺脾气虚证腹胀者，可用腹部热熨法；本病后期肺部湿啰音经久不消者，可取患侧或双侧肩胛骨下部拔罐。

（四）健康教育

1. 让患儿家长了解疾病的发病诱因。禀赋不足、营养不良、发育较差的小儿，最易罹患本病，故应积极防治；喂养须得当，小儿脾常不足，饮食宜清淡、易消化，同时注意饮食均衡，勿过饱及营养过剩，忌油腻荤腥及辛辣刺激，以免助热生痰；寒温要适宜，根据环境变化适当增减衣被。

笔记栏

2. 提倡户外活动，多晒太阳，较大儿童要积极锻炼身体，增强机体抵御外邪的能力，减少感冒的发生。

3. 保持室内环境清洁，空气清新，温湿度适宜；冬春季节少带儿童去公共场所，预防各种时行疾病。

15章02节PPT

PPT 课件

第二节　厌食、积滞

厌食以较长时间食欲下降、食量减少为临床特征。积滞是以不思乳食，食而不化，腹部胀满，大便溏薄或秘结酸臭为临床特征。

厌食和积滞发病无明显的季节性，但以夏秋季节暑湿当令时发病率最高，或症状加重。两者均为小儿常见的脾胃病证，各年龄段均可发病，一般预后良好，但若病程较长，可造成气血生化不足，抗病能力下降，易患他证，甚至转化为疳证，影响小儿生长发育。

西医学中的神经性厌食、消化不良等分别以上述症状为主要表现者，可参照本节辨证施护。

知识链接

历 史 沿 革

古代文献中无厌食的病名，"恶食""不思食"等病证与厌食类似。《灵枢·脉度》曰："脾气通于口，脾和则口能知五谷矣"，为认识本病奠定了理论基础。《小儿药证直诀·虚羸》曰："脾胃不和，不能食乳，致肌瘦。亦因大病，或吐泻后，脾胃尚弱，不能传化谷气也。"指出了本病的常见病因病机。

《诸病源候论·小儿杂病诸候·伤饱候》曰："小儿食，不可过饱。饱则伤脾，脾伤不能磨消于食，令小儿四肢沉重，身体苦热，面黄腹大是也"，指出了过饱为积滞的常见病因。《医宗金鉴·幼科心法要诀》："夫乳与食，小儿资以养生者也。胃主纳受，脾主运化，乳贵有时，食贵有节，可免积滞之患。若父母过爱，乳食无度，则宿滞不消而病成矣。"指出了小儿乳食的正确喂养原则及积滞的成因。

一、病因病机

（一）厌食

1. 脾运失健　小儿乳食不知自节，挑食偏食或过食零食，饥饱无度，或贪食瓜果生冷；或因家长喂养不当，过食滋养、肥甘之品，超出了小儿脾胃的运化能力，导致胃不思纳，脾不健运，导致厌食。

2. 脾胃气虚　先天禀赋不足，脾胃薄弱，运化无权，生后即不欲吮乳；或他病影响脾胃，失于调养，或因病而过用苦寒、泻下之剂，皆可使脾胃气虚，运化无力，受纳无权，导致厌食。此外，情志失调，肝气横逆犯脾或思虑伤脾，均可导致厌食。

3. 脾胃阴虚　温热病后，或素体阴虚，或嗜食辛辣温燥，或过用温补之品，使脾胃阴津不足，不能滋润濡养，则受纳运化失职，以致厌食。

笔记栏

（二）积滞

1. 乳食内积　喂养不当，哺乳过急过量，或添加辅食过多过快，或饮食不节，饥饱无度，过食肥甘厚腻，生冷坚硬，而致脾胃受损，受纳运化失职，升降失调，食积内停不化，而成积滞。其中伤于乳者，称为乳积；伤于食者，称为食积。

2. 脾虚夹积　若先天禀赋不足，后天失于调养，或因他病损伤脾胃，或因病过用苦寒攻伐之品，脾气虚损，则饮食稍有不节，即停滞不化，形成积滞。

小儿时期脾常不足，常因饮食不节、喂养不当、他病影响、药物所伤等原因，使脾失运化，胃失受纳，而发为厌食；受纳运化失职，升降失调，食积内停不化，而成积滞。病位在脾胃。厌食的主要病机有脾失健运、脾胃气虚和脾胃阴虚，以虚者为多；积滞的主要病机有乳食内积和脾虚夹积，以实证和虚实夹杂为多。

FR-15-3 厌食、积滞病因病机示意图

二、诊断与鉴别诊断

（一）诊断依据

1. 厌食

(1) 较长时间食欲不振，食量减少，而无其他疾病者。

(2) 面色少华，形体偏瘦，但精神尚好，活动如常。

(3) 有喂养不当史，如挑食偏食、嗜食零食、过食生冷肥甘等，或大病久病病史。

2. 积滞

(1) 以不思乳食，食而不化，脘腹胀满，大便酸臭或稀溏为特征。

(2) 可伴有烦躁不安，夜间哭闹或呕吐嗳气酸腐。

(3) 有伤乳或伤食史。

（二）鉴别诊断

1. 厌食与积滞　两者均为脾胃病证，均可见小儿不思饮食。积滞可见脘腹胀满、嗳气、大便秘结等食积内停不化，气机停滞之象；厌食患儿以长期食欲下降、食量减少为主症，无腹部胀满、大便不调等症状。

2. 厌食与疳证　两者均有食欲不振。厌食虽食欲不振、食量减少，但身体发育尚正常，或略偏瘦；疳证以身体消瘦明显、面色萎黄、毛发稀疏为特点，为脾胃受伤，影响身体发育的病证。

厌食、积滞、疳证的鉴别见表 15-2。

表 15-2　厌食、积滞、疳证的鉴别

病名	病因	病机	发病特点	病情及预后
厌食	喂养不当，禀赋不足，他病影响，过用寒凉药物，或情志失调	脾失健运，胃失受纳	较长时间食欲不振，食量减少	一般较好，或日久成为疳证
积滞	喂养不当，禀赋不足，他病影响，或过用寒凉药物	受纳运化失职，升降失调，食积内停不化	不思乳食，食而不化，脘腹胀满、嗳气、大便秘结	一般较好，或日久成为疳证
疳证	喂养不当，禀赋不足，他病影响，或过用寒凉药物	脾胃功能受损，气液耗伤	形体消瘦、饮食异常、面黄发枯、精神萎靡或烦躁	较差，可累及其他脏腑，且影响发育

笔记栏

三、辨证施护

(一) 辨证要点

1. 厌食 本病病位在脾胃，重点分清虚实，需要辨别是以脾运化功能失健为主，还是脾胃气虚或阴虚为主。三者均以厌食、拒食为主症，若长期厌食，仅表现为纳呆食少，食而乏味，但全身症状不显著，舌质正常，舌苔薄腻者，为脾失健运；若食而不化，大便溏薄，并伴面色少华，乏力多汗，舌质淡，苔薄白者，为脾胃气虚；若食少口干，大便偏干，手足心热者，舌红少津，苔少或花剥者，为脾胃阴虚。

2. 积滞 本病有实证和虚实夹杂之分，单纯虚者则少见。初病多实，积久则虚实夹杂，由脾胃虚弱所致者，初起即表现出虚实夹杂的证候。若不思乳食，脘腹胀满，嗳腐酸馊或呕吐食物、乳片，大便酸臭，为乳食内积；若不思乳食，面黄神疲，呕吐酸腐，大便稀溏酸臭，舌质淡，苔白腻，为脾虚夹积。乳食内积型若病程迁延，积久不化，损伤脾气，则可转为脾虚夹积型。

(二) 证候分型

1. 厌食

(1) 脾运失健

证候表现：食欲不振，食量减少，食而乏味，偶尔多食后则脘腹饱胀，或伴胸脘痞闷，嗳气犯恶，大便干稀不调，形体尚可，精神正常。舌淡红，苔薄白或薄腻，脉尚有力。

证候分析：脾为后天之本，脾不和则不能知五味。脾失健运，则食欲不振、食量显著减少，或伴胸脘痞闷，嗳气犯恶，大便溏结不调，偶尔多食后则脘腹饱胀；形体尚可，精神正常，舌淡红，苔薄白或薄腻，脉尚有力，为病初期表现。

治护原则：调脾助运开胃。

代表方：不换金正气散。常用药物为苍术、佩兰、藿香、陈皮、枳实、焦神曲、炒麦芽、焦山楂等。

(2) 脾胃气虚

证候表现：不思饮食，食而不化，大便偏稀夹不消化食物，面色少华，形体偏瘦，乏力。舌质淡，苔薄白，脉缓无力。

证候分析：胃主受纳，脾主运化，胃气不和，则不思饮食；脾失健运，则食而不化；长期进食减少，气血生化乏源，故面色少华，形体偏瘦，乏力；舌质淡，苔薄白，脉缓无力，为脾胃气虚之象。

治护原则：健脾益气，佐以助运。

代表方：异功散。常用药物为党参、茯苓、白术、甘草、陈皮、佩兰、砂仁、焦山楂、炒麦芽等。

(3) 脾胃阴虚

证候表现：不思饮食，食少饮多，口唇干燥，皮肤失润，大便偏干，小便短黄，甚或烦躁少寐，手足心热。舌红少津，苔少或花剥，脉细数。

证候分析：脾胃阴津不足，不能滋润濡养，则受纳运化失职，以致厌食；阴伤则液少，故口干多饮，皮肤失润，大便偏干，小便短黄；阴虚生内热，故烦躁少寐，手足心热；舌红少津，苔少或花剥，脉细数，为脾胃阴虚之象。

治护原则：滋脾养胃，佐以助运。

代表方：养胃增液汤。常用药物为石斛、乌梅、北沙参、玉竹、白芍、生甘草、焦山楂、炒麦芽等。

笔记栏

2. 积滞

(1) 乳食内积

证候表现:乳食少思或不思,脘腹胀满,疼痛拒按,嗳腐酸馊或呕吐食物、乳片,大便臭秽,烦躁不安,夜间哭闹,手足心热,或有低热。舌红,苔黄厚腻,脉弦滑。

证候分析:乳食内积,中焦气机郁滞,故不思乳食,脘腹胀满,或时有疼痛;胃气上逆,则嗳腐或呕吐乳食;积滞化热化湿,故大便臭秽,烦躁不安,夜间哭闹,手足心热,或有低热;舌红,苔黄厚腻,脉弦滑,为乳食内积,化热化湿之象。

治护原则:消食化积,导滞和中。

代表方:保和丸。常用药物为神曲、山楂、陈皮、半夏、莱菔子、茯苓、连翘、甘草等。

(2) 脾虚夹积

证候表现:不思乳食,食则饱胀,腹满喜按,喜俯卧,大便稀溏酸臭,面黄神疲,倦怠乏力。舌质淡,苔白腻,脉细滑或细弱。

证候分析:脾胃虚弱,运化腐熟无力,稍食即滞,致中焦气机不畅,故不思乳食,食则饱胀,腹满喜按,喜俯卧;食滞不化,故大便稀溏酸臭;脾虚食少,气血生化乏源,故面黄神疲,倦怠乏力;舌质淡,苔白腻,脉细滑或细弱,为脾虚夹积之象。

治护原则:健脾助运,消食化积。

代表方:健脾丸。常用药物为党参、白术、茯苓、甘草、山楂、神曲、麦芽、枳实、陈皮、砂仁等。

ER-15-4

扩展阅读——焦三仙为什么要炒焦

(三) 施护措施

1. 病情观察　密切观察患儿的食欲、食量、喂养方式、饮食行为、体重增长等情况。若有呕吐,密切观察呕吐物的量、性状,呕吐次数等情况;若有大便不调,密切观察大便的性状、排便次数;若有腹胀腹痛,观察腹胀腹痛的部位、疼痛的性质和程度。

2. 生活起居护理　保持环境安静,空气新鲜,阳光充足,温湿度适宜。合理安排休息、活动、饮食等,适当增加户外活动,呼吸新鲜空气,促进食欲,提高消化能力。虚证患儿注意不可过劳。

3. 饮食护理

(1) 一般护理:乳食提倡"乳贵有时,食贵有节"。饮食宜定时定量,不宜过饥过饱,禁止饭前吃零食,纠正偏食、挑食等不良的饮食习惯。饮食宜新鲜清洁,以清淡、易消化、有营养为原则,忌生冷、肥甘、辛辣刺激之品。"胃以喜为补",厌食的患儿,可以首先从患儿喜欢的食物来诱导开胃,不可强迫进食,待食欲增进后,再考虑营养,按需供给。

(2) 辨证施食

1)厌食:脾运失健者以调脾助运之品为宜,可选择鸡内金、橘皮或陈皮水煎代茶饮;脾胃气虚者以健脾益气佐以助运为宜,食疗可用山药糯米粥,选用山药、糯米及鸡内金煮粥服食;脾胃阴虚者以滋脾养阴佐以助运之品为宜,如百合、葡萄、银耳等滋阴润燥,食疗可用荸荠猪肚汤。

2)积滞:乳食内积者以消食化积,和中导滞为原则,可选择山楂、鸡内金、神曲、炒麦芽、莱菔子等,食疗方如山楂汤、莱菔子粥;脾虚夹积者以健脾助运,消食化积为原则,饮食宜细、软、烂,食疗方可选用期颐饼,用芡实、鸡内金、面粉、白糖适量做成小饼烙熟服食。

4. 情志护理　注意保持情绪愉快,尤其进餐时避免批评,或突然惊吓,容易使精神紧张,情志不舒,肝失条达,乘脾犯胃,引起厌食和积滞。

5. 用药护理　注意给药方法,有呕吐的患儿,可按压内关穴止呕,或在舌面滴少许生姜汁。长期服药者,可用散剂调服,酌加调味品,以便服用。

笔记栏

6. 中医护理技术的运用

(1) 推拿：厌食：基本方法为补脾经，补胃经，补大肠，掐揉四横纹，摩腹，按揉足三里、脾俞、胃俞。加减：脾运失健者，加运内八卦；脾胃气虚者，加补肾经，推上七节骨；脾胃阴虚者，加分阴阳、揉板门、运内八卦，按揉中脘、关元、三焦俞、肾俞。积滞：乳食内积者，清胃经，揉板门，运内八卦，推四横纹，按揉中脘、足三里，推下七节骨、分腹阴阳；若积滞化热，加清天河水、清大肠、揉曲池；脾虚夹积者，补脾经，运内八卦，清补大肠，按揉中脘、足三里。以上各证均可配合捏脊。

ER-15-5

扩展阅读

(2) 拔罐和穴位敷贴相结合：选穴：神阙、命门，留罐5~10分钟后起罐，再用中药敷脐法(药物可选择炒神曲、炒麦芽、焦山楂、炒莱菔子、鸡内金、广木香、川厚朴等)。兼治厌食和积滞。

(四) 健康教育

1. 向家长宣教合理喂养的相关知识。小儿处于生长发育的旺盛时期，对营养物质有很大的需求。但由于小儿脏腑功能发育尚未完善，脾胃功能相对不足，加之饮食尚不能自节，若喂养不当，极易为饮食所伤。如在辅食添加阶段，应循序渐进，遵循由少到多、由细到粗、由稀到稠、由一种到多种的原则，天气炎热或婴儿患病期间应暂缓添加。

2. “乳贵有时，食贵有节”，让小儿养成良好的饮食习惯：按时进餐，不偏食，不挑食，不吃零食，不暴饮暴食，少食肥甘厚味和生冷坚硬的食物。保持精神愉快，创造良好的进餐环境，以免影响小儿食欲。

3. 小儿食量下降，应积极寻找原因，切勿强迫进食，以免引起逆反心理，更不愿意进食，甚则拒食。

4. 伤食积滞的患儿，应暂时控制饮食，给予药物调理，积滞消除后，逐渐恢复正常饮食。

15章03节PPT

PPT 课件

第三节　小儿泄泻

小儿泄泻是以大便次数增多，粪质稀薄或如水样为主要临床表现的病证。

本病常年均可发生，但以夏秋季节更为多见。泄泻为小儿最常见的病证之一，3岁以下婴幼儿发病率最高。本病轻者，若治疗及时得当，一般预后良好；但体质较弱，起病急骤，泻下无度者，易致气阴两伤，甚则阴竭阳脱之危重证；若久泻迁延不愈，则易转为疳证或慢惊风。

西医学中的小儿腹泻病以上述症状为主要表现者，可参照本节辨证施护。

知识链接

历史沿革

《古今医统大全·幼幼汇集·泄泻门》曰：“泄泻乃脾胃类专病，凡饮食寒热，三者不调，此为内因，必致泄泻；又经所论：春伤风，夏飧泄，夏伤暑，秋伤湿，皆为外因，亦致泄泻。”论述了泄泻的病因。《医宗金鉴·幼科杂病心法要诀》分伤乳食泻、中寒泻、火泻、惊泻、脐寒泻、脾虚泻、飧泻、水泻，提示应抓住病因，分清寒热虚实论治。《小儿卫生总微论方·泻论》曰：“泻多日，唇口及粪色皆白，粪频多者，久因成冷，脾胃衰困，恐变脾风发痫，宜以药防备而温养，补助脾胃。泻于暑热时多患者，谓时热及饮食皆冷故也，不伤于热，必伤于冷；若伤热伏暑而泻者，则心藏烦热，必小便不利，清浊不分，泻色赤黄，宜利小便，解暑热；若小便快而泻者，冷泻也，色必青白，谷不化，宜温脾胃止泻。”提示应详细审查寒热缓急而施治。

笔记栏

一、病因病机

1. 感受外邪　小儿脏腑娇嫩，冷暖不能自知，易为外邪所侵。脾受外邪所困，运化失司，脾不升清，则水反为湿，谷反为滞，不能输化，合污而下，导致泄泻。外感风、寒、暑、热诸邪常与湿邪相合而致泻。四时季节时令不同，长夏多湿，故外感泄泻以夏秋多见，尤以湿热泻为多，风寒泻则四季均可见。

2. 内伤饮食　小儿脾常不足，乳食不节，过食生冷或不易消化之物或污染食物，损伤脾胃，脾伤则运化失职，胃伤则不能消磨水谷，宿食内停，清浊并走于肠，而成泄泻。

3. 脾胃虚弱　先天禀赋不足，或后天失养，或久病失于调养，均可使脾胃虚弱。脾虚则运化失职，胃虚则腐熟无力，因而水反为湿，谷反为滞，合污而下，导致泄泻。

4. 脾肾阳虚　小儿先天禀赋不足，素体脾肾阳虚，或久病久泻，均可损伤脾肾之阳。脾阳虚则水湿不化，肾阳虚则脾失温煦，阴寒内盛，水谷不化，而致虚寒泄泻。

ER-15-6

小儿泄泻病因病机示意图

本病病位在脾，基本病机为脾虚湿盛。常见病因有感受外邪、伤于饮食、脾胃虚弱和脾肾阳虚。小儿脾胃薄弱，易于受损，损伤后则水谷不化，不能分清泌浊，水反为湿，谷反为滞，合污而下，而致泄泻。泄泻有常证和变证之分，常证又有实证和虚证之别，实证常见的有风寒泻、湿热泻和伤食泻，虚证常见的有脾虚泻和脾肾阳虚泻；变证有气阴两伤和阴竭阳脱，皆属重症。

二、诊断与鉴别诊断

（一）诊断依据

1. 大便次数增多，每日3~5次，多达10次以上。大便性状稀薄，便溏如糊状，或如蛋花样，或夹有少量黏液，或如水样下注。可伴有发热，恶心呕吐，腹痛，口渴等。

2. 重症腹泻及呕吐较严重者，可见小便短少，精神萎靡，烦躁，皮肤干瘪，眼窝、囟门凹陷，啼哭少泪或无泪，口唇樱红，呼吸深长，腹部胀满等症。

3. 有感受外邪、乳食不节或饮食不洁的病史。

（二）鉴别诊断

泄泻与痢疾　两者均有大便次数增加，其鉴别见表15-3。

表15-3　泄泻与痢疾的鉴别

病名	起病	大便性状	伴随症状	大便检查
泄泻	或急或缓	糊状、水样、蛋花样	无里急后重	痢疾杆菌阴性
痢疾	急	黏液脓血	里急后重	痢疾杆菌阳性

三、辨证施护

（一）辨证要点

1. 辨寒热虚实　主要以病程、病因、大便的性状及全身症状作为辨证依据。风寒泻、湿热泻、伤食泻3种证候属实证，可见泻下急迫；脾虚泻和脾肾阳虚泻属于虚证，可见久泻。风寒泻多见于外感风寒之后，大便清稀，色淡夹有泡沫，臭味轻，常伴风寒表证；湿热泻多见泻下急迫，大便稀薄或如水样，色黄褐而臭味明显，或见少许黏液，舌苔黄腻；伤食泻多见于伤食之后，脘腹胀满疼痛，痛则腹泻，泻后痛减，大便稀溏，夹有白色凝乳块或不消化食物残渣，气味酸臭，舌苔厚腻；脾虚泻病程较久，多见大便溏薄，色淡不臭，时作时止，进难消化食物后泄泻加重；脾肾阳虚泻多见久泻不止，或五更泄，大便清稀或完谷不化，伴阳虚内寒之象。

笔记栏

2. 辨阴阳 变证有气阴两伤和阴竭阳脱之分，重在辨阴阳。气阴两伤证多见泻下无度，神萎不振，眼眶囟门凹陷，口渴尿少；阴竭阳脱证多见泻下不止，精神萎靡，四肢厥冷，脉微细欲绝。

（二）证候分型

1. 常证

（1）风寒泻

证候表现：大便清稀，色淡夹有泡沫，臭味轻，肠鸣腹痛，常伴鼻塞流涕，恶风寒或发热。舌质淡，苔薄白，脉浮紧。

证候分析：风寒邪气客于脾胃，寒凝气滞，中阳被困，运化失职，则大便清稀，色淡夹有泡沫；风寒郁阻，气机不利，故肠鸣腹痛；外感风寒，邪在卫表，故见鼻塞流涕，发热恶寒；舌质淡，苔薄白，脉浮紧，均为风寒之象。

治护原则：疏风散寒，运脾止泻。

代表方：藿香正气散。常用药物为藿香、紫苏叶、白芷、半夏、陈皮、茯苓、白术、厚朴、大腹皮、桔梗、甘草等。

（2）湿热泻

证候表现：泻下急迫，大便稀薄或如水样，或如蛋花样，或见少许黏液，量多次频，色黄褐而臭味明显，腹痛时作，食欲不振，恶心呕吐，或发热，口渴烦躁，小便短黄。舌质红，舌苔黄腻，脉滑数。

证候分析：湿热之邪，蕴结脾胃，下注大肠，传化失司，故大便稀薄或如水样；热性急迫，则泻下急迫，量多次频；湿热困脾，壅遏肠胃气机，故腹痛时作，食欲不振，恶心呕吐；若伴有外感，或热重于湿，则发热、口渴；湿热在下，则小便短黄；舌质红，舌苔黄腻，脉滑数，为湿热蕴结之象。

治护原则：清肠解热，化湿止泻。

代表方：葛根黄芩黄连汤。常用药物为葛根、黄芩、黄连等。

（3）伤食泻

证候表现：大便次数增多，夹有白色凝乳块或不消化食物残渣，气味酸臭，或如败卵，脘腹胀满疼痛，痛则腹泻，泻后痛减，嗳气酸腐，不思乳食，或夜寐欠安。舌苔厚腻，或微黄，脉滑数。

证候分析：乳食不节，食积中焦，损伤脾胃，健运失常，故大便次数增多，夹有白色凝乳块或不消化食物残渣；乳食积滞，气机不畅，不思乳食，故脘腹胀满疼痛，痛则腹泻；泻后气机稍得以畅通，故腹痛暂时得以缓解；乳食积滞，故大便气味酸臭，或如败卵；胃失和降，浊气上逆，故嗳气酸腐；食积化热，上扰心神，故夜寐不安；舌苔厚腻，或微黄，脉滑数，为乳食积滞之象。

治护原则：消食化积，运脾止泻。

代表方：保和丸。常用药物为神曲、山楂、茯苓、莱菔子、半夏、陈皮、连翘等。

（4）脾虚泻

证候表现：病程较久，大便溏薄，多于食后作泻，色淡不臭，时作时止，进难消化食物后泄泻加重，面色萎黄，食欲不振，神疲倦怠。舌淡，苔薄白，脉细弱。

证候分析：脾胃虚弱，清阳不升，不能分清泌浊，故大便溏薄，色淡不臭；脾胃虚弱，运纳无权，故食欲不振，多于食后或进食难消化食物后作泻；脾胃虚弱，气血生化乏源，故面色萎黄，神疲倦怠；舌淡，苔薄白，脉细弱，为脾胃虚弱、气血不足之象。

治护原则：健脾益气，渗湿止泻。

笔记栏

代表方：参苓白术散。常用药物为党参、白术、茯苓、甘草、山药、莲子肉、薏苡仁、扁豆、砂仁、桔梗等。

(5) 脾肾阳虚泻

证候表现：久泻不止，或五更泄，大便清稀，完谷不化，形寒肢冷，面色㿠白，精神萎靡，纳差，或睡时露睛。舌淡苔白，脉沉细。

证候分析：脾肾阳虚，命门火不足，不能温煦脾土，水谷不化，故久泻不止，大便清稀，完谷不化；肾阳不足，命门火衰，不能蒸化，黎明之前，阴气盛，阳气未复，胃关不固，则五更泄泻；土虚则木亢，故睡时露睛；形寒肢冷，精神萎靡，纳差，舌淡苔白，脉沉细，均为脾肾阳虚之象。

治护原则：温补脾肾，固涩止泻。

代表方：附子理中汤合四神丸。常用药物为附子、干姜、人参、白术、甘草、补骨脂、吴茱萸、肉豆蔻、五味子等。

2. 变证

(1) 气阴两伤

证候表现：泻下无度，神萎不振，或心烦不安，眼眶囟门凹陷，皮肤干燥，口渴尿少，甚则无尿，口干唇红。舌红少津，苔少，脉细数。

证候分析：本证多起于湿热泄泻暴泻之后，由于泻下无度，水液耗损，阴津受劫，气随液脱，而致气阴两伤。气虚故神萎不振；阴伤津液不足，故皮肤干燥，口渴尿少，甚则无尿，口干唇红；阴虚火旺，故心烦不安；舌红少津，苔少，脉细数，为气阴两伤之象。本证若不能及时救治，则容易迅速发展成为阴竭阳脱。

治护原则：健脾益气，酸甘敛阴。

代表方：人参乌梅汤。常用药物为人参、炙甘草、乌梅、莲子、山药、木瓜等。

(2) 阴竭阳脱

证候表现：泻下不止，大便清稀，量多次频，面色青灰或青白，神疲气弱，表情淡漠，四肢厥冷，啼哭无泪，尿少或无。舌淡，苔薄白，脉微细欲绝。

证候分析：本证见于暴泻或久泻不止，耗伤津液，阴损及阳，阴竭阳脱。阳随阴脱，阴寒内盛，故泻下不止，大便清稀，量多次频；阳气将亡，故面色青灰或青白，神疲气弱，表情淡漠，四肢厥冷；阴伤于内，故啼哭无泪，尿少或无；舌淡，苔薄白，脉微细欲绝，均为阳气欲脱之象。

治护原则：回阳固涩，升清止泻。

代表方：生脉散合参附龙牡救逆汤。常用药物为人参、麦冬、五味子、附子、龙骨、牡蛎、白芍、炙甘草等。

(三) 施护措施

1. 病情观察　密切观察患儿的大便次数、性状、气味、量及伴随症状；注意观察患儿的神志、体温、尿量、皮肤弹性、眼眶囟门凹陷程度、口渴程度，以判断津液耗伤的程度。观察危重表现；若患儿出现面色发灰，出冷汗，精神极度萎靡，四肢发冷，脉搏细数，尿少，为休克表现，应迅速报告医生，并配合抢救。

2. 生活起居护理　保持环境安静，空气新鲜，阳光充足，温湿度适宜；急性腹泻者卧床休息，慢性腹泻者适当活动，但避免过劳；做好前后二阴的清洁护理，勤换尿布，保持臀部皮肤干燥。每次大便后用温水清洗臀部，并擦干。局部皮肤发红处涂以5%鞣酸软膏或40%氧化锌油并按摩片刻，促进局部血液循环。避免使用不透气塑料布，防止红臀发生。做好感染性腹泻患儿的隔离及粪便消毒。

笔记栏

3. 饮食护理

（1）一般护理：控制饮食。吐泻严重及伤食泻的患儿，初起即需禁食 8~12 小时，随着病情好转，逐渐添加进食量。饮食宜清淡、细软、好消化，多采用粥、汤等物及煮、炖、烩等烹饪方法，忌用煎、炸、烤。忌生冷、辛辣、油腻、高纤维、不易消化之物。宜多饮淡盐水、糖盐水以补充津液。

（2）辨证施食：风寒泻者饮食宜温热，可予以炒米粉、炒面粉，以燥湿止泻；湿热泻者多予以水果或瓜果煎汤煮，以清热利湿；伤食泻者应暂时禁食，待宿食泻净后，再进食细软或半流食食物，少食多餐，应根据伤食种类，选择消食化积的食疗方；脾虚泻者多选健脾止泻之品，如山药、扁豆、莲子、猪肚等，以上食材可选择 1 种或几种与糯米一起煮成粥服食，食疗方可选用炒面：用面粉 500g，炒至焦黄，分 5~6 次拌温水空腹服食，平素宜少食多餐，温热细软，忌过饥过饱；脾肾阳虚泻者宜选择温补脾肾之品，如核桃、牛羊肉，适当用胡椒、姜等调味。

4. 情志护理　平素宜注意保持情绪愉快，脾虚患儿尤其避免焦虑、紧张等情绪，以免肝郁乘脾；腹泻严重时注意安抚患儿。

5. 用药护理　注意观察药物的作用。伤食泻患儿有呕吐者，不宜急于应用止呕药，可让患儿将宿食全部吐出。

6. 中医护理技术的运用　推拿：实证泄泻者，清大肠、清板门、清补脾土、退六腑、拿肚角、推上七节骨、按揉足三里；虚证泄泻者，补脾土、补大肠、推上三关、摩腹、推上七节骨、捏脊。艾灸：取足三里、中脘、神阙，隔姜灸或艾条温和灸，适用于风寒泻、脾虚泻和脾肾阳虚泻者。中药外敷：中药（可选择丁香、肉桂、姜汁）敷于神阙穴，适用于风寒泻、脾虚泻和脾肾阳虚泻。

（四）健康教育

1. 注意饮食卫生，食品应新鲜、清洁，不吃腐烂变质的食物，乳具、餐具须卫生。饭前便后要洗手。

2. 合理喂养。添加辅食应注意循序渐进。避免暴饮暴食，饮食要定时定量，不宜过食生冷、肥甘之品。

3. 避免因滥用抗生素而导致肠道菌群紊乱，发生腹泻。

4. 加强户外活动，增强体质。注意气候变化，及时增减衣物，避免腹部受凉。

15章04节PPT

PPT 课件

第四节　惊　　风

惊风是由多种原因引起的，临床以局部或全身肌肉抽搐为主要表现，常伴有神志不清的一种病证，是小儿常见的急重病证之一，又称惊厥，俗名抽风。

惊风可见于各年龄小儿，尤其以 3 岁内常见。任何季节都可发生。其病情往往比较凶险，变化迅速，可威胁小儿生命。

临床一般分为急惊风和慢惊风两类，凡起病急暴，属阳属实者，称为急惊风；病久中虚，属阴属虚者，称为慢惊风。

西医学中的小儿惊厥以上述症状为主要表现者，可参照本节辨证施护。

笔记栏

知识链接

历史沿革

《幼科释谜》云："小儿之病，最重惟惊。"由于惊风危及小儿生命，故历代医家均认为惊风是一种恶候。惊风之名最早见于《太平圣惠方》，将惊风分为急惊风和慢惊风两大类。《小儿药证直诀》曰："小儿急惊者，本因热生于心。身热面赤引饮，口中气热，大小便黄赤，剧则搐也。盖热盛则风生，风属肝，此阳盛阴虚也"，慢惊风"因病后，或吐泻脾胃虚损，遍身冷，口鼻气出亦冷，手足时瘛瘲，昏睡，睡露睛。此无阳也"，"急惊合凉泻，慢惊合温补"，进一步明确急、慢惊风的病因证治，后世医家均循此立论。

一、病因病机

（一）急惊风

1. 感受时邪　小儿脏腑娇嫩，卫外不固，易于感受外邪。外感六淫，皆能致惊，其中尤以冬春之风邪、盛夏之暑邪及疫毒之邪最多见。冬春之季，外邪由表入里，郁而化热化火，火甚灼津为痰，痰甚动风，导致惊风；盛夏之季，暑邪当令，小儿元气薄弱，真阴不足，暑为阳邪，化火最速，热极生风，肝风内动，发为惊风；或感受疫毒之邪，疫毒之邪来势急暴，迅即化热化火，甚至起病即可邪陷心包，发为惊风。

2. 内蕴湿热　小儿脾常不足，加之饮食不知自节，或有不良的饮食习惯，非常容易形成积滞。积滞日久化热生痰，或误食污染毒邪之物，郁结肠胃，郁而化火。痰火湿浊，蒙蔽心包，引动肝风，导致惊风。

3. 暴受惊恐　小儿元气未充，神怯胆虚，如突见异物，或突闻异声，或为争斗推跌，惊则伤神，恐则伤志，而致神志不宁，惊惕不安；或神气结于心而生痰，痰壅气逆，引动肝风，遂成惊风。

（二）慢惊风

1. 脾虚肝亢　由于暴吐暴泻，或久吐久泻，或急惊风治疗不当，或他病误用下法，使脾胃先伤，土虚木亢，而生风。

2. 脾肾阳衰　由于先天禀赋不足，脾肾素亏，复因泄泻，使脾肾阳气衰败，筋脉失于温煦，而致抽搐。

3. 阴虚风动　急惊风或温热病后，邪热留恋，耗伤阴液，肾阴亏损，不能滋养肝木，以致虚风内动。

ER-15-7
惊风病因病机示意图

急惊风主要由小儿感受时邪、内蕴湿热或暴受惊恐导致，病位主要在心肝二经，性属热证、实证、阳证；慢惊风主要由于急惊风后治疗不当、大病久病等导致脾虚肝亢、脾肾阳衰、阴虚风动，病位主要在脾、肾、肝三脏，多属寒证、虚证、阴证，亦可见虚中夹实。

二、诊断与鉴别诊断

（一）诊断依据

1. 临床以四肢抽搐，颈项强直，角弓反张，神志昏迷，或抽搐时作时止为主要表现。

2. 3岁以下婴幼儿为多见，5岁以上逐渐减少。

3. 常有感受风热、疫毒之邪、暴受惊恐或久吐久泻的病史。

笔记栏

(二) 鉴别诊断

惊风与癫痫　急惊风与癫痫均有神昏抽搐，但癫痫可不发热，以突然昏倒，不省人事，口吐白沫，喉中异声，四肢抽搐为表现，具有突发突止，反复发作，醒后如常的特点。

三、辨证施护

(一) 辨证要点

1. 辨急、慢惊风　根据病势的缓急、患儿体质的强弱及主症的特点，辨急慢惊风。急惊风病势急暴，形证有余，为实证；慢惊风病势缓慢，反复发作，抽搐迟缓无力，形证不足，多为虚证。

2. 辨时邪　急惊风感受时邪者，需根据时令季节和原发疾病辨风热、暑热和湿热疫毒。病发于冬春，症见高热，抽搐，昏迷，伴有咽赤、脉浮数等风热表证者，多属外感风热惊风；病发于盛夏，症见持续高热，神昏谵语，反复抽搐，头痛项强，呕吐者，多属暑热惊风；病发于夏秋季节，症见高热，抽搐，腹痛呕吐，黏液脓血便者，多属湿热疫毒惊风。

3. 辨惊风四证　急惊风证候可用惊风四证来概括。所谓四证是指痰证、热证、惊证和风证。痰证是指咳嗽气促，喉中痰鸣，神志不清或昏迷；热证是指高热目赤，唇颊鲜红，烦渴饮冷，便秘溲赤；惊证是指昏谵惊叫或恐惧不安；风证是指牙关紧闭，口角牵引，两目窜视，四肢抽搐，项背强直，甚至角弓反张。临床需详辨痰、热、惊、风的不同点，及孰轻孰重。

(二) 证候分型

1. 急惊风

(1) 风热动风

证候表现：起病急骤，发热头痛，咳嗽流涕，咽赤烦躁，抽搐昏迷。舌质红，苔薄黄，脉浮数。

证候分析：风热侵袭，侵犯肺卫，邪正交争，故发热头痛，咳嗽流涕，咽赤；风热之邪入里，火热扰乱心神，引动肝风，故烦躁，抽搐昏迷；舌质红，苔薄黄，脉浮数，均为外感风热之象。

治护原则：疏风清热，息风镇惊。

代表方：银翘散加减。常用药物为金银花、连翘、桔梗、薄荷、竹叶、生甘草、荆芥穗、淡豆豉、牛蒡子、芦根、钩藤、蝉蜕等。

(2) 气营两燔

证候表现：起病较急，壮热多汗，头痛项强，恶心呕吐，口渴便秘，烦躁嗜睡，四肢抽搐。舌质红，舌苔黄，脉滑数。

证候分析：多见于盛夏之季，暑为阳邪，化火最速，热极生风，内扰心神，肝风内动，故壮热，头痛项强，烦躁嗜睡，四肢抽搐；暑邪炽盛，热灼津液为汗，故多汗；热伤津液，故口渴便秘；舌质红，舌苔黄，脉滑数，为暑热炽盛之象。

治护原则：清气凉营，息风开窍。

代表方：清瘟败毒散加减。常用药物为生地黄、黄连、黄芩、牡丹皮、生石膏、栀子、甘草、竹叶、玄参、水牛角、连翘、芍药、知母、桔梗、钩藤、僵蚕等。

(3) 湿热疫毒

证候表现：持续高热，神昏谵语，反复抽搐，或烦躁不安，腹痛呕吐，大便有黏液或夹脓血。舌质红，苔黄腻，脉滑数。

证候分析：饮食不节，感受湿热疫毒，毒壅肠腑，故腹痛呕吐，黏液脓血便；湿热疫毒内陷心肝，故高热，神昏谵语，反复抽搐，或烦躁不安；舌质红，苔黄腻，脉滑数，为湿热疫毒炽盛之象。

治护原则：清热化湿，解毒息风。

代表方：黄连解毒汤合白头翁汤加减。常用药物为黄连、黄芩、黄柏、栀子、白头翁、秦皮、羚羊角、钩藤等。

(4) 邪陷心肝

证候表现：外感发热，数日壮热不退，项强，手足瘛疭，四肢拘急，目睛上视，牙关紧闭。舌红苔燥，脉弦数。

证候分析：邪热传里，直犯厥阴，来势壮盛，故壮热不退；手足瘛疭，四肢拘急，目睛上视，牙关紧闭，为动风之象；舌红苔燥，脉弦数，均为里热之象。

治护原则：清心开窍，平肝息风。

代表方：羚角钩藤汤加减。常用药物为羚羊角、钩藤、僵蚕、菊花、石菖蒲、川贝母、郁金、胆南星、栀子、黄芩等。

(5) 惊恐惊风

证候表现：惊惕不安，喜投母怀，甚至抽搐，神志不清，面色时青时赤，大便色青。脉数乱不整。

证候分析：小儿神怯胆虚，最易受惊恐，若暴受惊恐，伤神伤志，则心神不宁，惊惕不安；肝主筋脉，其色青，故抽搐，面色青，大便色青；心气受损，则真火不安本位，上越于面，故面色赤；气机逆乱，故脉象数乱。

治护原则：镇惊安神，平肝息风。

代表方：琥珀抱龙丸加减。常用药物为琥珀、远志、石菖蒲、胆南星、天竺黄、人参、茯苓、石决明、钩藤、全蝎等。

2. 慢惊风

(1) 脾虚肝亢

证候表现：精神萎靡，面色萎黄，纳呆便溏，大便色呈青绿，时有腹鸣，四肢不温，嗜睡露睛，抽搐无力，时作时止。舌淡，脉沉弱。

证候分析：久病正虚，脾胃虚弱，土虚木亢，虚风扰动，故嗜睡露睛，抽搐无力，大便色青；脾虚则面色萎黄，精神萎靡，纳呆便溏；脾阳不振，故四肢不温；舌淡，脉沉弱，为脾气虚弱之象。

治护原则：扶土抑木，温中健脾。

代表方：缓肝理脾汤。常用药物为人参、白术、干姜、茯苓、白芍、钩藤、甘草等。

(2) 脾肾阳衰

证候表现：精神萎靡，甚至昏睡，面色㿠白或灰滞，口鼻气凉，额汗不温，四肢厥冷，手足震颤，小便清长，大便稀溏。舌质淡，苔薄白，脉沉微。

证候分析：脾肾阳气衰微，肢体筋脉失于温煦，手足震颤；阳虚阴盛，故神情萎靡，甚至昏睡；元阳衰惫，寒水上泛，故面色㿠白或灰滞；阳衰温煦失职，故口鼻气凉，额汗不温，四肢厥冷，小便清长，大便稀溏；舌质淡，苔薄白，脉沉微，为脾肾阳衰之象。

治护原则：温补脾肾，回阳救逆。

代表方：固真汤加减。常用药物为人参、白术、茯苓、甘草、附子、肉桂、黄芪、山药等。

(3) 阴虚风动

证候表现：肢体痉挛或强直，时或抽搐，精神疲惫，面色潮红，虚烦低热，手足心热，大便干结。舌红绛少津，光红无苔，脉细数。

证候分析：久病或热病后阴津大伤，阴不潜阳，虚风内动，筋脉失养，故肢体痉挛或强直，时或抽搐；阴虚生内热，故面色潮红，虚烦低热，手足心热；肾阴亏损，水火不济，心神失养，故

笔记栏

精神疲惫；阴津不足，肠道失于濡养，故大便干结；舌红绛少津，光红无苔，脉细数，均为阴虚内热。

治护原则：育阴潜阳，滋水涵木。

代表方：大定风珠加减。常用药物为地黄、麦冬、阿胶、鸡子黄、白芍、甘草、五味子、鳖甲、牡蛎等。

（三）施护措施

1. 病情观察　观察抽搐及其特点：惊风主症可以用八候进行概括。所谓八候，即是搐、搦、颤、掣、反、引、窜、视。搐：肘臂伸缩；搦：十指开合；颤：手足头身动摇；掣：势如相仆；反：颈项强直，角弓反张；引：臂若开弓；窜：直视似怒；视：睛露不活。八候的出现，表示惊风已在发作。但惊风发作时，不一定八候全部出现。急、慢惊风均出现八候，只是八候表现的急慢及强度不同而已。要密切观察抽搐的部位、频率、急慢及强度。观察惊风先兆：若发热性急证患儿出现体温递升，烦躁或发呆，两目直视，惊跳呼叫，摇头弄舌，即为急惊风先兆，应迅速报告医生，配合采取急救措施。观察生命体征：惊风往往伴随发热、咳嗽气促、神昏、谵语、嗜睡等表现，因此要密切观察体温、脉搏、呼吸、血压等生命体征的变化，以及汗出、神志、瞳孔、面色的情况，以便于及时发现危重情况，配合抢救。观察伴随症状及其变化：痰盛者，注意观察呼吸道内有无痰涎之声，呼吸是否平稳，若有呼吸不整、痰阻气道，应做好吸痰的准备工作；呕吐腹泻者，注意观察呕吐物及大便的性状、量、色、气味及吐泻的频次。

2. 生活起居护理　抽搐停止后，患儿往往非常疲倦，病室需保持安静，减少刺激，保证患儿休息，利于正气恢复。抽搐发生时，避免发生碰伤、跌伤，可加床栏和留人陪护。切勿强行牵拉，以免损伤筋骨。牙关紧闭者，患儿宜平卧，头偏向一侧，解开衣领，将压舌板缠多层纱布放在上下牙齿之间，防止咬伤唇舌；亦可点压下关、颊车穴。保持呼吸道通畅，随时清理咽喉、口腔及鼻腔分泌物，防止窒息。昏迷卧床患儿，需频繁变换体位，按摩局部受压部位，防止发生压疮。高热不退者，宜将患儿移放阴凉通风处，或用冷毛巾、凉水袋、冰袋或凉帽等置头部，辅助降温，保护大脑。

3. 饮食护理

（1）一般护理：抽搐时禁食。抽搐后进食流质、半流质素食。忌食肥甘厚味及油腻食物。

（2）辨证施食：急惊风：有热者，宜多饮水、清凉果汁，如西瓜汁、番茄汁、甘蔗汁等；痰多者，可给予白萝卜汁、荸荠汁等清热化痰；风热动风者，可用梨汁、西瓜汁代茶饮；气营两燔者可给予藕汁、绿豆汤或荷叶粥清热解暑；湿热疫毒惊风初期，呕吐频繁者，应暂禁食，待病情稳定后，饮食以高热量、高维生素、易消化流质或半流质为宜，可食用马齿苋粥或马齿苋绿豆粥，清热解毒。慢惊风：脾虚肝亢者，可给山药粥、苹果泥健脾养胃；脾肾阳衰者，应给予鸡汤、山药、桂圆、红枣等健脾温肾的食物；阴虚风动者，宜食黑木耳、黑芝麻等滋阴清补之品。

4. 情志护理　平素宜注意保持情绪愉快。善惊易恐的患儿尤其应避免惊吓及惊恐刺激，脾虚肝亢的患儿容易哭闹发脾气，应注意耐心安抚，顺情从欲适当满足其需要。

5. 用药护理　注意观察药物的作用。部分中药有特殊服用方法，如羚羊角、琥珀需冲服，阿胶需烊化；琥珀抱龙丸等丸剂需研成细末调服。

6. 中医护理技术的运用

（1）推拿：基本方法：掐人中、十宣、合谷，各穴轮换操作，至苏醒为止；拿肩井、委中、承山，至抽搐停止；清肺经、推揉膻中、天突、中脘各 30 次；推揉足三里、点按丰隆各 1 分钟。急惊风：加拿风池 30 次，向下推刮天柱骨、清天河水、退六腑各 100 次；慢惊风：加顺逆时针摩腹各 100 次，补脾经、清肝经、补肾经各 100 次，推三关 100 次，捏脊 3~5 遍。

(2) 灸法：取穴百会、大椎、脾俞、命门、关元、气海、足三里，用温和灸。适用于脾胃虚弱或脾肾阳衰的患儿。外治法：牙关紧闭时，用生乌梅 1 个擦牙；抽搐不止时，可用鲜地龙捣烂如泥，加入蜂蜜或白糖摊于纱布上，盖贴囟门以缓解痉挛。

（四）健康教育

1. 加强锻炼，提高机体抵抗力，预防相关诱发疾病的发生，如感冒、发热、腹泻、呕吐等。

2. 注意饮食卫生，不喝生水，饭前便后要洗手，食物要新鲜清洁。饮食要节制，避免伤食积滞。注意纠正不良的饮食习惯。

3. 避免惊恐刺激。

4. 若已发生相关疾病，应注意及时诊治。尤其是有过高热抽搐史的患儿，应预防再次发热时到达致惊的体温阈值。

第五节　遗　　尿

PPT 课件

遗尿，又称遗溺、尿床，是指 3 周岁以上经常发生睡中小便自遗，醒后方觉的一种疾病。正常小儿 1 周岁后白天大多能控制小便，3 岁左右晚上已能基本控制排尿。本病多见于 10 岁以下小儿，男孩多于女孩。学龄期儿童，若由于睡前多饮，或白天过于疲劳，偶尔发生睡中尿床者，不属病态。本病大多病程较长，或反复发作，重症病例白天睡眠中也可发生遗尿，严重影响小儿的身心健康。

西医学中的小儿遗尿症，可参照本节辨证施护。

知识链接

历史沿革

《素问·宣明五气》曰："五气所病……膀胱不利为癃，不约为遗溺"，指出遗尿的发生和膀胱不能约束有关。《幼幼集成·小便不利证治》云："小便自出而不禁者，谓之遗尿；睡中自出者，谓之尿床。此皆肾与膀胱虚寒也。"指出遗尿的常见病因病机。《杂病源流犀烛·膀胱·小便闭癃源流·遗溺》言："肺虚则不能为气化所主，故溺不禁也"，《灵枢·邪气脏腑病》曰："肝脉……微滑为遗溺"，表明遗尿亦与肺气虚以及肝经湿热有关。

一、病因病机

1. 肾气不足　小便的储存与排泄全赖于肾阳的温养气化。若小儿先天禀赋不足，或久病肾虚，下元虚冷，不能温养膀胱，膀胱气化失调，闭藏失职，不能约束，导致遗尿。

2. 肺脾气虚　肺主一身之气，主治节，又为水之上源，有通调水道，下输膀胱的功能，脾属中土，主运化水湿而制水。水液的正常输布和排泄有赖于肺脾的功能正常。若肺气虚则治节失司，脾气虚则不能制水，均可使上虚不能制下，膀胱失约，而成遗尿。

3. 肝经湿热　肝主疏泄，调畅气机，通利三焦，通调水道。若饮食失调，或他病影响，以致湿热内蕴，郁于肝经，热移膀胱，导致膀胱失约，而致遗尿。

遗尿病因主要为肾气不足、肺脾气虚、肝经湿热，膀胱失约是其主要病机。其病位在膀胱，与肺、脾、肾三脏密切相关。本病虚者多责之于肾虚不固，气虚不摄，实者多责之于肝经

笔记栏

ER-15-8

遗尿病因病机示意图

湿热。临床上尤以虚者为多见。

二、诊断与鉴别诊断

（一）诊断依据

1. 临床以睡眠较深，不易唤醒，经常发生睡中小便自遗，醒后方觉为主要表现。

2. 3岁以后经常发生，或5岁以后有时发生者。

3. 尿常规及尿培养均无异常，X线检查部分患儿可发现有隐性脊柱裂。

（二）鉴别诊断

1. 遗尿与尿失禁　两者均可出现尿床。不同点为尿失禁不分昼夜，不分寐寤，常伴有全身疾病。

2. 遗尿与热淋　热淋以尿频、尿急、尿痛为主要临床表现，白天清醒时也可因尿急而尿出，尿常规检查有异常。

三、辨证施护

（一）辨证要点

辨寒热虚实　根据病程、体质强弱、小便次数、尿量及伴随症状进行辨别。若病程长，体质虚弱，常易感冒，小便清长，尿频量多，伴有乏力自汗，形寒肢冷，大便清溏者，为虚为寒；若病程短，体质壮实，尿黄短涩，量少灼热，伴有睡眠不宁，大便干结者，为实为热。临床虚寒者多，实热者少。

（二）证候分型

1. 肾气不足

证候表现：睡中小便自遗，醒后方觉，甚者一夜数次，小便清长，面白神疲，形寒肢冷，下肢乏力，腰膝酸软，或有智力较同龄小儿稍低。舌淡苔白，脉沉迟无力。

证候分析：肾气不足，肾阳虚弱，下元虚寒，膀胱失于温煦，制约失司，故睡中遗尿；肾阳不足，命门火衰，故面白神疲，形寒肢冷；肾主骨生髓，肾虚故下肢无力，腰膝酸软，脑髓不充故智力低下；舌淡苔白，脉沉迟无力，均为肾气不足之象。

治护原则：温补肾阳，固涩止遗。

代表方：菟丝子散加减。代表药物为菟丝子、肉苁蓉、附子、五味子、牡蛎、巴戟天、山茱萸、桑螵蛸等。

2. 肺脾气虚

证候表现：睡中遗尿，醒后方觉，尿频但量不多，面色少华，神疲乏力，少气懒言，自汗出，易感冒，纳呆便溏。舌淡，苔薄白，脉弱。

证候分析：肺脾气虚，上虚不能制下，膀胱失约，故睡中遗尿，醒后方觉；肺主气，脾为气血生化之源，肺脾气虚，故乏力，面色少华；肺气虚，卫外不固，故易感冒，自汗出；脾虚运化失职，故纳呆便溏；舌淡，苔薄白，脉弱，为气虚之象。

治护原则：补肺健脾，固摄止遗。

代表方：补中益气汤合缩泉丸加减。常用药物为人参、黄芪、白术、茯苓、陈皮、升麻、柴胡、乌药、山药、益智仁、桑螵蛸等。

3. 肝经湿热

证候表现：睡中遗尿，醒后方觉，尿黄短涩，量少灼热，性情急躁，睡眠不宁，睡中龂齿，大便干结，面赤唇红，口渴口苦。舌质红，苔黄，脉滑数。

证候分析：肝经湿热，热迫膀胱，膀胱失约，而致遗尿；湿热蕴结膀胱，热灼津液，故尿黄短涩，量少灼热，大便干结；肝火偏亢，热扰心神，故性情急躁，睡眠不宁，睡中龂齿；舌质红，苔黄，脉滑数，均为肝经湿热之象。

治护原则：清热利湿，缓急止遗。

代表方：龙胆泻肝汤加减。常用药物为龙胆草、黄芩、栀子、柴胡、生地黄、车前子、泽泻、通草、甘草等。

（三）施护措施

1. 病情观察　密切观察小便的次数、颜色及量的变化；观察面色、精神状态、汗出口渴、食欲、大便及形体等伴随情况及其变化。

2. 生活起居护理　避免过劳，尤其虚证患儿，白天不宜过度贪玩，以免疲劳贪睡；排尿训练：睡前控制饮水量，睡前排尿，睡时父母可在其遗尿前唤醒 1~2 次，使其习惯醒时主动排尿；保持会阴部皮肤清洁干燥，遗尿后注意及时更换衣被。

3. 饮食护理

（1）一般护理：患儿宜选择清淡、易消化且营养丰富的食物。忌辛辣刺激及生冷肥腻之品。忌食多糖多盐食物，以免引起多饮多尿。睡前控制进水量，下午 4 点后督促小儿控制饮水量，晚餐勿进流质饮食，少喝水，以减少夜间尿量。

（2）辨证施食：肾气不足，下元虚寒者，宜多食温补肾阳之品，如牛羊肉、韭菜、核桃仁，食疗方可选韭菜粥、肉苁蓉羊肉粥、核桃仁炒韭菜等；肺脾气虚者，饮食宜细软，宜多食补宜肺脾之品，如山药、大枣等，食疗方可选用黄芪鸡肉粥、羊肚汤、荔枝桂圆粥、芡实粥等；肝经湿热者，宜多食清热利湿之品，如薏苡仁、绿豆等，食疗方可选择薏仁粥、绿豆粥等，忌生热助湿之品。

4. 情志护理　指导患儿家长不斥责不惩罚，照顾到患儿的自尊心，多劝慰鼓励。帮助患儿消除怕羞、紧张、焦虑、恐惧、畏缩等情绪。部分患儿由于长期遗尿而产生自卑感，应给予充分的情感支持。建立战胜疾病的信心，是治疗成功的重要因素。

5. 用药护理　中药汤剂应在晚餐前服完。

6. 中医护理技术的运用

（1）外敷法：五倍子 3g，研末，温开水调敷于脐部，外用纱布覆盖，每晚 1 次，连用 3~5 次为 1 个疗程。

（2）推拿：按揉百会 200 次，摩腹 20 分钟，按揉三阴交 100 次，揉龟尾 100 次，捏脊 3~5 遍，擦肾俞、八髎约 1 分钟，以温热为度。

（3）灸法：肾气不足及肺脾气虚患儿，可用灸法，选穴百会、神阙、关元、气海、肾俞等，温和灸，每日 1 次，每次 10~15 分钟。

（四）健康教育

1. 指导家长对患儿耐心教育、引导，切不可打骂体罚，积极鼓励，树立战胜疾病的信心。

2. 适当增加营养，虚证患儿可给予补肾益气之品，不宜采用流质饮食，晚餐忌过咸。

3. 白天不要贪玩过度，以免夜间睡眠太沉而遗尿。适当参加体育锻炼，增强体质。

4. 睡前不饮水且排空膀胱，夜间以侧卧为宜。

5. 家长应自幼培养小儿自控排尿习惯。

病案分析

张某，女，3 岁。

主诉：发热伴抽搐 3 天。

笔记栏

现病史：患儿3天前因外感风寒后发热入院，体温39.1℃，伴头痛、咽痛。在当地医院静滴青霉素(剂量不详)后症状无明显好转，仍发热，体温最高39.8℃，随之出现惊厥症状，四肢抽搐，角弓反张，双目上翻，口唇发绀，3分钟后自行缓解，从每天发作3~4次发展到每天抽搐10次左右，用地西泮(安定)、苯巴比妥(鲁米那)等镇静药物无效，故转中医治疗。现症：惊厥，每天抽搐10~15次，大便干结，小便短少，口渴。

查体：T：39.8℃，P：150次/min，R：25次/min，BP：105/80mmHg。神志清楚，精神恍惚，咽充血。舌质红，苔黄，脉弦数。

实验室检查：全血检查及脑电图检查未见异常。

请分析：

1. 该患儿的中医诊断及病因病机是什么？
2. 拟采取哪些适宜的中医护理技术？

（于春光）

扫一扫，测一测

复习思考题

1. 根据肺炎喘嗽患儿的发病特点及临床表现，阐述该病体现了小儿哪些生理特点和病理特点？
2. 惊风有哪些常见的证候类型？试总结各证候类型的辨证要点。
3. 何谓厌食和积滞？两者临证护理思路有何不同？

综合实践训练六

蔡某，男，2岁10个月，体重16kg。就诊时间：2015年11月1日。

【情境一】

患儿因“咳嗽4天，加重伴发热2天，喘息4小时，抽搐2次”，在父母陪同下来医院儿科急诊就诊。

问题：患儿目前发热，烦躁不安，喉中痰鸣，呼吸困难，作为儿科急诊护士，应如何进行接诊？

【情境二】

儿科急诊医生对患儿进行了详细检查，关于病史详细询问了患儿父母，具体如下。

主诉：咳嗽4天，加重伴发热2天，喘息4小时，抽搐2次。

现病史：患儿4天前因受凉后鼻塞、咳嗽、无发热，家长给予服用小儿止咳糖浆，咳嗽有所好转。2日后出现发热，伴咳嗽加重，T：38℃，用退热糖浆及清热化痰口服液后发热时退时热。今日上午体温迅速上升为39.5℃，并出现烦躁不安，随即出现抽搐1次，表现为意识丧失，牙关紧闭，伴面色青紫，双目凝视，持续约1分钟，自行缓解，4小时内发作2次，遂急来医院就诊。现喉中痰鸣，声如拽锯，发热时伴有恶寒，有痰不易咳出，面赤，大便干结，3日未解。

既往史：健康，否认水痘、结核、麻疹等急慢性传染病史，否认重大外伤及手术史，无输血史，否认食物及药物过敏史，按计划预防接种。

个人史：足月顺产，第 2 胎，无产伤、窒息史，生后母乳喂养，生长发育如同龄儿。

家族史：父母体健，非近亲婚配。父亲曾有热性惊厥病史，否认家族遗传性疾病。

体检：T：39.1℃，P：122 次 /min，R：48 次 /min，BP：100/70mmHg。神清，精神差，口唇发绀，鼻翼扇动，呈三凹征，双下肺听诊闻及中细湿啰音，心率 122 次 /min，律齐，各瓣膜听诊区未闻及病理性杂音。舌质红，苔黄，脉滑数。

儿科医生为进一步明确诊断，要求患儿急查血常规、血生化、胸部正侧位 X 线、心电图、心脏彩超等检查。

> 问题 1：作为急诊护士，如何配合医生指导患儿尽快完成上述检查？
>
> 问题 2：在抽血及拍片的过程中，患儿出现哭闹、不配合的表现，护士应如何处理？

【情境三】

患儿检查结果回报如下。

血常规：白细胞：18.0×10^9/L，中性粒细胞：85%，淋巴细胞：15%，红细胞：4.83×10^{12}/L，血红蛋白：123g/L，血小板：258×10^9/L。血生化检查：无异常。心电图：窦性心动过速。心脏彩超：未见异常。胸部 X 线摄片示：肺纹理增粗，双下肺小斑片状阴影，提示支气管肺炎。

结合患儿现在病情，拟收住院进行治疗。

> 问题 1：结合患儿的病史与检查结果，对该患儿进行中医辨病辨证，并说明辨病辨证依据。
>
> 问题 2：作为儿科病房护士，应如何对该患儿进行接诊？需进行哪些安排？

【情境四】

患儿入院后，主管医生经过病情资料收集后开出长期医嘱如下。

(1) 儿科护理常规。
(2) 一级护理。
(3) 呼吸道隔离。
(4) 流质饮食。
(5) 卧床休息。
(6) 保持呼吸道通畅。
(7) 注意抽搐情况。
(8) 心电监护，观察血氧饱和度。
(9) 持续鼻导管吸氧，氧流量 2L/min。
(10) 布洛芬混悬液 4ml，体温≥38℃时口服。
(11) 头孢唑肟 0.8g+0.9% 氯化钠注射液 100ml，静脉滴注，bid。
(12) 推拿：点按颊车、下关、风池；清天河水、退六腑 100 次，qd。
(13) 中药敷贴中府穴、屋翳穴，qd。
(14) 中药煎剂 1 剂，口服，qd。

> 问题 1：如何执行上述医嘱？（如果 2~3 人 1 组，如何进行小组内分工协作？）
>
> 问题 2：如何对患儿进行饮食调护？

笔记栏

> 问题 3：在给中药煎剂时，患儿拒不服药，如何给予给药指导？
> 问题 4：患儿静脉滴注过程中，出现恶心呕吐，请问如何处理？
> 问题 5：如何对该患儿家长进行健康宣教？

【情境五】

患者入院后第 7 日，经系统治疗和护理，患儿病情好转，无抽搐，无发热，咳嗽明显减轻，咳声无力，痰少，纳差，神疲乏力，大便偏稀，每日 1 次。舌质偏淡，苔薄白，脉细弱。

> 问题：针对上述情况，护士应如何进行饮食指导？

【情境六】

患儿入院第 14 日，经系统治疗与护理后，病情明显好转，无抽搐，无发热咳嗽，纳食可，二便正常，患儿父母要求出院。主管医生查体：双下肺听诊可闻及少许干啰音。复查血常规，结果正常，胸片：未见明显异常。同意患儿出院，并嘱背部啰音区穴位敷贴，每日 1 次，3 日为 1 个疗程。

> 问题 1：如何对患儿及家属进行出院指导？
> 问题 2：患儿家属不懂如何进行穴位敷贴，请向患儿家属演示并讲解穴位敷贴的方法与注意事项。

（于春光）

第十六章

儿科时行病证

笔记栏

学习目标

1. 识记　儿科常见时行病证的临床表现、治护原则、方药及施护措施。
2. 理解　儿科常见时行病证的病因病机及证候分析。
3. 应用　临床病证的辨证，并能运用施护措施开展辨证施护。

时行病证即传染病，属中医学温病范畴，又称为“外感热病”“温病”“瘟疫”“疫”。有发病急骤、病情危笃、传染性强、易于流行、季节性等特点。《素问遗篇·刺法论》曰：“五疫之至，皆相染易，无问大小，病状相似。”小儿为稚阴稚阳之体，脏腑娇嫩、形气未充、经脉未盛、气血不足、神气怯弱，更容易感触疫疠之气，小儿时行病证的发病率明显高于成人。小儿病证传变迅速，需及时治疗护理，否则容易危及生命。

本章节所讨论的时行病证为麻疹、水痘、痄腮与手足口病，此类病证常见症状为发热、皮疹、瘙痒、疼痛等。应密切观察患儿的病情变化，着重观察体温、出疹情况、全身症状等，防止发生继发感染。应严格控制传染源，做好消毒隔离工作，并按传染病报告制度及时报告疫情。“正气存内，邪不可干”，应指导患儿家长平时应增加小儿营养，增强运动锻炼，提高身体素质，树立“治未病”的理念，做到“未病先防”，做好预防接种。

第一节　麻　　疹

PPT 课件

麻疹是因麻疹时邪（麻疹病毒）引起的一种急性出疹性时行病证，临床以发热恶寒，咳嗽咽痛，鼻塞流涕，眼泪汪汪，畏光羞明，口腔脸颊近臼齿处可见麻疹黏膜斑，周身皮肤依序出现红色斑丘疹，皮疹消退时有糠麸样脱屑及色素沉着为特征。因其疹点若麻粒状，故称“麻疹”，也称为“麻子”“痧子”“疹子”。

本病一年四季均可发生，好发于冬春季节。麻疹传染性很强，任何年龄均可发病，未接种麻疹疫苗的6个月~5岁小儿发病率最高。本病若治疗调护得当，一般预后良好。少数患儿因邪毒炽盛，调治失当，可发生逆证。患儿患病后一般可获得持久免疫。

西医学中的麻疹，可参照本节辨证施护。

知识链接

历史沿革

宋代钱乙《小儿药证直诀》曰：“面燥腮赤，目胞亦赤，呵欠顿闷，乍凉乍热，咳嗽喷

笔记栏

嚏，手足梢冷，夜卧惊悸多睡，并疮疹证，此天行之病也”，描述了麻疹早期的典型症状。元代滑伯仁的《麻疹全书》明确指出麻疹具有传染性和终身免疫力。明代王肯堂《证治准绳·幼科》将麻疹分为三期，即“热期”“见形期”“收没期”，此分期迄今仍在临床应用。明代吕坤《麻疹拾遗》曰：“麻疹之发，多为天行疠气传染，沿门履巷，遍地相传”，指出麻疹具有传染性。清代谢玉琼《麻科活人全书》曰：“麻疹出现全凭热，身不热兮麻不出，潮热和平方为福，症逢不热大非吉”，认识到“麻不厌透”的护治原则，提出不可过早强制退热以免影响疹透，此书提出麻疹护理应“避风寒，忌恣食生冷物、骤用寒凉药，忌食辛辣热物”，对现代护理仍具有指导意义。

一、病因病机

本病发病的主要原因是外感麻疹时行邪毒，从口鼻而入，邪犯肺脾所致。

1. 邪犯肺卫　肺开窍于鼻，麻疹时邪从口鼻而入，邪毒犯肺。肺主皮毛，属表，司呼吸，此时本病主要表现为肺卫症状，为初热期。

2. 邪入肺脾　麻疹时邪由表入里，郁于肺脾，肺脾热炽，可见高热；脾主肌肉和四肢，可见皮疹于全身达于四末；疹点出齐，为正气驱邪外出。此为见形期。

3. 阴津耗伤　疹透之后，毒随疹泄，麻疹渐次收没；热去津伤，以肺胃阴亏津伤多见，此时病情趋于康复，为收没期。

ER-16-1
麻疹病因病机示意图

麻疹病变部位为肺脾，可累及心肝。本病以外透为顺，内传为逆。若正虚不能托邪外出，或因邪盛化火内陷，均可导致麻疹透发不顺，形成逆证。如麻毒炽盛内归于肺，或复感外邪侵袭于肺，以致麻毒闭肺，肺失宣发肃降，上逆而为喘咳；热邪灼津炼液为痰，痰热壅盛，肺气闭郁，则形成邪毒闭肺证；麻毒循经上攻咽喉，疫毒壅滞，咽喉不利，而致邪毒攻喉证；若邪毒炽盛，内陷厥阴，蒙蔽心包，引动肝风，则可形成邪陷心肝证。少数患儿血分毒热炽盛，皮肤出现紫红色斑丘疹，融合成片；若患儿正气不足，麻毒内陷，正不胜邪，阳气外脱，可出现内闭外脱。

二、诊断与鉴别诊断

（一）诊断依据

1. 临床表现

（1）初热期为 2~4 天，表现为发热，咳嗽，喷嚏，鼻塞流涕，泪水汪汪，畏光羞明，口腔内两颊黏膜近臼齿处可见多个 0.5~1mm 大小白色斑点，周围有红晕，为麻疹黏膜斑，可伴有腹泻、呕吐等症。

（2）见形期为 3~5 天，表现为热盛疹出，皮疹按顺序透发，一般多起于耳后发际，沿头面颈项、躯干四肢、手足心及鼻准部透发；皮疹初为淡红色斑丘疹，后转为暗红，疹间皮肤颜色正常。邪毒深重者，皮疹稠密，融合成片，疹色紫暗；邪毒内陷者，可见皮疹骤没，或疹稀色淡。

（3）收没期为 3~5 天，皮疹透齐后身热渐平，皮疹渐退，皮肤留下糠麸样脱屑和色素沉着斑。

（4）病情严重者可在病程中合并邪毒闭肺、邪毒攻喉、邪陷心肝等逆证。

2. 本病常见于易感儿童，未接种麻疹疫苗，有麻疹接触史。

（二）鉴别诊断

1. 麻疹与奶麻　奶麻为西医学之幼儿急疹。两者均以高热不退为特点，奶麻高热 3~5

天，热退疹出，以躯干、腰部、臀部为主，面部及肘、膝关节等处较少。伴见症状轻，皮疹出现1~2天后即消退，疹退后无脱屑及色素沉着斑。奶麻多见于6~12个月的婴儿。

2. 麻疹与丹痧　丹痧为西医学之猩红热。两者均有高热、出疹，丹痧在发热数小时~1天皮肤猩红，可伴细小红色丘疹，自颈、胸、腋下、腹股沟处开始，2~3天可遍及全身，疹退有脱屑而无色素沉着。出疹时可伴口周苍白圈，皮肤线状疹，杨梅舌等典型症状。

3. 麻疹与风痧　风痧为西医学之风疹。两者均有高热、出疹，风痧发热1天左右皮肤出现淡红色斑丘疹，可伴耳后枕部淋巴结肿大。皮疹初见于头面部，迅速向下蔓延，1天内布满躯干和四肢。出疹2~3天后，发热渐退，皮疹逐渐隐没，皮疹消退后，有皮肤脱屑，但无色素沉着。

三、辨证施护

（一）辨证要点

辨顺证与逆证　顺证按病程辨证，逆证按脏腑辨证。如疾病按初热期、见形期、收没期演变，是为顺证，预后较好；若见邪毒闭肺、邪毒攻喉、邪陷心肝，或面色青灰，四肢厥冷，脉微欲绝等，为逆证，预后较差。

（二）证候分型

1. 顺证

(1) 邪犯肺卫（初热期）

证候表现：发热，2~3天后口腔内两颊黏膜近臼齿处可见多个0.5~1mm的白色斑点，周围红晕，1~2天可累及整个颊黏膜。伴见恶风，头身痛，鼻塞流涕，喷嚏，咳嗽，双眼畏光、红赤，眼泪汪汪，咽红肿痛，精神不振，纳少。舌边尖红，苔薄黄，脉浮数，指纹淡紫。

证候分析：麻疹时邪，自口鼻而入，侵袭肺卫之表，致肺卫失宣，故见发热，咳嗽，鼻塞流涕，喷嚏等肺卫表证；麻疹时邪为阳毒，易郁而化热，故见咽痛，目赤畏光，眼泪汪汪。麻疹时邪由肺入脾胃，影响脾胃受纳及升降功能，而见纳少；麻疹黏膜斑为麻疹之毒邪外达透之象；舌红，苔薄黄，脉浮数，指纹淡紫，为肺卫表证之象。

治护原则：辛凉透表，清宣肺卫。

代表方：宣毒发表汤加减。常用药物为升麻、葛根、牛蒡子、薄荷、防风、荆芥、前胡、杏仁、桔梗、连翘、竹叶、甘草等。

(2) 邪炽肺胃（出疹期）

证候表现：持续壮热，3~4天后皮疹自耳后出现，渐至头面、颈项、胸背、腰腹及四肢，最后见鼻准、手心足心处，皮疹初起时红活圆润，后为暗红色，皮疹凸起，触之碍手，压之退色。先稀疏逐渐稠密，可有部分融合，疹与疹之间为正常皮肤。患儿咳嗽较重，咽喉红肿，口渴欲饮，目赤，烦躁，尿黄，便干。舌红苔黄，脉数有力。

证候分析：麻疹时邪，炽盛于内，故持续壮热，疹随热出，皮疹顺序而出，此为顺证的正常发疹过程；麻毒侵肺，肺失清肃，故咳嗽较重；麻毒内炽，火热盛于胃，故咽喉红肿；热邪伤津，故口渴，尿黄，便干；火性上炎，故目赤；热毒内扰心神而烦躁；舌红，苔黄，脉数有力，为肺胃热毒炽盛之象。

治护原则：清凉解毒，透疹达邪。

代表方：清解透表汤加减。常用药物为西河柳、蝉蜕、葛根、升麻、金银花、连翘、牛蒡子、桑叶、菊花、紫草、甘草等。

(3) 热退津伤（收没期）

证候表现：疹出齐后，按顺序依次消退，皮肤可见糠麸样脱屑和棕色色素沉着，发热减

笔记栏

轻，体温逐渐下降至正常，咳嗽、咽痛等伴随症状亦随之而减轻至消失，精神好转，纳食增加，大便干，舌红少津，脉细数，或细弱。

证候分析：麻毒随疹外透于表而解，属邪退正复，故发热渐退，咳嗽、咽痛减轻，精神转好；脾胃功能逐渐恢复，故纳食增加；因肺胃阴伤，肌肤失荣，故见皮肤呈糠麸样脱屑；大便干，舌红，少津，脉细数或细弱，均为热病伤津，余热未尽之象。

治护原则：养阴益气，清解余邪。

治护原则：沙参麦冬汤加减。常用药物为沙参、麦冬、玉竹、天花粉、桑叶、地骨皮、生扁豆、谷芽、甘草等。

2. 逆证

(1) 邪毒闭肺

证候表现：壮热持续，烦躁，精神萎靡，咳嗽痰多，喘促鼻翕，面色青灰，口唇发绀，口渴欲饮，不思进食，皮疹融合、稠密、紫暗或见瘀斑，出之不畅，或暴出暴收，大便秘结，小便短赤。舌红，苔黄腻，脉数有力，指纹紫滞。

证候分析：麻毒炽盛，郁而化火，火燔于内，故见壮热不退；麻毒闭肺，灼津炼液为痰，痰阻肺道，故见咳嗽痰多、喘促鼻翕；肺气郁闭，气滞血瘀，心血不畅，则见口唇发绀；热扰心神，则烦躁，精神萎靡；热邪伤津耗气，则见口渴欲饮，大便秘结，小便短赤；邪热伤脾，脾失运化，则不思饮食；麻毒内攻，则疹出不畅；邪毒炽盛，则见皮疹融合、稠密、紫暗或见瘀斑，或暴出暴收；舌红，苔黄，脉数有力，指纹紫滞，皆为毒热内炽之象。

治护原则：宣肺开闭，清热解毒。

代表方：麻杏石甘汤加减。常用药物为生石膏、麻黄、杏仁、黄芩、鱼腥草、桑白皮、地骨皮、紫草、牡丹皮、甘草等。

(2) 邪毒攻喉

证候表现：高热不退，咽喉肿痛，或溃烂疼痛，吞咽不利，声音嘶哑，喉间痰鸣，咳声重浊、声如犬吠，甚则呼吸困难或窒息，面唇青紫，烦躁不安，皮疹如麻毒闭肺型，出之不畅，皮疹紫暗不匀。舌红苔黄，脉滑数，指纹紫。

证候分析：麻毒化火，循经上攻咽喉，而见咽喉肿痛，声音嘶哑，咳声重浊、声如犬吠；热毒灼津为痰，与热互结，形成痰热，痰阻气道，故呼吸困难，唇紫，甚至窒息，病情凶险危急；麻毒炽盛，影响皮疹正常透发，皮疹出之不畅，皮疹紫暗不匀；舌红，苔黄，脉滑数，指纹紫，为麻毒内炽之象。

治护原则：清热解毒，利咽消肿。

代表方：清咽下痰汤加减。常用药物为玄参、桔梗、牛蒡子、射干、甘草、贝母、金银花、连翘、马兜铃、全瓜蒌、葶苈子等。

(3) 邪陷心肝

证候表现：高热不退，烦躁谵妄，四肢抽搐，喉间痰鸣，甚则神志昏迷，皮疹密集成片，色泽紫暗。舌红绛，苔黄起刺，脉弦数，指纹紫、达命关。

证候分析：麻毒炽盛，未经肺卫而解，反而内陷心肝，蒙蔽清窍，引动肝风，故高热不退，神昏、抽搐等；麻毒化火，火扰心神，故而烦躁谵妄；邪热炽盛，入营动血，则皮疹密集成片；舌红绛，苔黄起刺，脉弦数，指纹紫、达命关，均为麻毒炽盛之象。

治护原则：平肝息风，清心开窍。

代表方：羚角钩藤汤加减。常用药物为羚羊角、钩藤、桑叶、菊花、生地黄、白芍、川贝母、竹茹、茯神、甘草等。

（三）施护措施

1. 病情观察　观察发热、呼吸、咳嗽、神志、汗出的情况以及皮疹出现的顺序、分布及色泽等，以鉴别顺证、逆证，并做好记录；严密观察呼吸与全身情况，如出现声音嘶哑、犬吠样咳嗽、严重的吸气性呼吸困难、面色苍白、唇甲青紫，及时给氧，必要时吸痰与气管切开；密切观察各种逆证征象，预防肺炎、喉炎、脑炎等并发症。

2. 生活起居护理　保持病室安静，温湿度适宜，室内空气流通。室内光线不宜太强，避免刺激眼睛；患儿宜卧床休息，直至皮疹消退，体温正常；保持床单整洁干燥和皮肤清洁，注意防止压疮的发生；患儿衣着应宽松，质地柔软；疹退脱屑，皮肤瘙痒时，应勤剪指甲，避免患儿搔抓，或予以纱布包裹患儿双手；患儿因疾病会导致鼻涕、眼分泌物增多，用小棉签蘸温度适宜的菊花煎煮液，将其湿润后取出。邪犯肺卫者，慎避风寒，防止邪毒内陷；邪炽肺胃者，室温不能太低，患儿虽高热，因“阳毒阳邪，无热不成，亦无热不散”，故不宜过早降温以免影响透疹，出汗时不要汗出当风，防止汗闭疹隐；热退津伤患儿，应注意防寒保暖，避免复感外邪。昏迷患儿应定时翻身、拍背，保持呼吸道通畅；应避免患儿与易感儿童接触，应隔离患儿至出疹后 5 天，并发肺炎者应延长至出疹后 10 天，接触患儿的易感儿童应隔离观察 21 天。

3. 饮食护理

(1) 一般护理：以流质、半流质饮食为宜，鼓励患者多饮水。忌食酸涩收敛、肥甘厚味、辛辣刺激、鱼腥发物。皮疹透发后，可饮用梨汁、藕汁、甘蔗汁等以养阴生津。恢复期脾胃运化功能好转后，可逐渐增加营养之品。

(2) 辨证施食：邪犯肺卫患儿，饮食应温热，可给予芫荽粥以排毒透疹，忌辛辣、生冷，若骤用寒凉，易致麻毒内伏；邪炽肺胃患儿，多饮温开水，可用鲜芦根、鲜荸荠煎汤代茶饮用，以助养阴清热，不可食用干硬、油腻或过甜的食物；热退津伤患儿，可逐渐增加营养，多食养阴的食物，如沙参玉竹粥、百合粥、银耳汤、萝卜汤等。

4. 情志护理　对婴幼儿，须亲切有耐心，通过讲故事、唱儿歌等方式，取得患儿信任。做治疗时，可抚摸患儿头部或手部，以减轻恐惧。对年长患儿，应耐心讲解并指导患儿配合治疗。向患儿家属讲解本病的病因、发病特点、诊疗原则及预后，减轻其焦虑恐惧情绪。

5. 用药护理　中药汤剂宜浓煎，少量多次服用。出疹期中药宜温服，药后盖被，取遍身微汗，以助透疹。喉间痰鸣时，可口服竹沥水 10~20ml，每日 2~3 次，凉后需加热温服。邪毒攻喉患儿，喂药宜缓慢，少量多次，以免呛咳加重呼吸困难。口腔溃破者可选用冰硼散或珠黄散涂搽口腔患处。咽喉肿痛者，可用消肿散、锡类散吹喉，以清热利咽消肿。

6. 中医护理技术的运用

(1) 麻疹顺证的患儿可用麻黄 15g、红条紫草 10g、蒲公英 15g、蝉蜕 10g、荆芥 10g、薄荷 10g，加水 1 000ml 煎煮，将煎煮液每日分 2 次外洗患儿皮肤，7 天为 1 个疗程。麻疹疹出不畅者可取生麻黄 15g、浮萍 15g、芫荽 15g、西河柳 15g、黄酒 60g，加水适量煮沸，使水蒸气弥漫室内，让患儿吸入，同时可用毛巾浸泡药液，擦拭头面、四肢，以助透疹。

(2) 中药灌肠法：初热期灌肠液中药组成为荆芥 8g，牛蒡子 8g，薄荷 6g，连翘 10g，金银花 10g；出疹期灌肠液中药组成为葛根 8g，紫草 10g，连翘 10g，甘草 3g，赤芍 6g；收没期灌肠液中药组成为天花粉 8g，生地黄 8g，玉竹 8g，麦冬 10g，沙参 10g。注射器抽吸适量 2% 普鲁卡因混合灌肠液保留灌肠，每日 2 次。

(3) 小儿推拿法：麻疹顺证初热期：揉小天心，揉一窝风，补肾水，推清板门，逆运内八卦，清天河水，揉二人上马，推补脾土，推上三关；麻疹逆证（手脚凉，麻疹隐隐不透）：推补脾土，推上三关，揉小天心，分阴阳，揉一窝风，推补肾水，清板门。

笔记栏

（四）健康教育

1. 麻疹具有较强的传染性，小儿肺常不足，流行期间应不带或少带易感小儿出入公共场所，防止交叉感染。

2. 麻疹应早发现、早诊断和早隔离。患儿无合并症者尽可能在家卧床休息，实施家庭治疗和护理。患儿用具应严格消毒，以控制传染源，切断传播途径。

3. 按要求对儿童接种麻疹疫苗，易感者接触麻疹患儿后，可采取被动免疫，应于5天内注射人血丙种球蛋白。

16章02节PPT

PPT课件

第二节　水　痘

水痘是由水痘时邪引起的一种传染性强的急性出疹性时行病证，以发热、皮肤黏膜分批出现丘疹、疱疹、结痂且同时存在为主要临床表现。因其疱疹内含有水液，形态椭圆，状如豆粒，故称为水痘。本病传染性强，一年四季均可发生，以冬春两季发病率最高，易造成流行。任何年龄小儿皆可发病，90%为10岁以下小儿，以6~9岁为高峰。本病主要通过接触或呼吸道飞沫传播，潜伏期为10~21天。在发病前1~2天至疱疹全部结痂为止均有很强的传染性，故水痘传染期为7~8天。

本病西医学亦称水痘，可参考本节辨证施护。

知识链接

历史沿革

南宋张季明《医说》曰："其疱皮薄如水泡，破即易干者，谓之水痘"，对本病论述甚为详明，并提出了水痘的病名。"明代徐春甫《古今医统大全》曰："痘出稠密如蚕种，根虽润，顶面白平，摸不碍指，中有清水者，由此热毒熏蒸皮肤而为疹子，大者，名曰水痘，非痘疹也"，指出了水痘的临床特征。明代张介宾《景岳全书·麻疹诠》曰："但有此疾，须忌发物，七八日乃痊"，提示了水痘的饮食宜忌，为水痘饮食护理原则提供了依据。清代吴谦《医宗金鉴》载："水痘皆因湿热成，外证多与大痘同，形圆顶尖含清水，易胀易靥不浆脓。初起荆防败毒散，加味导赤继相从。"明确了本病的临床特征、病机和治法。清代陈复正《幼集成·水痘露丹证治》云："水痘似正痘，外候面红唇赤，眼光如水，咳嗽喷嚏……温之则痂难落而成烂疮，切忌姜椒辣物，并沐浴冷水，犯之则成姜疥水肿"，指出水痘调护注意点。

一、病因病机

本病发病的主要原因是外感水痘时行邪毒，邪郁肺卫所致，或邪盛正衰，热毒炽盛，内犯气营所致。

1. 邪郁肺卫　时行邪毒，由口鼻而入，蕴伏于肺，邪伤肺卫，宣发失常，则见发热、咳嗽、流涕等肺卫症状。

2. 毒炽气营　若禀赋不足，素体虚弱，或感邪较重，邪盛正衰，热毒炽盛，内犯气营，则见壮热、烦躁、口渴，面红目赤，水痘稠密、疹色暗紫、疱浆混浊等。邪毒炽盛，内陷心肝者，症

笔记栏

ER-16-2

水痘病因病机示意图

见神昏、抽搐等；邪毒闭肺者，则见高热咳嗽、喘急、鼻扇等症。

二、诊断与鉴别诊断

（一）诊断依据

1. 常证　初起常有发热、头痛、咽痛、纳差等症状，一般热势不高。皮疹可见于全身，呈向心性分布，躯干部较密集，常伴瘙痒感，分批出现，初期皮疹为红色斑疹、丘疹，24 小时后变为疱疹，2~3 天结痂，高峰期斑疹、丘疹、疱疹、结痂同时存在，形态椭圆，大小不一，周围红晕，结痂脱落不留瘢痕，无色素沉着。

2. 变证　多发生于体质虚弱患儿，皮疹稠密，疱疹较大，疹色赤紫，根盘红晕明显，疱浆混浊，发热，呕吐，烦躁；或见嗜睡，神昏，谵语，惊厥；或见咳嗽频作，喘促。

3. 起病前 2~3 周，有水痘或带状疱疹接触史。接种过水痘疫苗或二次感染者，症状较轻微。先天性免疫缺陷，或获得性免疫缺陷，或正在接受免疫治疗的儿童二次感染后，病情危重，预后差。自然病程约 1 周，轻者可自愈。

（二）鉴别诊断

1. 水痘与丘疹样荨麻疹　丘疹样荨麻疹多见春夏之交，因虫咬过敏所致，好发于婴幼儿。多见四肢与腰背，初为红色丘疹，有时丘疹中央有水疱，继而顶部略似疱疹，黄豆大小，较硬，不易破损，10 天左右逐渐结痂后消退，有浅褐色色素沉着，皮疹奇痒不舒，夜卧不安，遇热加剧，易反复出现。

2. 水痘与脓疱疮　脓疱疮好发于炎热夏季，以头面颈项、四肢等暴露部位多见，躯干少见。脓疱疮成批出现。病初为红斑丘疹，继而为水疱，疱浆混浊成脓疱，根盘红晕显著，壁薄易破溃，脓液干涸后结成黄绿色厚痂，痂落后不留瘢痕。外周血检查白细胞升高，以中性粒细胞为主。疱液可培养出细菌。

3. 水痘与带状疱疹　带状疱疹春秋季多见，多见于成人，儿童时有发生。发病急，起病即见红斑、丘疹、疱疹，疱壁薄、紧张发亮，周围红晕，疱疹密集成簇，或可融合成片，或累累如串珠样，沿一侧肋间成条状排列，局部皮肤刺痛及瘙痒；疱疹之间皮色正常，2~3 周后皮疹干枯结痂而愈。

三、辨证施护

（一）辨证要点

应辨病情之轻重　病情轻、病在卫分者，痘疹小而稀疏，色红润，疱浆液清亮，或伴有微热、咳嗽、流涕等症；病在气分、营分病情重者，痘疹大而密布，痘疹根盘红润较著，疹色赤紫，疱浆相对浑浊，伴有高热、烦躁等症。若邪毒炽盛，易累及他脏而出现变证，患者病情较重，邪毒闭肺者见咳喘、气急；邪陷心肝者，见神昏、抽搐等。

（二）证候分型

1. 邪伤肺卫

证候表现：发热轻微，或无热，鼻流清涕，喷嚏，偶有咳嗽，1~2 天后皮肤分批出疹，初为斑疹、丘疹，继而疱疹、结痂，疹色红润，疱疹呈椭圆形，疱浆清亮，根盘红晕，分布稀疏，此起彼伏，以躯干为中心，呈向心性分布，伴有痒感。舌苔薄白，脉浮数，或指纹紫。

证候分析：外感时行邪毒，伤于肺卫，肺卫失宣，故发热轻微或无热，鼻流清涕，喷嚏，偶有咳嗽；正气抗邪外出，透于肌表，故皮肤分批出现斑丘疹、疱疹；舌淡苔薄白，脉浮数，为邪伤肺卫之象。

治护原则：疏风清热，解毒利湿。

笔记栏

代表方：银翘散加减。常用药物为金银花、连翘、桔梗、薄荷、竹叶、荆芥穗、芦根、牛蒡子、车前子等。

2. 毒炽气营

证候表现：壮热、烦躁，口渴欲饮，面红目赤，口舌生疮，疱疹稠密，疹色紫暗，疱浆浑浊，甚至可见出血性皮疹、紫癜，大便干结，小便黄赤。舌红或绛，苔黄糙而干，脉洪数。

证候分析：热毒炽盛传至气分，故壮热，烦躁；热盛伤津，故大便干结，小便黄赤；邪毒传至营分，与内湿相搏外透肌肤，故水痘分布较密，疹色紫暗，疱浆混浊；邪热熏蒸于口，则口舌生疮；邪热上炎及目，则面红目赤；舌红或绛，苔黄糙而干，脉洪数，为毒热炽盛之象。

治护原则：清气凉营，解毒化湿。

代表方：清胃解毒汤加减。常用药物为升麻、黄连、生地黄、黄芩、牡丹皮、生石膏、赤芍、紫草、甘草等。

3. 毒陷心肝

证候表现：高热不退，头痛，呕吐，甚或喷射性呕吐，烦躁不安或狂躁，神识不清，谵语，嗜睡，或昏愦不语，项强，四肢抽搐，角弓反张；疱疹密布，向心性或离心性分布，疹色紫暗，疱浆混浊，根脚较硬。舌质红绛，苔黄燥或黄厚，脉弦数，指纹紫。

证候分析：邪毒炽盛易化火则高热不退；火性上炎则头痛；热邪横逆犯胃则呕吐；热扰心神则烦躁不安或狂躁，神识不清，谵语，嗜睡，或昏愦不语；小儿肝常有余，邪毒炽盛则肝阳暴张，阳亢风动则见项强，四肢抽搐，角弓反张；热毒内盛，则疱疹密布，疹色紫暗，疱浆混浊，根脚较硬，舌质红绛，苔黄燥或黄厚，脉弦数，指纹紫。

治护原则：镇惊息风，清热解毒。

代表方：羚角钩藤汤合清瘟败毒饮加减。常用药物为石膏、地黄、水牛角、黄连、牡丹皮、栀子、黄芩、赤芍、知母、玄参、连翘、紫草、钩藤、桔梗、淡竹叶、甘草等。抽搐频作者加羚羊角粉；高热、烦躁、神昏者加服安宫牛黄丸。

（三）施护措施

1. 病情观察　观察患儿体温、舌苔、脉象及皮疹出现的时间、部位、色泽、形态以及分布特点，并详细记录。高热者密切观察患儿体温，必要时进行物理降温，若患者出现神昏、烦躁、抽搐、喘促等邪陷心肝、邪热闭肺等变证时，应及时告知医生救治。

2. 生活起居护理　患儿需进行接触隔离，至疱疹全部结痂为止。应保持室内空气新鲜、温湿度适宜，进行紫外线消毒。患儿的衣服应宽大、松软，应保持皮肤清洁干燥，若患儿水痘较重者，暂不宜洗澡。污染的衣被应及时进行消毒，应剪短患儿的指甲，以免抓伤皮肤。高热患儿宜卧床休息，鼓励患儿多饮水，加强患者口腔护理。

3. 饮食护理

（1）一般护理：饮食清淡，给予易消化及营养丰富的流质及半流质饮食，忌油腻、辛辣炙煿、不易消化食物以及鱼虾等发物，嘱患者多温开水。

（2）辨证施食：邪伤肺卫者，可给予金银花露以清热解表；毒炽气营者，可饮马齿苋冬瓜汤以清热利湿，亦可食用绿豆薏苡仁粥以解毒祛湿，或芦根、荸荠、萝卜等煎水代茶饮以清热除烦、润燥止渴。

4. 情志护理　对患儿耐心细致，温和亲切。安慰和鼓励患儿，消除患儿与家长的恐惧与焦虑，鼓励其积极配合治疗。

5. 用药护理　解表药应武火快煎，服药后以微微汗出为宜。高热患儿使用退热药后应注意观察汗出情况，防止虚脱。小便短赤者可用鲜车前草煎水代茶饮，大便秘结者可用番泻叶泡水喝。邪伤肺卫的患者可服用双黄连口服液，毒炽气营者可服用黄栀花口服液。

6. 中医护理技术的运用

(1) 水痘皮疹较密，瘙痒明显者可用苦参 30g、芒硝 30g、浮萍 15g 煎水外洗，每日 2 次。此外，可用新鲜空心苋 300g，洗净切碎榨汁 200ml，文火浓缩至 100ml，加白矾 10g，搅拌混匀后，每日数次外涂患处。

(2) 若水痘搔破继发感染，可用青黛 30g、煅石膏 50g、滑石 50g、黄柏 15g、冰片 10g、黄连 10g，共研细末，和匀，拌油适量，调搽患处，每日 1 次。

(3) 高热时可针刺合谷、十宣放血以退热。

(四) 健康教育

1. 本病流行期间，易感小儿少去公共场所。若接触水痘患儿，立即给予水痘减毒活疫苗接种，观察 3 周。

2. 指导家长掌握水痘的护理方法、隔离消毒知识以及并发症的观察等。轻者可在家进行隔离治疗，如有异常变化须及时就诊，以免延误病情。

3. 被患儿污染的衣物、玩具等，应及时进行消毒。

4. 患儿患病期间饮食宜清淡，易于消化。多饮温水，忌食辛辣刺激的食物。

第三节　痄　　腮

16章03节PPT

PPT 课件

痄腮是由痄腮时邪引起的，以发热、耳下腮部漫肿疼痛为主要临床表现的一种时行病证。本病一年四季都可发生，冬春两季发病率最高，较易流行。本病多发于 3 岁以上儿童，以 5~9 岁为最多，能在儿童集体中流行，预后大多良好。痄腮称“大头瘟”“大头天行”“时行腮肿”。

凡西医学所指的“流行性腮腺炎”属本病证的讨论范围，可参考本节辨证施护。西医学认为本病是由流行性腮腺炎病毒引起，潜伏期为 12~22 天。腮腺肿大前 24 小时至消肿后 3 天为传染期。常见的并发症为脑炎，青春期可并发睾丸炎或卵巢炎。

知识链接

历史沿革

元代朱丹溪《局方发挥》中称本病为时行腮肿。明代窦梦醒《疮疡经验全书》始称“痄腮”，“此毒受在牙根耳聍，通过肝肾气血不流，壅滞颊腮，此是风毒症。”指出了本病的病因和病机特点。《外科正宗·痄腮》曰：“痄腮乃风热湿痰所生，有冬温后天时不正，感发传染者多，两腮肿痛，初发寒热”，并提出内服柴胡葛根汤、外敷如意金黄散的治疗方法；《医宗金鉴》载“痄腮胃热是其端，初起焮痛热复寒，高肿焮红风与热，平肿色淡热湿原”，《温疫论》曰“温热毒邪协少阳相火上攻耳下，硬结作痛”，对本病的病因、病机、病变部位、传染性、临床特点、护治方面均有较系统的论述，为后世护治本病提供了依据。

笔记栏

ER-16-3

痄腮病因病机示意图

一、病因病机

本病发病的主要原因是外感痄腮时行邪毒，可出现邪犯少阳、邪毒炽盛之常证，也可出现毒窜睾腹、邪陷厥阴之重症。

1. 邪犯少阳　气候骤变，冷暖失常，小儿机体正气不足，卫外不固，痄腮时邪从口鼻而入，侵犯足少阳胆经。足少阳胆经循行于耳下腮部，外邪与气血相搏，则耳下腮部漫肿疼痛，甚则咀嚼不便。

2. 邪毒炽盛　外邪内传入里，邪热炽盛，则高热不退，烦躁口渴；热毒上乘咽部，则咽痛，见咽红肿痛；热毒上扰清阳，见头痛；热毒犯胃，胃气上逆，见呕吐；热毒壅盛于少阳经脉，气血凝滞不通，则两侧腮部肿胀疼痛、坚硬拒按，张口咀嚼困难。

3. 毒窜睾腹　足厥阴肝经循少腹络阴器，邪毒内传，引睾窜腹，则少腹疼痛、睾丸肿痛，此为毒窜睾腹之变证。肝经热毒壅滞乘脾，还可出现上腹疼痛、恶心、呕吐等症。

4. 邪陷厥阴　手足少阳相通，少阳与厥阴互为表里，热毒炽盛，正气不支，邪陷厥阴，扰动肝风，蒙蔽心包，可见高热，抽搐，昏迷等症，此为邪陷心肝之变证。

二、诊断与鉴别诊断

（一）诊断依据

1. 病初可有发热、头痛、呕吐等症状。腮腺肿胀常先起于一侧，2~3 天后对侧亦肿大，其肿胀范围以耳垂为中心，向前、后下扩展，边缘不清。皮色不红，触之压痛有弹性。腮腺管口可见红肿，有颌下腺、舌下腺肿大。可并发脑膜脑炎、睾丸炎、卵巢炎、胰腺炎等。

2. 发病前 2~3 周有流行性腮腺炎患者接触史。

（二）鉴别诊断

1. 痄腮与发颐　发颐为西医学的化脓性腮腺炎，无传染性，腮腺肿胀多为一侧；局部红肿，疼痛剧烈，拒按；按压腮部可见腮腺管口有脓液溢出。

2. 痄腮与痰毒　痰毒为西医学的急性淋巴结炎，无传染性，以颌下疼痛为主；肿块的主要特征为花生或鸽蛋大小，边缘清楚，质硬有触痛，可化脓。患者可有原发病，如急性乳蛾、龋齿、喉痹等。

三、辨证施护

（一）辨证要点

1. 辨轻重　无发热或发热不甚，腮肿轻微，无明显张口困难，为轻症；高热不退，腮肿明显，胀痛拒按，张口困难，甚至神昏、抽搐，为重症。

2. 辨常证、变证　若发热，以腮部肿痛为主，无神志障碍，无抽搐，无睾丸肿痛或少腹疼痛等症者，则为常证，病在少阳经；若腮部肿痛的同时，出现高热，头痛，神昏，抽搐、嗜睡，喷射性呕吐等症，为邪陷心肝变证；若男孩一侧或两侧睾丸肿痛，女孩少腹疼痛，或脘腹疼痛者，为毒窜睾腹变证。

（二）证候分型

1. 常证

（1）邪犯少阳

证候表现：轻微发热、恶寒，一侧或双侧耳下腮部漫肿疼痛，边缘不清，咀嚼不便，或有头痛、咽红、纳少。舌质红，舌苔薄白或薄黄，脉浮数。

证候分析：痄腮时邪从口鼻而入，郁于肌表，表里失和，开和失司，故见轻微发热、恶寒，头痛，咽红；温毒壅滞少阳经络，气血运行不畅，故腮肿疼痛；经络受阻，关节不利，故咀嚼不便；舌质红，舌苔薄白或薄黄，脉浮数，为邪郁肌表之象。

治护原则：疏风清热，散结消肿。

代表方：柴胡葛根汤加减。常用药物为柴胡、牛蒡子、葛根、黄芩、桔梗、金银花、连翘、板蓝根、夏枯草、赤芍、僵蚕等。

(2) 热毒蕴结

证候表现：高热不退，一侧或两侧腮部疼痛，坚硬拒按，张口、咀嚼困难，口渴欲饮，烦躁不安，或伴头痛，咽红肿痛，纳少，大便秘结，小便短黄。舌红，苔黄，脉滑数。

证候分析：热邪入里，毒热炽盛，故高热不退，舌质红，舌苔黄，脉滑数；热毒结聚少阳，故见两侧腮部肿胀疼痛，坚硬拒按，张口、咀嚼困难，咽红肿痛；毒热内蕴，则烦躁不安，头痛，食欲不振，便秘溲赤；邪热伤津耗液，故见口渴欲饮。

治护原则：清热解毒，软坚散结。

代表方：普济消毒饮加减。常用药物为黄芩、黄连、连翘、板蓝根、桔梗、牛蒡子、薄荷、僵蚕、玄参、马勃、甘草、陈皮、柴胡、升麻等。

2. 变证

(1) 邪陷心肝

证候表现：耳下腮部漫肿疼痛，坚硬拒按，高热不退，烦躁不安，头痛项强，嗜睡，严重者昏迷，抽搐。舌质红，苔黄，脉弦数。

证候分析：热毒炽盛，则壮热不退；邪热上扰清阳则见头痛；热扰心神则烦躁不安；邪毒内陷心营，故嗜睡，昏迷；热郁经络，筋脉拘急，肝阳暴亢，而见项强、抽搐；邪毒郁结于腮部，则腮部肿胀疼痛；舌质红，苔黄，脉弦数，为热毒炽盛，邪入营血之象。

治护原则：清热解毒，息风开窍。

代表方：清瘟败毒饮加减。常用药物为生石膏、生地黄、栀子、黄连、连翘、生甘草、水牛角、牡丹皮、赤芍、竹叶、玄参、芦根、钩藤、僵蚕等。

(2) 毒窜睾腹

证候表现：腮部肿胀消退后，男性多有一侧或双侧睾丸肿胀疼痛，女性多有一侧或两侧少腹疼痛，痛时拒按。舌红，苔黄，脉数。

证候分析：足厥阴肝循少腹络阴器，邪毒内犯厥阴，蕴结不散，故睾丸肿胀疼痛，或少腹疼痛；舌红，苔黄，脉数，为邪毒未散之象。

治护原则：清肝泻火，活血止痛。

代表方：龙胆泻肝汤加减。常用药物为龙胆草、栀子、柴胡、当归、赤芍、桃仁、延胡索、川楝子等。

（三）施护措施

1. 病情观察　密切观察患儿腮腺肿痛的程度、体温、舌苔、脉象、神志等情况。腮肿轻微，无明显张口困难，为轻症；高热不退，腮肿明显，胀痛拒按，张口困难，甚至神昏、抽搐，为重症。密切观察患儿，如见高热、头痛、呕吐、嗜睡、项强，甚则昏迷等情况时，立即报告医生，并协同抢救。

2. 生活起居护理　病室温湿度适宜，安静舒适，空气应流通。患儿应慎避风寒，以防新感。发热者应卧床休息，注意口腔护理，可经常用淡盐水或1∶3甘草银花液漱口。患儿使用过的餐具及被口鼻分泌物污染过的物品应及时消毒。若患儿出现睾丸肿大并伴压痛时，可局部进行冷敷，并用丁字形布带将睾丸托起以改善局部症状。若患儿出现抽搐，应立即取平卧位，头偏向一侧，松解衣领，保持呼吸道通畅，必要时给氧。

笔记栏

3. 饮食护理

(1) 一般护理：宜选流质或半流质饮食，忌食辛辣、质硬的食物及鱼虾等发物，忌食酸味的食物，避免引起唾液增多，肿痛加剧。宜食用平性及凉性的食物，如绿豆、冬瓜、丝瓜等。

(2) 辨证施食：邪犯少阳患儿，可用夏枯草 10g、菊花 6g，泡水代茶饮；热毒蕴结，热盛津伤的患儿应食用养阴生津之品，如梨汁、荸荠汁等，嘱患儿多饮水；便秘患儿，应多食新鲜的蔬果，严重时可使用开塞露或用甘油灌肠；邪陷心肝嗜睡、神昏患儿可采取鼻饲或给予静脉营养；若胸闷口臭，宜食金橘；若口中不爽，可含橄榄。

4. 情志护理　关心安慰患儿，缓解患儿因疼痛产生的烦躁情绪。对患儿进行各项护理操作时，做好解释工作，尽量减少患儿的痛苦和恐惧。因腮肿疼痛，张口困难而惧怕进食者，应稳定患儿的情绪，引导鼓励其进食。

5. 用药护理　中药宜温服，高热者偏凉服；中药汤剂宜浓煎，少量多次频服。

6. 中医护理技术的运用

(1) 中药外敷法：青黛散以醋调，敷于腮部，每日 3~4 次；如意金黄散适量，以醋或茶水调，外敷患处，每日 1~2 次；玉枢丹每次 0.5~1.5g，以醋或水调匀，外敷患处，每日 1~2 次；新鲜仙人掌捣泥或切成薄片，贴敷患处，每日 1~2 次；鲜蒲公英或鲜半枝莲，捣烂后敷于患处；男性患儿睾丸肿痛时，可用青黛膏外敷。

(2) 穴位按摩：可取曲池、合谷行穴位按摩缓解疼痛；神昏抽搐的患者可选人中、十宣、内关、神门、合谷、涌泉等穴以醒脑开窍，息风止痉。

(3) 耳穴疗法：耳尖用三棱针点刺放血，耳穴贴压，取耳尖、对屏尖、面颊、上腺。

(四) 健康教育

1. 痄腮流行期间，易感儿应少去公共场所。有接触史的易感儿应留观 3 周。

2. 接种麻、风、腮三联疫苗或腮腺炎疫苗可预防本病的发生。病后可有持久免疫力。

3. 患儿患病后应立即隔离，直至腮腺肿胀完全消退后 3~7 天。居室定时通风，保持空气流通。其接触过的用物应进行消毒。

16章04节PPT

PPT 课件

第四节　手 足 口 病

手足口病是由感受手足口病时邪引起的急性发疹性时行疾病，以手掌、足跖、口腔黏膜及臀部等出现斑丘疹、疱疹，或伴发热为特征。一年四季可发病，以夏秋季多见。好发于学龄儿童，以 3 岁以下发病率最高。本病传染性强，易暴发流行。患者和隐性感染者主要经呼吸道、消化道和密切接触等途径传播病毒。预后一般良好，多在 1 周内痊愈，少数重症可出现脑炎、脑膜炎、肺水肿、心肌炎、呼吸和循环障碍等疾病，甚至危及生命。

本病在中医古籍中无专门记载，根据其流行病学资料及临床特征应属于中医学“湿温病”范畴。

一、病因病机

本病发病的主要原因是外感手足口时行邪毒，轻者邪伤肺脾，重者湿热蕴结、心火炽盛所致。

1. 邪犯肺脾　小儿脏腑娇嫩，肌肤薄弱，御邪能力低下，时热邪毒从口鼻入侵，致肺卫失宣，可见发热、流涕、咳嗽、口痛等风热外侵之症。小儿脾常不足，时热邪毒犯脾，脾胃运化失司，可见纳差、恶心、呕吐、泄泻等症，湿热从肌表透发，则见口腔、手足掌心疱疹。

笔记栏

2. 湿热蒸盛　感邪较重或素体虚弱，邪毒蕴郁，水湿内停，湿热蒸盛，外透肌表，则手、足、口及臀部等处疱疹稠密，根盘红晕显著。伴高热不退，烦躁口渴，口痛，甚或拒食，便秘溲黄等湿热内蕴之象，全身症状较重。亦有少数体弱患儿，邪盛正虚，内陷厥阴，出现心悸气短、胸闷、乏力，甚至神昏、抽搐等变证，可危及生命。

FR-16-4

手足口病病因病机示意图

二、诊断与鉴别诊断

（一）诊断依据

1. 普通型　起病急，患儿发热伴头痛、咳嗽、流涕、口痛、纳差、恶心、呕吐等症。发热时口腔黏膜出现疱疹，继而手足、臀部出现斑丘疹、疱疹。口腔疱疹以硬腭、颊部、齿龈、舌部为多，疱疹破溃后形成溃疡，患儿常因口痛而烦躁、哭闹、拒食。口腔疱疹后 1~2 天皮肤出现斑丘疹，很快变为疱疹，疱疹为圆形或椭圆形，大小不等，壁厚较硬，不易破溃，疱浆少而混浊，周围有红晕。疱疹呈离心性分布，手足部多见，躯干及颜面部极少，部分患儿腿部及臀部也可见疱疹。疱疹一般 7~10 天消退，疱疹消退后无瘢痕及色素沉着。部分患者无发热，仅表现为皮疹或疱疹。

2. 重型　重症患者可见高热不退，头痛，烦躁，嗜睡易惊，肢体抖动，甚至喘憋紫绀，昏迷抽搐，汗出肢冷，脉微欲绝等症。

3. 流行季节发病，常在发病前 1~2 周有与手足口病患者接触史，没有明显前驱症状。

（二）鉴别诊断

1. 手足口病与水痘　水痘由水痘时邪侵袭所致。疱疹呈向心性分布，头面、躯干多，四肢少，疱疹呈椭紫圆形，较手足口病疱疹大，且壁薄易破瘙痒，疱浆清亮，且在同一时期、同一皮损区斑丘疹、疱疹、结痂并见为其特点。

2. 手足口病与疱疹性咽峡炎　疱疹性咽峡炎由柯萨奇病毒感染所致，5 岁以下多见，起病较急，常突发高热、流涕、口腔疼痛甚则拒食，口腔以悬雍垂、软腭、舌腭弓、扁桃体、咽后壁等部位出现灰白色小疱疹多见，1~2 天内疱疹破溃形成溃疡，很少累及颊黏膜、舌、眼、手足以及口腔以外部位皮肤。

三、辨证施护

（一）辨证要点

辨轻重　轻症为风热邪毒外侵肺脾，有轻度发热、咳嗽、流涕、口痛、纳差、恶心、泄泻，疱疹以手足掌心、口腔为主，分布稀疏，疱浆清亮，部分病例可无发热。重症为湿热蒸盛，蕴郁肺脾，表现为高热不退，头痛烦躁，口痛流涎，拒食，除手足掌心、口腔部疱疹外，四肢、臀部亦可累及，疱疹分布稠密，疱浆浑浊，疹色紫暗，根盘红晕显著。体弱而邪毒炽盛者，极易发生心悸气短、胸闷、乏力、昏迷抽搐、汗出肢冷、嗜睡易惊，肢体抖动，脉微欲绝等邪毒内陷心肝或邪毒犯心之变证。

（二）证候分型

1. 风热外侵

证候表现：发热轻微或无发热，流涕、咳嗽、咽痛、纳差、恶心、呕吐、泄泻，口腔及手足掌心疱疹，分布稀疏，疹色红润，疱液清亮，根盘红晕不著。舌质红，苔薄黄腻，脉浮数。

证候分析：时热邪毒从口鼻入侵，致肺卫失宣，可见发热、流涕、咳嗽、咽痛等风热外侵之症；小儿脾常不足，时热邪毒犯脾，脾胃运化失司，可见纳差、恶心、呕吐、泄泻等；湿热从肌表透发，则见口腔、手足掌心疱疹；舌质红，苔薄黄腻，脉浮数，为外邪犯表，热袭肺脾之象。

治护原则：宣肺解表，清热化湿。

代表方：甘露消毒丹加减。常用药为滑石、黄芩、薄荷、金银花、板蓝根、射干、浙贝母、连翘、藿香、石菖蒲、蔻仁等。

2. 湿热蒸盛

证候表现：身热持续，口腔、手足、臀部、四肢疱疹，分布稠密，疹色紫黯，疱液混浊，根盘红晕显著，烦躁口渴，口痛流涎，甚或拒食，身热持续，烦躁口渴，小便黄赤，大便秘结。舌质红绛，苔黄厚腻或黄燥，脉滑数。严重者伴嗜睡易惊、肢体抖动、昏迷抽搐，或喘憋紫绀、汗出肢冷、脉微欲绝等危证。

证候分析：感邪较重或素体虚弱，邪毒蕴郁，水湿内停，湿热蒸盛，外透肌表，则手、足、口及臀部等处疱疹稠密，根盘红晕显著；湿热内蕴则身热持续；热扰神明则烦躁；热邪伤津则口渴、便秘、溲黄；火性炎上，熏灼于口则口痛、痛则拒食；热甚入营则舌质红绛，湿热蒸盛则苔黄厚腻、脉滑数，若热邪伤阴则苔黄燥。若正气不足，湿热内陷厥阴心肝，则嗜睡易惊、肢体抖动；若邪毒侵心，血行不畅，则喘憋紫绀；心阳受损，心阳欲脱，则见汗出肢冷、脉微欲绝等危证。

治护原则：清气凉营，解毒祛湿。

代表方：清瘟败毒饮加减。常用药为黄连、黄芩、栀子、连翘、石膏、知母、地黄、赤芍、牡丹皮、板蓝根、贯众等。

（三）施护措施

1. 病情观察　密切观察患儿精神状态、生命体征、皮疹出现及消退情况、神经系统症状等，以便对重症病例及早识别。观察患者的饮食情况，若出现无邪毒内陷及邪毒犯心等并发症，应立即通知医生，给予相应处理。

2. 生活起居护理　病室环境应安静、清洁、舒适、温湿度适宜，空气新鲜。患儿衣被应清洁、柔软。患儿的指甲应剪短，必要时包裹患儿双手，防止抓破皮疹。患儿及时进行隔离，使用过的物品应进行严格消毒。臀部有皮疹的婴儿，应及时清理大小便，保持臀部清洁干燥。应注意患儿口腔卫生，进食后用温开水漱口，口腔溃疡处可用消炎、镇痛、促进溃疡愈合的溃疡贴膜，并经常观察溃疡、糜烂愈合情况。

3. 饮食护理

（1）一般护理：应进食营养丰富、刺激性小、易消化的流质或半流质饮食，如牛奶、鸡蛋汤、菜粥等。饮食宜清淡、可口，忌肥甘、油腻、寒凉、辛辣刺激以及鱼虾等发物。口腔疼痛，咀嚼吞咽困难，唾液经常流出，易引起消化液流失，要嘱患儿咽下唾液。宜多喝水。

（2）辨证施食：风热外侵者宜食用薄荷茶、金银花露等以清热解表；湿热蒸盛者宜食用绿豆汤、薏苡仁粥以清热利湿气，可食用雪梨汁、藕汁、百合银耳粥、麦冬沙参茶以养阴生津。

4. 情志护理　由于疼痛刺激，患儿易产生烦躁情绪，护士应热情、耐心、和蔼，取得患儿的信任，缓解患儿紧张焦虑的情绪，以保证患儿充足的休息与睡眠。向家长讲解手足口病治疗、护理过程以及其目的所在，取得家属的理解与配合。

5. 用药护理　解表药应武火快煎，汤药宜热服，服药后以微汗为宜。高热患者使用退热剂后应注意汗出情况。

6. 中医护理技术的运用

（1）中药外洗：瘙痒明显者，苦参、芒硝、浮萍煎水外洗；风热外侵者以连翘、紫花地丁、金银花、野菊花、茯苓、苦参、甘草煎煮为患儿洗浴；湿热蒸盛者以苦参、忍冬藤、野菊花、黄柏、蛇床子、三叉苦、百部、地肤子煎煮放凉至37~38℃后浸泡手脚10~15分钟，每日2剂，早、晚各1次。

笔记栏

(2) 中药外敷：疱疹破溃者，可用金黄散或青黛散麻油调敷。口唇、咽峡部发生疱疹，可用西瓜霜合冰硼散吹敷口腔患处。

(3) 耳穴压籽：取耳尖、皮质下、肾上腺、脾、心等耳穴用王不留行籽贴压。

(四) 健康教育

1. 注意饮食起居，合理供给营养，保持充足睡眠，避免阳光暴晒，防止过度疲劳而降低机体抵抗力。

2. 本病流行期间，勿带孩子去公共场所，发现疑似患者，应及时进行隔离，对密切接触者应隔离观察 7~10 天。

3. 注意个人卫生，养成饭前便后洗手的习惯。

4. 处理好感染患儿的粪便及其他排泄物，衣物置阳光下曝晒，室内保持通风换气。对被其污染的日常用品、食具等应及时消毒处理。

5. 手足口病没有疫苗和特异性治疗药物，隐性感染者和无症状的病毒携带者均为传染源。应加大健康宣传，使家长对儿童患病能够早发现、早就诊，减少感染机会。可选用具有芳香辟秽、清热解毒之功的中药，如藿香、艾叶等配制香囊起预防作用。

病案分析

陈某，女，6 岁。于 2019 年 9 月 20 日入院。

主诉：发热 3 天，发际及胸背部出现红色斑丘疹及水疱 2 天。

现病史：患儿 3 天前发热，虽经治疗未见好转，2 天后发现发际及胸背部散在红色斑丘疹及水疱，且渐趋密集并遍及躯干和四肢，发展迅速。伴烦躁夜寐不安，口渴欲饮，面红目赤，口舌生疮，大便干结，小便黄赤。

查体：T：39℃。神清而烦，全身遍布水疱，呈向心性分布，躯干部较密集，晶莹透亮，间或见紫暗斑丘疹，少数水疱已干瘪并结痂，右侧胸部和上腹部可见 2 处各 2cm×3.5cm 及 2cm×3cm 的大疱，咽红，颊及唇黏膜可见 3 处淡黄色溃疡灶。舌红，苔黄糙而干，脉洪数。

血常规示：白细胞：12.4×10^9/L。

请分析：

1. 患者所患疾病和证型，并提出诊断依据。
2. 其发病机制是什么？
3. 主要的护理措施有哪些？

（钱凤娥）

复习思考题

1. 如何区别手足口病和水痘？
2. 麻疹典型的临床表现有哪些？
3. 痄腮的中医辨证思路是什么？

扫一扫，测一测

笔记栏

第十七章

疫　　病

学习目的

1. 识记　疫病病证的发病特点，以及温热疫、湿毒疫的概念、辨证要点、证型表现、治护原则及施护措施。

2. 理解　疫病常见病证的病因病机及鉴别诊断。

3. 应用　能正确分析疫病常见病证的具体病例，并解决临床常见的护理问题。

疫病是指感受疫疠之邪而引起的具有强烈传染性并能造成流行的一类疾病。《说文解字》说："疫，民皆病也。""疫"作为疾病名称，主要是突出疾病的传染性和流行特点。疫有温疫、寒疫、湿疫、燥疫之分，其中温疫、湿疫、燥疫均属温热性质或湿热性质的疫病，仅寒疫属寒凉性质。故疫以温热性质居多，而寒疫也多可寒邪化热后转为温疫。

疫疠之邪是具有强烈传染性的一种致病因素，多见于秋冬交接或冬春交接之季节，因春季正值由寒转暖，若冬季时过多处于温暖环境或过食辛辣炙煿，郁热便会伏于体内。而秋季则由热转凉，若夏季过多处于凉爽环境或过食寒凉，通常会使汗出不畅，体热难散，郁热内伏。故进入春、秋两季后，人体难以适应季节气候的变化，则易感受疠气而发病。毒疫之邪入袭肺卫；卫气受郁阻，肺气不宣而导致发热、咳嗽、呼吸急促、气短、乏力等，也可病邪自肺传于中焦，毒扰胃肠，清气不升，浊气不降，气机逆乱；若邪入下焦，则表现为内闭外脱，气阴耗竭；恢复期则邪退正复，正虚邪亦微，热毒未尽，肺脾气阴不足，病情暂缓。不同情况下，临床亦可见多种证型重叠出现。

17章01节PPT

PPT 课件

第一节　温　热　疫

温热疫是由温热疠气引起的急性外感热病。疠气从口鼻而入，其临床特点是初起即见但热不寒、头身疼痛、口干咽燥、烦躁欲饮、大便干结等里热外发症状。往往起病急骤，传变迅速，常见疫邪同时犯及多个脏腑，而表现为卫气营血分证交替出现，发病凶险，死亡率高，是温病中具有强烈传染性并能引起流行的一类疾病。本病四季皆可见，但以春冬为多。

西医学中的甲型流感、流行性脑脊髓膜炎、人感染高致病性禽流感、严重急性呼吸综合征等具有温热疫特点的疾病，均可参照本节的内容进行辨证施护。

笔记栏

知识链接

历史沿革

对温热疫的论述，以清代医家杨栗山和刘松峰为代表。他们虽将“温病”与“温疫”混称，但据其所述来看，实指传染性极强的“温疫”，如杨栗山说：“一切不正之气，升降流行于上下之间，人在气交中无可逃避……禽兽往往不免，而况人乎。”又如刘松峰指出：“以其为病，延门阖户皆同，如徭役然。”刘松峰认为“瘟疫者，不过疫中之一症耳，始终感温热之疠气而发。”杨栗山认为温疫“从无阴证，皆毒火也”。说明两位医家所论之温疫属于温热疫。对于此类温疫的治疗，杨氏倡导逐秽解毒为第一，并分治于上中下三焦，“上焦如雾，升而逐之，兼以解毒；中焦如沤，疏而逐之，兼以解毒；下焦如渎，决而逐之，兼以解毒”。

一、病因病机

温热疫的病因为温热疠气，本病以冬春季常见，正气不足者，病邪更易深入。人体发病的关键取决于机体抗御病邪的能力。《素问·刺法论》曰：“正气存内，邪不可干。”《素问·评热论》曰：“邪之所凑，其气必虚。”当人体寒温失调，起居失常，饮食不节，正气受损，卫外能力下降，温热疠气乘虚侵入机体，从口鼻而入，直行中道，流布三焦，散漫不收，受病于血分，或由饮食、情志等因素触发，或里热郁蒸自发，其发皆为火毒之候。

1. 外感温热疠气　风热疫毒初袭，疠气自口鼻而入，正邪交争于肺卫，疫毒之邪郁闭肺气，肺失宣降，疫毒邪盛，耗伤气阴，如正不胜邪，则易于传变，疫邪深入。湿热疫毒，蕴结于肺，使肺气郁闭，气不布津，津变为湿，湿蕴为痰；或郁而化热，疫毒挟痰浊湿热为害，湿热疫毒蕴结于肺，侵犯肺络，闭阻气机，清气难入，浊气难出，脏腑失养，脾与肺同属太阴，病变相互影响，湿浊阻于脾胃；肺气失于宣降，肺络郁痹，不能升清降浊，湿热上蒙清窍。

2. 正气不足　染病之后，邪盛正虚，错过治疗时机，以致邪气壅盛。因机体寒温失调，起居失常，饮食不节，情志失调，正气受损，卫外能力下降。或因年老、体弱、宿疾，遇正虚之人或染疫毒重者，病势必然凶猛。

本病可见于发病开始就来势凶猛者，疫毒邪热伤津灼液，燔营劫血，导致阴竭于内，阳无以附，必脱散于外，形成厥脱危候。病位主要在肺，累及心、肾，气病及血。基本病机不外邪气过盛，壮火食气，正气不足，随着病程进展，邪盛正衰。病理演变主要为毒疫之邪入袭肺卫；卫气受郁阻，肺气不宣，表不能解，风邪化热，使邪热愈甚，与湿邪相合，湿热郁阻于少阳，或湿热蕴蒸，邪伏膜原，此为邪在半表半里之证。若风热病邪夹湿不明显，病程迅速进入气分，肺失宣降，肺热灼津为痰，痰热交阻而见邪热壅肺证，邪热过盛，湿已化燥，热毒内炽，传入营血，重则热入心包，蒙蔽清窍，邪热闭阻于内，阳气不能达于四肢末，导致深热身厥证，因热盛阴液损耗，气阴两伤，阴竭阳脱；若正能胜邪，正胜邪退，热邪虽渐退，但余热未净，虚热内生，则为气阴两虚之候。

ER-17-1
温热疫病因病机示意图

二、诊断与鉴别诊断

（一）诊断依据

1. 四时皆有，多发于冬春季节。

2. 起病急骤，发热，头身酸痛，干咳，随着病情加重，喘息、气短，纳差，脘腹胀满，或腹

笔记栏

泻、烦躁、神昏谵妄等症状。

3. 病变过程中，由初起邪犯肺卫传变为邪热壅肺；或与湿相合，湿热郁阻少阳或邪伏膜原，邪在气分留恋时间较长；若正不胜邪，邪可传入营血，后期或出现阴阳虚脱的危象；或正能胜邪，出现气阴两虚之证候。

4. 有本病接触史。

（二）鉴别诊断

1. 温热疫与感冒　感冒是由外感六淫夹杂时气引起，临床以"伤风"症状和发热、恶风寒、咽痛、咳嗽为主症，病位一般局限在卫分、气分和肺窍（皮毛、鼻、咽喉），很少传变于营血和五脏；而温热疫往往来势凶猛，病程迅速进入气分，痰热交阻，邪热过盛，热毒内炽，传入营血或五脏。

2. 温热疫与风温肺热　风温肺热是因于感受风热邪气，侵袭肺脏所致，虽发热、恶寒，但以咳嗽较重，痰多为主症，无传染性；而温热疫表现为不咳，或咳嗽，干咳少痰，发病迅速，初起即高热，头痛及全身酸痛，体倦乏力，咳嗽、喘憋，且传染性强，传变较快。

3. 温热疫与春温　春温与温热疫均多发于春季，病初即见里热证候，但春温是温热病邪内伏而发的急性热病，属于温热类温病范畴，传染性不强；而温热疫是温热疠气所致，发病急暴，病情凶险，具有强烈的传染性和流行性。

三、辨证施护

（一）辨证要点

1. 辨有无表邪　温热疫因感受温热疠气之邪，邪由口鼻直行中道，伏郁于里，充斥内迫三焦。故临床辨证首先应辨别有无表邪，温热疫的表证由怫郁于内的疫毒之邪，浮越于表而发，故初起可见凛凛恶寒，很快出现但热不恶寒而口渴烦躁等症。

2. 辨卫气营血的传变　根据主症辨卫气营血传变。初期表现为发热，或恶风寒，头痛及全身酸痛，干咳无痰或少痰，口干渴，大便结，或纳差、便溏、气短乏力；舌质淡红或红，苔薄黄或黄厚，脉浮滑或浮数，辨证为邪在肺卫或卫气同病。病情严重阶段憋气喘息明显，呼吸急促，或痰中带血，声低懒言，纳差，脘腹胀满，烦躁，甚则喘脱、神昏谵妄；舌绛红或紫绛，舌苔黄腻垢浊，辨证为邪在气分或气营同病，病在气分者舌质红，病在营分者舌质绛。恢复期表现为热退，喘息好转，手足心热，心中烦热，咽喉干燥，气短疲乏，口干口渴，唇齿干燥，舌红或舌嫩红，少苔，多为气阴枯竭，余邪未清。

3. 辨兼夹　病邪及主要病位要注意或邪热与糟粕搏结胃腑，或与痰热结于心下，或与瘀血蓄于下焦，或入心经扰神闭窍等。

4. 辨有无宿疾　要注意通过询问病史了解素体有无旧患。

（二）证候分型

1. 邪犯肺卫

证候表现：发热初起，或有恶寒，头痛，身痛，肢困，干咳，少痰，或有咽痛；乏力，气短，口干。舌苔白或黄或腻，脉滑数。

证候分析：初起疫毒之邪从口鼻或皮毛而入，首犯肺卫，正邪交争于肺表，卫气受郁阻，肺气则不宣，故可见恶寒、发热、咳嗽、头身疼痛；痰疫毒夹湿，故而肢困、苔腻；疫毒之邪耗伤气阴，故乏力、气短、口干。本证实多虚少。

治护原则：清肺解毒，宣肺透邪。

代表方：银翘散。常用药物为金银花、连翘、薄荷、荆芥、淡豆豉、桔梗、牛蒡子、芦根、甘草。

2. 疫毒壅肺

证候表现：高热不退，汗出热不解，身痛；憋气胸闷，喘息气促，咳嗽少痰，或痰中带血，纳呆，恶心呕吐，或脘腹胀满，或便秘，或便溏不爽，气短乏力；甚则烦躁不安，口唇紫暗。舌红或暗红，苔黄腻，脉滑数。

证候分析：疫毒之邪壅肺，疫毒壅盛，故高热，汗出热不解；疫毒壅于经络，故身痛；热入心营，故烦躁不安，舌红；肺气失宣，故干咳少痰，喘息气促；湿热阻滞气机，升降失调，故见纳呆、恶心呕吐、脘腹胀满；湿热蕴结，肺与大肠相表里，肺肠同病，可见便秘或便溏不爽；舌红，苔黄腻，脉滑数，均为湿热之象。多见于早期或进展期。

治护原则：清热解毒，化痰宣肺。

代表方：麻杏石甘汤。常用药物为生石膏、麻黄、杏仁、麻黄、炙甘草。

3. 湿热遏阻

证候表现：昼夜发热，日晡益盛，头疼身痛，昏蒙，肢体沉重，纳呆，脘胀呕恶。舌红苔白厚腻而浊，或白如积粉，脉数而实。

证候分析：邪盛正衰，疫毒邪热伤津灼液，则昼夜发热，日晡益盛；湿热疫毒，蕴结于肺，侵犯肺络，闭阻气机，肺气失于宣降，清气难入，浊气难出，脏腑失养，脾与肺同属太阴，病变相互影响，湿浊阻于脾胃，不能升清降浊，可见纳呆、脘胀呕恶；湿热上蒙清窍，则见头痛、昏蒙等症；舌红苔白厚腻而浊，或白如积粉，脉数而实，皆湿热遏阻脾肺之证。

治护原则：疏利透达，清里化湿解毒。

代表方：达原饮。常用药物为槟榔、厚朴、草果、黄芩、知母、白芍、甘草。

4. 气营同病

证候表现：高热恶热，入夜尤甚，烦躁不安，咳嗽，口渴不欲饮，尿黄，甚或神昏、谵语，面色晦滞。舌红绛，苔少，脉细数。

证候分析：邪热过盛，湿已化燥，热毒内炽，传入营血，则高热恶热；热扰心神，则烦躁不安；入夜人体卫阳之气入里，湿热病邪和人体之卫阳相争，故身热夜甚；重则热入心包，蒙蔽清窍，则神昏、谵语；热毒内炽，热与瘀互结，则面色晦滞；舌红绛，苔少，脉细数，皆邪热过盛之象。

治护原则：清营泄热，宣肺透热。

代表方：清营汤。常用药物为犀牛角（水牛角代替）、黄连、生地黄、玄参、麦冬、金银花、连翘、竹叶、丹参。

5. 内闭外脱

证候表现：热势骤降，呼吸窘迫，憋气喘促，呼多吸少，语声低微，躁扰不安，甚则神昏，汗出肢冷，面色青灰，口唇紫晦。舌黯紫，苔黄腻，脉沉细欲绝。

证候分析：疫毒之邪闭阻肺气，热渐退而湿痰瘀阻肺络，肺失宣降，邪热闭阻于内，阳气不能达于肢末，则面色青灰，口唇紫晦，汗出，四肢厥冷；或因高热骤降，汗出太过，阴液损耗，气阴两伤，则出现呼吸窘迫，憋气喘促，呼多吸少，语声低微，脉沉细欲绝，为阴竭阳脱之危候。本病虚实并见，病情危重。

治护原则：通闭开窍，益气固脱。

代表方：参附汤合生脉散，送服安宫牛黄丸。常用药物为人参、附子、麦冬、五味子，送服安宫牛黄丸。

6. 气阴两亏

证候表现：低热或午后潮热，手足心热，干咳，痰少而黏，口干舌燥，唇干口渴欲饮，气短乏力，动则气促，语声低微，纳呆食少。舌淡红而瘦小，苔少，脉细。

笔记栏

证候分析：正胜邪却，热邪渐退，但余热未净，虚热内生，则见低热，唇干口渴欲饮，干咳，痰少而黏，甚则手足心热，口干舌燥等阴虚之证；如兼有气短乏力、语声低微，则为气阴两虚之候。大部分此证经过治疗进入恢复期。

治护原则：益气养阴，清涤余邪。

代表方：沙参麦冬汤。常用药物为沙参、麦冬、玉竹、天花粉、桑叶、扁豆、甘草。

（三）施护措施

1. 病情观察　严密观察体温、呼吸、脉象、面色、神志的变化，每4小时测量1次体温，必要时随时测量，并做好记录。观察发热的时间及程度，发热是否伴恶寒，以判断疾病证候传变。发热可贯穿全程，早期发热可伴有恶寒或不恶寒，中期高热，后期壮热，恢复期热减退。根据发热与汗出判断病情轻重，轻者热势不高，时间短暂，汗出而解；重者汗出热不退，或反增高。观察咳嗽性质，痰液的色、质、量，指导患者正确留取痰标本。密切观察神志及生命体征变化，如出现神昏、谵语、烦躁、体温骤降、口唇紫黯、呼吸窘迫、脉微欲绝、大汗淋漓、四肢厥冷，为阴竭阳脱之危候，应立即报告医生，配合抢救。

观察卫气营血的传变判断病情变化与转归。邪在肺卫或卫气同病，表现为发热，或恶风寒，头痛及全身酸痛，干咳少痰，大便结，或便溏，气短乏力；邪在气分或气营同病，表现为呼吸急促，痰中带血，脘腹胀满，烦躁，神昏谵妄，甚则喘脱，此为病情严重阶段，随时危及生命。热退，呼吸好转，手足心热，心中烦热，口干口渴，此为余邪未清，气阴两虚之证，为向病情好转趋势发展。

2. 生活起居护理　病室保持安静、清洁、空气新鲜，温湿度适宜。实施呼吸道隔离，室内定期空气消毒，严禁探视，指导患者正确戴口罩；医务人员接触患者时应做好自身防护。邪犯肺卫者，室内宜偏暖和，切勿当风，忌寒凉冰伏；疫毒壅肺、湿热遏阻者，病室温湿度宜偏低；气营同病者，室内温度宜偏低；内闭外脱、气阴两亏者，室内温度稍偏高，并注意保暖。发热期间绝对卧床休息，退热后可适当下床活动，以不疲劳为度。咳嗽气喘者取半坐卧位，予以吸氧；呼吸困难、喘憋甚至呼吸窘迫者取端坐位，按医嘱予以呼吸机辅助呼吸，按需吸痰，保持呼吸道畅通。保持床单位清洁整齐，如有污染及时更换。协助患者饭前、饭后及睡前清洁口腔，可用淡盐开水、金银花甘草液、银链含漱液等漱口。加强皮肤护理，汗出后应用干毛巾擦干，及更换汗湿的衣被；长期卧床患者定时翻身，协助患者更换体位时注意动作轻柔，可用1%当归红花液按摩受压部位，以预防压疮。

FR-17-2

扩展阅读

3. 饮食护理

（1）一般护理：以清淡、易消化、富营养的饮食为原则，多进牛奶、豆浆、鸡蛋，瘦肉等。忌辛热之品，避免煎熬津液使痰液变黏不易咳出；忌肥甘厚味、黏甜之品，以妨碍脾胃运化，助湿生痰。发热伴口干喜饮者多饮水，或多饮喜爱果汁，例如鲜芦根水、枇杷水、梨汁、冬瓜汤等。

（2）辨证施食：邪犯肺卫者宜可进食清热生津之品，如薄荷粥或生芦根粥以宣肺泄热。薄荷粥制法(《太平圣惠方》)：取鲜薄荷30g煎汤待冷，粳米60g煮粥，待粥将成时，加薄荷汤，再煮一两沸，每日服1~2次。生芦根粥制法(《食医心鉴》)：取鲜芦根100~150g、鲜竹茹30g同煎，去渣取汁，加入粳米60g煮粥，粥将成时加生姜2片，每日服1~2次。疫毒壅肺者宜进食清肺化痰，益气健脾之品，湿热遏阻者食物宜细软，以汤、粥、菜泥、碎肉等有营养易消化食物为宜，忌酸性、辛辣、滋腻之品，以免留邪助热。竹叶荷叶粥制法：鲜竹叶50g或干品30g、鲜荷叶1张或干品30g，加水煎煮取汁，加粳米100g，煮粥食用，有清热化湿、开胃益气之功。气营同病者邪在气分，不宜使用凉血食物，以免引邪内陷，宜少量多餐，可选山药、百合、银耳、红枣、生姜等。内闭外脱证难以自行进食者，可留置胃管鼻饲营养素或禽类汤。气阴两

笔记栏

亏者正气大伤或有余邪未尽，痰瘀阻络，饮食宜进益气养阴，醒脾开胃之品，如百合、银耳、甲鱼等。山药薏米粥制法：山药、薏苡仁、莲子肉、大枣各少量，米100g煮粥。枸杞百合粥：枸杞子、百合、山药、大枣各少量，米100g煮粥，具有益气养阴、调补脾胃之效。慎用温补之品，以防敛邪碍胃。

4. 情志护理　由于本病证具传染性，患病后长期处于隔离封闭状态，缺乏与外界沟通，易产生强烈的孤独、恐惧、焦虑等不良情志。"思则气结、恐则气下、惊则气乱"，情志不调可以导致人体脏腑功能失调，气机逆乱，机体免疫功能紊乱，导致抵抗力低下，不利于患者的治疗与康复，应针对患者的异常心理变化加强沟通，帮助患者正确认识疾病的发展规律，讲解治疗、调护及预后等健康教育知识，鼓励患者树立战胜疾病的信心，帮助患者消除孤独、恐惧的不良心理因素，达到调达气机，疏肝解郁的目的。

5. 用药护理　邪犯肺卫和疫毒壅肺患者，早期或进展期发热可遵医嘱选用小柴胡颗粒等中成药协助退热，禁用强效退热药，以防出汗过多耗伤津液。邪犯肺卫者，中药汤剂不宜久煎，宜温服，服药后覆被避风，以微汗为佳。疫毒壅肺者，中药汤剂宜温服，其中石膏先煎，麻黄煎煮去上沫。痰多黏稠难咳者可遵医嘱口服竹沥水20ml。湿热遏阻、气营同病者，中药汤剂宜温凉服，服汤剂期间可口服清咽合剂，具有清热利咽作用。可遵医嘱选用清开宁口服液、双黄连口服液（或颗粒）。气阴两亏者中药汤剂宜温服，内闭外脱者中药宜温热服，高热神昏者加服安宫牛黄丸，或口服独参汤，以红参10~30g煎水顿服。服药期间注意观察服药后反应，发现不良反应及时处理。

6. 中医护理技术的运用　初起发热、咳嗽者可选用刮痧疗法，大椎、大杼、风门、风池、风府、肺俞等穴，根据证候加减穴位。高热不退可选大椎穴刺络拔罐，再取合谷（双）、曲池（双），给予针刺强刺激；或柴胡注射液穴位注射2ml。后期调养脾胃穴位按摩，选穴足三里、阴陵泉、丰隆、脾俞、胃俞等穴。

（四）健康教育

1. 慎起居，注意休息，防寒保暖，不要骤减衣被，避免受凉，流行期间少到公共场所，如商场、医院等人流密集的地方，外出戴口罩，勤洗手。保持良好的环境卫生，室内空气清新，常开窗通风，可使用苍术10~20g烟熏消毒居室。

2. 饮食有节，指导患者进高蛋白高热量饮食，忌辛辣肥甘之品，戒烟酒。对于康复期气阴两亏者，可用沙参、麦冬、玉竹等煲水代茶饮。

3. 畅情志，正确认识温热疫病的流行性和危害性，客观分析疫情，了解预防疾病的方法，保持良好的心理状态，避免不必要的紧张。定期复诊。

4. 加强锻炼，如散步、呼吸操、太极拳、游泳等，提倡扶正固本，以增强体质，提高机体抗病能力。

5. 控制传染源，由于温热疫具有传染性，应做到早发现、早隔离、早报告、早治疗。与患者有过密切接触者，按照卫生防疫部门的要求进行隔离观察。

6. 积极治疗慢性呼吸道疾病及其他原有疾病，有助于提高对本病的抵抗力。

第二节 湿 毒 疫

17章02节PPT

PPT 课件

湿毒疫是指湿毒疠气所引起的急性外感热病。湿毒疠气从口鼻而入，初起以发热、咳嗽为主要临床表现，部分患者可合并出现鼻塞、流涕，腹泻等症状。其临床特点为起病急骤，传变迅速，发病凶险，死亡率高，具有强烈传染性、流行性。四季皆发病，尤以冬季为多见。

笔记栏

《素问遗篇·本病论》记载:"四时不节,即生大疫。"无论长幼,感疠即发,症状相似,故属于中医学瘟疫病范畴,为天行时疫。《温疫论》对温疫的病因、病机、治疗等提出了诸多独创性的见解,病因方面明确提出温疫是感受杂气所致,杂气非风、非寒、非暑、非湿,乃天地间别有一种异气所感,为病颇重,触之即病者。病机方面,认为杂气口鼻而入,始客于膜原,伏邪内溃,有9种传变,大凡不出表里之间。治疗以祛邪为第一要义,始用疏利透达,后用攻逐凉泄,并注重寻找温疫的特效药,即"能知以物制气,一病只有一药,药到病已,不烦君臣佐使品味加减之劳矣"。

西医学中的新型冠状病毒肺炎等具有以湿毒证候为主要表现者,可参照本节内容进行辨证施护。

知识链接

历史沿革

明末医家吴有性《温疫论》是第一部论述温疫的专著,主要阐述了湿热疠气所引起的疫病在病因、病机、传变上的特点。如吴有性言其"静心穷理,格其所感之气,所入之门,所受之处,及其传变之体,平日所用历验方法",而写就《温疫论》一书,创立疏利透达法祛除疫邪,提出达原饮等方,为温疫学说的建立做出了巨大的贡献。在吴有性《温疫论》影响下,继之而起研究温疫者层出不穷。如戴天章的《广温疫论》,即是在《温疫论》的基础上,对温疫的辨证施治广为发挥,特别是在辨气、辨色、辨舌、辨脉、辨神和辨温病兼夹证等方面尤有心得,并立汗、下、清、和、补五法施治。此外,陆懋修、何廉臣等亦有所发挥,进一步丰富了瘟疫病辨证论治的内容。

一、病因病机

《温疫论》认为:病疫之由,昔以为非其时有其气,春应温而反大寒,夏应热而反大凉,秋应凉而反大热,冬应寒而反大温,得非时之气,长幼之病相似以为疫。余论则不然,夫寒热温凉,乃四时之常,因风雨阴晴稍为损益。假令秋热必多晴,春寒因多雨,较之亦天地之常事,未必多疫也。伤寒与中暑,感天地之常气,疫者感天地之疠气,在岁运有多寡;在方隅有厚薄;在四时有盛衰。此气之来,无论老少强弱,触之者即病。故断为瘟疫病,为天行时疫。

1. 先天禀赋不足,或后天失于调摄,饮食不洁,感受湿热疫毒,疫毒从口鼻而入,首先犯肺,肺卫不和,肺气壅塞,宣降失司。

2. 年老体弱或合并多脏器疾病,感受疫毒,疫毒直中三焦,三焦受邪,湿热疫毒交织,弥漫三焦,甚则阴阳离决。

3. 体健之人生活起居聚众或接触疫者,感染疫毒,若正气存内,临床可无症状表现;若正邪交争,肺气不宣,失于宣降,甚至升多降少,气逆而喘。

《外感温热篇》记载:"温邪上受,首先犯肺"。人体感受湿毒热性疠气,从口鼻而入,早期邪犯肺卫,病邪既非在表,亦非在里,而是遏伏表里分界之膜原。疫毒初起以湿毒为主,正值冬季或冬春交际,气暖多风,温(火)热与湿毒交织,兼夹秽浊之气而成湿热邪毒。

本病病位在肺、胃、心包。早期湿热疫毒首先犯肺,致使肺卫不和,肺气窒塞,宣降失司。由于肺经还循胃口,中期湿热疫毒沿经下传,而致中焦受邪,受纳失常。大肠与肺相表里,同开窍于鼻,湿热疫毒从口鼻而入,表里同病,环行内外,下注大肠,耗损阴液,而致大肠传导失

笔记栏

ER-17-3

湿毒疫病因病机示意图

司。极期湿热疫毒交织，弥漫三焦，若气血相失，阴阳离决，则病无转机；若正能胜邪，热邪渐退，余热未净导致肺胃津亏，虚热内生，则为气阴两虚。

二、诊断与鉴别诊断

（一）诊断依据

1. 具有强烈的传染性和流行性，应根据流行特点作为重要诊断依据。

2. 本病有接触史，曾旅居疫区，并发病前 14 天内与温毒疫病者有接触史。

3. 早期有发热、咳嗽、乏力、舌质红淡、舌苔厚腻等临床表现，少部分以腹泻、腹胀、便溏等湿困脾胃为首发表现。

（二）鉴别诊断

1. 湿温与湿毒疫　湿温与湿毒疫均由感受湿热邪气引起，但湿温多发于暑夏季节，病变以脾胃为中心，传染性不强。而湿毒疫入从口鼻，伏于膜原，伏邪内溃，故有病发于表与病发于里之不同，具有强烈的传染性和流行性。

2. 温毒疫与感冒　感冒是由外感六淫或风邪夹杂时气引起，临床以“伤风”症状和发热、恶风寒、咽痛、咳嗽为主症，病位一般局限在卫分、气分和肺窍（皮毛、鼻、咽喉），而且传染性不强。而温毒疫初起虽然与感冒相似，但很快传变于营血和五脏，且具有强烈的传染性与流行性。

三、辨证施护

（一）辨证要点

1. 辨感邪之轻重　因感邪轻重而膜原之证不尽相同，初始以发热，咳嗽、乏力为特点；部分患者湿毒疠气困脾，伴有胃肠道症状。继而湿毒疫邪闭塞心窍，可神昏，呼吸困难，发病后病情发展迅猛，部分患者快速出现喘脱症候。

2. 辨卫气营血的传变　早期寒湿郁表，邪犯肺卫，正邪交争，郁而化热；中期湿热疫毒，重在气分，湿热困脾，肺气郁闭，腑气不通，肺肠同病；极期热入气分，热扰心神；恢复期耗气伤阴，肺脾气虚，余热未净，虚热内生，气阴两虚。

（二）证候分型

1. 早期

(1) 寒湿郁肺

证候表现：发热，乏力，周身酸痛，咳嗽，咳痰，胸紧憋气，纳呆，恶心，呕吐，大便黏腻不爽。舌质淡胖或淡红，苔白厚腐腻或白腻，脉濡或滑。

证候分析：寒湿郁表则身痛；正邪交争，郁而化热，故发热；肺气不宣，肺气上逆，故咳嗽咳痰，肺气不降则喘憋；湿为阴邪困阻中焦，脾运化功能失调，则出现纳呆，恶心，呕吐，大便黏腻不爽；苔白厚腐腻或白腻，脉濡或滑，均为寒湿郁肺之候。

治护原则：宣肺解表，化湿止咳。

方药：麻杏苡甘汤合藿朴夏苓汤加减。常用药物为麻黄、香豉、藿香、白蔻仁、厚朴、半夏、杏仁、茯苓、猪苓、泽泻、苡仁。

(2) 湿热蕴肺

证候表现：低热或不发热，微恶寒，乏力，头身困重，肌肉酸痛，干咳痰少，咽痛，口干不欲多饮，或伴有胸闷脘痞，无汗或汗出不畅，或见呕恶纳呆，便溏或大便黏滞不爽。舌淡红，苔白厚腻或薄黄，脉滑数或濡。

证候分析：湿热困脾，脾胃升降失职，气机不畅，则胸闷脘痞，乏力，头身困重，肌肉酸痛；

笔记栏

湿热下注，则大便黏滞不爽；湿热内蕴，则低热，口干不欲饮水；舌淡红，苔白厚腻或薄黄，脉滑数，均为湿热蕴肺之象。

治护原则：清热祛湿，开达膜原。

代表方：达原饮合连朴饮加减。常用药物为黄连、厚朴行、石菖蒲、槟榔、半夏、草果、栀子、芦根、白芍、知母。

2. 中期

(1) 疫毒闭肺

证候表现：发热，咳嗽，痰黄黏少，或痰中带血，喘憋气促，疲乏倦怠，口干苦黏，恶心不食，大便不畅，小便短赤。舌红，苔黄腻或黄燥，脉滑数。

证候分析：湿热邪毒入里，膜原外通肌肤，内近胃肠，邪入中焦胃肠，湿热疫毒蕴酿成饮。湿毒水饮闭肺，故喘憋气喘；肺气郁闭，腑气不通，湿热留滞大肠，邪无出路，热重便结，故大便不畅；口苦，为三焦郁热，邪出少阳之症；口干，乃湿热阻滞气机，津液输布失常所致；舌红，苔黄腻或黄燥，脉滑数，有持续郁热化燥伤阴之风险。

治护原则：开肺通腹，清热化湿

代表方：宣白承气汤和甘露消毒丹。常用药物为大黄、杏仁、滑石、茵陈、黄芩、石膏、石菖蒲、藿香、白豆蔻、木通、连翘、射干、贝母、薄荷等。

(2) 气营两燔

证候表现：大热烦渴，喘憋气促，甚则呼吸困难，谵语神昏，视物错瞀，或发斑疹，或吐血、衄血，或四肢抽搐。舌绛少苔或无苔，脉沉细数，或浮大而数。

证候分析：热入气分，故大热；热逼心营，则谵语神昏；热郁闭肺则喘憋，重则呼吸困难；热入营血，动血耗血，则发斑疹，或吐血、衄血；舌绛少苔，脉沉细数或浮大而数，为气营两燔之象。

治护原则：清气凉营，息风开窍。

代表方：清瘟败毒饮。常用药为石膏、知母、连翘、竹叶、黄芩、黄连、栀子、犀牛角（水牛角代替）、生地黄、赤芍、牡丹等。

3. 极期

内闭外脱

证候表现：烦躁、神昏，呼吸困难，动辄气喘，汗出肢冷，甚至喘脱。舌质紫暗，苔厚腻或燥，脉浮大无根。

证候分析：热入心包，邪热扰动心神，则烦躁、神昏；邪热耗气，阳气失于固摄，不能达于肢末，则汗出肢冷；阳气暴脱，故动辄气喘，甚至喘脱；舌质紫暗，苔厚腻或燥，脉浮大无根，均为内闭外脱之象。

治护原则：豁痰开窍，固脱救逆。

代表方：参附汤送服苏合香丸或安宫牛黄丸。人参大补元气；附子回阳救逆，两者合用回阳固脱，配合安宫牛黄丸清热解毒，醒神开窍。

4. 恢复期

(1) 肺脾气虚

证候表现：气短，倦怠乏力，纳差呕恶，痞满，大便无力，便溏不爽。舌淡胖，苔白腻。

证候分析：湿毒疫病后期，耗气伤阴，肺气虚则气短，倦怠乏力；脾气虚则纳差呕恶，痞满，大便无力，便溏不爽。

治护原则：健脾益气，培土生金。

代表方：六君子汤加减。常用药物为人参、白术、法半夏、陈皮、茯苓等。

(2) 气阴两虚

证候表现：乏力，气短，口干，口渴，心悸，汗多，纳差，低热或不热，干咳少痰。舌干少津，脉细或虚无力。

证候分析：肺胃阴虚则口干，口渴，干咳少痰；阴虚生内热，则汗多，纳差，低热或不热；湿毒疫病后损伤正气，气虚则乏力、气短；脉细或虚无力为正气虚之象。

治护原则：滋养肺胃，益气养阴。

代表方：沙参麦冬汤。常用药物为沙参、麦冬，玉竹、天花粉、生扁豆、生桑叶、甘草等。

（三）施护措施

1. 病情观察　观察神志、体温、脉搏、心率、血压、心律、出汗、尿量等。体温 37.3℃以上者遵医嘱密切监测生命体征、血氧饱和度，注意观察发热是否伴恶寒，或汗出，或无汗。危证患者体温趋势与病情严重程度往往不一致，结合呼吸频率、指氧饱和度或计算氧合指数，询问患者呼吸感受、神志变化等，及时发现重型指征，如出现喘息鼻扇，憋气，汗出肢冷，面色青紫，脉洪大无根为喘脱危象，应及时报告医生。喘脱患者每 15~20 分钟巡视 1 次，准确记录。伴有剧烈咳嗽者，注意痰色、痰量、气味、咳吐的难易程度等。

2. 生活起居　病室保持清洁、安静，空气新鲜、避免潮湿。温度在 18~20℃，湿度在 55%~60% 为宜，室内空气定时消毒，避免灰尘及异味刺激，禁止吸烟，严禁探视。发热易耗伤津液导致口干少津、纳呆，故应注意口腔清洁，可淡盐水漱口。疫毒闭肺证和气营两燔证者，可用银连含漱液漱口，有清热解毒作用；气阴两虚证者可用甘草荷叶水或金银花泡水等漱口，每日三餐前后及睡前均可使用；内闭外脱证神昏患者，予以口腔护理。注意卧床休息，喘息较重者取半卧位或端坐卧位。疫毒闭肺证发热者，不宜冰敷等物理降温，必要时给予暖水袋有助缓解症状；气营两燔证发热，可视体温趋势酌情采取擦浴、冰敷等降温措施；内闭外脱证者注意保暖；疫毒闭肺证便秘者，可选用大承气汤、小承气汤等中药灌肠，避免热结大肠加重肺气郁结；腹泻者做好肛周皮肤护理。

3. 饮食护理

(1) 一般护理：选择宜清淡易消化、富营养的饮食，少量多餐为宜，重症、危重症患者予以半流或流质饮食，必要时留置胃管鼻饲流质。多喝粥水类顾护脾胃，如陈皮小米粥、米汤水等，可适当加入益气类药材，如黄芪、党参等。选用蔬菜、水果、山药、小米、陈皮、百合等。禁食易导致反酸嗳气的食物，如甜食、豆制品、红薯等，忌滋腻厚味，如糯米、肥肉；忌生冷寒凉食物。

(2) 辨证施食：湿毒疫以“湿”为主要病理属性，饮食总体要求健脾、化湿、益气为主。寒湿郁肺证者宜食散寒祛湿食物，如生姜、京葱、芫荽、黑豆等，可进姜葱红糖煲水趁热喝，以解表散寒、行气化湿。湿热蕴肺证者宜食清热宣肺之品，如牛蒡、豆豉、菊花、赤小豆等；杏仁薏米粥、菊花百合饮等。药膳方赤小豆鲤鱼汤（《外台秘要》）：取鲜鲤鱼约 100g、赤小豆 250g，鲤鱼去鳞、内脏、头、尾及骨，先将赤小豆洗净入锅，加清水，武火煮沸后改为文火，煮至半熟，加鲤鱼煮至熟烂即可。疫毒闭肺证者宜食解毒宣肺祛湿之品，如绿豆、金银花、鱼腥草、杏仁，鱼腥草绿豆饮等。气营两燔证者宜食清营凉血之品，如绿豆百合汤、新鲜果汁、杏仁茶等；亦可服二鲜饮（《医学衷中参西录》）：即取鲜藕、白茅根各 120g，鲜藕切成薄片，茅根切碎，一起入锅，加清水适量，武火煮沸后，转用文火煮 20~30 分钟，去渣留汁。内闭外脱证者留置胃管鼻饲扶正固脱、养阴生津之品，如黄芪、莲子、党参等。恢复期肺脾气虚证者，宜健脾益气之品，如小米、怀山药、党参、黄芪，参苓粥、小米红枣粥、黄芪乌鸡汤等。恢复期气阴两虚证者宜养阴益气之品，胃气渐复后可食牛奶、瘦肉、麦冬粥等；食疗方可服五汁饮以养阴生津（《温病条辨》）：取雪梨（去皮）1 000g，鲜芦根、荸荠（去皮）、鲜藕各 500g，鲜麦冬 100g，榨汁混合，

笔记栏

冷饮或温服，每日数次，五汁饮中，每种汁均可兑入粳米粥中服食，共奏养阴益气之效。

4. 情志护理 由于本病证具有传染性，而且流行性广，治疗期间需要隔离，而且杜绝亲友探视，患者往往产生焦虑恐惧心理，向患者解释本病证的发生、发展及转归，提供科学的健康教育知识，增强救治信心。提供及时的信息反馈，加强护患沟通，使其保持稳定的情绪。情志不畅患者采用移情相制疗法，转移其注意力，淡化甚至消除不良情绪；针对患者焦虑或抑郁的情绪变化，可采用暗示疗法或顺情从欲法。根据病情选择适合的五行音乐，改善患者不良情绪。可根据患者的具体辨证选择合适的五行音乐配合治疗，代表曲目有角调式《胡笳十八拍》、徵调式《紫竹调》、宫调式《十面埋伏》、商调式《阳春白雪》、羽调式《梅花三弄》，具体聆听时间视病情而定。

5. 用药护理 中药汤剂宜温服，服药时间为早晚餐后半小时，服“清肺排毒汤”类药物后宜加服热粥。重型者每剂中药分2~4次服用，与正餐间隔半小时以上，危重型者少量频服或鼻饲。如伴有心、肾功能衰竭需要水液限制者，可将中药浓煎至50ml，一次服用完毕。方中有麻黄、桂枝、细辛等解表发散药物，药后亦可进热稀粥或白米汤助汗，同时慎避风寒或添衣覆被以助汗出，以微汗为佳，避免过汗伤津，切忌汗出当风，服药后注意观察药效及反应。干咳咽痛明显可在药物尚热气蒸腾时熏蒸口鼻部。

6. 中医护理技术的运用 发热可选用刮痧疗法，达到开腠理、疏通经络以退热之功效，选择督脉、膀胱经项背段范围，起自后发际1寸，止于第3胸椎棘突下，左右两侧覆盖肩井，重点穴位为大椎、大杼、风门、风池、风府、肺俞等。刮痧一次20~30分钟，以痧透为宜。根据辨证，同一部位5~7天痧退后可再行治疗。咳嗽者可遵医嘱予以穴位贴敷，用姜汁调吴茱萸粉，贴敷天突、大椎、双大杼、双风门、双肺俞等穴位，贴敷时间为4~6小时，每日1次，以宣肺止咳。

（四）健康教育

1. 起居有时，慎避风寒，房间保持通风状态，可悬挂中药香囊，内纳辛香燥湿类药物，助除湿辟秽，也可用苍术等药物或用艾条点燃，熏蒸居室，辟秽去污。早睡早起，保证充足睡眠，勿熬夜，处处顾护阳气。

2. 饮食宜选清淡易消化的膳食，品种多样化，多进补益精气之品以顾护脾胃，根据患者脾胃运化能力进行辨证加减，忌煎炸、辛辣、发物。

3. 舒畅情志，化解不良情绪。

4. 坚持锻炼，增强体质，常用的锻炼方式有缩唇呼吸、腹式呼吸、呼吸六字诀、呼吸疗愈法等，以吐浊纳新，改善呼吸疲劳状态；开展中医特色康复运动，如练八段锦、太极拳等。

病案分析

李某，女性，18岁，于2003年3月16日入院。

主诉：发热、咳嗽3天。

现病史：患者于3月13日开始发热，当时体温38.5℃，伴咽痛、干咳，周身疲倦，即到某医院门诊就诊，给予静脉滴注先锋Ⅵ、口服抗菌素及感冒冲剂等成药治疗，仍反复发热，体温在38.8~39.5℃。3月16日转某中医医院急诊即收入院。入院症见高热，伴周身酸痛，疲倦乏力，微恶风寒，轻度头痛，咽痛，咳嗽，咯白黏痰，口干苦，纳差，无鼻塞流涕，全身无皮疹，小便黄短，大便调。

查体：T：38.8℃，P：90次/min，R：20次/min，BP：110/80mmHg。神志清楚，急性病容，咽充血（++），双肺呼吸音略粗，未闻及干湿啰音。舌质淡红，苔白腻，脉数。

笔记栏

胸部 X 线片检查提示：左下肺大片模糊阴影。

请分析：

1. 患者所患疾病诊断和证型是什么？并提出诊断依据。
2. 其病因病机是什么？
3. 主要的辨证施护措施有哪些？

（邓少娟）

复习思考题

1. 简述何谓温热疫？
2. 温热疫如何通过证候观察病证的传变规律？
3. 试述湿毒疫（寒湿郁肺证）的辨证施食？
4. 湿毒疫患者出现发热可以用哪些中医护理技术？为什么？

扫一扫，测一测

笔记栏

第十八章

其他病证

学习目标

1. 识记　常见眼耳鼻喉病证发病特点，概念、辨证要点、证候分型及施护措施。
2. 理解　眼耳鼻喉病证的病因病机、诊断及辨证施护。
3. 应用　能正确分析眼耳鼻喉病证的具体病例，并解决临床护理问题。

18章01节PPT

PPT 课件

第一节　天行赤眼

天行赤眼，是指外感疫疠之气，而以白睛爆发红赤为主要表现，常累及双眼，可迅速传染并引起广泛流行的眼病。又称天行后赤眼、天行赤热、天行赤目等。多于夏秋之季发病，呈暴发流行性，预后好。

西医学中流行性角膜结膜炎、流行性出血性结膜炎可参考本节辨证施护。

知识链接

历史沿革

《银海精微》对天行赤眼有较为详细的描述。"天行赤眼者，谓天地流行毒瓦斯，能传染于人；一人害眼传于一家，不论大小皆传一遍，是谓天行赤眼。"提出了病名和它具有传染性。"肿痛沙涩难开，或五日而愈，此一候之气，其病安矣"。提出方药治疗且强调不可洗："此症再不可洗，只用童子小便煎黄连露宿温洗，日进五遍，以解恶毒之气，更用胡宣二连，矾雄黄共研细调，姜汁点二，通其恶泪，其痛立止，或酒调散服之，二三贴无妨。此症只气候瘴毒之染，虽肿痛之重，终不伤黑睛瞳仁也。问曰：一人患眼，传于一家者何也？答曰：天时流行，瘴毒之气相染，治宜解毒凉血清热，痛甚者，服用洗肝散，七宝洗心散。点用清凉散加解毒，但此症与内无损，极甚者，二七不疗自愈，切不可洗去血。"

《明目至宝》提到病因病机，"天行赤眼是瘟邪，涩痛瞳仁肝热加。风毒又冲生翳障。洗肝散服便光华。红赤淡，凉为佳，洗心去血乃为瘥。太阳刺血何为巧，点药先时也有差。此乃是肝经受邪客热也。宜服消毒散、凉肝散、活血散。"

笔记栏

ER-18-1

天行赤眼病因病机示意图

一、病因病机

白睛为五轮中的气轮，内应于肺，肺与大肠相表里。白睛暴露于外，易受风热外邪侵袭，外感疫疠之气，疫热伤络，或肺胃积热，肺金凌木，侵犯肝经，上攻于目而发本病。

二、诊断与鉴别诊断

（一）诊断依据

1. 起病迅速，传染性强，易广泛流行，多双眼同时或先后发病。

2. 眼沙涩，灼痛，畏光流泪，甚者热泪如汤，或眵清稀。白睛红赤，或见白睛溢血呈点、呈片，胞睑红肿，黑睛可见星翳。耳前或颌下可扪及肿核。

3. 分泌物涂片及结膜刮片镜检可见单核细胞增多。有假膜形成时中性粒细胞数量增多。病毒培养、聚合酶链反应（polymerase chain reaction，PCR）检测、血清学检查可帮助病原学诊断。

（二）鉴别诊断

天行赤眼与暴风客热、天行赤眼暴翳　见表 18-1。

表 18-1　天行赤眼与暴风客热、天行赤眼暴翳的鉴别

鉴别点	天行赤眼	暴风客热	天行赤眼暴翳
病因	猝感疫疠之气	风热之邪外袭	猝感疫疠之气，内兼肺火亢盛，内外合邪，侵犯肝经
眵泪	泪多眵稀	眵黏多泪	泪多眵稀
白睛病变	白睛红赤，点状或片状白睛溢血	红赤浮肿	白睛红赤，甚则白睛混赤
黑睛生翳	或有，易消退	多无	星翳簇生
预后	一般较好	一般较好	重者可留点状翳障，渐可消退
传染性	传染性强，易大范围传播	有传染性，但不引起流行	传染性强，易大范围传播
分泌物涂片	单核细胞增多	多形核白细胞增多	单核细胞增多

三、辨证施护

（一）辨证要点

根据五轮辨证的应用原理，对天行赤眼进行虚实辨证。凡见白睛表层红赤，颜色鲜红，白睛表层赤脉纵横，时轻时重，则为实证。若两眦赤脉细小淡红，干涩不适，或胬肉淡红菲薄，发展缓慢，白睛血丝淡红稀疏、干涩少津、枯涩、失去光泽，多为虚证。

（二）证候分型

1. 初感疠气证

证候表现：病初起，眼局部症状俱悉，但不严重，全身症状多不明显。

证候分析：初感疫疠之初，上犯白睛，热伤脉络，故见白睛红赤、点片状溢血等。

治护原则：疏风清热，兼以解毒。

代表方：疏风散热饮子加减。常用药物为防风、羌活、牛蒡子、薄荷、连翘、栀子、甘草、大黄、赤芍、川芎。

2. 热毒炽盛证

证候表现：患眼灼热疼痛，胞睑红肿，白睛赤丝鲜红满布，眵泪黏稠，兼有头痛烦躁，或便

笔记栏

秘溲赤。苔黄，脉数。

证候分析：肺胃素有积热，复感疫疠之气，内外和邪，上攻于目，故见白睛赤丝鲜红满布，眵泪黏稠等；全身症状及舌脉为热毒炽盛之候。

治护原则：泻火解毒。

代表方：泻肺饮加减。常用药物为石膏、赤芍、黄芩、桑白皮、枳壳、连翘、荆芥、泽泻、防风、栀子、白芷、羌活、甘草。

（三）施护措施

1. 病情观察 观察眼部外观，如眼红、分泌物增多、肿胀、肿块、突眼等。眼部感觉异常：突发痒涩交作，怕热羞明，灼热疼痛，热泪如汤，目眵，全身可出现头痛发热、咽喉肿痛、四肢酸痛等症。眼部充血。体征：皮肤肿胀、异常包块、有无触痛，皮肤颜色是否改变，是否有分泌物，眼球运动。观察结膜的充血、水肿程度、有无结膜下出血。若角膜有浑浊、视力下降，及时通知医生。察耳前淋巴结肿大、压痛等情况。观察畏光、流泪、异物感，甚至眼部有无痒、刺痛或眼球触痛。观察分泌物的性质，呈水样或浆液样。球结膜下出血发病后2~3天内可见球结膜下有点状、片状出血，重者波及整个球结膜。

2. 生活起居护理 室内保持清洁通风，温湿度适宜，光线宜暗，勿进入公共场合，避免烟尘、强光刺激，可适当佩戴有色眼镜。患者使用的毛巾、衣物、枕巾等要单独清洗并曝晒，或者煮沸消毒，切勿交叉使用，防止传染。初感疠气患者应慎避外邪、防风保暖。热毒炽盛者注意室内环境宜凉爽，避免强光刺激。

3. 饮食护理

（1）一般护理：以清淡、易消化、富营养为原则。忌肥甘厚味、辛辣刺激、粗糙之品。多食新鲜果蔬。鼓励患者多饮水。

（2）辨证施食：疠气犯目者宜食清热疏风之品，如菊花、金银花、大青叶、白萝卜、薄荷等，忌食辛热助火之品；热毒炽盛宜多食泻火的食物，如芹菜、香菇、荸荠等，忌食油炸香燥之品，忌食生姜、胡椒、葱等，因其味辛走窜，可助火伤阴，加重病情。

4. 情志护理 把握患者因接触性隔离后的心理状态，以及患病对工作、学习的影响。予以安慰和鼓励，消除思想顾虑，增强康复信心。热毒炽盛者，应劝慰患者忌怒，保持心情舒畅，避免激动。

ER-18-2

思政元素——崇尚科学，抵制谣言

5. 用药护理 口服用药汤药需武火快煎，温服。外用滴眼液如氧氟沙星滴眼液、复方妥布霉素滴眼液等尽量每2小时滴眼1次，每次1~2滴为宜。若单眼患病可先滴健眼，再滴患眼，药瓶勿接触眼睑。每次滴眼前、滴眼后均需彻底清洁、消毒双手。忌用油膏类眼药，避免其阻碍眼部分泌物的排出。也可用双黄连中药水或生理盐水冲洗双眼。

6. 中医护理技术的运用 使用中药滴眼液滴眼，如鱼腥草滴眼液，每日6次，症状严重者可每小时2次。也可采用中药熏洗：选用金银花、蒲公英、菊花、大青叶等清热解毒之品煎汤熏洗患眼，每日2~3次。

（四）健康教育

1. 养成良好的卫生习惯，不用手揉眼。流行季节，健康人可常用治疗本病的眼药水滴眼，保持眼部卫生。也可用菊花、夏枯草、桑叶等煎水代茶饮。

2. 患者的手帕、洗脸用具、枕套以及儿童玩具等均需单独消毒处理。

3. 应注意隔离，避免患者到公共场所，尤应禁止到公共游泳池游泳、公共澡堂洗浴等，以免引起传播流行。

4. 接触过患眼的医护人员的手、医疗器械，以及污物等均需严加消毒处理。

5. 本病禁忌遮盖患眼。因分泌物多，遮盖患眼可使分泌物不易排出，从而加重病情。

笔记栏

18章02节PPT

PPT课件

第二节　针　眼

针眼是指胞睑边缘生疖，形如麦粒，红肿痛痒，易导致患处化脓溃破的眼病，又名土疳、土疡、偷针。本病发病与季节、气候无关，青少年多见，可单眼或双眼发病。

西医学中睑腺炎（麦粒肿）可参考本病进行辨证施护。

知识链接

历史沿革

《诸病源候论·目病诸候》对针眼做了较为细致的叙述，书中谓："人有眼内眦头忽结成疱，三五日间便生脓汁，世呼为偷针。此由热气客在眦间，热搏于津液所成。但其热势轻者，故止小小结聚，汁溃热歇乃瘥。"病名沿用至今，对其临床症状做了生动的描述，同时也清楚认识到病因和预后。《证治准绳·杂病·七窍门》中也指出："有犯触辛热燥腻、风沙烟火，为漏为吊败者，有窍未实，因风乘虚而入……"《银海精微·睑生偷针》认为其属疮毒，与脏腑联系。《审视瑶函·土疳症》："此症谓胞上生毒也，俗号为偷针。详细论述了本病的病位、病因及病机。在治疗上，《圣济总录》提出针刺疗法，论曰："针眼者，治法当详其外证，随宜砭刺，决泄邪毒，后以消肿败热之剂，断其根本。"《目经大成》称为"土疡"，认为可以不药或成脓自溃即愈。

一、病因病机

ER-18-3

针眼病因病机示意图

1. 外感风热　风热之邪客于胞睑，风热壅阻于胞睑皮肤肌腠之间，气血不畅，灼津炼液，变生疮疖。

2. 饮食不节　过食辛辣肥甘厚味，致使脾胃蕴热，火热上攻于目，热毒壅阻于胞睑，致局部成脓破溃。

3. 正虚邪留　素体虚弱，卫外不固，余邪未尽，热毒蕴伏。脾气虚弱，健运无权，湿浊化热，气血不和，若复感风热之邪，本病易反复发作。

二、诊断与鉴别诊断

（一）诊断依据

1. 胞睑局部红肿疼痛。易成脓、破溃，初发多肿痒明显，中期以肿痛为主，病情严重者可有发热、恶寒、头痛等全身症状。

2. 眼部检查　初起胞睑边缘扪及麦粒样硬结，微红，疼痛拒按。继而红肿局限，硬结软化成脓，脓点破溃。

3. 实验室检查　血常规检查可查见白细胞总数及中性粒细胞比例增高。

（二）鉴别诊断

针眼与胞生痰核　见表 18-2。

笔记栏

表 18-2 针眼与胞生痰核的鉴别

鉴别要点	针眼	胞生痰核
发病部位	睑弦	远离睑弦
症状	胞睑红肿痛，疖肿有压痛，粘连，可化脓，溃后常自愈	睑皮肤正常，可见硬核突起，压之不痛，与皮肤不粘连，睑内面呈局限性灰蓝色或紫红色隆起，或生肉芽
病势	急	缓
病程	短，一般 3~5 日	长，数周或数月
对白睛影响	病变近外眦部者可致白睛赤肿	一般无影响

三、辨证施护

（一）辨证要点

根据五轮辨证的应用原理，对针眼进行虚实辨证。若胞睑内眦红肿，触之灼热，压痛明显且拒按，睑内颗粒较多，红而硬，眦部赤脉粗大鲜红，辨为实证；凡胞睑肿胀，不红不痒，按之虚软，两眦赤脉细小淡红，干涩不适，或胬肉淡红较薄，发展缓慢，多辨为虚证。

（二）证候分型

1. 风热外袭证

证候表现：初起胞睑局部肿胀，痒甚，微红，能扪及硬结，疼痛拒按。舌苔薄黄，脉浮数。

证候分析：风热之邪客于胞睑，气血不畅，故胞睑肿胀；风与热邪皆能作痒，故痒甚；舌脉均为风热外袭之候。

治护原则：祛风清热，消肿散结。

代表方：银翘散加减。常用药物为金银花、连翘、薄荷、牛蒡子、赤芍、牡丹皮、当归、桑叶、菊花等。

2. 热毒壅盛证

证候表现：胞睑局部红肿明显，硬结较大，疼痛拒按，灼热疼痛较重，或白睛红赤肿胀嵌于睑裂；伴有口渴喜饮，便秘溲赤。舌红，苔黄，脉数。

证候分析：热毒上攻胞睑，故胞睑红、肿、热、痛；热毒深重，气血壅滞，故硬结渐大，疼痛拒按，甚至白睛红赤肿胀嵌于睑裂；热灼津液，故口渴喜饮，便秘溲赤；舌脉为热盛之候。

治护原则：清热解毒，消肿止痛。

代表方：仙方活命饮加减。常用药物为白芷、浙贝母、防风、石膏、炒栀子、黄连、生地黄、牡丹皮、藿香、当归、升麻等。

3. 脾虚夹邪证

证候表现：针眼屡发，或针眼红肿不甚，经久难消；或见面色无华，神倦乏力，小儿偏食，纳呆便结；舌淡，苔薄白，脉细数。

证候分析：原患针眼，余邪未清，脾胃伏热，上攻胞睑，阻滞脉络；或脾胃虚弱，气血不足，正气不固，时感外邪，致本病反复发作；舌淡，苔薄白，脉细数，乃脾胃虚弱之证候。

治护原则：健脾益气，扶正祛邪。

代表方：四君子汤加减。常用药物为茯苓、白术、炙甘草、人参、当归、赤芍、山楂、神曲、白芷、防风、薏苡仁、桔梗、漏芦、紫花地丁等。

（三）施护措施

1. 病情观察　观察胞睑局部的红肿热痛的性质、程度、持续时间，眼珠转动。注意体温变化和血常规检查结果。若出现烦躁、头痛、嗜睡、高热等症状，应及时报告医生，采取对症处理措施。

2. 生活起居护理 室内保持清洁通风，温湿度适宜，注意休息，保证充足的睡眠，防止过度疲劳。平时应注意眼部卫生，增强体质，避免偏食，有屈光不正者应及时矫治。发病后切忌对局部用力挤压，要及时治疗。见脓头后及时切开排脓，以免自溃后疮口不齐，留下明显瘢痕，然而严重者，少数可发展为眼丹。

3. 饮食护理

(1) 一般护理：以清淡、易消化、富营养为原则。忌食辛辣刺激，多食新鲜果蔬，少吃糖。鼓励患者多饮水。

(2) 辨证施食：可用金银花、野菊花泡茶饮。保持大便通畅。宜多食瓜果蔬菜等清润之品，以助清利头目。不宜食太多甜腻的食物，如荔枝、哈密瓜、甘蔗，易生火。

4. 情志护理 仔细观察患者对疼痛的反应，耐心听取患者的疼痛主诉，解释疼痛的原因。嘱患者保持心情舒畅，解释疾病的发展转归，使患者积极配合治疗。予以安慰和鼓励，消除思想顾虑，增强康复信心。

5. 用药护理 预防感染，局部炎症明显并有全身症状或反复发作者，可遵医嘱全身应用抗生素。指导患者遵医嘱服用药物；中药汤剂应温服，每日 2 次。

6. 中医护理技术的运用 针灸治疗，常用攒竹、睛明、丝竹空、瞳子髎、阳白、鱼腰、四白等穴。一般针眼生于上睑近睑弦靠内眦部，可取攒竹、睛明穴；靠外眦部可取丝竹空、瞳子髎穴；在中间，可取阳白、鱼腰穴；在下睑可取四白、承泣穴，同时配合远端取穴，如合谷(必用)、列缺、外关等。但需注意，眼部取穴应在小疖红肿区以外，手法用中刺激或重刺激。放血法：在耳尖、合谷、太阳穴处，用三棱针点刺放血，每日 1 次。

(四) 健康教育

1. 注意用眼卫生，勤洗手，勿经常揉眼或用脏手或不干净的纸揉眼。发现眼睑有小结节、皮脂腺阻塞及其他异常时，不要自行用针尖去挑破、挤压。

2. 避免用眼过度，用眼时的光线要适中，生活作息要有规律。避免熬夜。加强锻炼，增强体质。

3. 在脓肿未成熟前切忌挤压或用针挑刺，以免细菌经眼静脉进入海绵窦，导致颅内、全身感染等严重并发症。

4. 治疗原发病的重要性，如有慢性结膜炎、睑缘炎或屈光不正者，应及时治疗或矫正。

5. 饮食有节，平素少食辛辣、肥甘及海腥之品，忌烟酒，少食冷饮，多食蔬菜、水果。小儿要注意营养。保持大便通畅。

课堂互动

针眼的健康教育情景演练

2 位同学分别扮演护士和患者，由扮演护士的同学对扮演患者的同学首先进行病情观察，做出疾病诊断和证候分型。然后提出相应的护理问题，并制订辨证护理措施和健康指导。最后由学生、老师分别进行评价。

笔记栏

18章03节PPT

PPT 课件

第三节 脓 耳

脓耳是指以鼓膜穿孔、耳内流脓、听力下降为主要特征的耳病。可发生于任何季节，夏季发病率较高；急性脓耳好发于婴幼儿及学龄前儿童。脓耳严重者甚至可危及生命。

西医学急、慢性化脓性中耳炎可参考本病进行辨证施护。

知识链接

历史沿革

历代对本病命名较多，如脓耳、底耳、耳痈、耳湿、耳中生毒等。对脓耳症状最早的描述可见于《灵枢·厥病》："耳痛不可刺者，耳中有脓。"《冯氏锦囊秘录·杂症大小合参》载："常出红脓者，谓之脓耳"。《诸病源候论》卷二十九载："耳者，宗脉之所聚，肾气之所通，足少阴，肾之经也。劳伤血气，热乘虚也，入于其经，邪随血气至耳，热气聚则生脓汁。"病因病机多为外邪侵袭、肝胆湿热、脾虚困湿或肾元亏损。治法多采用疏风清热，解毒通窍；或清泻肝火，利湿排脓；或培补肾元。常用的方药有蔓荆子散、龙胆泻肝汤、六味地黄丸等。

一、病因病机

ER-18-4

脓耳病因病机示意图

脓耳的病因主要为外邪侵袭、肝胆湿热、脾虚湿困、肾元亏损。脓耳的病位在肾、脾、肝。外邪侵袭所致脓耳病机为风寒、风热或风湿之邪侵袭人体，外邪循经上壅于耳。肝胆湿热所致脓耳病机为外邪化热，引动肝胆之火，内外邪热交结，火热邪毒结聚，气血壅阻，上壅于耳窍。脾虚湿困所致脓耳病机为饮食不节，思虑过度，脾胃受伤，脾胃运化失调，水湿泛溢于上，聚于耳窍而成脓耳。肾元亏虚所致脓耳病机为肾虚精亏，耳窍空虚，邪毒乘虚入里，正不胜邪，邪滞耳窍，久蕴蚀骨，反复流脓，缠绵不愈。

二、诊断与鉴别诊断

(一) 诊断依据

1. 以鼓膜穿孔，耳内流脓为主要临床表现。伴有听力下降，急性期可有发热及耳深部痛。

2. 急性脓耳发病急，病程短。病情重或治疗不彻底者迁延成慢性脓耳，病程长。慢性脓耳在感冒、疲劳、耳内进水时常有急性发作。

3. 相关检查　①耳部检查：急性期初见鼓膜充血，色深红。继则穿孔，耳内流脓。慢性期鼓膜穿孔不愈合，长期或间歇性流脓。②听力检查呈传导性耳聋。慢性脓耳乳突 X 线检查有阳性表现。若听力检查呈混合性耳聋，X 线检查见有骨质破坏腔，提示属重症，可出现颅内外并发症可能。

(二) 鉴别诊断

脓耳与耳疖、大疱性鼓膜炎　见表 18-3。

表 18-3 脓耳与耳疖、大疱性鼓膜炎的鉴别

	脓耳	耳疖	大疱性鼓膜炎
病史	多有感冒史或鼓膜外伤史	多有挖耳史	多有感冒史
症状特点	耳痛，流脓，听力下降，鼓膜穿孔流脓后耳痛及全身症状会减轻	耳痛，耳疖破溃后有脓液流出	耳痛，大疱破溃后耳痛减轻，有血性渗液流出

三、辨证施护

（一）辨证要点

脓耳有虚实之分。实证起病急，病程短；虚证起病缓慢，迁延不愈，病程长。实证有外邪侵袭和肝胆湿热；虚证有脾虚困湿和肾元亏损。

（二）证候分型

1. 外邪侵袭

证候表现：初起耳内胀塞感、微痛，继之疼痛加重，甚至耳内流脓；鼓膜充血，或紧张部穿孔，听力下降。可伴发热恶寒、头痛、鼻塞。舌苔白或薄黄，脉浮数。

证候分析：风热之邪侵袭，或风寒入里化热，循经上扰，熏蒸鼓膜，气血瘀滞，故鼓膜充血，疼痛；血肉腐败，故其穿孔流脓；外邪侵袭，邪正相争，故发热恶寒，头痛，鼻塞；苔黄或白，脉浮数为风热侵袭之征。

治护原则：疏风清热，解毒消肿。

代表方：蔓荆子散加减。常用药物为蔓荆子、赤芍、生地黄、桑白皮、菊花、茯苓、川升麻、麦冬（去心）、木通、前胡、炙甘草等。

2. 肝胆湿热

证候表现：耳痛剧烈，耳内流脓，脓色黄、量多质稠，鼓膜红赤，甚者可见外突，或鼓膜紧张部穿孔，听力下降。发热重，恶寒，头痛，口苦咽干。舌红，苔黄腻，脉弦数。

证候分析：邪热入里或引动内热，出现肝胆火热上壅，蒸灼鼓膜，气滞血瘀，故疼痛剧烈，鼓膜鲜红；火热邪毒蒸灼，血肉腐败，则耳内流脓，脓色黄、量多质稠；肝胆火热上壅，故发热重，恶寒，头痛；湿热内壅，则口苦咽干，舌红，苔黄腻，脉弦数。

治护原则：清泻肝火，解毒排脓。

代表方：龙胆泻肝汤加减。常用药物为龙胆草、栀子、黄芩、木通、泽泻、车前子、柴胡、甘草、当归、生地黄等。

3. 脾虚湿困

证候表现：流脓日久，时轻时重，缠绵不绝，量多而清稀无臭味，鼓膜紧张部穿孔，听力下降。头晕或头痛如裹，倦怠乏力，唇舌色淡。苔白腻，脉濡细。

证候分析：脾虚不运，浊阴不降，上壅耳窍，化生脓汁，故耳内流脓日久；湿邪重浊黏滞，故缠绵不愈，流脓量多而清稀；脾虚无热象，故脓无臭味；脾虚湿困，故头晕或头痛如裹，倦怠乏力，唇舌色淡，苔白腻，脉濡细。

治护原则：健脾渗湿，补托排脓。

代表方：托里消毒散加减。常用药物为人参、黄芪（盐水拌炒）、当归、川芎、芍药（炒）、白术、茯苓、金银花、白芷、甘草等。

4. 肾元亏虚

证候表现：耳内流脓，日久不愈，时做时止，脓液污秽，状如豆渣，带有恶臭，听力下降明显。头晕眼花，腰膝酸软。舌淡红，苔薄白，脉细弱。

笔记栏

证候分析：久病肾虚，耳窍失养，正气不足，驱邪无力，以致邪毒滞留，故流脓日久不愈；肾虚者骨失所养，邪毒侵蚀，故脓液污秽恶臭；肾元亏虚，精髓不足，故头晕眼花，腰膝酸软，舌淡红，苔薄白，脉细弱。

治护原则：补肾培元，祛邪化湿。

代表方：六味地黄丸加减。常用药物为熟地黄、酒萸肉、牡丹皮、山药、茯苓、泽泻等。

（三）施护措施

1. 病情观察　观察记录患者耳部流出脓液的量、色、质、味。评估患者耳部疼痛的性质、程度、是否放射到其他部位。注意观察患者的体温、呼吸和神志的变化。

2. 生活起居护理　环境温湿度适宜，病室保持安静、避免噪声，给患者营造良好、舒适的环境。适时开窗通风，保持空气清新。外邪侵袭者，室内宜凉爽，避免当风直吹，发热且耳部疼痛明显，应卧床休息。肝胆湿热者，病室内温度尽量调节在18~22℃，环境湿度适宜，忌闷热。脾虚湿困者室内温度宜高，注意保暖，慎避外邪。肾元亏虚者注意劳逸适度，防寒避风，避免噪声刺激。

3. 饮食护理

（1）一般护理：以清淡、易消化、富营养为原则。忌食油腻、辛辣之品和发物，如海鲜、鱼虾等。戒烟限酒，多食新鲜蔬果，鼓励患者多饮水。

（2）辨证施食：外邪侵袭者可实用祛风之品，如防风粥、桑菊薄竹饮等。肝胆湿热者可食用清利化湿的食物如薏苡仁、莲子、冬瓜、菊花茶等；避免辛辣燥热的食物。脾虚湿困者，可给予山药、白扁豆等健脾食物。肾元亏损者可食用猪腰杜仲汤等补肾食物。

4. 情志护理　由于患者耳痛、流脓，难免会产生不同程度的恐惧和焦虑，护理人员要耐心细致，多从患者角度出发，采用移情易性、开导说理等方法，安慰和鼓励患者，使其保持情绪稳定，积极配合治疗护理活动。

5. 用药护理　指导患者遵医嘱服用或使用药物，以解毒通窍；观察药物疗效及不良反应。清洁外耳道要彻底，若选用吹药方法，药粉应易溶解、吸收，避免妨碍脓液引流，以致邪毒入里内陷。

6. 中医护理技术的运用　脓耳患者尤其是虚证脓耳，可采用艾灸疗法，选足三里、阳陵泉、脾俞、肾俞、丰隆等穴进行施灸。外邪侵袭脓耳可选用含芳香通窍的中草药滴鼻剂滴鼻，或使用1%麻黄素滴鼻，通过改善鼻部症状，有助于脓耳的治疗。

（四）健康教育

1. 不自行挖耳，防鼓膜受伤；患耳流脓时每天清除耳道积脓，防脓液浸渍周围皮肤。

2. 发病时忌食辛辣香燥、海鲜发物等食物。

3. 积极防治鼻塞、鼻渊、鼻窒等邻近器官的疾病。注意擤鼻的方法，不用力擤鼻涕。鼻腔冲洗不宜用力过猛，以防冲洗液压入咽鼓管。小儿哺乳取头高身低位，喂后竖抱婴儿，防止因平卧溢乳呛入耳咽管。

4. 鼓膜穿孔未愈合时，禁止游泳，防污水入耳。

18章04节PPT

PPT 课件

第四节　鼻　渊

鼻渊是指以鼻流浊涕、量多不止为主要特征的鼻病。临床上常伴有头痛、鼻塞、嗅觉减退、鼻窦区疼痛，久则虚眩不已等症状，是鼻科常见病、多发病之一。

西医学急、慢性鼻窦炎等可参考本病辨证施护。

笔记栏

知识链接

历史沿革

本病又有“脑漏”“脑崩”“脑泻”等病名。鼻渊首见于《素问·气厥论》:“胆移热于脑,则辛頞鼻渊。鼻渊者,浊涕下不止也”。后世医家对本病的认识逐渐加深,在治疗方面宋代《严氏济生方·鼻门》提出运用苍耳散治疗鼻渊,开创了芳香开窍法治疗鼻渊之先河。《外科正宗》提出:“脑漏者,又名鼻渊。总因风寒凝入脑户,与太阳湿热交蒸乃成。其患鼻流浊涕,或流黄水,点点滴滴,长湿无干,久则头眩虚晕不已,治以藿香汤主之,天麻饼子调之,亦可渐愈。如日久虚眩不已,内服补中益气汤、六味地黄丸相间服用,以滋化原始愈。”《临证指南医案》卷八载:“胆移热于脑,令人辛頞鼻渊,传为衄衊瞑目。是知初感风寒之邪,久则化热,热郁则气痹而塞矣。治法利于开上宣郁,如苍耳散、防风通圣散、川芎茶调散、菊花茶调散等类。”

一、病因病机

1. 肺经风热　外邪犯肺,郁而化热,肺失宣降,肺热循经上灼鼻窍,而成鼻渊。

2. 胆腑郁热　郁怒伤肝,胆失疏泄,气郁化火,胆火循经上犯或肝胆素有郁热,复感外邪,邪毒引动胆热,上移于脑,熏蒸于鼻所致。

3. 脾胃湿热　湿热内蕴,复感外邪,湿热与外邪困结脾胃,致升降失调,湿热循经上蒸,停聚鼻窍所致。

4. 肺气虚寒　肺气虚弱,卫表不固,易感外邪,寒湿滞鼻,而成鼻渊。

5. 脾气虚弱　脾气虚弱,脾失健运,清阳不升,湿浊上犯鼻窍,而成鼻渊。

鼻渊的病因多为外邪侵袭、久病肺脾气虚,浊蒙清窍。病位主要与肺、脾、胃、肝胆关系密切。

ER-18-5 鼻渊病因病机示意图

二、诊断与鉴别诊断

(一) 诊断依据

1. 以鼻流脓涕、量多不止为主要症状。兼有鼻塞、嗅觉减退等。症状可局限于一侧,也可双侧同时发生。部分患者常在前额、鼻根部、颌面部、头顶部、眼球后或枕后部出现局限性疼痛,且有一定发作规律。

2. 常有伤风鼻塞、过度疲劳等病史。

(二) 鉴别诊断

鼻渊与鼻窒、鼻鼽　见表18-4。

表18-4　鼻渊与鼻窒、鼻鼽的鉴别

	鼻渊	鼻窒	鼻鼽
病史	可有外感病史	有反复外感病史	有过敏病史
症状特点	发病渐起,症状逐渐加重,鼻塞可轻可重,以流脓涕、头痛为主要症状。症状经久不除	发病渐起,症状逐渐加重,交替性或持续性鼻塞。症状经久不除	发病快,症状消失亦快,阵发性鼻塞,以鼻痒、喷嚏、流清涕为主要症状,症状消失后则如常态,发作时间短,往往数小时即减轻或消失

笔记栏

三、辨证施护

（一）辨证要点

1. 辨外感和内伤　外感鼻渊，多为新病，有明确的外感病史。内伤鼻渊，多为久病，常反复发作，病程长，可伴有他脏疾病；如脾胃湿热所致鼻渊，除鼻涕黄浊、嗅觉减退外，还可有胸脘痞闷、纳呆食少等脾胃症状。又如胆腑郁热者除鼻流脓涕等症状外，还可有烦躁易怒、口苦咽干等症状。外感与内伤可相互影响为病，外感疾病若迁延失治，邪伤正气，易反复感邪，久之转为内伤疾病。若脏腑内伤，正气不足，难以抗邪，邪气易于侵袭而发病。

2. 辨虚实　鼻渊有虚实之分。实证起病急，病程短；虚证起病缓慢，迁延不愈，病程长。鼻渊肺经风热、胆腑郁热、脾胃湿热等属实证；肺气虚寒、脾气虚弱属虚证。

（二）证候分型

1. 肺经风热

证候表现：鼻涕量多，黏稠，中鼻道或嗅裂处可见脓性分泌物，鼻塞，头痛，嗅觉减退；鼻黏膜红肿；前额、鼻根及颌面有压痛；伴外感表证如全身发热，恶风汗出，咳嗽痰多等；舌红，苔薄黄，脉浮数。

证候分析：风热犯肺，治节失司，化生痰浊，壅滞鼻窍，故鼻涕黏稠、量多；邪热犯肺，循经上壅，蒙蔽清窍，故鼻塞、头痛、有压痛、嗅觉减退；肺热熏蒸黏膜，故鼻黏膜红肿；肺经风热，故发热恶风，咳嗽痰多，舌红，苔薄黄，脉浮数。

治护原则：疏风清热，宣肺通窍。

代表方：银翘散合苍耳子散。常用药物为金银花、连翘、桔梗、薄荷、牛蒡子、竹叶、甘草、荆芥、淡豆豉、辛夷、苍耳子、白芷、薄荷叶等。

2. 胆腑郁热

证候表现：鼻流脓涕，黄稠量多，鼻道或嗅裂处可见脓性分泌物，或有臭味，鼻塞，嗅觉减退，头痛较甚；鼻黏膜红肿，前额、鼻根及颌面有压痛；全身或可表现为烦躁易怒，口苦咽干，眩晕耳鸣，大便秘结，小便短赤；舌红，苔黄，脉弦数。

证候分析：胆腑郁热，循经上犯鼻窍，燔灼气血津液，故鼻涕黄稠量多，或有臭味，鼻黏膜红肿；胆热移脑，热扰清窍，故鼻塞，嗅觉减退，头痛，眩晕耳鸣，有压痛；胆腑郁热，故烦躁易怒，口苦咽干，便秘尿赤，舌红，苔黄，脉弦数。

治护原则：清泻肝胆，利湿通窍。

代表方：龙胆泻肝汤合苍耳子散加减。常用药物为龙胆草、栀子、黄芩、泽泻、木通、车前子、柴胡、甘草、当归、生地黄、辛夷、苍耳子、白芷、薄荷叶等。

3. 脾胃湿热

证候表现：鼻流脓涕，黄稠量多，鼻塞较重，嗅觉减退，头昏闷胀或头重如裹。全身可有胸脘痞闷，倦怠乏力，食少纳呆，小便黄赤；舌红，苔黄腻，脉滑数。

证候分析：脾胃湿热，循经上行，上犯鼻窍，湿浊化腐，故鼻流脓涕，黄稠量多；湿热上蒸，壅塞清窍，故鼻塞较重，嗅觉减退，头昏胀闷或头重如裹；脾胃湿热，故见胸脘痞闷，倦怠乏力，食少纳呆，小便黄赤，舌红，苔黄腻，脉滑数。

治护原则：清热利湿，化浊通窍。

代表方：甘露消毒丹加减。常用药物为飞滑石、黄芩、绵茵陈、石菖蒲、川贝母、木通、藿香、连翘、白蔻仁、薄荷、射干等。

4. 肺气虚寒

证候表现：鼻涕白黏而量多，鼻塞，时有喷嚏，嗅觉减退，遇风遇寒则症状加重；鼻黏膜色淡肿胀，中鼻甲可有息肉样变或肥大；头昏头胀，气短乏力，声低懒言，自汗恶风，咳吐白黏痰；舌淡，苔薄白，脉缓弱。

证候分析：肺气虚弱，寒湿滞鼻，蒙蔽清阳，故鼻涕白黏量多，鼻塞，嗅觉减退，头昏头胀；正邪相争，则时有喷嚏；正虚邪滞，寒凝脉络，鼻黏膜色淡肿胀，中鼻甲可有息肉样变或肥大；肺气虚弱，卫表不固，故自汗恶风，诸症遇风遇寒加重；肺气虚寒，故气短乏力，声低懒言，咳吐白黏痰，舌淡，苔薄白，脉缓弱。

治护原则：温肺固表，散寒通窍。

代表方：温肺止流丹合玉屏风散。常用药物为诃子、甘草、桔梗、石首鱼脑骨、荆芥、细辛、人参、防风、黄芪、白术等。

5. 脾气虚弱

证候表现：鼻涕白黏，量多，嗅觉减退，鼻塞较重，头昏头重或闷胀；鼻黏膜色淡肿胀，中鼻甲可有息肉样变或肥大；面色萎黄，肢倦乏力，纳差食少，腹胀便溏；舌淡胖有齿痕，苔薄白或白腻，脉细弱。

证候分析：脾气虚弱，水湿不运，湿浊上泛，停聚鼻窍，故涕多、鼻塞、嗅觉减退；脾气虚弱，清阳不升，故头昏头重或闷胀；脾虚湿困，无以运化水湿，瘀阻鼻窍，鼻甲可有息肉样变或肥大；脾失健运，气血津液不足，不能濡养头面四肢，故面色萎黄，肢倦乏力，纳差食少，腹胀便溏，舌淡胖有齿痕，苔薄白或白腻，脉细弱。

治护原则：健脾利湿，益气通窍。

代表方：参苓白术散加减。常用药物为白扁豆、白术、茯苓、甘草、桔梗、莲子、人参、砂仁、山药、薏苡仁等。

（三）施护措施

1. 病情观察　观察鼻涕的色、质、量及咳吐情况，如白涕、黄涕等。观察鼻塞情况，是单侧还是双侧，是否伴有头痛、头晕、头胀等。观察舌苔以及是否有纳差食少、腹胀便溏、胸脘痞闷、烦躁易怒、口苦、咽干等。

2. 生活起居护理　保持病室温暖，空气流通，环境安静，避免外邪侵袭。避免烟尘、花粉、刺激性气体等。慎避外邪，忌当风直吹。肺经风热、胆腑郁热、脾胃湿热证者室温宜低。肺气虚寒、脾气虚弱证者室温宜暖。

3. 饮食护理

(1) 一般护理：以清淡、易消化饮食为原则。忌食生冷、油腻及海腥发物。多食新鲜蔬果，戒烟限酒。

(2) 辨证施食：肺经风热者可饮用酸梅青果汤、胖大海冰糖饮等。胆腑郁热者可食用苦瓜、绿豆、苦笋，饮用绿茶等，忌食羊肉、龙眼、荔枝、辣椒等。脾胃湿热者可食用清热利湿之品，如红豆、绿豆、冬瓜、苦瓜等。肺气虚寒者可食用生姜当归羊肉汤等温中补虚，祛寒止痛。脾气虚弱者可食用山药、薏苡仁、大枣等健脾益胃之品。

4. 情志护理　患者可因鼻塞、头痛、头胀等出现情绪不宁，烦躁不安，护士应予以理解，耐心解答患者问题，尽量满足其合理要求。可转移注意力，聆听音乐、下棋、阅读书籍等，保持心情舒畅。

5. 用药护理指导　患者遵医嘱服用药物，服药后注意观察药后鼻塞、头痛、头胀、流涕等情况是否缓解。若患者自己熬药，应指导患者具体的熬药方法及注意事项。肺经风热证药物宜武火快煎，服药期间忌滋补类中药，以免影响祛邪外达；胆腑郁热药物不可久服；肺气虚寒、脾气虚弱药物宜浓煎，空腹热服。

6. 中医护理技术的运用　虚证鼻渊可使用艾条灸，利用艾绒燃烧的热量及其药性，刺

笔记栏

ER-18-6

思政元素——辛夷与鼻渊

18章05节PPT

PPT 课件

激经络腧穴，以达扶正祛邪的目的。可选择百会、迎香、四白、中脘、足三里、三阴交、肺俞、脾俞、肾俞等穴。也可选择上述腧穴进行隔姜灸。穴位按摩可选迎香穴、合谷穴等，以疏通经络，调畅气血，宣通鼻窍。

（四）健康教育

1. 平时注意气候变化，防寒保暖，防外邪侵袭。

2. 平素易感者，宜坚持锻炼，练习太极拳、五禽戏、八段锦等传统保健运动，或慢走、游泳等促进气血运行，增强体质。

3. 发病期间，保持室内清洁、空气新鲜，防烟尘、花粉等刺激。饮食有节，忌食肥甘厚腻、辛辣之品，戒烟限酒。

第五节　喉　　痹

喉痹是指以咽部不适或咽痛为主要特征的疾病。可分为急性和慢性，急喉痹以发病急骤，咽部红肿疼痛为主要特征；慢喉痹以反复咽部微痛、咽干咽痒、异物感，或喉底颗粒肿起为主要特征。

西医学的急性咽炎、慢性咽炎等病可参考本病辨证施护。

知识链接

历史沿革

急喉痹又有“风热喉痹”“风寒喉痹”的区别。《素问·阴阳别论》：“一阴一阳结，谓之喉痹”。隋代《诸病源候论》提出：“风毒客于喉间，气结蕴积而生热，致喉肿塞而痹痛。”指出喉痹可肿连颊部，甚至出现危候。本病治法根据不同的病情病程可以分为疏风清热、疏风散寒、泄热解毒，外加利咽消肿，方药有疏风清热汤、六味汤、清咽利膈汤。慢喉痹又有“虚火喉痹”“阴虚喉痹”之称，如患者有喉底帘珠，则称“帘珠喉痹”。隋代《诸病源候论》提出：“若右手关上脉阴阳俱实者，是喉痹之候也”；而清代则有多本喉科专著。病因病机为肺肾阴虚、脾胃虚弱、脾肾阳虚或痰瘀凝结，相应的治法为滋养肺肾、益气健脾、补脾益肾、理气化痰，方药为百合固金汤、四君子汤、附子理中汤、会厌逐瘀汤。

一、病因病机

（一）急喉痹的病因病机

1. 外感风热　风热侵犯，火热之邪上犯咽喉，发为喉痹。

2. 外感风寒　风寒外袭，郁遏卫阳，不得宣泄，结于咽喉，发为喉痹。

3. 肺胃热盛　外邪侵犯，入里化热；或过食辛辣香燥之品，致肺胃热盛，加之感受外邪，内外邪热搏结，熏蒸咽喉致病。

（二）慢喉痹的病因病机

1. 肺肾阴虚　素体体弱，或久病，或劳倦过度，致使肺阴受损、肾阴亏虚，阴液不足，阴不制阳，虚火上炎，灼于咽喉，发为喉痹。

笔记栏

ER-18-7
喉痹病因病机示意图

2. 脾胃虚弱　饮食不节，思虑过多，耗伤脾胃，或久病伤脾，致脾胃受损，水谷精微生化不足，津不上承，咽喉失养，发为喉痹。

3. 脾肾阳虚　寒凉攻伐太过，或房劳过度，或操劳过甚等，以致脾肾阳虚，虚阳浮越，上扰咽喉为病。

4. 痰瘀互结　饮食不节，损伤脾胃，运化失常，水湿停聚为痰，凝结咽喉，或急喉痹反复发作，余邪留滞，久则气血壅滞而为病。

二、诊断与鉴别诊断

（一）诊断依据

1. 有外感病史，或接触高温、粉尘环境，或嗜烟酒辛辣。
2. 起病急，咽喉灼痛，重者可有吞咽困难或恶寒发热等。
3. 可有急喉痹反复发作史。
4. 咽部干燥，咽痒咳嗽，轻微疼痛或异物不适感等。

（二）鉴别诊断

急喉痹、慢喉痹与急乳蛾、慢乳蛾　见表18-5。

表18-5　急喉痹、急乳蛾、慢喉痹、慢乳蛾的鉴别

	急喉痹	急乳蛾	慢喉痹	慢乳蛾
病史	可有感冒史，或接触高温、粉尘，嗜食辛辣肥甘	过度劳累、外感、过食辛辣史	急喉痹反复发作史，或嗜好烟酒、辛辣肥甘，或长期接触有害气体	急乳蛾反复发作史
症状特点	起病急，咽喉灼痛，病情重者有吞咽困难及恶寒发热等	起病急，咽痛，吞咽困难，通连耳窍。全身可伴发热、头痛、周身不适等	咽部干燥，咽痒咳嗽、轻微疼痛、灼痛感或有异物不适感等。	咽干痒不适，或咽痛、低热

三、辨证施护

（一）辨证要点

1. 辨寒热　喉痹热证有外感风热，肺胃热盛，肺肾阴虚，多表现为舌红、苔黄；寒证有外感风寒，脾肾阳虚，可表现为苔白。

2. 辨虚实　急喉痹多为实证，此时身体初感外邪，正邪交争，包括外感风热，外感风寒；或外邪入里化热，或食辛辣香燥致肺胃热盛；脉多浮洪数。慢喉痹多为虚证，为急喉痹迁延发展而来，正气不足，包括肺肾阴虚，脾胃虚弱，脾肾阳虚等；虚证患者脉多细弱。

（二）证候分型

1. 急喉痹

(1) 外感风热

证候表现：咽痛灼热，吞咽不利；咽黏膜鲜红肿胀，兼有发热恶寒，头痛，咳嗽痰黄；舌边尖红，苔薄白或薄黄，脉浮数。

证候分析：风热之邪上犯咽喉，故咽痛灼热，吞咽不利，黏膜红肿；外感邪气，正邪相争，故发热恶寒；风热上犯，故头痛，咳嗽痰黄，舌边尖红，舌苔薄白或薄黄，脉浮数。

治护原则：疏风清热，利咽消肿。

代表方：疏风清热汤加减。常用药物为荆芥、金银花、连翘、黄芩、赤芍、玄参、贝母、天花粉、桑白皮、牛蒡子、桔梗、甘草等。

笔记栏

(2) 外感风寒

证候表现:咽部微痛,黏膜色淡红、肿胀,恶寒头痛,咳嗽痰稀;舌淡红,苔薄白,脉浮紧。

证候分析:风寒外袭,卫阳被遏,不得宣泄,结于咽喉,故见咽痛,黏膜色淡红、肿胀;风寒外束肌表,故恶寒头痛,咳嗽痰稀,舌淡红,苔薄白,脉浮紧。

治护原则:疏风散寒,清利咽喉。

代表方:六味汤加减。常用药物为荆芥、僵蚕、薄荷、桔梗、甘草等。

(3) 肺胃热盛

证候表现:咽痛剧烈,吞咽困难;咽黏膜红肿;口渴多饮,口气臭秽,咳嗽痰黏,便秘尿黄;舌红,苔黄,脉洪数。

证候分析:肺胃热盛,热邪循经上犯,火热燔灼咽喉,则咽痛剧烈,吞咽困难,黏膜红肿;热邪炼液成痰,则咳嗽痰稠;火热内炽,故口渴喜饮,口气臭秽,便秘尿黄,舌红苔黄,脉洪数。

治护原则:清热解毒,利咽消肿。

代表方:清咽利膈汤加减。常用药物为金银花、连翘、栀子、黄芩、黄连、荆芥、防风、桔梗、甘草、牛蒡子、玄参、薄荷、生大黄等。

2. 慢喉痹

(1) 肺肾阴虚

证候表现:咽部微痛,干痒咳嗽,灼热或咽部吞咽不利;咽黏膜微红,干燥或萎缩;或有口干舌燥,手足心热,午后颧红,盗汗,失眠多梦,眩晕耳鸣;舌红,苔薄,脉细数。

证候分析:阴虚生热,虚火上炎,灼伤咽喉,咽部微痛,干痒咳嗽;咽喉失养,故见黏膜干燥或萎缩;虚热内生,口干舌燥,五心烦热,颧红盗汗,失眠多梦,眩晕耳鸣;阴虚火旺,故舌红,苔薄,脉细数。

治护原则:滋养肺肾,降火利咽。

代表方:百合固金汤加减。常用药物为百合、麦冬、当归、芍药、贝母、桔梗、甘草等。

(2) 脾胃虚弱

证候表现:咽干微痛,咽喉不适,痰黏着感;咽黏膜淡红或微肿;口干不欲饮或喜热饮,或恶心、呃逆、反酸,倦怠乏力,少气懒言,或腹胀、胃纳欠佳,便溏;舌淡红,边有齿印,苔薄白,脉细弱。

证候分析:脾气虚弱,水湿不运,津液不能上达于咽,咽失濡养,故咽干微痛;水湿不运,聚而生痰,故咽喉不适,痰黏着感;脾胃失调,胃不降浊,胃气上逆,故见恶心、呃逆、反酸;脾不升清,腹胀便溏;脾气虚弱,不能濡养四肢百骸,故倦怠乏力,少气懒言;脾胃虚弱,阳气不足,故舌边有齿痕,苔薄白,脉细弱。

治护原则:益气健脾,升清利咽。

代表方:四君子汤加减。白术、人参、茯苓、甘草、丹参、郁金、枳壳、香附等。

(3) 脾肾阳虚

证候表现:咽部异物感,痰涎稀白,病程日久,咽黏膜色淡;形寒肢冷,腰膝冷痛,腹胀食少,大便稀薄;舌淡胖,苔白,脉沉细。

证候分析:脾肾阳虚,阴寒内生,咽失温煦,则咽异物感,痰涎稀白,咽黏膜色淡;脾阳虚,则腹胀食少,大便稀薄;肾阳虚,则形寒肢冷,腰膝冷痛,舌淡胖,苔白,脉沉细。

治护原则:补脾益肾,温阳利咽。

代表方:附子理中汤加减。常用药物为人参、白术、干姜、附子、甘草等。

(4) 痰瘀互结

证候表现:咽部微痛,伴异物梗阻感,痰黏着感,咳痰不爽,咽黏膜黯红;或见恶心欲吐,胸闷不适;舌黯红或有瘀斑、瘀点,苔薄白,脉弦滑。

证候分析:毒邪久滞,血行不畅,郁而化火,炼液成痰,痰瘀结于咽喉,故有咽部微痛,伴异物梗阻感,痰黏着感,咳痰不爽;气机不畅,胃气不降,故恶心欲吐,胸闷不适;痰湿血瘀互结,故舌黯红或有瘀斑、瘀点,脉弦滑。

治护原则:理气化痰,散瘀利咽。

代表方:会厌逐瘀汤加减。常用药物为桃仁、红花、当归、赤芍、柴胡、枳壳、桔梗、甘草、玄参等。

(三) 施护措施

1. 病情观察　观察咽部有无咽干、咽痒、异物感、吞咽困难、呼吸困难等情况。观察咽部黏膜充血、红肿情况,扁桃体是否肿大;观察咽部分泌物的颜色、性质;观察咽后壁淋巴滤泡和咽侧索红肿情况。如有咽部红肿疼痛剧烈伴高热者,及时报告医生,以及时处理。出现吞咽困难、呼吸不畅时,积极配合抢救。

2. 生活起居护理　适应四时气候的变化,调摄寒温。做到春夏养阳,秋冬养阴,生活起居有常、劳逸结合,防止受冷。每天保持足够的睡眠,注意个人口腔的卫生,养成早晚刷牙、饭后漱口的良好习惯,加强体育锻炼,增强体质,防止外邪入侵。居住环境要安静清洁、空气流通、光线明暗适中。装饰不久的新居每天要通风换气。工作中要减少粉尘、有害气体的刺激,经常接触者应戴口罩、面罩等防护。尽可能避免秋冬雾天外出,不可到尘土飞扬、车辆多及人口密集的公共场所去,养成佩戴口罩的习惯。针对咽喉部水肿的患者指导其取半卧位,同时遵循医嘱予以低流量吸氧,确保患者呼吸道畅通。为患者制订运动方案,增强体质,提高抵御外邪的能力。

3. 饮食护理

(1) 一般护理:多吃新鲜的蔬菜瓜果,如梨、枇杷、萝卜、冬瓜等,增加蛋白质的摄入量。遵循少食多餐的原则,忌油腻、辛辣、煎炸的食物,忌烟酒。合理营养,食物应当尽量做到多样化,粗细搭配均衡。

(2) 辨证施食:急喉痹,外感风热,宜疏风解热,可用金银花、薄荷、菊花、甘草等煎汤饮;外感风寒,宜吃疏风散寒之品,生姜、淡豆豉、红糖等,以及荆芥粥、防风粥等;肺胃热盛者宜食清热解毒的食品,用蒲公英、板蓝根、野菊花煎汤服用。慢喉痹,肺肾阴虚者宜食养阴清热生津之品,如用桔梗、生甘草煎汤代茶饮;脾胃虚弱者宜食健脾益气的食品,如白扁豆、黑豆、木耳、陈皮等食品;痰瘀互结者宜食化痰祛瘀、散结利咽的食品,忌食辛辣煎炒之品,可用赤芍、贝母、陈皮、桃仁、桔梗等煎成水后服用,或用柑橘冰梅片来含服。

4. 情志护理　患者可因咽痒、咽痛等出现情绪不宁,烦躁不安,需护士仔细解答病情相关问题,耐心照护,鼓励患者。护理人员应多与患者交谈沟通,了解患者的需求。

5. 用药护理指导　指导患者遵医嘱服用药物,服药后注意观察咽痒、咽痛等情况是否缓解。若患者自己熬药,应告知患者具体的熬药方法及注意事项。中药汤剂应温服,指导患者药物服用的时间、剂量、注意事项等相关知识,告知患者按时按量服用药物的作用,提高患者治疗依从性。

6. 中医护理技术的运用　中药雾化吸入,把金银花、薄荷、桔梗、丹参、牡丹皮、赤芍、紫花地丁等制成的中药雾化剂,置入雾化药杯,进行雾化吸入,每日 1~2 次,每次 15~30 分钟,5 天为 1 个疗程。

(四) 健康教育

1. 平素注意防寒保暖,养成良好的生活习惯,注意劳逸结合,避免过度劳累。讲话适当放低音量或者减少说话,忌高声喊叫,避免咽喉劳累。日常注意口腔咽喉卫生,认真刷牙

笔记栏

漱口。

2. 保持室内空气清新，室内尽量不摆放鲜花，切勿吸烟、炒菜，避免烟尘、花粉对咽喉的刺激。外出戴好口罩，做好防护。

3. 少食辛辣香燥、肥甘厚腻之品，忌烟酒，避免刺激咽喉部。

4. 缓解期间，可加强锻炼，增强体质，如散步、习练太极拳和八段锦等。

病案分析

朱某，女，33岁。于2019年7月19日入院。

主诉：双眼痛痒1天。

现病史：患者前一天游泳后自感眼部刺痒不适，后突发双目白睛红赤，灼热疼痛，白睛有点片状溢血。

眼科检查：视力双眼1.0，双眼睑红肿，结膜充血(+++)，球结膜下可见点片状出血，角膜尚清亮，前房(–)，瞳孔(–)。内眼未见明显异常。耳前淋巴结肿大。

查体：T：37.5℃，P：90次/min，R：18次/min，BP：118/82mmHg。神志清楚，精神尚可。舌质红，苔薄黄，脉浮数。

请分析：

1. 患者所患疾病和证型，并提出诊断依据。
2. 应与哪些疾病进行鉴别？鉴别要点是什么？
3. 主要的护理措施有哪些？

（柏丁兮）

复习思考题

扫一扫，测一测

1. 如何预防天行赤眼？
2. 如何根据五轮辨证的应用原理，对针眼进行虚实辨证？
3. 鼻渊患者鼻窍不通，如何用中医护理方法缓解症状？
4. 急喉痹与急乳蛾如何鉴别？

主要参考文献

[1] 胡慧．中医临床护理学[M]．北京：人民卫生出版社，2016.
[2] 徐桂华，张先庚．中医临床护理学[M].2版．北京：人民卫生出版社，2017.
[3] 孙秋华．中医临床护理学[M].3版．北京：中国中医药出版社，2016.
[4] 薛博瑜．中医内科学[M].3版．北京：人民卫生出版社，2016.
[5] 孙秋华，陈莉军．中医护理学基础[M]．北京：人民卫生出版社，2016.
[6] 张伯礼，吴勉华．中医内科学[M].4版．北京：中国中医药出版社，2017.
[7] 张伯礼，薛博瑜．中医内科学[M].2版．北京：人民卫生出版社，2012.
[8] 马融．中医儿科学[M].4版．北京：中国中医药出版社，2016.
[9] 马宝璋，齐聪．中医妇科学[M].9版．北京：中国中医药出版社，2012.
[10] 薛博瑜，吴伟．中医内科临床研究[M].2版．北京：人民卫生出版社，2017.
[11] 罗颂平，刘雁峰．中医妇科学[M].3版．北京：人民卫生出版社，2016.
[12] 谷晓红，冯全生．温病学[M].3版．北京：人民卫生出版社，2016.
[13] 李兰娟，任红．传染病学[M].9版．北京：人民卫生出版社，2018.
[14] 高鹏翔．中医学[M].8版．北京：人民卫生出版社，2013.
[15] 陈红风．中医外科学[M].4版．北京：中国中医药出版社，2016.
[16] 徐桂华，胡慧．中医护理学基础[M].3版．北京：中国中医药出版社，2016.
[17] 陆静波，蔡恩丽．外科护理学[M].3版．北京：中国中医药出版社，2016.
[18] 彭晓玲．外科护理学[M].2版．北京：人民卫生出版社，2016.
[19] 安立彬，陆虹．妇产科护理学[M].6版．北京：人民卫生出版社，2017.
[20] 于睿，姚新．中医养生与食疗[M].2版．北京：人民卫生出版社，2017.
[21] 李春深．食疗与养生[M]．天津：天津科学技术出版社，2018.
[22] 陈祖琨．中医临床护理学[M]．长春：吉林大学出版社，2015.
[23] 王红艳．中医妇科儿科疾病诊疗全书[M]．北京：化学工业出版社，2019.
[24] 中华中医药学会．传染性非典型肺炎（SARS）中医诊疗指南[J]．中医药临床杂志，2004，(1)：96-100.

复习思考题
答案要点

模拟试卷及
答案